肿瘤患者营养
程序化诊疗及典型案例

名誉主编　石汉平　李　涛

主　　编　唐小丽　吕家华　路　潜

副 主 编　朱科第　熊竹娟　王海清
　　　　　谌永毅　袁晓丽

科 学 出 版 社

北　京

内 容 简 介

本书以典型案例讲解肿瘤营养，共分为五章。第一章介绍了肿瘤患者营养治疗现状，包括肿瘤患者营养状况流行病学、营养治疗现状和营养治疗的意义，为肿瘤营养治疗的必要性提供依据。第二章详细阐述了肿瘤患者营养程序化诊疗，包括营养诊断、营养教育、肠内营养、肠外营养、营养监测与营养治疗疗效评价、家庭营养及营养质量控制等内容，为肿瘤患者营养治疗的开展提供坚实基础。第三～五章为典型案例，针对肿瘤手术患者、放疗患者、化疗及姑息治疗患者营养不良特点的差异和营养治疗的特殊性分别论述，为临床实施同类型患者营养治疗提供理论和实践指导。

本书具有较好的前沿性、规范性和可操作性，适用于从事肿瘤营养工作的医师、护士、临床营养师及肿瘤学和营养学专业人员阅读，也可供肿瘤患者及其家属参考。

图书在版编目 (CIP) 数据

肿瘤患者营养程序化诊疗及典型案例 / 唐小丽，吕家华，路潜主编 . -- 北京 : 科学出版社，2024.6. -- ISBN 978-7-03-078764-4

Ⅰ . R730.59

中国国家版本馆 CIP 数据核字第 2024PU2588 号

责任编辑：程晓红 / 责任校对：张　娟
责任印制：师艳茹 / 封面设计：龙　岩

科 学 出 版 社 出版

北京东黄城根北街 16 号
邮政编码：100717
http://www.sciencep.com

三河市春园印刷有限公司印刷
科学出版社发行　各地新华书店经销
*

2024 年 6 月第　一　版　　开本：787×1092　1/16
2024 年 6 月第一次印刷　　印张：25 1/4
字数：595 000

定价：176.00 元

（如有印装质量问题，我社负责调换）

四川省科学技术厅重点研发项目

消化道恶性肿瘤患者全病程营养风险预警系统的建立与应用（2022YFS0269）

资助

编委名单

名誉主编　石汉平　李　涛

主　　编　唐小丽　吕家华　路　潜

副主编　朱科第　熊竹娟　王海清　谌永毅　袁晓丽

编　　委　（按姓氏笔画排序）

于恺英　首都医科大学附属北京世纪坛医院

王　春　四川省肿瘤医院

王　静　四川省肿瘤医院

王久惠　四川省肿瘤医院

王关芬　四川省肿瘤医院

王红燕　四川省肿瘤医院

王海清　四川省肿瘤医院

文　青　四川省人民医院

叶英俊　浙江省肿瘤医院

吕俭霞　四川省肿瘤医院

吕家华　四川省肿瘤医院

朱　丽　华中科技大学同济医学院附属同济医院

朱希燕　河北医科大学第四医院

朱科第　四川省肿瘤医院

刘　鑫　四川省肿瘤医院

刘朝霞　四川省肿瘤医院

刘蓓佳　电子科技大学

江庆华　四川省肿瘤医院

江格非　四川省肿瘤医院

李小雪　四川省肿瘤医院

李吟枫　四川省肿瘤医院

李晓霞　四川省肿瘤医院

杨　鸿　重庆大学附属肿瘤医院

杨明雪　四川省肿瘤医院

杨雄涛　四川省肿瘤医院

杨智蓉　四川省肿瘤医院

肖硕萌　四川省肿瘤医院

吴师容　四川省肿瘤医院

岑　瑶　四川省肿瘤医院

邱　蕾　四川省肿瘤医院

张　萱　四川省肿瘤医院

张　婷　四川省肿瘤医院

张含凤　四川省肿瘤医院

张丽霞　四川省肿瘤医院

陈佩娟　南方医科大学南方医院

欧美军　湖南省肿瘤医院

周　红　四川省肿瘤医院

周华丽　四川省肿瘤医院

庞华容　四川省肿瘤医院

赵　亚　四川省肿瘤医院

赵　玲　四川省肿瘤医院

施丽红　四川省肿瘤医院

袁晓丽　四川省肿瘤医院

桂　芊　电子科技大学

郭　琴　四川省肿瘤医院

郭　辉　四川省肿瘤医院

唐　媛　四川省肿瘤医院

唐小丽　四川省肿瘤医院

唐丽琴　四川省肿瘤医院

唐启燕　四川省肿瘤医院

黄　月　四川省肿瘤医院

黄桂玉　四川省肿瘤医院

黄雪梅　四川省肿瘤医院

谌永毅　湖南省肿瘤医院

蒋艳华　四川省肿瘤医院

曾　瑜　四川省肿瘤医院

曾定芬　四川省肿瘤医院

路　潜　首都医科大学护理学院

廖洪乙　四川省肿瘤医院

熊竹娟　四川省肿瘤医院

缪　艳　四川省肿瘤医院

颜红艳　四川省肿瘤医院

薄文滔　四川省肿瘤医院

前　言

肿瘤患者营养不良高发，营养不良会给肿瘤患者带来身体、心理、社会、经济多方面的危害。近年来，营养的重要性逐步被重视，营养成为抗肿瘤的一线治疗手段。但营养治疗必须规范，患者才能最终获益。营养治疗的复杂性要求临床医务人员不仅要有深厚的医学专业知识，还要掌握肿瘤营养学的专业技能。

为了促进肿瘤患者营养治疗的规范化和个性化，本书围绕肿瘤患者营养程序化诊疗及典型案例展开，系统介绍了肿瘤营养治疗的理论基础和实践应用。书中不仅详细介绍了肿瘤患者营养不良的识别和评估，还深入探讨了营养干预的具体策略，包括但不限于饮食调整、营养补充、肠内外营养支持等。

本书汇集了来自全国各地多家医院的临床案例，通过实际案例分析，为临床医师、营养师、护理人员和药剂师等提供了丰富的参考资料，帮助他们在实际工作中更好地实施营养诊疗计划。

本书的编写旨在桥接肿瘤营养学理论与临床实践之间的鸿沟，通过多学科团队合作，提升肿瘤患者营养管理的整体水平。希望通过本书能够为广大肿瘤患者提供更全面、更科学的营养治疗，改善患者的治疗效果和生活质量。

在此，诚挚地感谢所有参与本书编写的专家和医务人员，他们的辛勤工作和宝贵工作经验是本书编写的基础。我们也期待本书能够成为肿瘤营养领域的重要参考资料，为推动肿瘤患者营养程序化诊疗的发展做出贡献。

最后，特别感谢每一位读者的关注和阅读。我们深知在营养治疗的道路上仍有很多挑战和未知，故本书在某些方面可能还存在不足。我们真诚地希望读者能够提出宝贵的意见和建议，无论是来自临床一线的医务人员、营养专家，还是学术研究者，肿瘤患者及其家属，您的每一条反馈都将是我们不断前进和改进的动力。

希望本书不仅是一个知识的传递者，更是一个沟通的桥梁，连接肿瘤营养学专家与广大读者，共同探讨和解决肿瘤患者在营养治疗过程中遇到的问题。我们期待与所有读者一起，携手进步，为提高肿瘤患者的治疗效果和生活质量做出更多的努力。

主编　唐小丽　吕家华　路　潜

2024年5月

目　　录

第一章

肿瘤患者营养治疗概述

第一节 营养状况流行病学

一、肿瘤流行病学

从20世纪开始，在全球范围内，恶性肿瘤的发病率迅速上升。到21世纪，恶性肿瘤已成为威胁人类生命的主要健康问题和死亡原因，其病死率高、治疗花费多、家庭影响大、心理影响严重，这是其他任何疾病所不能比拟的，严重威胁人们的身心健康。

据世界卫生组织国际癌症研究机构的调查数据显示，2022年全球恶性肿瘤新发病例1929万例，死亡病例996万例。肿瘤发病例数和死亡例数仍居高不下，乳腺癌超过肺癌成为最常见的癌症，死亡率由高到低依次为乳腺癌、肺癌、结直肠癌和肝癌。

我国国家癌症中心发布的数据显示，2016年我国新发癌症病例约为482.47万例，其中男性253.39万例，女性229.08万例；死亡病例约为257.42万例，其中男性162.93万例，女性94.49万例；男性发病率和死亡率均高于女性。根据发病人数顺位排序，发病率最高的是肺癌，其次为结直肠癌、胃癌、肝癌、女性乳腺癌等。而根据死亡人数排序，排名前五的是肺癌、肝癌、胃癌、食管癌和结直肠癌。

二、肿瘤患者营养不良的原因和特点

营养不良是肿瘤患者最常见的合并症，严重削弱患者抗肿瘤治疗的效果，增加并发症的发生，降低患者生活质量，延长患者住院时间，增加医疗负担。肿瘤患者营养不良发生的原因主要源自肿瘤疾病本身、抗肿瘤治疗的不良反应和其他合并疾病。

恶性肿瘤与其他疾病导致的营养不良有显著差别，主要表现在以下7个方面。①营养不良发生率高：80.4%的住院肿瘤患者存在营养不良；②静息能量消耗升高：恶性肿瘤患者的静息能量消耗平均升高10%，特殊的糖代谢使患者每天额外消耗能量约300kcal；③持续的生理、心理应激使静息能量消耗升高：疾病本身、伴随症状及其治疗都给患者的身体和心理带来巨大的创伤和应激；④慢性低度不可逆炎症：恶性肿瘤本质上是一种慢性低度不可逆炎症，其营养不良是一种伴随慢性炎症反应的营养不良，即恶病质；⑤消耗性代谢紊乱或重编程：恶性肿瘤作为一种代谢病，肿瘤细胞经过代谢重编程，表现出有别于正常细胞的物质代谢，在炎症介质、代谢因子的作用下，发生显著的消耗性代谢紊乱；⑥显著肌肉减少：由于炎症反应及分解代谢，恶性肿瘤患者的全身

肌肉减少，是体重下降的重要原因；⑦治疗更加困难，需要综合治疗，尤其是代谢调节治疗。

三、国内外肿瘤患者营养状况及影响因素

2021年拉丁美洲一项纳入10个国家，52个医疗机构，共1842例恶性肿瘤患者的研究报道，营养不良［患者主观整体评估（patient generated subjective global assessment，PG-SGA）≥4分］发病率为59.1%，其中消化道和造血系统肿瘤患者的营养不良患病率较高。2021年美国莱文癌症研究所的一项研究纳入3585例实体肿瘤患者，使用营养不良筛查工具（malnutrition screening tool，MST）进行营养筛查，报道显示实体肿瘤营养不良风险（MST2～5分）发生率为28%，最常见于上消化道（58%）和下消化道（42%）及胸部（42%）肿瘤。

中国抗癌协会肿瘤营养专业委员会一项多中心研究，两阶段随机抽取全国22个省市80家三甲医院共47 488例16种常见恶性肿瘤住院患者，是全世界迄今为止常见恶性肿瘤住院患者营养状况的最大样本现况调查。研究发现肿瘤患者总体营养不良（PG-SGA≥2分）的发病率为80.4%，其中中、重度营养不良的发病率为58.2%（中度32.1%，重度26.1%），22.2%为可疑/轻度营养不良，只有19.6%的患者无营养不良。研究还发现，68.78%的肿瘤患者没有获得任何营养治疗，重度营养不良（PG-SGA≥9分）肿瘤患者的无营养治疗比例高达55.03%。

营养不良的发生存在肿瘤瘤种、年龄、肿瘤分期、治疗情况的差异。

（一）肿瘤瘤种与营养不良

肿瘤患者营养不良发生的程度和比例根据不同肿瘤部位、类型的区别而不同。其中，消化系统肿瘤患者由于肿瘤本身因素和治疗过程中的不良反应，包括食欲减退、早饱、恶心、呕吐、腹泻、便秘、腹胀、腹痛等症状，会导致患者进食困难和营养不良。16种常见恶性肿瘤患者营养不良发生率的研究显示，营养不良（PG-SGA≥2分）发生率达80.4%，其中胃癌营养不良发生率最高（92.7%），胰腺癌次之（92.4%），食管癌（92.1%）第三，前三均为消化道恶性肿瘤；其次为前列腺癌（86.6%）、结直肠癌（84.1%），肺癌（80.1%）、肝癌和卵巢癌（79.9%）、淋巴瘤（79.4%）、白血病（79.3%）、脑恶性肿瘤（76.9%）、膀胱癌（76.4%）、子宫内膜癌（74.0%）、宫颈癌（72.5%）、乳腺癌（63.8%）、鼻咽癌（59.8%）。

（二）肿瘤患者年龄与营养不良

研究结果显示，PG-SGA评分与年龄呈显著相关，大多数恶性肿瘤患者的营养状态随年龄的增长而逐渐恶化，≥70岁年龄组患者PG-SGA评分最高。2019年巴西一项纳入4783例恶性肿瘤患者的多中心研究显示，≥65岁的患者中度/疑似和重度营养不良的发生率为55%，51～64岁发生率为45.4%，≤50岁的患者该比例为36.1%。总的来说，老年肿瘤患者往往伴随着肌肉衰减、器官功能退化和对环境变化的适应能力弱，使之在抗肿瘤治疗过程中耐受性降低，更容易出现营养不良。

（三）肿瘤分期与营养不良

恶性肿瘤患者的病理分期影响其营养状态，较高的病理分期是其营养不良的危险因素。一项纳入320例胃肠道肿瘤患者，调查不同分期患者营养不良情况的研究显示，胃癌患者营养风险阳性比例为50.3%，其中Ⅰ期20.0%，Ⅱ期30.0%，Ⅲ期48.4%，Ⅳ期69.4%；结直肠癌患者营养风险阳性比例为53.1%，其中Ⅰ期28.6%，Ⅱ期42.9%，Ⅲ期57.1%，Ⅳ期61.5%；不同肿瘤分期营养风险发生率不同，分期越晚则发生率越高，营养风险发生率最高的是Ⅳ期，其次是ⅢC期，与Ⅰ期和Ⅱ期的发生率有明显差异。另一项调查186例Ⅳ期不同类型恶性肿瘤患者营养状况的研究显示，营养不良的发生率在81.8%～96.4%，高于整体肿瘤患者营养不良的发生率。由于肿瘤分期较晚的患者肿瘤浸润更深，侵犯部位更广，且对机体代谢、炎症反应、负氮平衡等影响更大，能量消耗更多，更容易发生营养不良。由此可见，随着肿瘤进展，患者的营养状况变差。

（四）抗肿瘤治疗与营养不良

对于肿瘤患者而言，不同的治疗方式也会对患者的营养状况造成不同程度的影响。

1.手术治疗　手术是抗肿瘤治疗的重要手段，手术本身会导致机体营养需求增加，而术前的禁食和术后的饮食减少均易导致患者的营养状况下降，手术对患者营养状况的影响因不同手术部位和手术方式而不同。头颈部肿瘤术后会干扰患者的正常咀嚼及吞咽功能，往往需要管饲喂养。消化系统肿瘤手术，可能改变患者的正常消化结构，使患者不能正常进食，也会影响消化吸收功能。如肠癌手术切除部分小肠时，会造成消化吸收障碍，严重影响营养素的消化和吸收，导致患者出现蛋白质－能量营养不良、维生素和微量元素缺乏。胰腺切除术后，消化酶分泌减少，会产生假性腹泻样综合征，蛋白质和脂肪吸收不良。此外，传统的开腹手术治疗后，约1/10的患者有肠粘连、腹胀、肠梗阻等并发症发生，直接影响患者的胃肠功能，进而导致患者营养不良。

2.化学治疗　化学治疗（简称化疗）作为重要的抗肿瘤治疗手段之一，一方面可以通过抗肿瘤作用从根本上改善患者的营养不良，另一方面化疗药物通过影响进食中枢、干扰机体细胞代谢，影响患者的日常进食和营养吸收；此外，化疗还可引起骨髓抑制、恶心、呕吐、腹胀、腹泻、味觉改变、食欲减退等并发症，导致或加重患者的营养不良。营养不良在化疗患者中普遍存在，营养不良时血浆白蛋白降低，化疗药物的吸收、分布、代谢及排泄出现障碍，影响化疗药物的药动学，进一步导致化疗不良反应加重、化疗中断或延迟、化疗效果下降等负面影响。《中国肿瘤营养膳食调查报告2020》显示，调查对象（6685人）中曾因化疗导致食欲减退、恶心、呕吐、消化不良或腹泻、便秘的比例达86.6%。2022年发表在 *Journal of Clinical Oncology* 的一篇关于化疗患者营养不良筛查的研究，使用营养不良筛查量表（MST）对化疗患者进行营养不良筛查，49.0%的患者营养不良筛查阳性，其中胃肠道和头颈部肿瘤患者筛查阳性率最高。

3.放射治疗　放射治疗（简称放疗）是治疗恶性肿瘤的另一个主要手段，有许多恶性肿瘤患者需要放射治疗的干预。放疗对患者营养状况的影响主要与放疗导致的不良反应相关，而放射治疗的部位、范围、剂量及分割方式不同，出现的不良反应也不同。总体而言，放疗的不良反应分为全身反应和局部反应。全身反应如疲乏、食欲减退等。局部反应主要与放疗部位相关，如头颈部放疗患者容易出现口干、口腔溃疡、味觉异常、张口困难等；胸部放疗患者易出现吞咽梗阻、吞咽疼痛、放射性肺炎等；腹部放疗患者易出现恶心、呕吐、腹痛、腹泻等消化道症状。放疗的不良反应会导致或加重患者的营养不良，而营养不良则进一步增加放疗的不良反应，延长住院时间，扩大摆位误差，影响放疗的精确度，从而降低放疗的敏感性和疗效。一项纳入88例头颈部肿瘤患者放疗前后营养状况变化的研究显示，36.4%的患者在放疗前存在营养风险，放疗中期57.9%的患者存在营养风险，放疗结束时存在营养风险的比例高达97.7%。放疗前患者的体重均值为67.2kg，放疗中期患者体重较放疗前平均丢失2.1kg。放疗结束时体重均值63.2kg，较放疗前体重平均丢失4.0kg。患者外周血前白蛋白及转铁蛋白在放疗前、中、后三个时间点呈下降趋势。由此可见，随着放疗的进行，患者的营养状况恶化的风险明显增加。

4.靶向治疗　肿瘤靶向治疗已成为继手术、化疗、放疗三大常规抗肿瘤治疗手段后抗肿瘤治疗的新选择。靶向治疗是利用肿瘤细胞过度表达的一些标志性分子作为靶点，干预细胞癌变环节，达到抑制肿瘤细胞转移或杀伤肿瘤细胞的目的。靶向治疗相对于传统的放、化疗，具有低毒、高效的优势。靶向治疗对肿瘤患者营养状况的影响主要源自药物的不良反应，如皮疹、腹泻、蛋白尿、口腔黏膜炎等。一项纳入60例晚期肾癌患者的随机对照研究显示，采用索拉非尼靶向治疗的肾癌患者，腹泻和乏力的发生率分别为13.3%和16.7%。另一项纳入151例晚期甲状腺癌患者的研究显示，使用仑伐替尼治疗的患者，腹泻、蛋白尿、食欲减退和体重下降的发生率分别为49.5%、80.6%、20.4%、47.6%。口腔黏膜炎是酪氨酸激酶抑制剂（tyrosine kinase inhibitor，TKI）、抗表皮生长因子受体（anti-epidermal growth factor receptor，anti-EGFR）、哺乳动物雷帕霉素靶点抑制剂（mammalian target of rapamycin inhibitor，mTORi）等多种靶向药物的常见不良反应，通常表现为边界清晰、被红晕环绕的灰色椭圆形口疮样溃疡，发生率达25%～55%。

综上，肿瘤患者营养不良发生率高，营养治疗率低，营养不良的发生与瘤种、年龄、肿瘤分期、治疗方式相关。消化道和消化系统肿瘤营养不良发生率最高，高龄、肿瘤分期晚是营养不良的高危因素，手术、放疗、化疗和靶向治疗的不良反应和并发症会导致或加重肿瘤患者的营养不良。

第二节　肿瘤营养治疗现状

营养治疗（nutrition therapy）是在营养支持（nutrition support）的基础上发展起来的，除了补充营养素不足外，目前营养治疗还被赋予了治疗营养不良、调节代谢、调理免疫等使命。肿瘤与营养、代谢的关系复杂，肿瘤营养是临床营养的重要分支。1978年 *Nutrition and Cancer* 杂志创刊，1998年世界上第一本肿瘤营养学专著 *Nutritional Oncology* 出版，标志着肿瘤营养学作为一个独立学科正式诞生。2004年，黎介寿院士撰文呼吁重视肿瘤营养学的兴起及临床应用。近20年，我国肿瘤营养事业发展迅速，2012年，我国第一个国家级肿瘤营养学术组织——中国抗癌协会肿瘤营养与支持治疗专业委员会成立，2018年派生出肿瘤营养、肿瘤代谢及肿瘤支持治疗3个专业委员会，且制定了肿瘤营养治疗相关指南、专家共识，肿瘤营养治疗规范逐步形成，肿瘤营养治疗已逐渐成为肿瘤治疗的重要组成部分。

一、国内外肿瘤患者营养治疗现状

肿瘤患者营养不良发病率高，营养不良患者营养治疗率低是全球性的问题。在欧洲医院的研究发现，有营养不良风险的肿瘤患者，也只有30%～60%接受了营养治疗。中国抗癌协会肿瘤营养与支持治疗专业委员会的最新研究结果显示，我国三甲医院中营养不良肿瘤患者的营养治疗率只有31%，考虑到我国有更多的恶性肿瘤患者的终末期治疗在基层医院，实际上我国恶性肿瘤患者营养治疗率会更低。

我国肿瘤营养不良患病率高而资源相对不足，是导致营养治疗率低的首要原因。在欧洲大型调查中，住院肿瘤患者营养不良患病率为30%～50%，而我国住院肿瘤患者营养不良的发生率高达80%。据了解，日本每330人就有1名营养师，美国注册营养师多达9万多名，美国70%以上的医院设有营养支持小组，对患者实行肠内和肠外营养支持。而我国营养相关人才缺乏，国民营养计划（2017—2030年）指出要加强临床营养科室建设，使临床营养师和床位比例达到1∶150，但目前全国范围内只有不足50%的医院设置了临床营养科，我国营养师队伍人数及技术能力均落后于发达国家。目前我国肿瘤患者的营养治疗仍有赖于临床医师，但临床医师对营养治疗的重视度不足，对营养知识掌握的准确度和专业度相对不足。2023年发表的一项我国多中心的观察性研究，对来自21家医疗机构的600名肿瘤专科医务工作者进行了调查问卷，结果表明肿瘤专科医务人员虽然在营养态度方面较为重视，但肿瘤营养知识和营养治疗行为的及格率和优秀率仍处于较低水平，对于临床工作中肿瘤营养治疗的实践与运用情况仍需改善。因此，这提示我们应加强对于医务人员肿瘤营养知识方面的培训、营养宣教及继续教育。此外，患者对营养治疗的认知不足也是肿瘤营养治疗率低的重要原因，丛明华等调查了535例肿瘤内科住院患者，发现99.6%患者存在膳食知识误区，认为患病后不可食用某类或全部富含蛋白质的食物，90.0%以上的患者服用灵芝孢子粉、海参、人参、冬虫夏草及其他类保健食品，而营养更为均衡和全面的特殊医学用途配方食品却只有不足2%的患者使用率。此外，经济水平低、文化程度低，都是导致我国营养治疗率低下的重要原因。

目前不规范的肿瘤营养治疗在临床上仍非常普遍。如营养治疗不足或过度干预；肠内营养途径及营养制剂的选择存在不合理；肠内肠外营养构成比严重失衡；肠外营养输注不规范等现象。21世纪以来，发达国家及地区的使用肠内和肠外营养的比例约为10∶1，而我国肿瘤患者肠外营养使用率甚至高于肠内营养，研究显示，我国营养不良的住院患者肠外营养治疗率为22.17%，而肠内营养治疗仅为16.58%。在肠外营养治疗过程中，许多临床医师仍倾向于选择单瓶输注。

综上，我国肿瘤营养治疗率过低、营养治疗极不规范，及时评估恶性肿瘤患者的营养状况并采取积极而规范的营养干预措施迫在眉睫。

二、肿瘤患者营养治疗手段

目前营养不良的治疗手段主要包括营养教育（nutrition education）、肠内营养（enteral nutrition，EN）和肠外营养（parenteral nutrition，PN），其中肠内营养包括口服营养（oral feeding）和管饲营养（tube feeding，TF）两种形式。为规范营养治疗流程，中国抗癌协会肿瘤营养与支持治疗专业委员会于2015年颁布了《营养不良的五阶梯治疗》，如图1-2-1。

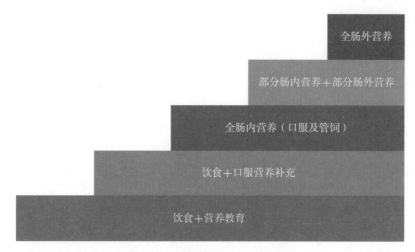

图1-2-1 营养不良的五阶梯治疗

（一）营养教育

营养教育是营养干预最基本、最重要的手段，是肿瘤患者五阶梯营养治疗的第一阶梯，是促进肿瘤患者顺利康复的有效措施。营养教育的目的是指导患者摄入富含热量、蛋白质和液体的饮食来维持或改善食物摄入量，并采取相应的营养措施以应对影响营养的相关症状，即厌食、恶心、呕吐、腹泻和吞咽困难等。营养教育不仅仅是传授饮食、营养知识，更加重要的是学习如何改变饮食行为，养成良好的饮食、营养习惯，从而改善营养与健康。因此，营养教育是一个长期的过程，也是一个养成的过程。

（二）肠内营养

肠内营养是指经胃肠道提供代谢需要的营养物质及其他各种营养素的营养治疗手段。根据供给方式，可将肠内营养分为口服营养和管饲营养。口服营养补充（oral nutrition supplement，ONS）是指除正常食物外，用特殊医学用途配方食品经口摄入以补充日常饮食不足的一种人工肠内营养治疗手段。目前已有大量的研究表明，ONS能改善肿瘤患者生存时间和生活质量。对于存在营养风险且能经口进食的患者，人工营养治疗手段首选ONS，无法经口进食或饮食联合ONS无法达到60%能量目标者，可选择管饲，管饲的途径包括了鼻胃管、鼻肠管、胃造瘘和空肠造瘘等。

（三）肠外营养

肠外营养是指无法经胃肠摄取营养或摄取营养物不能满足自身代谢需要的患者，通过肠道外通路（即静脉途径）输注包括氨基酸、脂肪、糖类、维生素及矿物质在内的营养素的营养治疗手段。一般来讲，肠外营养的风险、并发症高于肠内营养，是作为五阶梯治疗的最后选择。但目前也有大量的研究表明，合理补充性肠外营养能满足患者对能量和蛋白质的需求，调整氮平衡状态，促进蛋白质合成，能有效改善患者的营养状况，降低并发症发生率，改善患者的临床结局。

三、不同阶段肿瘤患者的营养治疗

（一）抗肿瘤治疗期间的营养治疗

1.围手术期肿瘤患者的营养治疗　加速康复外科（enhanced recovery after surgery，ERAS）是21世纪现代外科前进的一个重要发展方向，营养管理作为加速康复外科的重要环节之一，越来越受到外科医师的重视。外科患者是否存在营养风险与围手术期并发症发生率、住院时间及病死率等临床结局密切相关，对存在营养风险的胃肠外科患者进行营养治疗可降低并发症尤其是感染性并发症的发生率。

（1）术前营养治疗：需要行手术治疗的患者，若合并下列情况之一，则营养治疗可以改善患者的临床结局（降低感染率，缩短住院时间）：6个月内体重丢失 > 10% ~ 15%，或体重指数（body mass index，BMI）< 18.5kg/m^2，或主观整体营养状况评估量表（PG-SGA）达到C级，或无肝功能不全患者的血清白蛋白 < 30g/L。这些患者应在术前给予营养治疗7 ~ 14d，即使手术因此而推迟也是值得的。缩短术前禁食时间，有利于减少术前患者的饥饿、口渴、烦躁、紧张等不良反应，减少术后胰岛素抵抗，缓解分解代谢，缩短术后的住院时间。除合并胃排空延迟、胃肠蠕动异常、糖尿病、急诊手术等患者外，目前提倡禁饮时间延后至术前2h，之前可口服清流质饮料，包括清水、糖水、无渣果汁、碳酸类饮料、清茶及黑咖啡（不含奶）等，不包括含酒精类饮品；术前6h可进食淀粉类固体食物。术前推荐口服含糖类的饮品，通常在术前10h饮用12.5%糖类饮品800ml，术前2h饮用 ≤ 400ml。

（2）术后营养治疗：择期手术后早期恢复经口进食、饮水可促进肠道功能恢复，有助于维护肠黏膜屏障，防止菌群失调和移位，从而降低术后感染发生率及缩短术后住院时间。因此，术后患者应根据耐受性尽早恢复正常饮食。预期术后7d以上仍然无法通过正常饮食满足营养需求的患者，以及经口进食不能满足60%需要量1周以上的患者，根据营养治疗五阶梯原则，选择口服肠内营养和（或）肠外营养治疗方案，出院后可继续口服营养补充。

2.化疗患者的营养治疗　化疗，即用化学合成药物来治疗恶性肿瘤，是恶性肿瘤综合治疗的主要手段之一。化疗药物在杀伤肿瘤细胞的同时难免会伤害一些增殖快的正常细胞（例如骨髓细胞、胃肠道上皮细胞、毛囊细胞等），导致相应的副作用，如白细胞减少、厌食、恶心、呕吐、口腔溃疡、排便习惯改变等。化疗的副作用主要取决于化疗药物的种类及个体基因类型，也与患者的年龄、病情、心理等因素相关，更与患者的营养状态相互影响。良好的营养状态也有助于机体组织细胞修复，减轻化疗相关副作用，提高机体对治疗的耐受性。化疗患者应在每个化疗周期进行营养评估，及时发现营养风险，制订营养治疗方案，以保证充足的营养摄入，减少体重丢失、改善生活质量。

3.放疗患者的营养治疗　放疗是恶性肿瘤综合治疗的主要手段之一，3/4的患者在治疗过程中需要接受放疗。放疗的治疗毒性反应可分为全身反应和局部反应。全身反应为非特异性，如乏力、骨髓抑制、胃肠道反应等；局部反应如头颈部肿瘤放疗后导致的口腔黏膜反应、吞咽疼痛、食欲减退、味觉改变；胸部肿瘤放疗可引起放射性食管炎、吞咽困难；腹部肿瘤患者放疗后可引起胃肠道反应、黏膜损伤、食欲减退、恶心、呕吐、腹泻等，导致营养失衡。上述情况均可引起患者摄入减少，从而导致营养不良。营养不良可能降低肿瘤细胞的放射敏感性，影响放疗摆位的精确性，增加放疗不良反应，降低放疗耐受性，延长总住院时间，从而降低放疗疗效和影响患者的生存质量。因此，对恶性肿瘤放疗患者进行规范、有效的营养治疗具有重要的意义。恶性肿瘤放疗患者在围放疗期需要进行全程营养管理，对放疗患者常规进行营养风险筛查和营养评估。营养治疗方式遵循"五阶梯原则"，肠内营养首选口服营养补充，不推荐放疗前预防性置入营养管。如果患者管饲营养时间短（≤30d），通常首先选择经鼻管饲，而当经鼻管饲无法满足营养需求或患者需要长期管饲喂养（>30d）或头颈部肿瘤放疗患者，可首先选择胃造瘘或空肠造瘘。不推荐常规进行肠外营养治疗，当患者无法通过肠内营养获得足够的营养需要或出现严重放射性黏膜炎、放射性肠炎或肠功能衰竭时，推荐及时联合部分或全肠外营养。

4.其他治疗患者的营养治疗　近年来，随着肿瘤分子生物学、肿瘤免疫相关理论研究的深入，靶向治疗和免疫治疗已成为肿瘤治疗的重要手段。研究发现，免疫治疗患者的肠屏障功能对治疗效果有重要影响。目前针对靶向治疗和免疫治疗患者的营养治疗研究仍较少，特定营养代谢治疗、肠道菌群干预是今后肿瘤营养治疗的重要研究方向之一。

（二）康复期肿瘤患者的营养治疗

肿瘤的发生发展是一个涉及多基因改变、多阶段渐进性积累的复杂过程，饮食习惯、生活方式、生活环境等因素都会影响这个过程，其中饮食因素占有重要地位。研究表明，控制吸烟、饮酒等不良饮食习惯和超重等肿瘤高危因素可以有效降低肿瘤复发的风险。肿瘤患者在康复期必须重视营养管理，科学饮食，进行规范的营养治疗，避免一些饮食误区。康复期的肿瘤患者应定期寻求专业营养师的帮助，调节自身营养状况，预防肿瘤的复发和转移。在膳食选择上建议食物应多样化，多吃新鲜蔬果和全谷物食品，摄入充足的鱼、禽、蛋、乳和豆类；减少红肉、加工肉类、精制糖、腌渍、烟熏、烘烤及陈腐类食物的摄入，避免烟酒。康复期患者应通过平衡能量摄入和增加体力活动来避免体重过度增长，若超重或肥胖，建议在专业营养师的指导下逐渐减轻体重。运动方式和运动强度需结合自身情况来选择，一般每周运动不少于5次，每次时间不少于30min。运动时要注意循序渐进，控制好运动强度，一般以中等强度的有氧运动配合一定的抗阻力运动为宜。

（三）终末期肿瘤患者的营养治疗

当生命接近终点时，国际上多数专家的意见是不推荐积极的营养治疗，临终患者仅需少量食物和水来减少饥渴感。但目前如何界定终末期肿瘤患者也存在一定争议，一般情况下我们认为无法接受肿瘤病灶根治术、减积术及常规放化疗治疗，且预期生存期3～6个月为恶性肿瘤终末期，但不同肿瘤类型的进展速度而异，临床上也经常无法正确判定预期生存期。考虑到我国的传统思想文化，以及营养治疗可能会提高部分终末期肿瘤患者的生活质量，国内指南建议做好个体化评估，选择合适的配方与途径，优选生理或现存通路，不推荐新建有创通路，以制订合理的营养治疗方案。但是，终末期肿瘤患者的营养治疗是一个复杂的社会、伦理、情感问题，而不单纯是循证医学或卫生资源问题。针对终末期肿瘤患者的营养治疗，我们应该充分听取、高度重视患者及其家属的要求和建议，给出合理的营养方案并做好相应记录。

四、肿瘤营养治疗的挑战与展望

尽管国内外肿瘤营养治疗取得了一定的进展，但仍然存在一些现实的问题需要解决。首先，我们亟待解决的问题是确立肿瘤营养治疗的科学地位，以推动和发展我国肿瘤营养事业，整体提高肿瘤营养治疗水平。许多肿瘤患者及部分医务人员轻视营养治疗，把营养视为辅助治疗或补充治疗。中国抗癌协会肿瘤营养专业委员会提出肿瘤营养治疗是独立于手术、化学药物治疗、放射治疗、生物治疗等手段以外的一种专门的治疗手段，应该成为肿瘤患者最基本、最必需的治疗，并呼吁"还营养为一线治疗"。其次在营养诊疗方面，营养评估方法的标准化和一致性仍然不足。不同的评估方法可能导致结果的差异，影响治疗方案的制订和效果的评估。因此，需要进一步研究和推广一套统一的营养评估标准，以提高评估的准确性和可比性。在营养治疗方案上，不同的分期、不同的病理类型如何进行营养治疗；不同的治疗如何配合适合的营养治疗方案；营养治疗的参与时机、持续时间及如何调整都是目前尚未解决的问题。目前鲜有关于肿瘤营养治疗的前瞻性的、多中心的临床研究，提升肿瘤营养治疗的精准化和规范化，还有很大的探索和进步空间。在未来，我们应该针对肿瘤患者的分期、病理、基因状态、治疗类型等多种因素设计出更为精细的肿瘤营养治疗方案。另外，肿瘤营养治疗的疗效评价也缺乏统一标准和规范。肿瘤营养治疗的疗效涉及面广，不能单纯依靠某些查血指标或体重来评价，且在短时间内无法呈现，因而我们在临床中往往忽视了营养治疗的疗效评价，或是错误地判断了营养治疗疗效。因此，需要制订统一、规范的营养治疗疗效评价方案，以提高营养诊疗的规范性和完整性。

近年来，随着肿瘤微环境和免疫调节的深入研究，营养治疗更加注重调节肿瘤相关信号通路和免疫功能。免疫营养是一种对肿瘤发生发展过程中的免疫、代谢和炎症变化具有重要调节作用的靶向性营养治疗，是肿瘤营养治疗的重要分支，也是未来肿瘤营养治疗的新方向。

第三节　营养治疗——肿瘤患者一线治疗

中国抗癌协会肿瘤营养专业委员会2020年发布的《中国常见恶性肿瘤患者营养状况调查》显示，我国恶性肿瘤住院患者营养不良的发生率高达80.4%，其中中、重度营养不良的发生率达58.2%，26.1%的患者存在重度营养不良，仅19.6%的患者无营养不良。此外，尽管我国恶性肿瘤住院患者营养不良发生率如此高，仅有31.2%的患者接受了营养治疗，即使是重度营养不良的患者，营养治疗率也只有45.0%。国内外诸多研究表明，对患者给予合理、规范的营养治疗，能够明显降低并发症的发生率和疾病死亡率，缩短住院时间，节约医疗费用。

肿瘤患者的营养治疗应成为肿瘤的一线治疗，贯穿抗肿瘤治疗的全过程。

一、肿瘤营养不良的危害

肿瘤患者发生营养不良主要源于肿瘤疾病本身、抗肿瘤治疗的不良反应、其他合并疾病，以及医务人员、患者和家属的营养认知严重滞后等因素。营养不良的直接后果是体重下降，肿瘤患者的体重下降与患者预后、临床结局密切相关，是生存期缩短的重要预测因子。营养不良的另一个直接后果是肌肉减少，肌力下降，肌肉减少不仅增加患者跌倒、骨折风险，还会增加患者抗肿瘤治疗毒副反应，降低治疗完成率，增加治疗中断率或延迟率，缩短患者生存时间。总的来说，肿瘤患者营养不良和代谢紊乱直接导致患者抗肿瘤治疗的敏感性和耐受性降低，并发症显著增加，生活质量及生存率下降，其不良影响贯穿整个肿瘤病程。研究发现，肿瘤患者体重下降越明显、BMI越低，患者生存时间越短，20%以上的肿瘤死亡原因与重度营养不良和体重下降有关。

（一）营养不良增加患者的并发症

抗肿瘤治疗的患者通常会发生急性和慢性并发症，除了与抗肿瘤治疗因素相关外，还与患者的营养状况密切相关。老年营养风险指数（geriatric nutritional risk index，GNRI）是预测高龄住院患者治疗并发症和预后的指标。日本一项GNRI与老年结直肠癌根治性手术患者术后并发症和预后关系的研究发现，营养风险组患者的手术部位感染、伤口裂开和肺炎等术后并发症发生率更高；生存分析显示，营养风险组的总生存期和无病生存期更差。而关于营养状况与放疗患者并发症的研究显示，在放疗期间由于疾病和治疗的影响，鼻咽癌患者普遍出现体重和营养相关实验室指标的下降，营养状况进行性恶化。患者营养状况越差，口腔黏膜炎、口干、吞咽困难、味觉障碍、疲劳、骨髓抑制及胃肠道反应等放疗毒副反应的发生率越高，程度越重。

（二）营养不良降低患者治疗敏感性和耐受性

肿瘤患者长期进食不足或消耗增加等，使机体能量和营养缺乏，进而导致患者对治疗的敏感性、耐受性和依从性下降。对于抗肿瘤治疗开始之前就存在严重营养不良的患者，可能没有机会接受抗肿瘤治疗；对于治疗期间出现营养不良的患者，严重的治疗副反应可能导致治疗中断或延迟，影响抗肿瘤治疗的效果。一项评估GNRI对鼻咽癌患者放疗敏感性和预后的预测价值的研究表明，鼻咽癌患者放疗过程中营养状况持续恶化，放疗抵抗患者GNRI降低幅度更大，放疗期间放疗抵抗患者GNRI低于放疗敏感患者，营养不良发生率高于放疗敏感患者，表明放疗抵抗鼻咽癌患者的营养状况普遍更差，且放疗过程中营养状况恶化越严重，发生放疗抵抗的风险越高。一项营养状况对胃癌术后患者化疗耐受性及不良反应的影响的研究发现：营养良好组患者食欲减退、腹胀、血小板降低、红细胞降低等不良反应发生率低于营养不良组，化疗耐受性更好，非计划终止率也低于营养不良组。另一项胃癌辅助放化疗患者的营养状态与治疗不良反应及治疗耐受性关系的研究表明，治疗期间体重下降＞5%的患者出现严重消化道不良反应的比例明显高于体重下降≤5%的患者。治疗前营养不良、治疗期间体重下降（＞5%）是导致治疗中断和降低患者治疗耐受性和依从性的重要原因。

（三）营养不良增加肿瘤复发风险

营养状况一定程度上反映机体的免疫功能，营养不良的患者往往伴随治疗耐受性差，疗效不佳，免疫功能低下，一定程度上增加复发风险。一项纳入121例非手术喉癌患者的回顾性研究评估导致肿瘤复发的危险因素，显示在校正其他显著的影响因素后，营养不良患者复发的风险是无营养不良患者的2.15倍，提示营养不良是肿瘤复发的独立危险因素。

（四）营养不良降低患者生活质量和生存率

生活质量是评价恶性肿瘤患者抗肿瘤治疗效果及康复情况的重要指标，同时还可以反映患者的躯体功能、角色功能等多种功能状况与身体整体的健康水平。抗肿瘤治疗、疼痛与心理负担及营养不良等均会严重影响患者的生活质量。一项多中心、横断面研究，纳入全国多家三甲医院共589例恶性肿瘤患者，研究发现，随着PG-SGA等级的升高，患者的肌肉质量、四肢骨骼肌质量指数与相位角等人体成分指标呈逐渐降低的趋势。营养不良患者的躯体功能、角色功能等生活质量评价指标较低，而疲倦、疼痛等生活质量评价指标较高。同时，PG-SGA与认知功能等生活质量评价指标呈负相关，与恶心、呕吐、食欲丧失等生活质量评价指标呈正相关。因此，营养不良严重影响患者的人体成分与生活质量，且不利于患者的预后与康复。一项纳入110例食管癌住院患者的研究发现，轻、中、重度营养不良患者的生活质量评分低于营养正常者，且随着营养不良程度加重，患者的生活质量越差；随访12个月，营养正常组的患者生存率（94.6%）显著高于重度营养不良组（70.0%）。中国抗癌协会肿瘤营养专业委员会一项纳入1219例肺癌患者的研究显示，与营养良好的患者相比，营养不良患者的生活质量更差，中位生存期缩短20个月，死亡风险增加45.3%。中国抗癌协会的另一项研究发现，中、重度营养不良肺癌患者比营养良好患者的中位生存期缩短了847d。由此可见，营养不良严重影响肿瘤患者的生活质量和预后，缩短患者的生存时间。

（五）营养不良延长患者住院时间，增加医疗费用

在抗肿瘤治疗过程中，营养不良会对治疗产生不利影响，如加重治疗的不良反应、术后恢复时间延长、对抗生素等治疗药物不敏感等，这些都将增加患者的住院时间和床位、护理费用，而长时间住院治疗又会增加患者产生其他并发症的风险，增加患者检查等相关费用。研究表明，与疾病相关的营养不良（disease-related malnutrition，DRM）在欧洲影响着超过3000万人，每年造成的损失约为1700亿欧元。2018年一项用来自8个拉丁美洲国家的医疗数据估计公立医院与DRM相关费用的研究，估算出拉丁美洲公立医院DRM的年度经济负担为101.9亿美元（84.4亿～117.2亿美元）。西班牙一项纳入203例患者的横断面研究显示，存在DRM的住院患者，住院时间比营养正常患者增加3d，住院费用增加1803.66欧元。2022年美国医疗保险和医疗补助服务中心（Centers for Medicare & Medicaid Services，CMS）调查了超过280万例癌症患者索赔的数据发现，诊断为营养不良的癌症患者每年的门诊索赔总数显著增加，包括2.5倍的急

诊就诊率（1.43vs0.56，$P < 0.0001$），平均急诊索赔费用比营养良好的患者高出2倍以上（10724美元vs4935美元，$P < 0.0001$）。我国一项纳入176例恶性肿瘤患者的研究显示，营养良好的患者平均住院时间为14.22d±17.14d，而营养不良患者平均住院时间为23.48d±30.30d。住院费用，营养良好组为20482.72元±18954.21元，明显少于营养不良组的43620.73元±41717.58元。

综上，国内外多项研究表明，营养不良增加患者的并发症，降低患者治疗敏感性和耐受性，增加患者复发风险，降低患者生活质量和生存率，延长患者住院时间，增加医疗费用。

二、营养治疗的价值和意义

肿瘤营养治疗可以带来临床和经济方面的获益，一方面肿瘤营养代谢调节治疗，可以破坏肿瘤细胞赖以生长的代谢微环境和免疫微环境，发挥直接抗肿瘤效应；另一方面，营养治疗可以降低治疗并发症，提高生存率；此外，营养治疗还可以缩短住院时间，在一定程度上节约医疗费用。诸多研究证据显示，营养摄入不会改变肿瘤的增殖特性，却明显改善机体营养状况和器官功能，提高患者抗肿瘤治疗的敏感性和耐受性，甚至使部分患者重新获得抗肿瘤治疗的机会而延长生存期。而限制营养摄入，显著危害机体健康，抑制肿瘤发展的效果却不明显。在抗肿瘤治疗的基础之上联合营养治疗，较单纯的抗肿瘤治疗在提高患者生活质量方面有明显优势。对于非终末期肿瘤患者营养治疗的目标是：预防和治疗营养不良，提高患者对抗肿瘤治疗的耐受性和依从性，控制抗肿瘤治疗的不良反应，改善患者生活质量，延长患者生存时间。

（一）营养治疗的抗肿瘤效应

肿瘤细胞摄取葡萄糖，进行有氧糖酵解，提供能量。有氧糖酵解方式可代谢更多葡萄糖，为核酸、氨基酸和脂肪酸等生物大分子的合成提供物质基础。糖酵解产生的乳酸排出到胞外，使肿瘤细胞局部保持酸性环境，有利于肿瘤细胞对周围组织侵袭。控制葡萄糖供给，降低环境葡萄糖浓度对含氧量低的肿瘤细胞具有选择性毒性作用。低葡萄糖浓度的培养条件下，致癌基因（*Ras*、*Her-2*和*Akt*）的失活或抑癌基因（*TCS1/2*、*p53*、*LKB1*）激活，使得许多有氧糖酵解增加的变异细胞快速凋亡。生酮饮食（ketogenic diet，KD）作为一种新兴的肿瘤代谢疗法获得人们的关注。KD需要严格限制糖类的摄入，在保证机体对正常蛋白质需求的同时增加脂肪摄入量。产生的酮体可以为正常细胞供能，却不能被肿瘤细胞利用，从理论层面上解决了肿瘤增殖的问题。一项代谢支持化疗联合KD、局部热疗及高压氧治疗的治疗方案，用于24例Ⅲ～Ⅳ期局部晚期或转移性胃腺癌患者的研究发现，22例（88.0%）患者，达到完全缓解，平均随访时间为23.9个月±12.7个月，平均总生存期为39.5个月，平均无进展生存期为36.5个月。

（二）降低患者的并发症，提高治疗的耐受性和完成率

营养治疗的目的是将充足的营养转化为治疗的优势。早期、及时、有效的干预，可以纠正和改善患者的营养不良，提高患者治疗耐受性，减轻治疗不良反应，为抗肿瘤治疗的顺利进行保驾护航。一篇研究肠内营养对食管癌患者术后临床结局影响的系

统综述对18项随机对照试验进行荟萃分析，发现肠内营养可降低食管癌患者术后并发症的发生率，缩短术后首次排气时间及住院时间。另一项纳入88例营养风险筛查2002（nutritional risk screening 2002，NRS2002）≥3分，接受新辅助放化疗的直肠癌患者的研究，观察全程营养支持治疗对患者营养状况、治疗耐受性和疗效的影响，发现全程营养支持治疗组放疗后BMI、白蛋白、前白蛋白、生活质量及卡诺夫斯凯计分（Kanofsky performance score，KPS）评分均较放疗前升高，且高于对照组；急性放射性直肠炎、急性上消化道反应和骨髓抑制的发生率和发生级别均低于对照组。一项纳入203例同步放、化疗食管癌患者接受肠内营养治疗的研究显示，肠内营养组放疗期间及放疗后体重丢失、血红蛋白和血清白蛋白降低、≥3级骨髓抑制和感染发生率明显低于对照组；而放、化疗完成率高于对照组。肠内营养组肿瘤客观缓解率高于对照组。因此对于食管癌同步放、化疗患者，肠内营养有利于维持患者放疗期间和放疗后体重，改善营养状况，提高治疗完成率，降低不良反应。

（三）提高患者生活质量及生存率

随着医疗技术与治疗理念的不断进步，肿瘤患者的疗效不仅仅体现在生存时间和生存率方面，生活质量也是评价治疗效果的一个重要指标。《柳叶刀》杂志2019年发布的一项纳入2088例NRS2002≥3分的住院患者的多中心随机对照研究，将住院患者随机分为两组，一组接受常规治疗，另一组额外接受个体化营养治疗，随访30d，结果显示营养治疗组患者并发症发生率和病死率显著下降。北京大学肿瘤医院一项纳入328例晚期食管癌、胃癌患者的研究显示，早期营养及心理干预联合一线标准治疗显著延长晚期食管癌、胃癌患者中位生存时间，营养治疗组患者干预治疗后9周的情绪功能和认知功能显著提高。另一项纳入222例同步放、化疗食管癌患者的前瞻性多中心随机对照研究显示，与对照组相比，肠内营养组患者体重、血清白蛋白和血红蛋白水平下降明显较少，≥3级骨髓抑制和感染发生率较低，1年的总生存期更高；对于重度营养不良患者（PG-SGA为C级），营养治疗可以提高患者无进展生存期和总生存期。

（四）缩短住院时间，节约医疗费用

前文已经说明，营养治疗可以显著改善患者一般情况，提高患者治疗的敏感性和耐受性，降低患者的治疗并发症，保证治疗的顺利进行，从而缩短患者住院时间，节约医疗费用。而以下营养治疗卫生经济学的研究进一步证明此观点的正确性：美国的一项回顾性研究是目前样本量最大的研究，研究者从Premier Perspectives数据库4610万例患者中获得4400万例样本，配对分析住院期间有ONS和无ONS的116万例患者，以量化住院期间进行ONS，对患者住院时间、医疗费用、30d再入院概率的影响。研究发现，使用ONS平均住院时间从10.9d减少到8.6d，缩短了2.3d，减少了21%；医疗费用从21950美元降到17216美元，节约了4734美元，降低了21.6%；30d再入院概率从34.3%降到32.0%，降低了2.3%；在营养上投入1美元，可以节约医疗费用52.63美元。拉丁美洲的一项研究发现，对无法通过肠内营养摄入足够营养（目标需要量60%以上）的重症患者予以补充性肠外营养，每年可减少1020万美元的成本。2020年美国肠外与肠内营养学会，关于营养治疗对临床和经济获益的报告，估算出对脓毒症人群进行

营养治疗每年可节省至少5200万美元；预计营养治疗每年为脓毒症、胃肠道肿瘤、院内感染、术后并发症及胰腺炎5种疾病患者节约5.8亿美元的医疗成本。我国一项纳入176例恶性肿瘤患者的研究显示，营养良好的患者平均住院时间为（14.22±17.14）d，医疗费用为（20482.72±18954.21）元，均低于营养不良患者的（23.48±30.30）d和（43620.73±41717.58）元。

三、肿瘤营养一线治疗的落实

（一）系统构建肿瘤营养治疗的分级分类体系

抗肿瘤治疗是综合治疗，根据治疗手段，肿瘤营养可以分为手术、化疗和放疗患者的营养治疗。此外，目前部分管理人员和医务人员对于营养治疗的分级分类体系缺乏足够的认知，不利于我国肿瘤营养治疗的精细化管理和规范化水平的提高。

（二）制定不同部位和不同治疗手段的肿瘤营养治疗路径和指南

不同部位的肿瘤患者营养不良的特征有所差异，不同的抗肿瘤治疗方式对患者营养状况的影响也不同。单一的营养治疗路径或指南不能囊括所有肿瘤患者的营养治疗，因此需要制定不同部位、不同治疗手段的肿瘤营养治疗路径和指南，以开展精准的营养治疗。

（三）完善临床营养工作制度，健全营养法规体系，明确营养治疗主体（临床医师、临床营养师、营养护士）的职责范围

临床营养是一个涉及多环节、多系统的医疗过程，需要临床医师、临床营养师、营养护士等的共同参与。目前，营养治疗相关的法规和制度还不完善，对于营养治疗主体的职责规定不明确，不利于营养治疗的规范化实施。

（四）建立具有我国肿瘤患者人群特色的营养诊疗标准体系

目前，肿瘤营养治疗使用的相关量表和标准大多基于国外人群的数据和指南。由于我国人群的身体体质、疾病状况和国外人群存在种族差异，因此，国外的治疗指南或标准，可能并不完全适合我国肿瘤患者情况。

（五）切实推动"HCH"营养管理模式在我国生根落地

肿瘤营养治疗包括治疗前、治疗期和康复期的营养。康复期营养可采用医院-社区-家庭（hospital-community-home，HCH）营养管理模式。HCH营养管理模式是一种分级营养管理的新模式，促进医院、社区和家庭的双向流通、无缝衔接。HCH营养管理模式将营养干预的场所由医院拓展为社区和家庭；营养治疗的对象由治疗期的患者变为康复期的患者；营养管理的目标也由治疗营养不良和肿瘤转化为肿瘤的康复。

（六）推动特殊医学用途配方食品和治疗膳食的规范化、细化和多样化

特殊医学用途配方食品和治疗膳食是营养治疗的重要工具，需要推动其规范化的应用，并针对不同肿瘤患者的病情和饮食习惯进行营养制剂和膳食口味的细化、多样化，有助于增强患者对肠内营养制剂的接受度和依从性，提高营养治疗的实施效果。

（七）加大对肿瘤营养基础和临床研究的资金投入，提升肿瘤营养科研能力

在肿瘤营养领域，目前还存在较多的未知或争议性问题，需要我们积极开展基础和临床研究进行探索。因此，需加大对肿瘤营养基础和临床研究的资金投入，提升我国肿瘤营养科研能力，进而为临床实践和规范的制定提供高质量的循证依据。

营养一线治疗的观念虽然已经被越来越多的肿瘤学者接受，但真正的落实还存在许多困难，因此尚需要肿瘤和营养学者共同努力。

参考文献

丛明华，王杰军，方玉，等. 肿瘤内科住院患者膳食认知行为横断面多中心研究［J］. 肿瘤代谢与营养电子杂志，2017，4（1）：6.

匡浩，李涛. 肿瘤放射治疗营养——研究与思考［J］. 肿瘤代谢与营养电子杂志，2023，10（2）：166-171，161.

李涛，吕家华. 营养，肿瘤一线治疗的落实与思考［J］. 肿瘤代谢与营养电子杂志，2021，8（3）：225-231.

石汉平，王昆华，徐希平. 价值营养治疗——从价值医疗看临床营养［J］. 肿瘤代谢与营养电子杂志，2021，8（6）：569-575.

宋春花，王昆华，郭增清，等. 中国常见恶性肿瘤患者营养状况调查［J］. 中国科学：生命科学，2020，50（12）：1437-1452.

吴垒. 不同肿瘤分期的营养风险评分以及营养风险与患者并发症的关系分析［J］. 中国医学创新，2017，14（24）：132-134.

徐光齐，罗智鹏，石华伟，等. 常见恶性肿瘤患者的营养状况与临床结局的相关性研究［J］. 肿瘤代谢与营养电子杂志，2017，4（2）：174-178.

徐蕊，阮聪，杜琼，等. 肿瘤专科医务人员对营养治疗相关知识、态度、行为的现状调查及影响因素研究［J］. 肿瘤预防与治疗，2023，36（10）：871-880.

徐杨斌，张茂华，李慧凤，等. 不同营养状态对鼻咽癌患者放疗期间毒副反应发生率的影响［J］. 肿瘤药学，2020，10（5）：585-588，593.

于恺英，王晓琳，石汉平. 肿瘤营养治疗的发展与进步［J］. 首都医科大学学报，2021，42（3）：499-502.

中华医学会外科学分会，中华医学会麻醉学分会. 中国加速康复外科临床实践指南（2021版）［J］. 中国实用外科杂志，2021，41（9）：961-992.

Castillo-Martínez L，Castro-Eguiluz D，Copca-Mendoza ET，et al. Nutritional assessment tools for the identification of malnutrition and nutritional risk associated with cancer treatment［J］. Rev Invest Clin，2018，70（3）：121-125.

Iyikesici MS. Survival outcomes of metabolically supportedchemotherapy combined with ketogenic diet，hyperthermia，andhyperbaric oxygen therapy in advanced gastric cancer［J］. Niger JClin Pract，2020，

23（5）: 734-740.

Jiahua L, Anhui S, Tao L, et al. Effects of enteral nutrition on patients with oesophageal carcinoma treated with concurrent chemoradiotherapy: A prospective, multicentre, randomised, controlled study [J]. Frontiers in Oncology, 2022, 12: 839516.

Kadakia, KC, Symanowski, JT, Aktas, A. et al. Malnutrition risk at solid tumor diagnosis: the malnutrition screening tool in a large US cancer institute [J]. Support Care Cancer, 2022, 30（3）: 2237-2244.

Liao CK, Chern YJ, Hsu YJ, et al. The clinical utility of the geriatric nutritional risk index in predicting postoperative complications and long-term survival in elderly patients with colorectal cancer after curative surgery [J]. Cancers, 2021, 13（22）: 5852.

Planas M, Álvarez-Hernández J, León-Sanz M, et al. Prevalence of hospital malnutrition in cancer patients: a sub-analysis of the PREDyCES® study [J]. Support Care Cancer, 2016, 24（1）: 429-435.

Villa A, Kuten-Shorrer M. Pathogenesis of oral toxicities associated with targeted therapy and immunotherapy [J]. International Journal of Molecular Sciences, 2023, 24（9）: 8188.

第二章

肿瘤患者营养程序化诊疗

第一节 概　　述

营养程序化是指按照营养诊疗通则要求，流程化递进式实施营养三级诊断、五阶梯治疗、疗效评价，以达到肿瘤患者营养诊疗的规范化及最佳效果（图2-1-1）。

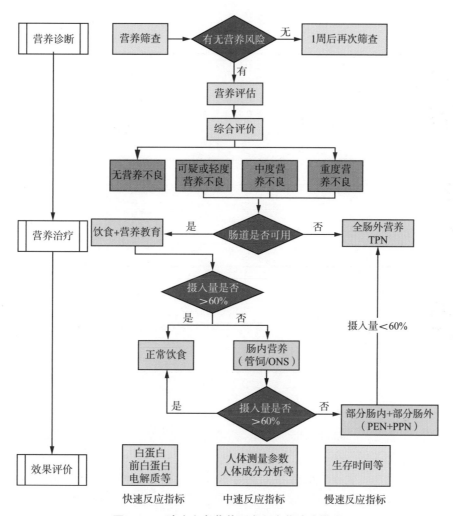

图2-1-1　肿瘤患者营养不良程序化诊疗模式

据2022年国家癌症中心最新数据显示：我国新发癌症406.4万例，死亡病例为241.4万例，且发病率与死亡率呈现逐年上升的趋势，疾病负担沉重。据中国常见肿瘤患者营养状况与临床结局研究（The Investigation on Nutrition Status and Clinical Outcome of Common Cancers，INSCOC）调查显示，我国三甲医院住院肿瘤患者轻、中、重度营养不良总发生率达80.4%，其中，中、重度达58.2%。肿瘤患者营养不良高发与疾病的高代谢状态、肿瘤患者诸多症状、抗肿瘤治疗、医护人员/患者营养治疗意识不足等密切相关。肿瘤患者营养不良将导致治疗耐受性下降、抗肿瘤治疗中断率增加、并发症增加、生活质量下降、生存时间缩短等严重后果。营养治疗作为肿瘤治疗的一线治疗，贯穿于抗肿瘤治疗的全过程。

一、营养诊断

肿瘤患者营养程序化诊疗遵循营养诊断、营养治疗、效果评价3个阶段。肿瘤患者的营养不良由于其显著的病理生理特征，其营养诊断遵循《中国肿瘤营养治疗指南（2020）》中提出的营养不良三级诊断（图2-1-2），包括营养筛查、营养评估、综合评价。

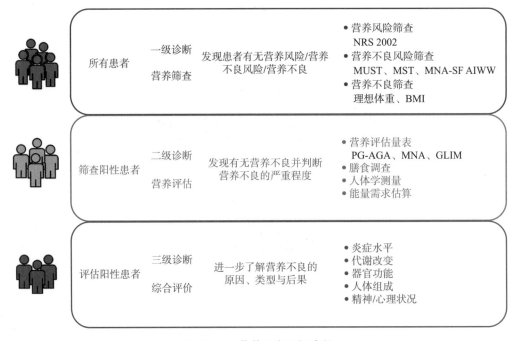

图2-1-2 营养不良三级诊断

营养筛查是营养诊断的基础，也是营养程序化诊断的第一步，发现患者有无营养风险/营养不良风险/营养不良。营养筛查包括营养风险筛查、营养不良风险筛查、营养不良筛查。营养风险筛查的常用工具为营养风险筛查2002（NRS 2002），适用于一般成人住院患者，应用广泛。营养不良风险筛查常用工具包括营养不良通用筛查工具（malnutrition universal screening tool，MUST）、营养不良筛查工具（malnutrition screening tool，MST）、简版微型营养评估（mini nutritional assessment-short form，MNA-SF）、肿瘤患者营养不良风险筛查工具（age，intake，weight，and walking，AIWW）。营养不良筛查常用方法为理想体重与体重指数（BMI）。

对于筛查阳性的患者需要进一步营养评估。营养评估方法包括营养评估量表、膳食调查、人体学测量和能量需求估算。常用营养评估量表包括：①患者主观整体评估（patient generated subjective global assessment，PG-SGA），专为肿瘤患者设计，目前已经成为我国卫生行业标准；②微型营养评估（mini nutritional assessment，MNA），适用于老年人；③全球营养不良领导倡议（global leadership initiative on malnutrition，GLIM）标准。

为了进一步明确患者的营养不良的原因、类型及后果，需要对患者的炎症水平、代谢改变、器官功能、人体组成、精神/心理状况等方面进行综合评价。

二、营养治疗

肿瘤患者营养治疗遵循五阶梯治疗原则，个体化选择营养治疗方案，满足患者液体、能量、蛋白质、微量元素达标，达到纠正患者营养不良、减少营养不良相关并发症、降低肿瘤治疗中断率、提高生活质量、延长生存期的目的。

肿瘤患者营养治疗应遵循五阶梯治疗原则，五阶梯治疗原则需要根据患者情况实施上下阶梯，当下一阶梯不能满足60%目标能量需求3～5d时，应该选择上一阶梯。当下一阶梯能够满足50%目标能量需求时，可逐渐减少目前阶梯，同时逐渐增加下一阶梯。五阶梯营养治疗以肠内为主、肠外为辅、内外结合、内外转换。

肿瘤营养治疗目标：满足90%液体目标需求、≥70%（70%～90%）能量目标需求、100%蛋白质目标需求及100%微量营养素目标需求。其中，最低要求是实现两个达标，即能量达标、蛋白质达标。目标能量计算推荐按照间接测热法实际测量机体静息能量消耗（resting energy expenditure，REE）值提供，无条件测定时可按照拇指法则25～30kcal/（kg·min）确定能量需求。肿瘤患者由于消耗性分解代谢升高，使其对蛋白质需求升高。蛋白质需要量应满足机体100%的需求，推荐为1.2～2.0g/（kg·d）。

荷瘤患者应该减少糖类在总能量中的供能比例，提高蛋白质、脂肪的供能比例。非荷瘤状态下三大营养素的供能比例与健康人相同。荷瘤患者尤其是进展期肿瘤患者，糖类供能比30%～50%，脂肪供能比25%～40%，蛋白质供能15%～30%。

微量营养素参考《中国居民膳食营养素参考摄入量（2023版）》，无明确缺乏症的情况下避免高剂量额外补充，放、化疗患者可给予适量微量元素补充。

三、效果评价

效果评价为营养方案的动态调整提供依据，同时评估营养治疗的有效性。营养干预的疗效评价指标分为3类。①快速指标：实验室参数，如血常规、电解质、肝功能、肾功能、炎症参数（IL-1、IL-6、TNF、C反应蛋白）、白蛋白、前白蛋白、转铁蛋白、视黄醇结合蛋白、游离脂肪酸、血乳酸、体重、摄入量等，每周检测1～2次；②中速指标：人体测量参数、人体成分分析、生活质量评估、体能评估等，每4～12周评估1次；③慢速指标：生存时间，每年评估1次。

四、质量控制

营养诊疗的质量控制内容包括营养诊断的准确性、营养治疗的规范性、营养治疗的及时性、目标营养量的完成性、营养治疗的有效性、营养治疗的安全性等。依据营养治疗质控标准，从结构面、过程面、结果面进行质量评价，持续质量改进。

第二节　营养诊断

2015年欧洲肠外肠内营养学会（European Society for Nutrition and Metabolism，ESPEN）发表专家共识，提出营养紊乱的概念，并将其分为营养不良、微量营养素异常和营养过剩3类。肿瘤患者的营养紊乱通常表现为营养不良，较少涉及微量营养素异常和营养过剩。

及时、准确的营养诊断是确保营养治疗精准实施的前提。传统的营养不良诊断为二级诊断，即营养筛查与营养评估。但营养不良是一种全身性疾病，严重营养不良几乎影响机体所有的器官和系统，甚至影响患者心理和社会角色。传统的二级诊断难以评估营养不良的全部严重后果，且营养不良的部分后果如心理障碍、月经停止、神经/精神异常已经超出了营养评估的定义与范畴，需要在营养评估后进一步综合评价，即第三级诊断。同时，肿瘤营养不良具有显著区别于良性疾病营养不良的特征，如代谢水平升高、心理/生理应激、慢性炎症、代谢紊乱、肌肉丢失，因而更需要第三级诊断。

2015年，中国抗癌协会肿瘤营养专业委员会提出营养不良三级诊断：营养筛查—营养评估—综合评定。近年来，ESPEN、美国肠外肠内营养学会（American Society for Parenteral and Enteral Nutrition，ASPEN）也分别提出了在营养筛查、营养评估后增加了第3步"延伸评估"（ESPEN）或"诊断"（ASPEN）。由此说明，营养不良三级诊断已成为国内外营养领域专业人员一致的观点。

营养不良的三级诊断是一个由浅到深、由单维度到多维度综合诊断的连续过程。营养筛查、营养评估与综合评价既相互区别又密切联系，三者构成营养不良临床诊断的有机系统。其目的是识别和标记患者是否已出现或是否存在可能演变成营养问题的状况。

一、营养筛查

（一）概念

营养筛查是应用营养筛查工具判断患者营养相关风险的过程，是营养诊断的第一步，是营养治疗最基础的一步。营养筛查的目的是让临床医护人员快速筛选出可能存在营养问题的患者，因此在营养筛查过程中应用的工具通常是简单、易操作且具有足够敏感度的，一般会涉及近期体重变化、膳食摄入量、体重指数、疾病状况和其他可能导致患者出现营养问题的因素。

营养筛查包括营养风险筛查、营养不良风险筛查和营养不良筛查3个方面。但在临床工作中，对一位患者的营养筛查不需要全部涵盖营养风险筛查、营养不良风险筛查和营养不良筛查3个方面，也不需要将所有的筛查工具都用上，通常是选择一个方面（一个工具）完成营养筛查工作。

（二）营养筛查的时机与人群

所有肿瘤患者均应接受营养筛查。住院患者一般在入院后24h内接受首次营养筛查，若筛查结果为阴性，1周后需要再次进行筛查。门诊患者在出现摄食减少或体重下降时也需要接受营养筛查。如果患者年龄≥65岁且预计生存期＞3个月，不应等到体重或摄食量下降才进行营养筛查，而是应定期接受营养筛查，如果患者是在养老院中，且状态稳定，应每3个月进行1次营养筛查，社区、居家的老年人应至少每6个月进行1次营养筛查。

（三）不同营养筛查工具

1. 营养风险筛查　营养风险筛查是应用工具或量表判断患者是否存在现存的或潜在的与营养因素相关的导致患者出现不利临床结局风险的过程。

（1）营养风险筛查2002（NRS2002）：营养风险筛查2002（NRS2002）是以Kondrup为首的小组基于10篇文献（9篇随机对照研究、1篇观察研究）制定的，以12篇随机对照研究为基准，在128篇随机对照研究中进行了回顾验证，具有循证医学基础的量表。该量表获得了欧洲肠外肠内营养学会（ESPEN）和中华医学会肠外肠内营养学分会（CSPEN）的大力推荐，在临床住院患者中使用非常广泛。

NRS2002的适用对象：18～90岁、住院过夜、入院次日8时前不进行急诊手术、神志清楚、愿意接受筛查的成年住院患者。

NRS2002的操作方法：由初筛和终筛两部分组成。初筛包括4个问题，涉及体重指数（body mass index，BMI）、体重减轻情况、摄食情况、病情严重与否（表2-2-1）。

表2-2-1　NRS2002初筛

筛查项目	结果
BMI＜20.5kg/m^2?	是□　否□
患者在过去3个月有体重下降吗？	是□　否□
患者在过去一周有摄食减少吗？	是□　否□
患者有严重的疾病吗（如ICU治疗）？	是□　否□

以上任意一个问题回答"是"，则直接进入第二步终筛。

如果上述所有问题回答"否"，则说明患者目前没有营养风险，无须进行第二步筛查，以后每周患者进行1次初筛

终筛是3个部分的总和，即疾病严重程度评分、营养状态受损评分、年龄评分。具体内容见表2-2-2。

表2-2-2　NRS2002终筛

筛查项目	评分
疾病严重程度评分	
正常营养需要量	0分
髋骨骨折、慢性疾病急性发作、慢性阻塞性肺疾病、血液透析、肝硬化、一般恶性肿瘤	1分
腹部大手术、脑卒中、重度肺炎、血液恶性肿瘤	2分
颅脑损伤、骨髓移植、APACHE-Ⅱ＞10分的ICU患者	3分
营养状态受损评分	
营养状况正常	0分
3个月体重减轻＞5% 或上周摄食量减少25%～50%	1分
2个月体重减轻＞5% 或上周摄食量减少51%～75%	2分
1个月体重减轻＞5% 或上周摄食量减少76%～100% 或BMI＜18.5 kg/m², 且一般情况差	3分
年龄评分	
年龄＜70岁	0分
年龄≥70岁	1分
总分（疾病严重程度评分＋营养状态受损评分＋年龄评分）=	

总分≥3分说明患者有营养风险，需要结合临床制订营养支持计划；

总分＜3分说明患者暂时没有营养风险，一周后对患者再进行筛查

　　特别说明：①如果患者将在一周内进行大手术，则需要加上大手术的分值；②如果患者患有多种疾病，选择得分最高分作为疾病严重程度的最终评分，不进行累计积分；③如果患者所患疾病没有在表中具体列出，可以进行归类给分。归类方法：①1分。患者患有慢性病，因并发症住院，身体虚弱，可以定时下床活动。患者对蛋白质的需要量增加，但大多数病例通过正常膳食或口服营养补充剂可以满足机体需要。②2分。患者需卧床休息，如胃肠外科大手术。患者对蛋白质的需要量大大增加，一些患者必须通过人工喂养才能满足营养需要。③3分。加强病房的患者，如使用呼吸机的患者。患者对蛋白质的需要量增加，且通过人工喂养也不能满足需要。蛋白质分解和氮丢失显著减少。

　　目前，部分学者主张NRS2002可不经过初筛，直接进行终筛。

　　虽然NRS2002简单、操作方便且有循证基础，但仍然存在一定的局限性，如患者卧床无法测体重，或者有腹水、水肿等影响体重测量，以及意识不清无法回答评估者的问题时，该工具的使用将受到限制。

　　（2）营养风险指数：营养风险指数（the nutrition risk index，NRI）是由美国退伍军人协会肠外营养研究协作组（the Veterans Affairs Total Parenteral Nutrition Cooperation

Study Group）于1991年提出的，主要用于对腹部大手术和胸外科手术前患者全肠外营养支持效果的评价。该工具主要根据血清白蛋白的浓度、体重减少的百分比通过如下公式计算出营养风险指数，从而用于营养风险的评估。

营养风险指数 ＝ 1.519 × 白蛋白浓度 ＋ 41.7 × 目前体重/既往体重

研究发现NRI有很好的敏感性和特异性，能够有效预测患者的并发症情况。Clugston等的研究发现NRI与死亡率和住院时间的延长有相关性，但与感染率无关。

NRI主要的不足之处是该方法需要收集患者目前和既往的体重，如果患者有水肿的问题，则会影响评估的结果。另外，应激也会影响血清白蛋白的浓度，这在一定程度上也会影响评估结果，造成筛查误差。

2.营养不良风险筛查　营养不良风险筛查工具有营养不良通用筛查工具（MUST）、营养不良筛查工具（MST）、肿瘤患者营养不良风险筛查工具（AIWW）。

（1）营养不良通用筛查工具（MUST）：由英国肠外肠内营养学会开发，于2004年正式发表，适合不同年龄及诊断成人营养不良及其发生风险的筛查，适用于不同医疗机构，可以由不同专业人员使用，如护士、医师、营养师、社会工作者和学生。下面介绍MUST的使用方法，具体见表2-2-3。

表2-2-3　MUST评分标准

	评分项目	评分
体重下降程度	过去3～6个月体重下降＜5%	0
	过去3～6个月体重下降5%～10%	1
	过去3～6个月体重下降＞10%	2
BMI	＞20kg/m²	0
	18.5～20 kg/m²	1
	＜18.5kg/m²	2
疾病导致近期禁食时间	＜5d	0
	≥5d	2
总分（上述分数总和）＝	分	

总分为0分：低风险状态，需定期进行重复筛查；总分为1分：中风险状态；总分为2分：高风险状态；总分＞2分：表明营养不良风险较高，需要由专业人员制订营养治疗方案

MUST量表具有很好的内部一致性和可重复性，但是缺乏客观的测量数据，易造成较高的假阳性率，可能在一定程度上增加非必要的营养干预。

（2）营养不良筛查工具（MST）：该量表是由澳大利亚昆士兰大学的Ferguson M等在1999年开发的，是用于鉴别患者是否存在营养不良风险的一个简单、快捷、有效、可靠的工具，被美国膳食协会所推荐使用。MST的使用方法见表2-2-4。

表2-2-4　MST评分标准

评分项目		评分
近期有无非自主的体重丢失？	无	0
	不确定	2
如果有，丢失了多少体重（kg）？	1～5	1
	6～10	2
	11～15	3
	＞15	4
	不确定	2
是否因为食欲降低而饮食减少？	没有	0
	有	1

总分＜2分：无营养不良风险；总分≥2分：有营养不良风险

　　MST量表主要从体重和食欲减退程度两方面进行评价，可作为成年恶性肿瘤患者的营养筛查工具，同时适用于门诊和住院恶性肿瘤患者的营养筛查。

　　（3）肿瘤患者营养不良风险筛查工具（AIWW）：AIWW是中国抗癌协会肿瘤营养专业委员会石汉平团队在25种营养筛查工具的基础上开发的一种新的肿瘤人群营养筛查工具。一项纳入11 360例患者的研究显示，与NRS2002和MST相比，AIWW在肿瘤人群中具有更好的敏感性，其临床获益率不劣于NRS2002，AIWW的营养风险漏诊率非常低。

　　AIWW包含年龄、进食、体重和步行4个维度的问题（表2-2-5），条目简单，使用方便，敏感度高，故推荐用于我国肿瘤患者营养筛查。

表2-2-5　肿瘤患者营养不良风险筛查工具（AIWW）

AIWW 筛查项目	结果	评分
1.age（A），年龄，现在是否超过65岁	是	1
	否	0
2.intake（I），摄食，过去1个月，食欲或摄食量是否非主动减少？	是	1
	否	0
3.weight（W），体重，过去1个月，体重是否非自主下降？	是	1
	否	0
4.walking（W），步行，过去1个月，步速、步数或行走距离是否非主动减少？	是	1
	否	0
总分		

总分≥1分：患者存在营养不良风险；
总分≥2分：患者存在严重营养不良的高风险

　　3.营养不良筛查　营养不良筛查的传统指标有体重指数（BMI）、理想体重（ideal body weight，IBW）、体重丢失率。

　　（1）体重指数（BMI）：体重指数的计算公式为体重（kg）/［身高（m）］^{2}。结果判断：BMI＜18.5为体重过低，18.5≤BMI＜24.0为正常，24.0≤BMI＜28.0为超重，

BMI ≥ 28.0为肥胖。

（2）理想体重（IBW）：对于成年人来说，计算公式如下。国外常用Broca公式计算：标准体重（kg）＝身高（cm）-100。我国常用Broca改良公式：标准体重（kg）＝身高（cm）-105，也有用平田公式：标准体重（kg）＝［身高（cm）-100］×0.9。

结果判断：根据实际体重占理想体重的百分比可以判断营养状况。0%～69%为重度营养不良；70%～79%为中度营养不良；80%～89%为轻度营养不良；90%～109%为营养正常；110%～120%为超重；＞120%为肥胖。

（3）体重丢失率：体重丢失率的计算公式：（既往体重-目前体重）/既往体重×100%。3个月体重丢失率＞5%或任何时间体重丢失率＞10%为营养不良。

（四）不同营养筛查工具的比较

用于营养筛查的工具有很多，但不同工具的筛查目的、适用对象、优缺点等各有不同（表2-2-6）。

表2-2-6　不同营养筛查工具的比较

筛查目的	筛查工具	适用对象	优点	缺点
发现不良临床结局的风险	NRS2002	成人住院患者	有循证基础且操作简便	不适合无法测量体重或有腹水、水肿等影响体重测量状况的患者
	营养风险指数（NRI）	用于对腹部大手术和胸外科手术前患者全肠外营养支持效果的评价	敏感性、特异性好，可预测患者的并发症	患者在水肿、应激等情况下，其血清蛋白浓度受影响，从而干扰测量结果
发现有无营养不良的风险	营养不良通用筛查工具（MUST）	住院患者	简易、快速	特异性、针对性弱
	营养不良筛查工具（MST）	门诊或住院的成年患者	简易、快速、使用范围广	特异性、针对性弱
	肿瘤患者营养不良风险筛查工具（AIWW）	肿瘤患者	敏感性高，患者及其家属均可以使用	开发时间尚短，临床普及率还不高
发现有无营养不良	体重指数（BMI）	门诊或住院患者	简易、快速	特异性、针对性弱
	理想体重（IBW）	门诊或住院患者	简易、快速	特异性、针对性弱
	体重丢失率	门诊或住院患者	简易、快速	特异性、针对性弱

二、营养评估

营养评估的目标在于发现有无营养不良并判断营养不良的严重程度。

（一）适用对象

对营养筛查阳性（即有营养风险、营养不良风险或营养不良的患者），对特殊患者群如肿瘤患者、危重症患者及老年患者（≥65岁）应常规进行营养评估。

（二）营养评估时机

营养评估在患者入院后48h内完成。

（三）实施人员

由营养护士、营养师或医师实施。

（四）常用方法

包括营养评估量表、膳食调查、人体学测量和能量需求估算。

1.营养评估量表　营养评估量表数量众多，临床上以患者主观整体评估（patient generated subjective global assessment，PG-SGA）、微型营养评估（mini nutritional assessment，MNA）最为常用。最近，国际上又推出了一种新的营养评估方法——全球营养不良领导倡议（global leadership initiative on malnutrition，GLIM）标准。对不同人群实施营养评估时应选择不同的量表。

（1）PG-SGA：PG-SGA适用于对已经确诊的尚未治疗和已经进行过治疗的恶性肿瘤患者进行营养评估，以确定其营养状况，目前已经成为我国卫生行业标准，定量评估是PG-SGA的最大亮点。PG-SGA由美国Ottery FD于1994年提出，是在SGA基础上发展而成的。PG-SGA由患者自我评估和医务人员评估两部分组成，具体内容包括体重、进食情况、症状、活动和身体功能、疾病与营养需求的关系、代谢需求、体格检查7个方面（表2-2-7），前4个方面由患者自己评估，后3个方面由医务人员评估，评估结果包括定性评估及定量评估两种。定性评估将患者分为营养良好、可疑或中度营养不良、重度营养不良3类；定量评估将患者分为0～1分（营养良好）、2～3分（可疑营养不良）、4～8分（中度营养不良）、≥9分（重度营养不良）4类。

操作说明：患者目前体重为实测体重。任何原因使患者不能自行测量体重时，可抱起患者一起测量，再测量并减去抱起人的体重。

表2-2-7　患者主观整体评估（PG-SGA）

1.体重			2.进食情况
1个月内体重下降率	评分	6个月内体重下降率	过去一个月里，进食情况与平时相比
			□无变化（0分）
			□大于平常（0分）
≥10%	4	≥20%	□小于平常（1分）
5%～9.9%	3	10%～19.9%	目前进食
3%～-4.9%	2	6%～9.9%	□正常饮食（0分）
2%～2.9%	1	2%～5.9%	□正常饮食，但比正常情况少（1分）
0%～1.9%	0	0%～1.9%	□进食少量固体食物（2分）
			□只能进食流质食物（3分）
2周内体重无变化	0		□只能口服营养制剂（3分）
			□几乎吃不下食物（4分）
2周内体重下降	1		□只能依赖管饲或静脉营养（0分）
第1项计分：			第2项计分：

3.症状	4.活动和身体功能

3.症状

近2周来，有以下问题，影响饮食：

□ 没有饮食问题（0分）

□ 恶心（1分）　　　　□ 口干（1分）

□ 便秘（1分）　　　　□ 食物没有味道（1分）

□ 食物气味不好（1分）　□ 吃一会儿就饱（1分）

□ 其他（如抑郁、经济问题、牙齿问题）（1分）

□ 口腔溃疡（2分）　　□ 吞咽困难（2分）

□ 腹泻（3分）　　　　□　呕吐（3分）

□ 疼痛（部位）（3分）

□ 没有食欲，不想吃饭（3分）

第3项计分：

4.活动和身体功能

在过去的1个月，活动情况

□ 正常，无限制（0分）

□ 与平常相比稍差，但尚能正常活动（1分）

□ 多数时候不想起床活动，但卧床或坐着时间不超过12h（2分）

□ 活动很少，一天多数时间卧床或坐着（3分）

□ 几乎卧床不起，很少下床（3分）

第4项计分：

第1～4项计分（A评分）：分

5.合并疾病	评分
肿瘤	1
获得性免疫缺乏综合征（艾滋病）	1
呼吸或心脏疾病恶病质	1
存在开放性伤口或肠瘘或压疮	1
创伤	1

6.年龄	评分
＞65岁	1

第5～6项计分（B评分）：分

7.应激	无（0分）	轻（1分）	中（2分）	重（3分）
发热	无	37.2～38.3℃	38.3～38.8℃	＞38.8℃
发热持续时间		＜72h	72h	＞72h
是否用激素（泼尼松）	否	低剂量（＜10mg/d泼尼松或相当剂量的其他激素）	中剂量（10～30mg/d泼尼松或相当剂量的其他激素）	大剂量（＞30mg/d泼尼松或相当剂量的其他激素）

第7项计分（C评分）：分

8.体格检查	0分	1分	2分	3分
腿部（腿肌）	无缺乏	轻度缺乏	中度缺乏	重度缺乏
锁骨部位（胸部三角肌）	无缺乏	轻度缺乏	中度缺乏	重度缺乏
肩部（三角肌）	无缺乏	轻度缺乏	中度缺乏	重度缺乏
肩胛部（背阔肌、斜方肌、三角肌）	无缺乏	轻度缺乏	中度缺乏	重度缺乏
手背骨间肌	无缺乏	轻度缺乏	中度缺乏	重度缺乏
大腿（四头肌）	无缺乏	轻度缺乏	中度缺乏	重度缺乏
小腿（腓肠肌）	无缺乏	轻度缺乏	中度缺乏	重度缺乏
总体肌肉丢失评分	无缺乏	轻度缺乏	中度缺乏	重度缺乏

第8项计分（D评分）：分

总分＝A＋B＋C＋D＝　分

　　1个月前的体重和6个月前的体重患者可能记不清，此时，可采取在目前体重的基础上逐渐加量询问或逐渐减量询问，根据患者本人选定的近似值填写体重。例如，患者目前体重为50kg，可以询问患者1个月前约有51kg、52kg、53kg、54kg、55kg，或49kg、48kg、47kg、46kg、45kg，然后根据患者本人选定的数字，作为1个月前的体重。体重下降百分率是指下降体重占原体重的百分比。例如患者1个月前体重50kg，目前体重46kg，1个月内下降4kg，则下降百分比为（50-46）/50×100%＝8%。一般以1个月的体重变化情况进行评分，没有1个月体重变化资料时，则以6个月体重变化情况评分。2周内体重下降需另记1分，无下降为0分。两者相加为体重总分。

　　无法准确了解具体体重时，可根据患者体重下降程度：无/轻/中/重/极重，自我评分为0/1/2/3/4分。

　　（2）MNA：MNA是专门为老年人群开发的营养筛查与评估工具，第1步为营养筛查，第2步为营养评估（表2-2-8）。MNA较SGA更适用于65岁以上老年人，主要用于社区居民，也适用于住院患者和家庭照护患者。

表2-2-8　微型营养评估（MNA）

评估内容	评分标准
近3个月体重丢失	＞3kg（0分） 不知道（1分） 1～3kg（2分） 无（3分）
BMI（kg/m²）	＜19（0分） 19～21（1分） 21～23（2分） ＞23（3分）
活动能力	卧床（0分） 能活动、但不愿意（1分） 外出活动（2分）
精神疾病	严重痴呆抑郁（0分） 轻度痴呆（1分） 没有（2分）
近3个月有食欲减退、消化不良、咀嚼吞咽困难等	食欲严重减退（0分） 食欲轻度减退（1分） 无这些症状（2分）

　　（3）GLIM：GLIM是由欧洲、亚洲、拉丁美洲、美国肠外肠内营养学会牵头联合制定，于2018年9月发表的一种通用型营养评估工具，评估内容（条目）较少，因而更加简便，其信度和效度正在接受多方面的验证。应用GLIM进行营养不良诊断有3个步骤，第一步使用经过临床有效性验证的筛查工具进行营养筛查，在中国推荐用经过前瞻性临床有效性验证的NRS2002工具。第二步诊断有无营养不良，至少1个表现型指标（表2-2-9）和1个病因型指标（表2-2-10）。当需要诊断重度营养不良时，进行GLIM第三步

（表2-2-11）。

表2-2-9　GLIM表现型指标及标准

指标	标准
非自主体重下降	过去6个月内体重下降＞5%或6个月以上体重下降＞10%
低体重指数（BMI）	BMI＜18.5kg/m² 伴一般情况差

表2-2-10　GLIM病因型指标及标准

指标	标准
食物摄入减少或营养素吸收利用障碍	摄入量≤能量需要量的50%超过1周 或者摄入量＜能量需要量超过2周 或者任何导致患者吸收不足或吸收障碍的慢性胃肠道症状
疾病负担或炎症状态	急性疾病/损伤或慢性疾病相关性炎症

表2-2-11　GLIM重度营养不良的评级标准

程度分级	表现型指标	评级标准
重度营养不良（符合任意一项）	体重下降	过去6个月内体重下降＞10% 或6个月以上体重下降＞20%
	低BMI	BMI＜18.5kg/m² 伴一般情况差

2.膳食调查　通过膳食调查计算患者每日能量和各营养素摄入量，可以帮助了解患者营养不良的类型（能量缺乏型、蛋白质缺乏型和混合型）。膳食调查软件的开发使膳食调查变得更容易、更准确。

膳食调查方法很多，包括膳食记录法（又称为"记账法"，diet record）、24 h回顾法（24-hour recall）、双份饭法（duplicate meal）、生物样品指标（biomarker）和食物频率法（food frequency questionnaire，FFQ）等。由于众多因素的影响，无论在个体还是群体水平上，正确评估膳食营养摄入量都是相当困难的。

膳食记录法可有效避免回忆偏倚，一般可用于FFQ开发时的效度验证指标。但由于其调查流程复杂，受试者负担较大，且如果不是长期调查就不能正确评估膳食营养的长期平均摄入水平。24 h回顾法存在受试者负担较小、容易配合等优点，但仍有调查流程复杂、回忆偏倚且需要长期调查等弊端。双份饭法在避免回忆偏倚的同时，能够不依赖食物成分表，比较准确地测量已知和未知的营养成分。但其存在调查流程复杂、受试者负担大、成本高及需要长期调查等缺点。血液、尿液等生物样品指标既可有效避开回忆偏倚和食物成分表精度等问题，也可以直接分析体内营养素浓度对健康的影响，推测其作用机制，但存在测量费用昂贵、受消化和吸收等个体状态影响、某些营养素不能反映长期平均摄入水平等问题。

与上述4种调查方法比较，FFQ在便捷性、费用及是否能够反映个体长期平均摄入量水平等方面显示出一定的优势，其测量精准程度及对疾病的预测价值也在大量研究中得以证实，成为最为普及的长期随访队列调查方法。

FFQ法使用问卷调查食物（几十至百余项）摄入频率，并根据食物成分表计算营养素摄入量。在使用前，必须进行调查问卷的信效度检验。调查问卷是针对各种食物，询问受试者过去一定时期内（大多数为1年，也有半年或1个月）平均摄入频率。其主要内容包括食物清单、平均摄入频率和每次平均摄入份数3个要素。

（1）食物清单（food list）：通常包含了几十至百余项食物。食物项的选择方法有主观和客观两个方面。主观选择主要是基于熟悉调查人群饮食习惯的营养专家的判断。客观选择主要是指根据实际数据选择食物项。

（2）平均摄入频率（food frequency）：主要包括调查期间和食物项的平均摄入频率两个方面。对于季节性较强的食物，一般评估其应季时的摄入频率。各食物项的平均摄入频率，一般有9种选择（几乎不吃；每月1~3次；每周1次；每周2~4次；每周5~6次；每天1次；每天2~3次；每天4~5次；每天6次以上）和7~8种选择（几乎不吃；每周小于1次；每周1次；每周2~3次；每周4~6次；每天1次；每天2次以上）（注：饮料最高选项改为"1天2~3杯"和"1天4杯以上"）等。

（3）每次平均摄入份数（portion size）：一般使用的有以下几种方法。①单独设定选项，使用图片或文字提示标准份数，例如碗碟、自己拳头大小等，然后填写与之比较是等量、偏少还是偏多；②对饮料、鸡蛋等食物项，可以用杯或个数等取代频率；③不设定份数选项，根据金标准测量结果或人群特性等资料，调查者自己设定摄入份数。

FFQ调查可提供3个方面的信息：①每例受试者每种食物的食用频率，用于分析某种食物摄入频率与某种疾病或健康状态的关联；②根据每种食物摄入频率、每次平均摄入份数及每份相当的重量（g）或体积（ml）等信息计算每种食物的每天摄入量（g/d或ml/d），用于分析膳食模式或某种食物摄入量与某种疾病或健康状态的关联；③利用②所获得的资料，参考"食物成分表"计算每种食物的各种营养素摄入量，并最终合并所有食物项结果，计算出各种营养素每天摄入总量，用于分析营养素膳食模式或某种营养素摄入量与某种疾病或健康状态的关联。

3. 人体学测量　人体学测量是经典的营养评估方法，包括身高（height）、体重（weight）、腰围（waist circumference）、臀围（hip circumference）、腰臀比（waist-to-hip ratio，WHR）、三头肌皮褶厚度等。

（1）身高：身高是指站立位足底到头部最高点的垂直距离，读数应以厘米（cm）表示。①测量条件：适合于2岁以上人群，测量时被测量者应免冠、赤足，解开发髻，室温在25℃左右。②测量工具为立柱式身高计，分度值0.1 cm，有抵墙装置。滑测板应与立柱垂直，滑动自如。③测量方法：被测量者取立正姿势，站在踏板上，挺胸收腹，两臂自然下垂，足跟靠拢，足尖分开约60°，双膝并拢挺直，两眼平视正前方，眼眶下缘与耳郭上缘保持在同一水平。足跟、臀部和两肩胛角间三个点同时接触立柱，头部保持正立位置。测量者手扶滑测板轻轻向下滑动，直到底而与头颅顶点相接触，此时观察被测者姿势是否正确，确认姿势正确后读数。④读数与记录：读数时测量者的眼睛与滑测板底面在同一个水平面上，读取滑板底面对应立柱所示数值，以厘米（cm）为单位，精确到0.1 cm。

（2）体重：体重指人体的总重量。体重变化（%）＝（平时体重－现在体重）/平时体重×100%。①测量条件：适合于2岁以上人群，测量应在清晨、空腹、排泄完毕的状态下进行，室温在25℃左右。②测量工具：经计量认证的体重秤，分度值≤0.1kg。使用前体重秤以20kg标准砝码为参考物校准体重计，误差不得超过±0.1 kg，测量时将体重计放置平稳并调零。③测量方法：被测者平静站立于体重秤踏板中央，两腿均匀负重，免冠、赤足、穿贴身内衣裤。④读数与记录：准确记录体重秤读数，精确到0.1 kg。

（3）腰围：腰围指腋中线肋弓下缘和髂嵴连线中点的水平位置处体围周长，12岁以下儿童以脐上2cm为测量平面。①测量工具：玻璃纤维软尺。②测量部位：双侧腋中线肋弓下缘和髂嵴连线中点位置为测量平面，12岁以下儿童以脐上2cm为测量平面。③测量方法：被测者取站立位，两眼平视前方，自然均匀呼吸，腹部放松，两臂自然下垂，双足并拢（两腿均匀负重），充分裸露肋弓下缘与髂嵴之间测量部位，在双侧腋中线肋弓下缘和髂嵴连线中点处做标记。将软尺轻轻贴住皮肤，经过双侧标记点，围绕身体一周，平静呼气末读数。④读数与记录：以厘米（cm）为单位，精到0.1cm。重复测量1次，两次测量的差值不得超过1cm，取两次测量的平均值。

中心型肥胖可以腰围直接判定，见表2-2-12。

表2-2-12 成人中心型肥胖分类

分类	腰围值（cm）
中心型肥胖前期	85≤男性腰围＜90
	80≤女性腰围＜85
中心型肥胖	男性腰围≥90
	女性腰围≥85

（4）臀围：臀围指经臀峰点水平位置处体围周长。①测量工具：玻璃纤维软尺。②测量部位：臀部最高点平面体围。③测量方法：被测者取站立位，两眼平视前方，自然均匀呼吸，腹部放松，两臂自然下垂，双足并拢（两腿均匀负重），穿贴身内衣裤。将软尺轻轻贴住皮肤，经过臀部最高点，围绕身体一周。④读数与记录：测量2次，两次差值不超过1cm，取两次测量的平均值。以厘米（cm）为单位，精到0.1cm。

（5）腰臀比：这项指标用于反映腹部脂肪堆积程度，超过标准，说明腹部脂肪堆积，腹部皮下脂肪及内脏脂肪过度囤积。计算方法：腰臀比＝腰围长度（cm）÷臀围长度（cm）。我国成人标准：男性＜0.9，女性＜0.85。WHR＞0.9的男性和WHR＞0.85的女性被定义为腹部脂肪堆积。

（6）三头肌皮褶厚度：根据皮褶厚度至皮肤和皮下组织的厚度，推算体脂总量，与全身脂肪含量有关。①测量工具：使用专用皮褶测量卡尺，分度值0.1cm。使用前需按要求校准仪器零点并调整压力。②测量部位：在右臂三头肌位置上，右上臂肩峰与尺骨鹰嘴连线中点为测量点，用标记笔做标记。③测量方法：被测者取站立位，双足并拢，两眼平视前方，充分裸露被测部位皮肤，肩部放松，两臂垂放在身体两侧，掌心向前。测量者站在被测者后方，在标记点上方约2cm处，垂直于地面方向用左手拇指、示指和中指将皮肤和皮下组织夹提起来，形成的皮褶平行于上臂长轴。右手握皮褶计，钳夹部位距拇指1cm处，慢慢松开手柄后迅速读取刻度盘上的读数。④读数与记录：以毫米（mm）为单位，精确到1mm。连续测量2次，若2次误差超过2mm需测第三次，取2次最接近的数值求其平均值。

成年人标准值是男性12.5mm，女性16.5mm，测量值大于标准值120%为肥胖，是标准值的90%～110%为正常，80%～90%为轻度营养不良，60%～80%为中度营养不良，＜60%为重度营养不良。

4.能量需求估算　能量需求包括静息能量消耗（resting energy expenditure，REE）、基础能量消耗（basal energy expenditure，BEE）、总能量消耗（total daily energy expenditure，TEE），REE常用拇指法则或公式法计算，后者以Harris-Benedict方程式最为经典，目前推荐Mifflin-St Jeor公式，男性：10×体重（kg）＋6.25×身高（cm）－5×年龄＋5；女性：10×体重（kg）＋6.25×身高（cm）－5×年龄－161。

（五）小结

通过营养评估将患者分为营养良好、营养不良（轻度、中度、重度）两类。对营养良好的患者，无须营养干预。对营养不良的患者，应进一步实施综合测定，或者同时实施营养干预，营养干预应遵循五阶梯治疗模式。

实际工作中，应根据营养不良严重程度分类处理：无营养不良患者，无须，也不应该进行营养干预。可疑或轻度营养不良患者，在原发病治疗的同时进行营养教育。对中度营养不良患者，在原发病治疗的同时实施人工营养［EN和（或）PN］。对重度营养不良患者，应首先实施人工营养［EN和（或）PN］1～2周，暂缓原发病治疗；随后在人工营养的同时，进行原发病治疗。无论营养良好患者、还是营养不良患者，在原发病一个疗程结束后，均应再次进行营养评估。在实际临床工作中，营养干预不仅依据营养不良严重程度，还要考虑原发病治疗方法对患者的影响。

三、综合评价

（一）概念

肿瘤患者营养综合评价是指通过多项指标对患者的营养状况进行评估和判断的过程。通过对个体的营养状况进行全面、系统的评估，从而得出个体的营养状况和营养治疗的需求，了解患者的营养状况，及时采取相应的营养干预措施，改善患者的营养状况，提高治疗效果和生活质量。营养综合评价是评估个体营养状况的重要手段之一，可以帮助医务人员全面了解个体的营养状况，为制订个体化营养干预方案提供依据。

综合评价的内容包括应激程度、炎症反应、能耗水平、代谢状况、器官功能、人体组成、心理状况等方面。通过多维度分析，将营养不良分为有应激的营养不良与无应激的营养不良，伴随炎症反应的营养不良与无炎症反应的营养不良，高能耗型营养不良与低能耗型营养不良，无代谢紊乱的营养不良与有代谢紊乱的营养不良，从而指导临床治疗。

（二）营养综合评价的时机及人群

肿瘤患者营养综合评价的时机应在肿瘤诊断后尽早进行，随着疾病的进展和治疗的进行，需要进行定期的营养评估和监测，以及根据需要进行相应的营养干预。包括入院时、治疗前后、术后恢复期、化疗期间等。不同时机的评价可以反映患者的营养状况变化，指导相应的营养干预措施。营养综合评价的时机主要包括以下几个方面。①入院时评价：入院时对患者进行营养综合评价可以及早发现患者的营养问题，并为后续的营养干预提供基础；②术前评价：了解患者手术前的营养状况，为手术后的营养支持和康复提供依据；③术后评价：术后对患者进行营养综合评价可以了解患者手术后的营养状况，为术后的营养支持和康复提供依据；④日常评价：在患者住院期间，定期对患者进行营养综合评价可以及时了解患者的营养状况变化，调整和优化营养干预方案。

肿瘤患者营养综合评价适用于所有肿瘤营养不良患者，但出于卫生经济学考虑，临床工作中通常只对重度营养不良患者进行综合评价。无论其肿瘤类型、疾病阶段和治疗方式如何。肿瘤患者营养综合评价包括术前、术后、放疗、化疗、靶向治疗等不同治疗方式的患者。不同类型和阶段的肿瘤患者可能存在不同的营养问题，因此需要根据具体情况进行评价。营养综合评价的人群主要包括以下几个方面。①肿瘤合并慢性疾病的人群：慢性疾病患者常存在营养问题，营养综合评价可以帮助了解患者的营养状况，指导个体化的营养支持；②住院患者：住院患者的疾病状态和治疗措施可能会对其营养状况产生影响，对重度营养不良患者实施营养综合评价可以帮助及早发现营养问题，指导营养干预措施；③高龄人群：高龄人群常存在营养问题，营养综合评价可以帮助了解高龄人群的营养状况，指导个体化的营养干预；④孕产妇和儿童：孕产妇和儿童的营养状况对其健康和发育至关重要，营养综合评价可以帮助了解孕产妇和儿童的营养状况，指导个体化的营养干预；⑤其余需要进行营养综合评价的恶性肿瘤重度营养不良患者。

（三）营养综合评价的方法及意义

肿瘤患者营养综合评价可以使用多种工具和指标，在营养不良筛查、营养状况评估、ESPEN提出的营养不良诊断标准的基础上，进行病史采集、体格体能检查、实验室检查和器械检查。常用的包括体重指数BMI、血清白蛋白、淋巴细胞计数、肌力等。这些指标可以反映患者的营养状况、免疫功能和肌肉功能等方面的情况。同时，还结合病史、症状、饮食调查等信息进行综合评定。这些工具可以通过问卷调查、体格检查和实验室检查等方式进行获取。通过对肿瘤患者的营养综合评价，可以及时发现患者的营养风险和营养不良情况，制订个体化的营养干预措施，并进行定期的监测和评价，以提高患者的营养状况和生活质量。

1.病史采集　病史采集主要对患者现病史、既往史、膳食调查、健康状况评分、生活质量评估、心理调查六大方面进行综合评估。膳食调查见本节上述内容，本节重点对生活质量评估、心理调查方面进行阐述。

（1）生活质量：生活质量（quality of life，QOL）是一个社会学概念，反映了人类为提高生存水平和生存机会所进行活动的能力。WHO将"生活质量"定义为：不同文化和价值体系中有关个体的目标、期望、标准、关注等生存状态的体验。生活质量研究在癌症治疗中主要有四大作用：评价癌症治疗的效果，帮助患者及医师进行疗法选择；有利于抗癌药物、止吐药物、镇痛药等的筛选及评价；有助于了解癌症患者治疗的远期生存状态；有助于对晚期癌症患者采取最好的管理对策。因此，将生活质量作为肿瘤患者营养综合评价的一项重要指标具有重要作用。

欧洲癌症研究治疗组织生命质量评估问卷（European organization for research and treatment of cancer quality of life questionnaire 30-item core instrument，EORTC QLQ-C30）是欧洲癌症研究治疗组织（European Organization for Research and Treatment，EORTC）针对恶性肿瘤患者开发的生命质量测定量表，适用于各种类型的恶性肿瘤患者。量表共30个条目，包括5个功能尺度（躯体功能、角色功能、认知功能、情绪功能、社会功能）、3个症状尺度（疲劳、疼痛、恶心呕吐）、6个单项测量项目（吞咽困难、食欲丧失、睡眠障碍、便秘、腹泻、经济困难）和1个患者自评项目（总健康状况）。各项原始得分需经线性公式转换成0～100的标化分，各功能维度得分越高，表面功能状态越好；症状量表及单项的得分越高，表明症状越明显，生活质量越差。

（2）心理调查：抗肿瘤治疗、躯体疼痛与心理痛苦及营养不良等均会严重影响患者的生活质量，肿瘤是一个重大的负性事件和应激事件，患者不得不面对肿瘤给自己和家庭生活带来的巨大变化。16%～42%的癌症患者会出现适应障碍，25%～45%的癌症患者在不同的病程和疗程发生抑郁，10%～30%会产生焦虑。对肿瘤患者都应进行心理痛苦的筛查，在治疗过程中定期评估已然成为营养综合评定中的一项重要举措。目前使用最广泛的筛查心理痛苦的工具是心理痛苦温度计（distress thermometer，DT）。DT是一个形似温度计的图形，由下至上具有0～10共11个刻度，0代表没有心理痛苦，10代表极度心理痛苦，肿瘤患者选择最能代表过去一周心理痛苦水平的数字，NCCN指南推荐将4作为DT量表的临界点，如果患者的DT评分大于或等于4，则代表该患者存在显著的心理痛苦，需进一步评估和心理干预。

2.体格体能检查　体格体能检查主要包括对患者体格检查、人体学测量、体能测定三大方面进行综合评估。

（1）人体学测量：人体学测量包括身高、体重、BMI、上臂中点周径（非利手）、上臂肌肉周径（非利手）、三头肌皮褶厚度（非利手）、双小腿最大周径（详见本节上述内容）。

（2）体能测定：体能测定中肌力测定方法通常采用非利手握力，体能测定方法有平衡试验、4m定时行走试验、定时端坐起立试验、日常步速试验、计时起走试验、6min步行试验及爬楼试验等。体格测量和肌肉功能测量可以客观反映肿瘤患者的营养状况水平。体格测量通过对身体质量的无创、精密测量，评估身体构成，特别是骨骼、肌肉和脂肪的情况，提供了关于患者营养水平的信息。常用的体格测量指标包括肱三头肌皮褶厚度、上臂肌围、小腿围和握力等。这些指标可以反映肌肉质量和脂肪储存情况，从而评估患者的营养状况。①体能测定中的测量学指标：包括体格测量指标及肌肉测量指标。体格测量指标主要包含体重、体重指数（BMI）、上臂中围（MAC）、三头肌皮褶厚度（TSF）、小腿围（CC）等；肌肉功能测定主要包括、握力、步速、简易躯体能力测试（SPPB）等。②体格测量：体格测量是评估肿瘤患者营养状况的重要方法之一。恶性肿瘤患者常伴有体重减轻和营养不良的情况，因此体格测量可以提供体重、身高、体重指数（BMI）等指标，用于评估患者的营养状况。体重和BMI是最常用的体格测量指标，可以反映患者的整体体重状况。上臂中围和三头肌皮褶厚度是评估患者脂肪储备和肌肉质量的重要指标，可以反映患者的整体营养状况。小腿围可作为肿瘤患者营养状况评估的参考指标之一。研究发现，BMI $< 18.5kg/m^2$ 的肿瘤患者存在不同程度的机体组成消耗，而正常体重的进展期肿瘤患者也可能存在肌肉减少的情况，这会对治疗效果、预后和生活质量产生不利影响。

（3）肌肉功能测量：肌肉功能测量是评估肿瘤患者肌肉状态的关键指标之一。肌肉功能包括肌肉力量和肌肉功能。握力是评估患者肌肉力量的重要指标，可以通过使用握力计进行测量。步速是评估患者躯体功能和日常生活能力的重要指标，可以通过测量患者在一定距离内行走所需的时间来评估。简易躯体能力测试包括一系列的动作和活动，如起坐试验等，可以反映患者的躯体功能和肌肉力量。此外，6min步行试验也被广泛应用于评估肿瘤患者的肌肉功能。肌肉力量和功能的评估有助于了解患者的身体功能状态，指导临床工作者在治疗过程中进行个体化的营养干预。

这些体格测量和肌肉功能测量指标的变化可以反映肿瘤患者的营养状况水平。营养不良和肌肉减少症（sarcopenia）是肿瘤患者常见的问题，而体格测量和肌肉功能测量可以客观地评估这些问题的存在和程度。通过这些测量指标，医师可以及时发现和评价患者的营养状况，从而采取相应的营养支持和干预措施，改善患者的营养状况和生活质量。

综上所述，体格测量和肌肉功能测量可以客观反映肿瘤患者的营养状况水平，帮助医师及时评估和干预患者的营养问题。这些测量指标的变化可以提供有关患者营养水平的重要信息，有助于改善患者的营养状况和生活质量。

3.实验室检查 实验室检查主要包括对患者血液学基础、重要器官功能、激素水平、炎症反应、营养组合、代谢因子及产物六大方面进行综合评估。

（1）常用的实验室检查指标：①血液学基础，如血常规、电解质、血糖、微量元素等；②炎症反应相关指标，如肿瘤坏死因子-α（tumor necrosis factor-α，TNF-α）、白介素1（interleukin-1，IL-1）、白介素6（interleukin-6，IL-6）、C反应蛋白（C-reactive Protein，CRP）等；③激素水平，如皮质醇（糖皮质激素）、胰岛素、胰高血糖素、儿茶酚胺等；④重要器官功能指标，如肝功能、肾功能、血脂、肠黏膜屏障功能（二胺氧化酶、D-乳酸）等；⑤营养指标，如白蛋白、前白蛋白、转铁蛋白、视黄素结合蛋白、游离脂肪酸等；⑥代谢因子及产物指标，如蛋白水解诱导因子（proteolysis-inducing factor，PIF）、脂肪动员因子（lipid mobilizing factor，LAF）及血乳酸，分别判断蛋白质、脂肪及葡萄糖的代谢情况。

（2）实验室营养指标的意义：实验室营养指标对肿瘤患者的营养评定具有重要作用。其中，血清前白蛋白、血清白蛋白、血清总胆固醇、血红蛋白和C反应蛋白等指标被广泛应用于评估肿瘤患者的营养状况。①血清前白蛋白是一种负急性时相反应蛋白，其水平在恶性疾病和炎症时会下降。当机体营养不良、蛋白质丢失或蛋白质消耗过多时，血清前白蛋白会迅速下降。因此，血清前白蛋白水平的降低可以提示肿瘤患者存在营养状况负平衡的可能性。②血清白蛋白是评估营养不良（及感染）的指标之一。它的降低可以反映肿瘤患者的营养状况恶化。然而，血清白蛋白的半衰期较长，受到外源性输入的影响较大。③血清总胆固醇也是评估肿瘤患者营养状态的指标之一。研究发现，肿瘤患者血清总胆固醇水平与营养状况呈正相关，血清总胆固醇降低可以提示营养不良的存在。④血红蛋白是评估贫血情况的常用指标。肿瘤患者常出现贫血，其原因包括摄入不足、消化吸收障碍和消耗增加等。血红蛋白水平的降低与肿瘤患者营养风险的发生率相关性较好。⑤IL-6是一种炎症介质，其水平在肿瘤和炎症状态下升高。研究表明，IL-6水平的升高与肿瘤患者的恶病质及营养不良有关。

综上所述，血清前白蛋白、血清白蛋白、血清总胆固醇、血红蛋白和IL-6等实验室营养指标可以用于评价肿瘤患者的营养状况，有助于及时发现存在营养风险的患者并进行干预措施，以改善患者的营养状态和临床结局。

4.器械检查　器械检查主要包括对患者影像学检查、人体成分分析、PET-CT、代谢车检查四大方面进行综合评估。

（1）代谢车：现代医学研究资料表明，蛋白质、脂肪和糖类（碳水化合物）是人体维持生命活动全过程的三大营养素，是人体产生能量的源泉，其平衡问题直接关系到人类的健康、疾病治疗和生命安全。如脂肪必须有糖类的存在才能被彻底氧化，缺乏了糖类就会导致酸中毒而出现低血糖症状；蛋白质、脂肪和糖类如果过剩，都会转化成脂肪积存在人的体内造成肥胖，进而引发糖尿病、高血压、高血脂等疾病。由此可见，只有保持三大营养素的平衡，才能使能量供给处于最佳状态，使人获得健康。

代谢车是通过使用代谢监测系统测定能量的消耗量、二氧化碳的产生量、氧气的消耗量来计算三大营养物质在能量消耗中的构成，并得出三大营养素在人体的代谢情况与平衡状况，从而使医师通过这些精确的数据为患者提供科学有效、配比适当的营养支持。

监测能量代谢的意义是指导营养支持。目前，实际测量患者的能量代谢，分析决定营养物质的需要量与比例，为患者提供合理有效的营养支持已成为临床医学研究中的一个重要课题。代谢车的产生使临床动态、连续、精确地为各类患者实施能量测量成为可能，并且简便易行。

（2）人体成分分析：人体成分分析可以准确测量出人体的水分、脂肪和肌肉等各身体组成成分的具体水平，可以更全面地了解肿瘤患者的营养状况，是评估恶性肿瘤患者营养状态及判断其预后的重要手段，为制订个体化的营养干预方案提供依据。常用的人体成分分析方法包括生物电阻抗分析法、双能X射线吸收法、CT和MRI等。①生物电阻抗法（BIA）：BIA通过测量人体对一定频率电流的导电性来间接测量人体组成成分。该方法具有安全、快捷、便宜的优势，已广泛应用于临床实践，并得到认可。②双能X射线法：双能X射线法通过测量X射线的吸收情况来评估骨骼和软组织的含量。该方法精确度高，但需要昂贵的设备和辐射防护措施。③CT和MRI：CT和MRI是影像学的分析方法，可以提供详细的身体组成信息。然而，这些方法费用昂贵，耗时较长，且存在辐射暴露等问题，在临床上使用较少。每种人体成分分析方法都有其优缺点。在选择合适的方法时，需要考虑到所需的信息类型、易用性、成本及临床适用性等因素。不同的方法可以互相补充，综合使用以获得更全面准确的身体组成信息。

第三节　营养教育

一、概念与背景

（一）营养教育的背景

营养教育的历史是一个长期的演变过程，随着社会、科技和医学的发展，对营养教育的认识和实践也在不断演变。在肿瘤治疗领域，营养教育的逐步发展主要包括以下几个阶段。

1.早期认识与基础研究阶段（19世纪末至20世纪初）　营养学最早的突破性研究可以追溯到19世纪末，当时科学家们开始认识到不同的营养成分对人体的生理功能具有重要影响。20世纪初，维生素和矿物质等微量营养素的发现进一步拓展了人们对营养的认知。

2.战争时期的粮食短缺阶段（20世纪中期）　战争期间，一些国家面临严重的粮食短缺，这导致人们对饮食和营养的重要性产生了更为深刻的认识。政府和社会开始关注饮食结构，推动了一系列的营养教育活动，旨在改善人们的饮食结构，以提高整体的营养水平。

3.慢性病与健康饮食阶段（20世纪后期）　随着慢性病的增加，特别是心血管疾病、糖尿病等的发病率上升，人们开始关注饮食与慢性病之间的关系。这一时期，营养教育逐渐转向强调健康饮食，提倡膳食多样性、适量的能量摄入和合理的脂肪、蛋白质等的摄取。

4.肿瘤与肿瘤治疗的营养关注阶段（20世纪末至今）　在近几十年中，随着肿瘤治疗技术的不断进步，肿瘤患者的生存率明显提高。然而，治疗过程中出现的营养问题引起了更多的关注。针对肿瘤患者的营养教育逐渐成为肿瘤治疗的一部分，目的是维持患者的营养状态，提高其治疗的耐受性。

5.个性化与综合管理阶段（21世纪）　随着分子医学和个体化医疗的兴起，营养教育逐渐趋向个性化。对于肿瘤患者而言，不同类型的肿瘤和治疗方案可能需要针对性的饮食和营养指导。同时，综合管理团队中的营养师与其他医疗专业人员密切合作，共同制订个性化治疗方案。

在我国随着工业化、城镇化、人口老龄化进程加快，居民生产生活方式和疾病谱不断变化，不合理膳食导致的慢性病负担日益加重。肿瘤作为一类慢性病严重威胁我国居民健康的疾病，其发生、流行等与日常的营养健康、饮食习惯、生活方式等复杂性、综合性因素密切相关。国家先后出台了《中国食物与营养发展纲要（2021—2035年）》《国民营养计划（2017—2030年）》《"健康中国2030"规划纲要》等多项政策文件，强调要深入开展健康中国建设，将"居民健康素养水平"纳入健康中国建设主要指标体系，健康素养的提升对肿瘤等慢性病的预防具有重要意义，其中营养素养是健康素养的重要组成部分，营养教育能够提高肿瘤患者的营养素养水平。

（二）营养教育的定义

WHO对营养教育的定义："营养教育是通过改变人们的饮食行为而达到改善营养状况目的的一种有计划的活动"。美国饮食协会对营养教育的定义："营养教育是指依据个体的需要及食物的来源，通过知识、态度、环境作用及对食物的理解，逐步形成科学的、合理的饮食习惯，以达到改善营养状况的目的"。我国将营养教育界定为："营养教育主要是通过营养信息的交流和行为干预，帮助个体和群体掌握营养知识和健康生活方式的教育活动和过程"。营养教育具有3个特点：①以健康为中心；②预防和干预并举；③营养评估、营养干预、营养监测、营养教育循环反复。

中国抗癌协会肿瘤营养委员会推荐的营养五阶梯营养疗法指出，营养教育是所有营养治疗的基础和前提，而相关文献报道，国外35.8%的癌症患者接受过营养教育，国内仅为14%。通过对肿瘤患者的营养状况进行个体化的评估，开展多种形式的营养教育可以提高患者的生活质量。英国一项2023年研究证实，基于多种形式的互联网营养教育模式可以提高胃癌患者的营养知识水平，减少负面情绪，缓解围手术期引起的高代谢状态减轻围手术期的压力，减少感染等并发症的发生，提高营养支持的依从性，从而提高患者的生活质量。张小芳等研究发现，通过临床路径中固定匹配的营养教育执行单进行宣教，包括医嘱饮食解读、体重管理指导、膳食调查、营养评估指标解读等，可以显著提高患者的遵医行为，改善营养状况。

（三）营养教育的重要性

在肿瘤患者治疗中，营养教育显得尤为重要。肿瘤治疗常伴随着一系列的身体负担，如手术、化疗、放疗等，这些治疗可能导致患者身体状态的变化，包括食欲减退、体重下降、能量消耗增加等。因此，通过专业的营养教育，患者和家属可以更好地理解如何在治疗期间维持良好的营养状态，提高身体对治疗的抵抗力，减缓治疗带来的不良影响。

营养教育在肿瘤治疗中的关键作用主要体现在以下几个方面。①恢复和维持营养状态：营养教育可以帮助患者了解如何摄取足够的营养物质，以满足身体对能量和营养的需求，从而促进康复和维持良好的营养状态。②缓解治疗副作用：营养教育有助于患者在治疗期间处理与食欲、口腔问题、味觉改变等相关的副作用，通过调整饮食来缓解这些不适，提高患者的生活质量。③提高免疫力：良好的营养状态对免疫系统的正常功能至关重要，通过合理的饮食和营养教育，可以增强患者的免疫力，帮助其更好地抵抗疾病和治疗过程中的感染。④心理支持：营养教育不仅关注食物的选择和烹饪方法，还关注患者的心理健康。通过提供营养支持，可以帮助患者更好地应对治疗中的压力和心理困扰。

二、目的与意义

（一）提高患者自我管理能力

通过营养教育，患者可以获得有关饮食、营养和生活方式的知识，从而更好地理解自身的营养需求。这种知识赋予患者提高自我管理和自我调节能力的工具,有助于他们更好地适应治疗过程、提高康复效果及提升生活质量。主要表现在以下方面。

1.认识个体营养需求 营养教育帮助患者了解个体差异对营养需求的影响。不同的肿瘤类型、治疗方案和个体状况可能导致不同的营养需要。患者通过学习了解自己的身体状况和治疗计划,能够更好地调整饮食,满足个体化的营养需求。

2.饮食选择与膳食平衡 营养教育指导患者如何进行健康的饮食选择,强调膳食平衡。了解食物的营养成分、能量及如何合理搭配食物,患者能够自主地选择更适合自己的饮食结构,有助于维持良好的营养状态。

3.合理运动与体重管理 营养教育通常包括生活方式的建议,包括合理的运动。患者了解到适度的体育锻炼对于维持身体健康和促进食欲的重要性。此外,对于一些可能因治疗引起的体重波动,患者也能通过学到的知识进行更为科学的体重管理。

4.心理健康和社会支持 营养教育不仅关注患者的身体健康,还强调患者的心理健康和社会支持的重要性。患者通过了解与饮食和生活方式相关的心理健康知识,能够更好地应对治疗过程中可能出现的心理压力,同时寻求社会支持,进一步提高自我管理的能力。

通过这些方式,患者在接受了营养教育后能够更加主动地参与自身的健康管理,更好地应对治疗过程中的挑战,提高康复的成功率。自我管理能力的提升也有助于患者更好地维持良好的营养状态,保证治疗的顺利进行。

(二)改善治疗效果

良好的营养状况对肿瘤患者的治疗效果有着重要的积极影响。通过提供充足、均衡的营养支持,患者可以更好地应对治疗的挑战,提高治疗的效果。具体体现在以下几个方面。

1.提高免疫力 良好的营养状况有助于维持免疫系统的正常功能。在肿瘤治疗中,免疫系统的健康状态对于抵抗疾病和促进康复非常关键。通过合理的营养教育,患者能够了解如何摄取足够的维生素、矿物质和蛋白质等营养素,从而提高免疫力,减少感染的风险,加速康复过程。

2.维持肌肉质量 营养教育指导患者保持良好的蛋白质摄取,有助于维持肌肉质量。肿瘤治疗过程中,特别是放疗和化疗可能导致身体消耗大量能量,而维持肌肉质量对于恢复体力和提高生活质量至关重要。

3.促进组织修复和康复 营养教育有助于患者了解营养在细胞修复和组织再生中的重要作用。通过提供足够的营养支持,特别是蛋白质、维生素和矿物质,可以促进受损组织的修复,加速康复过程,提高治疗效果。

4.提高治疗耐受性 良好的营养状态有助于提高患者的治疗耐受性。在化疗和放疗等治疗过程中,身体对于能量和营养的需求增加,而良好的营养状态可以减轻治疗对患者整体健康的影响,提高患者对治疗的耐受性。

(三)减轻治疗副作用

通过合理的饮食和营养干预,可以有效减轻治疗引起的不良反应,提高患者的生活质量。

1.缓解恶心和呕吐 化疗是一种常见的肿瘤治疗方式，但常伴随着副作用，如恶心和呕吐。通过调整饮食结构，患者可以采用小而频繁的进食方式，选择清淡易消化的食物，避免油腻和刺激性食物，从而减轻化疗引起的消化系统不适症状。

2.处理口腔溃疡和口干 放疗和化疗可能导致口腔溃疡和口干症状。通过避免辛辣、酸性和硬质食物，选择柔软、清淡的食物，增加水分摄入，患者可以减轻口腔不适，保持口腔卫生，有助于缓解治疗副作用。

3.调整饮食以缓解便秘或腹泻 某些治疗可能引起患者便秘或腹泻。适量的膳食纤维、充足的水分摄入及避免刺激性食物对于调整肠道功能非常重要。通过营养教育，患者可以学到如何调整饮食结构以缓解这些不适。

4.维持电解质平衡 治疗过程中，患者可能因为副作用导致电解质失衡。适度的电解质摄入，包括钠、钾、钙等，可以通过合理的饮食来维持电解质平衡，减轻治疗对生理功能的影响。

在整个治疗过程中，由营养多学科团队提供的个性化建议和支持，使患者能够更加科学地管理饮食，以此应对治疗过程中的不良反应，有助于治疗的顺利进行，提高生活质量。

三、内容

（一）"知"（基础营养知识）

基础营养知识涵盖了糖类、脂肪、蛋白质、维生素、矿物质等主要营养素的基本概念、功能及常见的食物来源。以下是这些基础营养素的简要介绍。

1.糖类 ①功能：提供能量是糖类的主要功能，是身体最主要的能量来源。②来源：主要包括谷类、米类、面包、蔬菜和水果。复杂糖类（如全谷类食物）更有助于稳定血糖水平。

2.脂肪 ①功能：提供能量、帮助吸收脂溶性维生素（A、D、E、K）、构建细胞膜等。②来源：坚果、种子、橄榄油、鱼类等含有健康脂肪的食物是良好的脂肪来源。建议选择富含不饱和脂肪的食物。

3.蛋白质 ①功能：参与身体组织的修复和生长，提供一定程度的能量。②来源：肉类、禽类、鱼类、豆类、坚果等是优质蛋白质的来源。食用多样化的蛋白质来源有助于获得全面的氨基酸。

4.维生素 ①功能：维持身体正常的生理功能，参与新陈代谢过程，促进免疫系统健康。②来源：不同维生素有不同的食物来源。例如，维生素C主要存在于柑橘类水果、草莓、西红柿等；维生素A存在于胡萝卜、甜椒、绿叶蔬菜等。

5.矿物质 ①功能：是身体骨骼、组织和生理过程的重要组成部分，参与许多生物化学反应。②来源：钙主要存在于奶制品、鱼类、绿叶蔬菜；铁主要存在于红肉、豆类、全谷类食物等。

通过了解这些基础营养素的功能和来源，患者可以更好地理解不同食物对于身体的重要性，合理搭配饮食，满足身体的各种营养需求。在肿瘤治疗过程中，良好的营养基础对于提高患者的治疗效果和生活质量至关重要。在具体的治疗方案中，可能需要根据患者的具体情况进行个性化的饮食调整。因此，基础营养知识为患者提供了一个更好的起点，使他们能够更加科学地管理自己的饮食。

（二）"信"（心理支持和沟通技巧）

在营养教育中，心理支持和有效沟通是至关重要的，特别是对于肿瘤患者这类面临生理和心理压力的群体。以下是强调在营养教育中心理支持作用，并提供有效沟通技巧的几个方面。

1.建立信任和尊重　通过尊重患者的意愿和选择，建立起相互信任的关系。理解患者的文化差异和价值观，以更好地满足其个性化的需求。

2.倾听和理解　通过倾听患者的需求、疑虑和期望，理解其在治疗过程中可能面临的挑战。患者感到被理解和被重视，有助于建立积极的合作关系。

3.提供积极信息　强调积极的信息和成功案例，以激发患者对饮食调整的积极态度。积极的心理状态对于患者的康复过程至关重要。

4.面对情感和焦虑　明晰患者可能面临的情感和焦虑，提供心理支持和应对策略。在面对治疗带来的不确定性时，患者可能需要额外的心理支持。

5.设定合理目标　与患者共同制订合理的饮食目标，并分阶段逐步实现。设定实际可行的目标，有助于提高患者的信心和自我效能感。

6.积极回应问题和疑虑　鼓励患者提出问题和疑虑，并给予积极的回应。提供专业的解释和建议，以增强患者对饮食调整的理解和信心。

7.家属的参与　鼓励患者家属参与到营养教育中。家属的支持和理解对于患者的饮食调整和康复过程同样具有积极作用。

8.灵活应对　了解患者可能会面临的生活变化和情绪波动，灵活调整营养教育计划。在治疗过程中，患者的身体状况和心理状态可能会发生变化，及时调整支持计划，以适应患者的需要。

9.鼓励自我管理　培养患者的自我管理能力，提供实际操作的技巧，例如如何进行食物选择、烹饪和饮食记录。鼓励患者在日常生活中主动管理自己的饮食。

通过以上心理支持和沟通技巧，能够更好地与患者建立紧密的合作关系，提供更贴近患者实际需求的营养教育，促进患者更积极地参与治疗和康复过程。与此同时，专业的心理健康团队的支持也是非常重要的，特别是在处理患者可能面临的心理挑战时。

（三）"行"（饮食建议与实践）

饮食建议和实践对于肿瘤患者尤其重要，因为合理的饮食可以帮助患者维持良好的营养状况，缓解治疗副作用，提高生活质量。以下是一些建议，同时也包括实际操作的技能，如烹饪和食物选择。

1.均衡饮食　建议患者采用均衡饮食，包括蛋白质、糖类、脂肪、维生素和矿物质的充足摄入。多样化的饮食有助于获得全面的营养。

2.高蛋白质饮食　对于肿瘤患者，特别是在治疗期间，维持良好的蛋白质摄入对于维持肌肉质量和促进康复至关重要。建议摄入包括鱼类、禽类、豆类、坚果等富含蛋白质的食物。

3.饮食调整　根据患者的口味偏好和治疗反应，提供个性化的饮食建议。例如，如果患者经历食欲减退，可以提供更容易咀嚼和消化的食物，如果泥、糊状食物等。

4.合理膳食纤维　摄入膳食纤维对于维护肠道健康至关重要。建议增加水果、蔬菜、全谷类食物等富含膳食纤维的食物。

5.维持水分平衡　肿瘤治疗过程中，患者可能经历恶心、呕吐等情况，导致水分丢失。建议患者注意维持足够的水分摄入，可以选择分次小量饮水，也可通过摄入含水分丰富的食物，如西瓜、黄瓜等。

6.烹饪技能　帮助患者培养简单而营养的烹饪技能，以便在家中更好地掌控饮食。教授烹饪方法，例如蒸、煮、炖、煲、烩，这有助于保留食物的营养成分。

7.食物安全　强调食物安全，避免生食和未煮熟的食物，以预防食源性疾病的发生。

8.定期营养评估　定期进行营养评估，根据患者的身体状况和治疗反应，调整饮食建议，确保患者得到最合适的营养支持。

通过这些饮食建议和实践，患者可以更好地满足身体的营养需求，提高身体的抵抗力，缓解治疗带来的副作用，同时培养实际操作的技能，使患者更加自主地管理自己的饮食。与此同时，与专业的营养师合作，定期进行营养评估和调整，有助于确保患者得到个性化、科学合理的营养支持。

（四）营养需求的个性化解读

营养需求的个性化解读对于肿瘤患者至关重要，因为个体差异、治疗方案的不同及身体状况的变化都会对营养需求产生影响。以下是根据患者具体情况解读个性化营养需求的几个方面。

1.治疗类型的影响　不同类型的肿瘤治疗，如化疗、放疗、手术等，对患者的营养需求有不同的影响。例如，化疗可能导致食欲减退、恶心、呕吐等不良反应，需要调整饮食结构以满足患者的能量和营养需求。手术后，特别是涉及消化系统的手术，可能需要调整饮食的质地和种类，以促进康复。

2.身体状况的考虑　考虑患者的身体状况，如体重、BMI、肌肉质量等，有助于更准确地评估其营养状况。对于体重下降的患者，需要增加能量和蛋白质的摄入，以维持体重和肌肉质量。

3.特殊症状和副作用的处理　解读患者的特殊症状和治疗副作用，如口腔溃疡、食管炎症、恶心等，有助于制订相应的饮食计划。例如，在口腔溃疡的情况下，建议避免辛辣、酸性食物，选择温和、软糯的食物。

4.个人口味和偏好　患者的个人口味和饮食偏好应纳入考虑。提供符合患者口感喜好的食物建议，有助于提高其对饮食调整的接受度。

5.饮食习惯和文化因素　了解患者的饮食习惯和文化因素，有助于制订更贴近患者实际生活的饮食建议。尊重患者的饮食文化，同时提供合理的饮食调整建议。

6.营养评估和监测　定期进行营养评估，监测患者的营养状况和治疗反应，有助于及时调整饮食计划。例如，通过体重、血液指标、肌肉质量等方面的评估，了解患者的营养状况是否得到有效改善。

7.医疗团队协作　营养师、医师和护理人员的密切协作是确保个性化营养支持的关键。通过医疗团队的共同努力，可以更全面地考虑患者的治疗方案，制订出更贴合患者个体需求的饮食方案。

在解读患者个性化的营养需求时，综合考虑上述因素，制订出符合患者实际情况的饮食建议，有助于提高患者的治疗效果和生活质量。这也强调了个性化医疗和营养支持在肿瘤治疗中的重要性。

四、实施

（一）专业团队的协作

在肿瘤患者的全面护理中，医师、护士、营养师、心理医师等专业团队的紧密协作是确保患者获得全方位关怀的关键。以下是强调专业团队协作在营养教育中的作用。

1.医师的角色　医师负责制订和监督患者的整体治疗计划。在营养教育中，医师可以提供关于疾病治疗对营养需求的影响的专业见解，并与其他团队成员共同制订适当的营养支持方案。

2.护士的监测和关怀　护士在治疗中扮演着重要角色，负责监测患者的生理状况、治疗反应和并发症。在营养教育中，护士可以帮助患者进行基础的营养评估，监测患者的体重变化和饮食习惯。

3.营养师的专业知识　营养师通过评估患者的营养状况，制订个性化饮食计划，并提供详细的营养教育。营养师与医师和护士紧密合作，确保患者获得全面的营养支持，帮助其应对治疗引起的挑战。

4.心理医师的支持　心理医师在处理患者的情绪、焦虑和心理压力方面发挥着关键作用。在营养教育中，心理医师的支持有助于患者更好地适应饮食调整，提高他们对治疗的应对能力。

5.协同工作的优势　专业团队的协同工作可以更好地满足患者的多方面需求，提供全面的关怀。例如，医师可能根据治疗反应调整药物方案，护士可以监测患者的生理状况，而营养师和心理医师则提供相应的支持。

6.信息共享和沟通　确保专业团队之间的信息共享和沟通畅通。医师、护士、营养师、心理医师等专业人员应定期交流患者的治疗进展、营养状况和心理健康，以便及时调整治疗计划。

7.持续的关怀和监测　专业团队的协作可以确保患者得到持续的关怀和监测。医师、护士、营养师、心理医师等专业人员可以共同关注患者的治疗进展，及时调整支持计划。

8.患者教育的统一信息　通过专业团队的协作，可以确保患者接收到一致的、统一的信息。这有助于避免信息的混乱，提高患者对于治疗计划和饮食调整的理解。

通过专业团队的协作，可以更全面、系统地关注患者的身体和心理健康，提供个性化、综合性的营养教育和关怀，有助于患者更好地应对肿瘤治疗过程中的各种挑战。

（二）个体化的教育方案

制订个体化的教育计划对于肿瘤患者非常关键，因为每个患者的生理和心理状况都有所不同。以下是制订个体化的营养教育计划时可以考虑的几个方面。

1.初步评估和目标制订　开始时进行初步的营养评估，包括患者的身体状况、治疗计划、饮食习惯、偏好及可能面临的挑战。在此基础上，与患者一同设定个性化的营养目标，明确教育计划的方向。

2.内容的个性化　根据患者的具体需求和目标，制订个性化教育计划。例如，如果患者经历食欲减退，可以提供更多易于消化的高蛋白饮食；如果患者有特殊饮食偏好，可以调整食谱以适应。

3.时长和频率的设定　根据患者的情况和需要，确定教育的时长和频率。有些患者可能需要更频繁的教育来帮助应对治疗带来的挑战，而对于一些患者，较为简短但更频繁的教育可能更为合适。

4.治疗阶段的考虑　根据患者所处的治疗阶段调整教育内容。治疗前期可能需要关注预防和准备，中期可能需要更多关注治疗的实施和应对副作用，而在治疗后期和康复期则可能更注重长期健康和预防复发。

5.个人化的营养建议　提供个人化的营养建议，涉及饮食结构、食物选择、烹饪方法等方面。确保患者得到实际可操作的饮食指导，有助于更好地融入日常生活。

6.家庭和社交支持　考虑患者的家庭和社交环境，鼓励家庭成员的参与，提供共同制订和实践的营养计划。有时，社交支持对于患者的康复同样重要，因此可以鼓励患者分享他们的经验，互相支持。

7.评估和调整　定期对教育计划进行评估，根据患者的反馈和生理状况的变化进行调整。及时调整计划，确保它持续符合患者的需求。

8.多媒体和互动元素　考虑采用多媒体元素和互动形式，以提高教育的吸引力和参与度。这包括图表、视频、在线平台等，以满足不同患者的学习风格和喜好。

通过以上个性化设置，教育计划更能贴近患者的实际需求，提高其对于饮食调整的接受度，从而更好地支持治疗和康复。个性化的教育计划也有助于建立患者和医疗团队之间更为紧密的合作关系。

（三）营养教育的主要方式

使用教育材料和多媒体手段是提高患者对营养知识理解的有效途径。这种方法可以使信息更生动、易于理解，并满足不同患者的学习风格。以下是一些可以采用的多媒体手段和教育材料。

1.图表和图像　制作易懂的图表和图像，用于展示不同营养素的功能、食物来源及饮食建议。例如，制作膳食金字塔图表，显示各类食物在日常饮食中的比例。

2.教育视频　制作营养教育视频，通过动画、演示和专业解说员的讲解，向患者传递营养知识。视频可以包括烹饪演示、食物选择指南等内容，使患者更形象地了解营养信息。

3.电子书和手册　创建电子书或手册，提供详细的营养信息，包括各类营养素的功能、推荐摄入量、饮食建议等。患者可以在需要时方便地查阅这些资料。

4.在线课程和培训 提供在线课程和培训，使患者能够在自己的时间和地点学习。这可以包括虚拟课堂、网络研讨会等形式，使患者更加方便地获取知识。

5.交互式应用程序 开发交互式应用程序，通过问答、小测验等方式促使患者参与学习。这种形式可以增加学习的趣味性，同时帮助患者巩固所学知识。

6.社交媒体 平台利用社交媒体平台发布有关营养的信息，包括健康食谱、小贴士、患者故事等。社交媒体的互动性可以促使患者更主动地参与讨论和学习。

7.虚拟现实技术 利用虚拟现实技术创建虚拟食物展览或烹饪演示，使患者在虚拟环境中亲身体验营养知识，增强学习的体验感。

8.患者教育手册 提供简明扼要的患者教育手册，以文字和图表形式呈现重要的营养信息。患者可以在就医过程中随时查阅，作为学习和参考的工具。

9.定期邮件或短信提醒 设计定期的邮件或短信提醒，提醒患者关注健康饮食，并附带有关营养知识的简短信息或链接。

通过综合利用以上多媒体手段，可以更全面、生动地传递营养知识，提高患者对于营养教育的兴趣和理解程度。这种多样化的教育方法有助于满足不同患者的学习需求，提高教育的效果，促进患者更好地管理自身的营养状况。

五、效果评价

（一）总体目标

针对不同疾病特点及患者不同时期的需求而制订的营养教育，旨在提高患者自我护理的技能和依从性，缩短住院时间，减少并发症，改善临床结局，进而提高生活质量，延长生存时间。

（二）过程指标

1.摄食情况 医护人员可以通过填表、问答等方法调查肿瘤患者每天的摄食情况，调查内容包括摄食结构、营养摄入量、摄食习惯、烹饪方法等，根据食物成分表计算出该患者每日摄入的能量和其他营养素，然后与推荐供给标准进行比较，判断膳食的质和量能否满足患者所需。膳食质量可以通过多种指标如健康饮食指数、膳食质量指数、膳食平衡指数、中国健康膳食指数、中国精简膳食质量评分、简明膳食自评工具等膳食评价指数。

2.营养评估量表 使用患者主观整体评估工具（patient-generated subjective global assessment，PG-SGA）对肿瘤患者营养状况进行横断面评价及动态评估评价。该工具内容由患者自评部分包括体重、进食情况、症状、活动4个方面；医务人员他评部分包括疾病与营养需求、体格检查、代谢3个方面组成。0分或1分表示营养良好，2分或3分表示可疑营养不良，4～8分表示中度营养不良，≥9分表示重度营养不良。

3.实验室检查 实验室检测指标不仅涉及蛋白质、脂肪、糖类、维生素、矿物质、膳食纤维和水这七大营养素检查指标，同时根据病种不同关注的实验室指标会有个体化差异，例如肝癌患者实验室检查指标包括白蛋白、球蛋白、丙氨酸转氨酶、天冬氨酸转氨酶、总胆红素、血肌酐、血清钠、国际标准化比值（INR）、凝血酶原活动度（PTA）、纤维蛋白原、白细胞计数、中性粒细胞计数、淋巴细胞计数等。食管癌患者实验室指标包括血常规指标（白细胞、血小板、血红蛋白、淋巴细胞、中性粒细胞）、血生化指标（总蛋白、血清总白蛋白、前白蛋白、三酰甘油、总胆固醇）。

4.人体测量学　人体测量学指标包括测量患者的身高、体重、BMI，测量三头肌皮褶厚度、上臂围、上臂肌围、小腿围，测量 L_3 骨骼肌指数。以脊柱第3腰椎间盘平面进行成像，于 L_3 平面截取2个连续影像学图像，并且计算周围骨骼肌（包括腹横肌、腹外斜肌、腹内斜肌、腰方肌、腰大肌、竖脊肌）的横截面积之和，取其平均值再除以身高的平方（ cm^2/m^2 ），则可得到 L_3 骨骼肌指数（ L_3 skeletal muscle index）。

5.人体成分分析　人体成分分析是采用生物电阻抗法（bioelectrical impedance analysis, BIA）评估人体成分的方法，包含了内脏脂肪含量、肌肉含量及基础代谢率等。测量要求空腹或进食2h后，排空膀胱，身上无金属物品，安静休息5min以上进行测量。对恶性肿瘤患者进行人体成分分析，并观察机体状况与体成分参数的相关联系，为个体化营养教育方案及改善临床结局提供依据。

6.体能评价　6min步行测试是一种简单、安全的运动，可以使用6min步行测试肿瘤患者在6min内的最大步行距离，不需要昂贵的配件。该测试已被证明是肿瘤患者体能评价的有效指标。

7.心理评价　通过营养教育，除了评价患者身体各项指标是否达标外，还应评价患者的心理情况，注意心理健康，良好的营养教育能让肿瘤患者认识到营养与健康的密切关系，不断丰富自己的饮食营养知识，提高营养干预的依从性，树立战胜疾病的信心。

8.生活质量评价　可以选择生活质量核心量表（quality life questionnaire-core30, QLQ-C30），QLQ-C30是由欧洲癌症研究和治疗组织制定的癌症患者生命质量测定量表体系中的核心量表，含5个功能维度（躯体、角色、情绪、认知、社会功能），3个症状维度（疲劳、疼痛、恶心呕吐），6个单一条目（每个条目是1个维度），1个总体健康状况维度。各癌种专项的生活质量量表比如肺癌患者的生活质量量表（FACT-L）。

9.其他评价指标　病灶及生存时间、满意度、营养知识的知晓率等。

第四节　肠内营养

一、概念

（一）什么是肠内营养

肠内营养（enteralnutrition, EN）是指经消化道给予较全面营养素。EN制剂根据组成不同分为整蛋白型、氨基酸型和短肽型，根据用途不同分为通用型和疾病导向型（如肿瘤型、肾病型、糖尿病型等），根据给予途径的不同，可分为口服营养补充或管饲，根据所起作用不同又分为补充性肠内营养和完全性肠内营养。

（二）肠内营养的优点

营养物质经肠道和门静脉吸收，能很好地被机体利用，整个过程符合生理；可以维持肠黏膜细胞的正常结构，保护肠道屏障功能；促进肠蠕动，促进蛋白质合成，促进肠道组织的康复，调节免疫功能；无严重代谢并发症，安全、经济、患者依从性较好。因此，凡胃肠道功能正常，或存在部分功能者，应首选肠内营养。

二、适应证与禁忌证

（一）适应证

胃肠道功能正常，但存在以下情况的患者。①不能正常经口进食者：如意识障碍及口腔、咽喉、食管疾病；②处于高分解状态者：如严重感染、大面积烧伤、复杂大手术后、危重患者（非胃肠道疾病）；③处于慢性消耗状态者：如结核、肿瘤等；④肝、肾、肺功能不全及糖不耐受者。

胃肠道功能不良，如消化道瘘、短肠综合征、急性坏死性胰腺炎等，可经肠外营养至病情稳定时，逐步增加或过渡到肠内营养。

需要营养治疗的患者经营养教育与膳食指导后，经口进食仍不能满足机体需求，则推荐肠内营养，首选口服营养补充。肠内营养可在手术、放疗、化疗期间及家居期间使用，一般于两餐之间补充。

（二）禁忌证

严重的肠梗阻、肠道壁缺血、肠道出血、消化道瘘、休克等。

三、肠内营养途径

根据肿瘤患者阶梯营养治疗策略，营养风险筛查与评估、营养教育与膳食指导贯穿于肿瘤诊疗的全过程。患者经口进食不足时，推荐补充性肠内营养，首选口服营养补充。对于消化道功能基本正常，因进食障碍等原因而摄入不足时可考虑管饲喂养。通过经口进食和肠内营养仍不能满足营养素的需求时，推荐肠内营养联合肠外营养。对肠内营养不可行或不耐受时，给予全肠外营养。其中，肠内营养途径主要包括口服营养补充和管饲。

（一）口服营养补充

1.口服营养补充　口服营养补充（oralnutritional supplements，ONS）是特殊医学用途配方食品经口服途径摄入，以补充日常饮食的不足。它是一种肠内营养的支持方式，作为专用营养补充配方，通过加强食物中的蛋白质、糖类、脂肪等提供均衡的营养素满足机体对营养的需求。口服营养补充是统一标准的，均衡的营养素配方，能作为营养的单一来源并且符合国家对特种医学用途食品的监管指令，主要用于经肠内的营养补充。ONS被推荐为营养疗法的首选方式。

2.ONS的适用范围　营养不良或有营养风险的患者首先进行强化营养教育，当经口进食无法满足营养时，则早期给予ONS；ONS是胃肠功能正常的肿瘤患者接受肠内营养的首选途径；围手术期的患者不能正常进食超过5～7 d，或口服进食少于推荐目标量热量和蛋白质的60%时，术前应给予ONS；放疗期间，尤其是头颈部、胸部及消化道肿瘤患者，推荐通过个体化的营养指导和（或）ONS来达到足够的营养摄入量，避免放疗的中断。

3. ONS的实施原则　实施口服营养补充应遵循个体化原则，根据患者的实际情况选择合适的营养制剂、量、方法和途径，遵循量由少到多、速度由慢到快、浓度由低到高的原则，关注患者摄入时及摄入后是否有胃肠道不耐受、误吸等情况。

4. ONS的使用注意事项　ONS作为肠内营养的一个重要的支持方式，也可能存在一定的不良反应和并发症，在使用ONS之前同样需要积极防范再喂养综合征（refeeding syndrome，RFS）的发生。RFS是机体经长期饥饿或营养不良后，提供再喂养（包括经口摄食、肠内或肠外营养）后出现的以低磷血症为特征的电解质代谢紊乱及由此产生的一系列症候群。因此，对于肿瘤患者而言，给予ONS之前，要结合患者个体状况，对BMI、近期体重丢失量、营养摄入状况、血液指标监测等进行识别评估，以防RFS的发生。对于普通的胃肠道反应，如腹泻、恶心、呕吐、便秘等，医护人员可在实施过程中进行监测调整，及时发现并纠正，促使患者安全吸收。

（二）管饲

经口摄入不足或不能者，可行管饲。根据营养治疗时间长短又可分为鼻胃管、鼻肠管、内镜辅助下经皮胃/空肠（percutaneous endoscopic gastrostomy/jejunostomy，PEG/PEJ）、透视辅助下经皮胃/空肠（PFG/PFJ）。

1. 鼻胃管/鼻肠管管饲　适用于短期（4周）的肠内营养患者。既往鼻胃管是临床上较为常用的方式，若患者发生胃潴留并易引起恶心、呕吐、反流和误吸的症状，甚至会发生吸入性肺炎和窒息的危险时，影响了EN的持续进行和营养补充，可安置幽门后的鼻十二指肠管或鼻空肠管，如螺旋形鼻肠管，可降低各类并发症的发生。

（1）鼻胃管操作方法：鼻胃管是短期肠内营养的首选方式，适用于严重吞咽功能障碍、抑郁、早中期痴呆患者；营养不良或者有营养不良风险的老年患者、失能老人等；连续3d及3d以上不能经口进食的患者；接受肠内营养时间＜4周的患者。其操作步骤为：①患者取坐位或半坐卧位，头稍前倾，清洁鼻腔。②测量从鼻尖至耳垂至胸骨剑突为置入长度，并润滑胃管。③沿鼻孔轻柔地置入胃管，一般置入14～16 cm时到达咽喉部，嘱患者配合做吞咽动作，并在吞咽时顺势将胃管向前推进，逐渐将胃管放置预定长度。④通过胃管抽出胃液；快速经胃管向胃内注入10ml空气，同时将听诊器置于胃区听气过水声；将胃管末端置于盛有水的碗内，无气泡逸出；或腹部X线摄片观察胃管走行来确定胃管在胃内后，固定胃管，即可开始行肠内营养支持。但对胃部手术后解剖异常者，胃管放置难度和风险较高。对胃瘫、严重胃食管反流误吸高风险、十二指肠梗阻、胃瘘、十二指肠瘘、重症急性胰腺炎（SAP）、食管胃底静脉曲张出血的患者等，都不适合通过鼻胃管行肠内营养支持。

（2）鼻肠管操作方法：对于存在胃潴留和胃蠕动较差，有反流和误吸高风险的患者，推荐延长鼻胃管置入长度，让胃管末端到达胃幽门后，可选择鼻肠管。经空肠营养可以提高危重、老年患者对肠内营养的耐受性，加速营养目标量的实现，降低肺部感染的发生率。目前鼻肠管的放置方法有5种，分别是盲插法、磁导航引导、X线引导、内镜引导、X线与内镜相结合等方法。下面重点介绍盲插法。

盲插法在床边即可进行，经一侧鼻腔盲视下凭借术者的感觉与患者协调吞咽放置，同时可以辅助各种装置来判断鼻肠管是否成功置入，如腹部拍片定位、B超定位等。留置鼻肠管前，要评估患者是否适合鼻饲喂养，根据患者的具体情况选择合适材质、管径的管道，选择含有重力头的导管如螺旋管等，放置鼻肠管前使用药物来刺激胃蠕动，如红霉素、甲氧氯普胺等。具体操作方法：第一步，将鼻肠管置入胃内。患者取半卧位或头高足低位，危重症患者亦可采用左侧卧位，操作者戴灭菌手套，生理盐水润滑鼻肠管并经一侧鼻腔插至胃内，一般患者剑突至前额发际距离为置入的导管长度（成人一般为45～55 cm），经导管抽出胃液或听诊有气过水声证实。第二步，置管至空肠内。鼻肠管证实在胃内后，经鼻肠管注入100～300 ml空气或50～100 ml生理盐水，促进胃蠕动，往十二指肠方向推送鼻肠管，如遇到阻力，则放松鼻肠管，导管退回阻力下降或消失后继续置管，插管通过幽门时有轻微突破感，继续插管至105cm以上，最后注水试验通畅后固定。行腹部拍片定位，明确导管位置。随着技术发展，可运用B超对导管进行定位，从剑突下或左侧肋缘下开始使用B超探头观察鼻肠管征象，如"双轨征"或透亮条带影，然后沿胃十二指肠解剖位置移动B超探头，观察胃肠道内鼻肠管，"双轨征"或透亮条带影突然消失处约鼻肠管尖端的位置，可在鼻肠管内注水或空气来明确尖端位置，注水及注气后局部形成"云雾征"。如遇到鼻肠管胃底打折，可通过更换患者体位等方法来调整，使之顺利通过胃底穹窿处进入胃体腔，并抵达幽门口，胃内注入空气或生理盐水，有助于胃蠕动，便于幽门开放，使导管顺利通过。

2. PEG/PEJ或PFG/PFJ　适用于需要长期营养治疗（＞4周）的患者。如果患者的食管通畅，可行PEG/PEJ或PFG/PFJ。PEG是管饲喂养的一种方法，在内镜下经腹壁穿刺进入胃腔，导丝引导下将胃造口管经过口腔、食管放置于胃腔前壁的微创手术。PEJ是在PEG的基础上经胃造口管放置J管进入空肠。如果存在食管梗阻，可采取手术行胃或空肠造口术。

（1）适应证：头颈部肿瘤（HNC）和上消化道肿瘤姑息性治疗或者术前、放化疗前可放置PEG，消化道肿瘤，食管癌放化疗期间，腹腔或盆腔恶性肿瘤晚期往往引起恶性肠梗阻、胃瘫、肠系膜上动脉压迫综合征（SMAS）、消化道瘘、某些重症疾病等。

（2）禁忌证：绝对禁忌证包括严重凝血功能障碍、腹膜炎、癌症腹膜转移、门静脉高压、食管胃底静脉曲张、严重心脏病、严重精神疾病。相对禁忌证包括腹水、胃部分切除术后、胃扭转、间位结肠、脑室腹腔分流术、长期使用类固醇或免疫抑制剂患者、开放性伤口、既往切口疝补片修补或者肠造口术后。

（3）操作方法

1）内镜法：PEG/PEJ是需要长期肠内营养患者的首选和主要方法。与传统的手术胃/肠造口相比，内镜法具有操作简单、快速，且安全、无须特殊麻醉、可在患者床旁放置及术后并发症少等优点。同时，术后易于护理、患者易于接受、痛苦少。手术前，患者应禁食8h，根据患者造瘘方式、基础情况，术前预防性使用抗生素，接受抗血小板治疗的患者，在PEG/PEJ术前，噻吩吡啶类药物（如氯吡格雷）至少停用7d，或换成阿司匹林单药治疗，直到可安全地恢复噻吩吡啶类药物。准备好所需器械（内镜、异物钳、PEG配套包）。整个操作过程中及时吸出口咽部分泌物，给患者吸氧，监测生命体征。

PEG的操作方法主要有3种，分别为牵拉法（pulltechnique）、推进法（push through technique）和直接穿刺法。其中牵拉法相对简单，并发症少，最安全，成为临床最常采用的一种置管方法。操作步骤：置入内镜，系统检查，排除PEG禁忌证。胃内大量充气使胃扩张。根据腹壁观察到自胃内射出的光团，用手指按压局部腹壁；根据胃内观察到的自腹壁向胃内按压的隆起，选择PEG的最佳位置，并进行体表标记。局部浸润麻醉，边进针边回抽，当回抽到空气时同时在胃内看到针尖。于穿刺点切一长约0.5cm的小口，然后刺入带套管的穿刺针直至胃内。内镜观察到穿刺针前端后，保持穿刺针外套管位置，抽出内芯。经穿刺针外套向胃内置入牵引线，经内镜活检孔送入异物钳，抓住牵引线，并逐渐回退内镜，将牵引线引出口腔。将牵引线头端与PEG管末端的牵引线紧紧拴住，从腹壁穿刺点部位收紧导线，将PEG管从口腔、食管引至胃内，并从穿刺部位拖出体外。再次置入内镜，检查PEG管头部的位置，注意导管头部张力。检查完毕后退出内镜。在PEG管上装上外垫片，使胃壁和腹壁保持紧密接触。剪除PEG管前尖端，安装接头，敷料覆盖创面。不能或不适应经PEG直接胃内营养的患者如严重上消化道反流、误吸，胃排空障碍，急性胰腺炎等，PEJ是一种代替PEG的有效营养供给方法。与PEG相比，技术难度较大，要求营养管经皮直接或经PEG管间接置入小肠内。PEJ术前准备同PEG。操作方法有：①直接法。步骤同PEG技术，不同点是造口位于小肠内，内镜深插至小肠一定部位，选择最佳位置，直视下采用里应外合的方法。其技术难点是小肠肠腔细，肠蠕动活跃，难以始终保持肠腔扩张状态，体表位置不固定。②间接法。即PEG/PEJ，第一步同PEG技术。第二步，内镜辅助下置入小肠腔内。通过内镜活检孔送入异物钳，抓住小肠管前端，使小肠管随同内镜一起通过幽门或胃肠吻合口；保持异物钳钳夹导管状态，并固定位置，缓慢退出内镜至胃腔，松开异物钳，并退回胃腔。在内镜观察下，异物钳再次钳夹导管，使内镜连同导管一起通过幽门或胃肠吻合口，反复多次操作，使导管送至近端空肠或吻合口远端。但对口咽及食管梗阻、内镜无法通过的患者，PEG/PEJ亦无法实施，X线引导法和外科手术法是其可能的选择。

2）X线引导法：术前需先行上腹部CT检查，以了解胃与相邻器官的解剖位置。术前禁食8h以上，常规应用针对革兰阳性菌的抗生素，术中给予吸氧、监测生命体征。将患者转运至影像科，并准备相应物品（经皮胃造口组合套件、导管、超滑导丝、局部麻醉药、泛影葡胺造影剂）。操作方法：患者取右侧卧位；将导管在导丝的引导下送至胃腔，注入适量空气扩张胃腔，使胃壁与腹壁两者紧贴；在左侧肋缘下腹直肌外缘定位，结合胃部正侧位X线透视确定穿刺点，并在对应皮肤上标记；穿刺部位消毒，局部浸润麻醉，胃壁固定器穿刺胃壁，引入滑线，收回把持线超出部，引出滑线另一端，并打结固定在胃壁上，同法相隔2cm处再次固定胃壁；在两固定点之间切开皮肤约5mm，向上提拉双侧固定线，提起固定的胃前壁与腹壁，用带持撑套PS针穿刺胃壁，拔除PS针而留下T型持撑套，造影再次确定在胃腔内且胃壁紧贴腹壁；置入胃造口专用导管，注入2.5ml等渗盐水扩张气囊，撕除持撑套、牵拉导管使气囊紧贴胃壁，将导管压入固定板加以固定；最后消毒、纱布覆盖创口并固定。X线引导下经皮胃造口术同放置鼻肠管一样，需要将患者转运至影像科进行，且存在X线对患者和医护人员的损伤。

3）外科手术法：传统的手术行胃/肠造口术需在全身麻醉下进行，对前两种方法造口失败者，术后需长期接受EN治疗的胃肠道肿瘤手术的患者，放疗期需接受EN存在食管狭窄或梗阻，无法实施PEG或PEJ、存在食管狭窄或梗阻，无法实施PEG或PEJ者，可考虑通过外科手术法进行造口建立肠内营养途径。最近报道的通过单孔腹腔镜行胃肠造口相对安全、便捷，是具有发展前景的方法。

3.管道维护

（1）提高置管及管道使用的安全性：把握管饲的绝对禁忌证和相对禁忌证。绝对禁忌证包括胃肠道的机械性梗阻、急性腹膜炎、未纠正的凝血功能障碍或肠缺血等，头面颈部的创伤及近期的经蝶窦显微手术史可能妨碍经鼻置管。相对禁忌证包括近期胃肠道出血、血流动力学不稳定、腹水、呼吸功能衰竭及某些特定的解剖结构改变等。

置管前进行患者状况评估是预防置管相关损伤的重要步骤，包括禁忌证评估、识别误入气管风险及出血、穿孔风险等。出血风险评估一般包括凝血功能检测，以及通过病史、内镜或影像学检查了解食管静脉曲张情况。某些解剖因素可增加经鼻置管的穿孔风险，包括食管裂孔疝、Zenker憩室和减肥手术史等。床旁置管尽管最为方便，但X线透视或内镜下置管可能更为安全。

正确进行管路标识，防止发生将引流管当作营养管进行营养液输注引起胃潴留、吻合口瘘等不良事件。

（2）导管位置的确定：盲插的任何型号胃管在首次喂养或首次给药前均要进行X线检查，确保胃管位置正确。不能抽出胃内容物或者pH试纸判断鼻胃管位置失败时，X线是首选的重要检测手段，推荐联用两种方法作为临床一线的检查手段，验证置管位置，如准确测量置管长度和pH检测。检测胃管内抽出物pH，对未服用胃酸抑制剂患者可将$pH \leqslant 4$，作为判断胃管在胃内的标准，服用胃酸抑制剂患者可将$pH \leqslant 6$作为标准，不宜单独采取听诊气过水声、石蕊试纸检测酸碱度或者肉眼观察胃内抽出物等方法判断胃管位置。

（3）导管固定安全有效：鼻胃管/鼻肠管的固定分为内固定和外固定，其中内固定主要用于皮肤易过敏、酒糟鼻、留置营养管时间相对较长者，外固定分为胶布固定和鼻绳固定，外固定需要动态评估，当胶布有卷边分泌物污染时，胶布固定会松动，需时更换，预防非计划拔管的发生。内、外固定见图2-4-1。

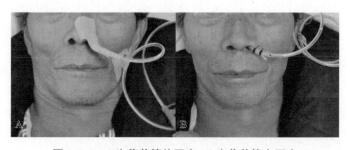

图2-4-1　A为营养管外固定；B为营养管内固定

（4）导管移位与预防：对于鼻胃/肠管，及时更换固定不稳的胶布，记录外露管的长度，并每天检查，防止管道移位，可用系带法加强管路的固定。对于胃造瘘或空肠造瘘者，则应当定时检查造口部位造口装置及缝线固定情况，若出现松动及时加固，避免管路脱落。鼻胃管固定建议采用黏着性棉布伸缩包带固定鼻胃管，对胶布过敏的患者，建议采用棉质系带双套结固定胃管，并在受压部位使用减压装置。

PEG管均有垫片、球囊等体表及腔内固定装置，固定PEG管时，外垫片可调节松紧。固定过松，易导致切口处渗漏和炎症，甚至胃内容物漏入腹腔引起腹膜炎；固定过紧，易引起患者疼痛不适，胃壁组织缺血，导致包埋综合征，因此，应做到松紧适度。允许导管能够轻微转动，对拔管的高危患者可考虑使用腹带体表固定。

（5）皮肤护理：PEG/PEJ术后良好的皮肤护理非常重要。保持管口周围皮肤清洁、干燥，每天用碘伏消毒1次，并将管口周围擦洗干净，以防感染。若切口导管周围变红时，应将外垫片适当收紧，并保持切口周围干燥。若管口周围出现分泌物或肉芽，可用过氧化氢擦洗，并局部暴露。肉芽组织增生时，可在准确评估的基础上，使用适宜的敷料或局部使用控制感染、促进吸收的药物，如仍无法解决，则使用硝酸银进行处理。

（6）防堵管护理：鼻肠营养管和PEJ的空肠管内径较细，易堵塞。一旦发生堵管，将中断肠内营养。营养液使用前要摇匀，输注前和输注期间3～4 h需用30ml温水冲管，输注结束后亦需同样处理，并及时将导管夹闭，防止液体反流、堵管。如需喂养药物，需暂停肠内营养输注，药丸研碎成粉末溶解，注意药物配伍禁忌，在输注前后用20～30 ml温水脉冲式冲洗，等待30～60 min后再次进行肠内营养。

发生堵管时，可先用20～30 ml温水脉冲式冲洗；如无效，用8.4%NaHCO$_3$脉冲式冲洗；若两者都无效，可使用溶解于水的胰酶＋8.4%NaHCO$_3$封管5～10 min；若上述方法均无效，考虑重新置管，用导丝进行疏通的方式尚存在争议。

（7）切口感染护理：营养不良、局部压迫过紧导致皮肤缺血、缺氧或压迫过松，消化液渗出腐蚀皮肤是导致切口皮肤感染的危险因素。造瘘前进行皮肤准备，并于造瘘术后24 h，每日用生理盐水清洗造瘘口及周围皮肤并评估其有无感染、组织坏死及压力性损伤等并发症，同时将无菌纱布垫于造瘘口周围以吸收渗液。7～10d后，可用温水对造瘘口及周围皮肤进行清洗。

（8）胃瘘：PEG术后也可发生胃瘘，通常是由于严重营养不良、感染、腹水等致胃壁和腹壁之间分离所导致的。把握好手术适应证是关键。严重营养不良的患者可先经鼻胃管或鼻肠管行肠内营养，待全身营养状况改善后，再行PEG/PEJ。对有腹水的患者，则可先将腹水引流后再行操作。若怀疑有胃瘘，可经PEG管行造影检查。若造影显示导管头端仍在胃内，造影剂外漏在导管周围，此时应将导管向外拉，增加张力堵住瘘口，打开导管进行引流，并行静脉补液和抗生素治疗。若造影结果显示导管从胃内脱出，胃和腹壁完全分离，此时应拔出导管，置鼻胃管进行引流，并行静脉补液和抗生素治疗。但若患者全身状况出现恶化，或腹膜炎症状加剧，应剖腹探查行手术修补。

（9）包埋综合征：包埋综合征是PEG/PEJ的严重并发症，过度的牵拉和固定是导致包埋综合征的根本原因，胃/空肠造瘘的成人患者，在造瘘管保留约5mm移动空间的前提下，建议采用体外固定垫片。在胃造瘘管置入后的24 h内予以180°或360°旋转，同时上下提拉2～3 cm以防止粘连。不建议对空肠造瘘管进行旋转，防止空肠穿孔和导管移位。造瘘术后的日常护理中，经体表将造瘘管左右旋转90°以上是发现固定器包埋的常用做法，如果发现造瘘管无法旋动需及时进一步处理。一旦出现包埋综合征，通过内镜不能将内垫片取出，可在局部麻醉下切一小口取出。

（10）导管的更换：常规定期更换养护良好的管饲管路并不必要，建议按照制造商说明书建议的时间更换。管饲管路的换管指征包括老化、意外脱出、发生相关并发症（渗漏、堵管无法疏通、PEG管的垫片包埋综合征）、瘘管破裂、瘘周组织感染等。

PEG管的并发症多见于造瘘通道尚未成熟的置管初期。PEG置管后一般在7～10d造口开始成熟，胃壁与腹膜的融合则需要几周，在营养不良或免疫力低下患者需要的时间更长。保证安全换管的最短时间间隔尚不明确，一般建议术后至少2个月或3个月。

在PEG置管后10d内发生的管路移位可能使胃内容物进入腹膜腔，而盲目回插则存在误入腹膜腔的风险。发现及时、没有感染征象的患者可以立即在X线或内镜引导下重新插入，否则需要拔管后禁食、鼻胃管吸引减压及应用抗生素7～10d后重新插管，严重情况下需要开腹手术。

目前国内使用最多的是带有内固定垫片的PEG管，通常需采用内镜辅助更换。以可膨胀球囊为内固定装置的球囊PEG管，由于更换时可直接经皮插入，无须内镜辅助，应用正在逐渐增多，但此类PEG管需要经常监测球囊功能，护理相对复杂。有一些非球囊PEG管配有类似雨伞原理的可开闭固定装置，其更换也无须内镜辅助，如果护理得当，大多数带支撑固定装置的PEG管可以正常使用达1～2年或以上，但长时间使用可能发生内固定装置断裂脱落，有堵塞胃肠道的风险，因此导管制造商一般推荐在内固定装置变形能力降低之前，约6个月进行更换。

当PEG/PEJ管磨损、梗阻、移位和出现漏口时，就应及时更换，一般是采用内镜方法。患者恢复经口饮食或不需要保留造口管时，即应取出造口管。拔管必须在窦道形成以后，通常至少在放置术后10～14 d。最安全而有效的方法是内镜取除法。使用异物钳，内镜直视下牢固抓持造口管的腔内端，剪除体外端，而后退出内镜，经口取除腔内造口管残端即可。

四、常用制剂

（一）肠内营养制剂

肠内营养制剂指应用于临床肠内营养支持的各种产品的统称，其营养成分主要包括平衡的各种蛋白质、氨基酸、糖类、脂肪类、维生素、矿物质、膳食纤维等。肠内营养制剂的种类繁多，按剂型分为粉剂、混悬液和乳剂；按氮源组成分为全营养素配方和组件配方，全营养素配方又分为氨基酸型、短肽型及整蛋白型。整蛋白型又包含混合奶、匀浆膳、平衡型和疾病特异型，疾病特异型包括糖尿病适用型、肿瘤适用型、肺疾病适用型、烧伤适用型、肾脏疾病适用型、肝脏疾病适用型。组件型肠内营养制剂就包括蛋白质配方、脂肪配方、糖类配方、维生素配方、矿物质配方、膳食纤维配方，如图2-4-2。

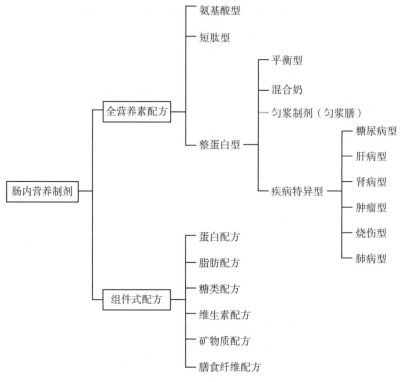

图2-4-2 常见肠内营养制剂分类

1.氨基酸、短肽型肠内营养制剂 氨基酸型、短肽型：以氨基酸或蛋白水解物（氨基酸、肽类）为氮源，对消化功能要求不高，无须消化或少量消化就可以吸收，含有足够的微量元素，不含乳糖和膳食纤维，适用于消化或吸收功能不良、炎性肠病者等。

（1）氨基酸型肠内营养制剂

1）成分特点：这类营养液内含游离氨基酸、脂肪、糖类，同时含有人体必备的矿物质、多种维生素和微量元素等。这类营养液属于无渣类，粪便排出量少，因此无须消化液或极少消化液便可吸收。

2）适应证：消化道通畅的患者，不能正常进食合并中-重度营养不良；消化道术前准备；消化道手术后吻合口瘘如咽部瘘、食管瘘、胃瘘、结肠瘘等；胰腺炎恢复期；短肠综合征患者（小肠的长度＜60cm）；炎性肠道疾病如克罗恩病等。

3）注意事项：不宜用于10岁以下儿童，肝肾功能异常、糖尿病患者慎用该类型制剂；口感差，必要时可通过管饲给予，但空肠输注初期容易出现腹胀、腹痛和腹泻等症状，必须根据胃肠功能控制速度和总量。

（2）短肽型肠内营养制剂

1）成分特点：该类营养液所含蛋白质为蛋白质水解物形式。低聚肽经小肠黏膜刷状缘的肽酶水解后进入血液，容易被机体利用。几乎能被完全吸收，低渣，仅需少量消化液即可吸收，粪便量少。

2）适应证：适用于有胃肠道功能或部分胃肠道功能的患者，如胰腺炎、肠道炎性疾病、放射性肠炎、化疗、肠瘘、短肠综合征等；也可作为营养不良患者的围手术期营养支持制剂的选择，能补充人体日常生理功能所需的能量及营养成分。

3）注意事项：该类制剂不宜应用于肠道功能衰竭及严重腹腔内感染等患者，更不能用于5岁以下的婴幼儿，孕妇及哺乳期妇女使用应遵医嘱。该类制剂不宜与其他药品混合使用。经空肠喂养时，可能出现腹胀、腹痛、腹泻等消化道症状。

2.整蛋白型肠内营养制剂 氮源是整蛋白，是一种大分子，接近等渗，价格低，该类肠内营养制剂在临床上应用最广泛，渗透压300～450 mOsm/L，能量密度为0.5～2 kcal/ml，刺激肠功能代偿的作用较强，口感较好，有一定胃肠道功能或胃肠功能较好可使用，不能自主进食或意识不清者，可管饲。

（1）混合奶：包括普通混合奶和高能量、高蛋白质混合奶。前者由奶、蛋、糖、油盐按比例配制成流体状，后者由牛乳、米汤、豆浆、面粉、鸡蛋、蔗糖、植物油等制成。

（2）匀浆制剂：匀浆制剂又称匀浆膳，多由天然食物制成。先将食物煮熟，肉类去骨，将各种食物用高速捣碎机研磨，加水调至糊状即可。其所含营养成分与正常饮食相似，渗透压不高，对胃肠道刺激小。应用匀浆膳可避免长期以牛乳、鸡蛋、蔗糖等为主的混合奶中动物脂肪和胆固醇偏高的不利影响，且含有较多膳食纤维，可预防便秘。自制匀浆膳黏稠，通常需要添加更多水以利于推注，喂养后要及时、充分冲管以免堵管。

（3）平衡型肠内营养制剂：通常以整蛋白作为氮源，低聚糖、麦芽糖糊精或淀粉作为糖类的来源，植物油为脂肪来源，含有矿物质、维生素和微量元素。该型制剂进入胃肠道后，可刺激消化腺体分泌消化液，促进消化吸收，体内消化吸收过程与食物类似，可提供人体必需的营养物质和能量。

整蛋白型肠内营养制剂适用于有胃肠道功能的营养不良或摄入障碍人群，包括创伤或颅面部、颈部手术后患者；咀嚼、吞咽困难；围手术期营养不良；消化道瘘；术前或诊断前肠道准备，神经性厌食症等患者。

（4）疾病特异型肠内营养制剂：常用的有糖尿病适用型、肿瘤适用型。其中，糖尿病适用型适用于糖尿病或一过性血糖升高合并有营养不良，且具有肠道功能而又不能正常进食的患者。其成分特点为多使用缓释淀粉，以果糖等为糖类来源，添加适量膳食纤维，配方符合国际糖尿病协会的推荐和要求，提供的营养物质符合糖尿病患者的代谢特点。研究证实，它能降低空腹和餐后血糖水平，增加周围组织胰岛素的敏感性，减少糖尿病患者与糖耐受不良患者的葡萄糖负荷。使用糖尿病适用型制剂仍然需要密切关注血糖水平，根据情况适当调整降糖药的用量和用药时间。对2型糖尿病患者，最好采用持续管饲或每日剂量多次给药的方法。对手术后和创伤后的糖尿病患者应监测血糖、水及电解质变化。单独使用时，应适当补充钠盐。肿瘤适用型适用于营养不良的肿瘤患者，包括恶病质、厌食症、咀嚼及吞咽障碍等病况，也适用于对脂肪或ω-3脂肪酸需求量增高的其他疾病患者。其成分特点为在平衡型整蛋白肠内营养制剂的基础上添加了含ω-3脂肪酸的鱼油。ω-3脂肪酸可与细胞膜磷脂结合，抑制血小板聚集、平滑肌收缩和白细胞趋化，调节炎症因子产生及减轻免疫抑制作用。研究发现ω-3脂肪酸对恶性肿瘤也有明显的抑制作用。

3.组件型肠内营养制剂 仅以某种或某类营养素为主的肠内营养制剂，可以补充缺乏的营养素，满足不同患者的特殊需求。

（1）蛋白质组件：蛋白分为植物蛋白和动物蛋白，动物蛋白粉适用于肝肾功能正常的术后患者，痛风低蛋白患者；植物蛋白粉富含支链氨基酸-肌肉中代谢，适用于肝肾疾病患者；动物蛋白较植物蛋白更容易吸收，且有助于提高免疫力。常见的动物蛋白有乳清蛋白和酪蛋白，其中乳清蛋白又分为浓缩乳清蛋白、分离乳清蛋白、水解乳清蛋白。①浓缩乳清蛋白：是利用过滤的原理将乳清原粉中的水分、乳糖、矿物质过滤出去，留下乳清蛋白的干粉，蛋白含量35%～80%，性价比高，适合减脂、日常补充人群；②分离乳清蛋白：是在浓缩乳清蛋白的基础上，再次利用过滤、透析、干燥等技术加工，去除浓缩乳清蛋白中的乳糖和脂肪，易溶解，适合严格控脂、乳糖不耐受及术后人群；③水解乳清蛋白：是在分离乳清蛋白的基础上利用先进的水解短肽工艺，把成分变成更小的短肽链和氨基酸，达到预先消化的目的，让身体省去了吸收蛋白质水解的过程，更易于吸收，适用于消化功能弱、老年人、过敏体质、肿瘤化疗人群。三者在加工程度、浓度、各成分含量、价格等方面的区别见表2-4-1。

表2-4-1　3种乳清蛋白的区别

项目	浓缩乳清蛋白	分离乳清蛋白	水解乳清蛋白
加工程度	低	高	高
蛋白浓度	低	高	高
蛋白含量（%）	35～80	88～95	＞95
乳糖、脂肪含量	有	几乎无	几乎无
价格	低	中	高

如何选择蛋白质组件，可以通过以下5个方面进行综合考虑。①看蛋白来源：乳清蛋白中必需氨基酸含量、生物效价、蛋白质效率都高于植物蛋白和酪蛋白，因此排除禁忌首选乳清蛋白，其次选择大豆加乳清蛋白，最后选择植物蛋白；②看配料表：配料表中排在最前面的是含量最高的，就消化吸收率来看则是乳清蛋白＞酪蛋白＞大豆蛋白；③看添加物：尽量不要选择添加了多种化学物质的产品，如果是乳糖不耐受的人群易选择不含乳糖配料的产品；④看营养成分表：最好选择纯蛋白含量在80%以上的产品；⑤算价格：单价一般控制在每克1元左右是比较合理的价格。

蛋白质组件虽好，但需要在肿瘤营养相关专业人员指导下使用，不是每个人都必须补充，需要补充的患者其补充剂量也需要个体化计算。

（2）脂肪组件：脂肪组件包括长链三酰甘油（LCT）及中链三酰甘油（MCT）两种。长链三酰甘油含丰富的必需脂肪酸，适合于必需脂肪酸缺乏患者。中链三酰甘油适用于脂肪消化或吸收不良患者，但其不含必需脂肪酸，应用1周以上时应补充必需脂肪酸。此外长链三酰甘油的生酮作用较强，故不宜用于糖尿病酮症酸中毒患者。含中链脂肪酸的营养制剂也适用于乳糜漏患者，因为长链脂肪酸通过淋巴管静脉输送到脂肪组织、肌肉、肝脏被分解或储存，而中链脂肪酸则通过门静脉被直接输送到肝脏被高效分解。因此，术后早期更应注重避免长链脂肪酸的摄入。

（3）糖类组件：原料可采用单糖（包括葡萄糖、果糖和半乳糖）、双糖（包括蔗糖、乳糖和麦芽糖）、低聚糖（包括糊精、葡萄糖低聚糖、麦芽三糖和麦芽糊精）或多糖（包括淀粉和糖原）。应用于特殊需要的患者，如心力衰竭、糖尿病、肝衰竭、肾衰竭等。

（4）维生素和矿物质组件：维生素组件主要含维生素，矿物质组件含有各种电解质和微量元素。在使用组件型肠内营养制剂时，应添加维生素及矿物质组件。

4.使用肠内营养制剂的注意事项

（1）患者年龄：不同年龄患者选择不同年龄段适宜的肠内营养制剂，如6个月以下的婴儿，应采用母乳或接近母乳成分的配方牛奶。

（2）患者的临床诊断及治疗：包括药物与营养素关系、配伍禁忌、合并症等，对糖尿病、恶性肿瘤、肺部疾病、肝或肾衰竭、高代谢状态（创伤、烧伤、大手术等）、先天性代谢缺陷病患者，可分别采用疾病专用型肠内营养制剂。

（3）患者目前的营养状况（性质和程度）：是否有蛋白质营养不良、蛋白质-能量营养不良、混合型营养不良、微量营养素缺乏等。

（4）评估患者有无代谢的改变：评估其能量、营养素消耗量及需要量，有无血脂、血糖、氨基酸代谢紊乱；代谢改变对心、肝、肾功能有无影响等。

（5）评估患者胃肠道功能与膳食摄入量：评估胃肠道功能与供给量的耐受程度，按照递增与递减的供给方法。

（6）是否有引起变应性的蛋白质：对牛奶过敏的患者，可采用以大豆蛋白为氮源的制剂。对大豆蛋白过敏时，可采用以动物蛋白为氮源的制剂。对膳食蛋白有变应性时，或胰腺外分泌功能不足时，应采用以蛋白质水解物或氨基酸混合物为氮源的要素制剂。

（7）是否乳糖不耐受：对乳糖不耐受者，采用无乳糖或玉米淀粉水解物的糖类制剂。对其他糖类不耐受者，采用葡萄糖或低聚糖型制剂。

（8）是否脂肪吸收不良：对有脂肪泻或脂肪吸收不良的患者，可采用MCT替代部分LCT的制剂，或采用MCT与LCT混合制剂或膳食。

（9）供给途径选择：口服和（或）管饲。

5.肠内营养治疗的局限性　肠内营养在肿瘤患者临床治疗过程中起着重要作用，但其实施受消化系统的功能，如肠蠕动、消化、吸收等限制，在胃肠功能有严重障碍时，或肠内营养无法满足患者营养需求时，需与肠外营养联合使用。

（二）肠内营养配制

成品肠内营养制剂由于渗透压或成分原因，对于部分患者会出现不耐受现象，因而需要个性化配制。

1.肠内营养配制室要求　根据工作流程实施划分，配制室分为刷洗间、消毒间、配制间、制熟间及发放区。在各个功能区间需要具有独立的物理间隔及清晰标识。其中配制间为层流净化间，室内墙壁为防菌涂层预成型材料，地面耐磨、防滑、抗菌、防静电。肠内营养配制室应配备相应工作条件设备，如微波炉、冰箱、操作台、药品柜、蒸锅（电饭煲）、清洗消毒设备、计量仪器及各种配制容器。

2.配制人员要求　配制人员应掌握全营养混合液及肠内营养液配制前的要求、营养混合液的配制方法、配制中的无菌技术操作、配伍禁忌及注意事项、营养液的保存与质量检查、保持层流室的洁净度的管理方法与要求，各种细菌检测方法等。

3.肠内营养配制的操作规范

（1）独立的配制室（包括准备室和配制室），与污染源隔离，有降温设备、搅拌器、量杯等用具及餐厨用具等。

（2）配制室内不能有明沟，做到人员流动、物流分开，有标准的传递窗口并有空气消毒和净化设施。

（3）进入配制室应二次更衣，操作人员须戴好帽子、口罩，清洁双手，其余人员不得随意进出。

（4）配制室每日工作结束后应进行空气消毒，各类配制用具等应采取相应的清洁消毒措施。

（5）配制人员应按营养处方要求正确配制，做好登记和核对，批量配制的产品应注明日期后留样备查≥48h。

（6）配制好的营养液应按所需剂量，分装入一次性容器或经过清洗消毒的容器内，标明床号、日期、处方编号等。

（7）营养液应尽可能现配现用，配好备用营养液冷却后置于4℃冰箱，保藏时间≤24h。

4.配制步骤

（1）操作原则：注意器具灭菌，操作人员清洗双手，避免营养液污染，减少污染相关的并发症。

（2）器具：器具应使用不锈钢的，以便于清洗和灭菌消毒。

（3）操作步骤：①配制营养液应按照医嘱的要求严格按配制程序进行无菌操作。②操作者应先将配制肠内营养制剂的台面用清水擦洗一遍，再用乙醇擦拭一遍。③配制前操作者应用肥皂水清洗双手，配制时要戴口罩和帽子。④用乙醇擦拭营养制剂外包装，并检查产品生产日期和有效期。⑤仔细核对营养制剂品名。⑥为避免营养液被污染，配制的各种容器均应清洁，煮沸消毒后使用。⑦将1d所需的营养制剂倒入灭菌不锈钢容器内，先用量筒量300ml左右温开水，将营养制剂搅拌成糊状，再用量筒量好加入所需的水量，称重，精确到1g。将营养剂搅拌成混悬液，然后纱布过滤，平均分装到容器内。⑧将患者的姓名、床号、配制日期贴在容器外面。⑨配制完毕，将配制台用温水清洗干净，仔细清洗器具，消毒灭菌。

五、实施

肠内营养是在临床广泛应用的一种简便、安全、经济、有效的营养支持方式。通过营养素在肠道直接吸收利用，有利于内脏蛋白质合成和代谢调节，对循环干扰较少，同时能刺激内脏神经对消化道的支配和消化道激素的分泌，减少细菌和毒素易位，维持肠黏膜屏障，保持胃肠道正常的结构和生理功能；操作方便，临床管理便利，同时费用也较低。

（一）肠内营养的途径选择

肠内营养的实施根据不同的患者、不同的疾病状态、不同的消化道功能选择合适的实施途径。

管饲是常见且需要重点关注的肠内营养实施途径，管饲方式主要包括分次推注、连续输注、间歇性重力滴注；输注常见的动力来源分别是人工推注、输注泵与重力滴注。

1.一次性推注　用注射器将营养制剂分次注入胃肠内，虽然所用时长较短但是速度不稳定，容易超过患者胃肠道耐受的程度，导致喂养液残留在胃肠道内，误吸风险高。因此如果采用的注射器单次推注，应缓慢匀速推注，且单次推注量200ml。优点在于不受连续输注的约束，有类似正常膳食的间隔。

2.连续输注　肠内营养泵是一种用于提供营养的医疗设备，主要用于无法通过正常饮食或口服营养补充来满足其营养需求的患者。肠内营养速度控制稳定，患者适应良好。有研究发现输注泵持续泵入可降低胃残余量、胃内pH、胃食管反流和误吸率。输注速度应根据患者适应能力调节，一般起始速度为20ml/h。如果输注速度快，大量液体迅速进入胃肠道，刺激胃肠黏膜，继而引发胃肠道并发症。其适应证包括：①消化系统功能障碍；②无法正常吞咽或消化食物的患者，如食管癌或胃癌患者；③严重营养不良，包括重度消瘦或有严重消化吸收问题的患者；④手术后恢复，在大型手术后，特别是涉及消化系统的手术，肠内营养可以帮助患者更好地恢复；⑤长期昏迷或神经功能障碍：例如重症颅脑损伤后的患者；⑥某些慢性病，如炎性肠病。中国成人患者肠外肠内营养临床应用指南（2023版）推荐重症患者和大手术后的患者、有高误吸风险的患者建议使用肠内营养输注泵连续输注，研究发现间歇性泵入优于持续性泵入，减少胃肠道并发症的发生且间歇性泵入的方式更符合消化系统的生理特点。使用注意事项包括：①正确设定泵的流速和时间，确保患者得到适当的营养量；②定期监测患者的营养状况、电解质平衡和血糖水平；③保持肠内营养管路的清洁，避免细菌感染；④肠内营养不适用于严重胃肠道功能障碍、肠梗阻、严重腹泻等情况；⑤患者及其家庭提供适当的教育和支持，确保他们了解使用肠内营养泵的正确方法和可能发生的并发症；⑥根据患者的具体情况调整营养方案，包括营养素的类型、浓度和流速；⑦注意预防和处理肠内营养可能引起的并发症，如胃肠道不适、营养不均衡、代谢紊乱等；⑧使用期间妥善固定，固定方式见图2-4-3。

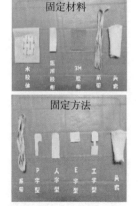
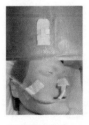
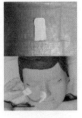
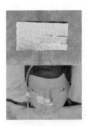
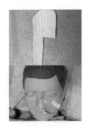

工字形固定法　　人字形固定法　　E字形固定法　　P字形固定法

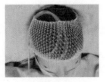
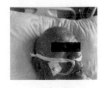

头套固定　　　　　　系带固定

图2-4-3　鼻饲管各种固定方式

3.间歇性重力滴注 间歇性重力滴注的管饲方式是指经输液管道将营养制剂缓慢滴入胃肠道内。

（二）肠内营养实施的时机

及时准确地动态评估病情，在患者病情允许条件下尽可能行早期肠内营养，对于不能维持自主进食的危重病患者，推荐在24～48 h通过早期EN开始营养支持治疗；对于造瘘管置入患者，4 h后可开始肠内营养。

（三）肠内营养输注原则

1.核对患者身份、诊断、医嘱与输注肠内营养液种类及有效性。

2.营养液现配现用，避免污染，配制好的营养液要求在6～12 h使用完。

3.评估肠内营养通路是否通畅、尖端位置是否正确、标识是否清晰、固定情况和皮肤情况，患者意识、胃肠功能状态、体位是否适宜及对肠内营养知识、管路维护知识了解程度。

4.鼻肠管喂养回抽胃内容物，输注前、中、后无禁忌则应保持半卧位或床头抬高至少30°～45°，并在输注后一段时间保持体位相对稳定，避免翻身、叩背。

5.根据患者病情，选择适宜的输注方式，持续输注者建议每日输注12～24 h，间歇输注建议每次输注200～500 ml，每次持续30～60 min，每日4～6次。

6.冲管时机

（1）持续鼻饲时每4小时冲管1次。

（2）间歇或分次喂养时，每次喂养前后应冲管。

（3）每次给药前后应冲管。

（4）每次检测胃残留量后应冲管。

7.冲管方法：用20～30 ml温水脉冲式冲洗，以减少堵管风险。免疫功能受损或危重患者建议用无菌水冲管。

8.营养液温度：如果从冰箱拿出则恢复至室温即可使用，使用加温器会有营养成分变化、管道破损等风险。

9.给药注意事项

（1）先由药师评估药物是否可以管饲。

（2）注意药物配伍禁忌。

（3）胃内给药前，停止喂养并用≥15ml温水冲管。

（4）每种药物分开给药，尽可能使用液体制剂，速释片、缓释片要换成其他剂型。

（5）其他药物研磨成细粉状，胶囊制剂打开胶囊，溶解，不宜将肠溶药和控释片碾碎。

（6）胃内不宜给予舌下含服片和口颊片；药物不应直接添加在营养液或营养袋中。

10.每日进行耐受情况评估，持续喂养的患者，建议动态评价肠内营养的耐受性。

11.发生堵管时，可先用20～30 ml温水脉冲式冲洗；如无效，用8.4%NaHCO$_3$脉冲式冲洗；若两者都无效，可使用溶解于水的胰酶＋8.4%NaHCO$_3$封管5～10 min；若上述方法均无效，考虑重新置管。

（四）并发症的预防及处理

1. 胃肠不耐受

（1）定义：肠内营养不耐受指接受肠内营养治疗后出现呕吐、腹胀、腹泻，给予相应治疗后，并在暂停12h重新给予剂量减半的肠内营养治疗。有研究报道肠内营养不耐受与年龄≥60岁、急性生理与慢性健康评分（acute physiology and chronic health evaluation，APACHE）≥20分、格拉斯哥昏迷评分法（Glasgow coma scale，GCS）≤8分、高危疾病、镇静镇痛药物、机械通气、肠内营养实施不当、长期卧床、低蛋白血症、低钾血症等因素有关。

（2）分类及表现：主要包括胃不耐受及肠不耐受，即观察上、中、下3个部位。上即上消化道表现，如恶心、呕吐；中即腹部，观察腹痛、腹胀、肠型、肠鸣音；下即下消化道表现，如腹泻，便秘，大便次数、性状。当呕吐每12小时超过1次时，应检查鼻胃管是否在位，减少输注速度的50%，建议应用药物治疗。当肠鸣音亢进＞10次/分，或肠鸣音消失，持续听诊3～5min未闻及时应停止输注，药物治疗，2h复查。

1）胃不耐受：主要表现为误吸反流、胃潴留、恶心，呕吐。①误吸：是经胃喂养常见的并发症，危险因素主要包括管道异位、胃动力障碍、吞咽障碍、体位不当、喂养途径、方式不正确等。除此之外，意识障碍、气管切开与机械通气、呕吐、糖尿病或应激性高血糖的情况等均可增加反流误吸的风险。②反流：由于贲门松弛或胃内压力过高等原因，胃内容物逆流到咽喉腔的现象。③恶心、呕吐：恶心，是一种特殊的主观感觉，为内脏不适感，表现为胃部不适和胀满感，常为呕吐的前奏。呕吐，是一种胃的反射性强力收缩，通过胃、食管、口腔、膈肌和腹肌等部位的协同作用，迫使胃内容物由胃、食管经口腔急速排出体外。呕吐严重的可出现厌食、脱水、电解质紊乱及酸碱失衡等。约20%的EN患者会发生恶心、呕吐，清醒患者出现腹胀是呕吐的危险信号，而后者会增加吸入性肺炎的发生风险。导致EN患者恶心、呕吐的原因很多，包括营养液的气味难闻、脂肪含量高、渗透压过高或输注速度过快等，但胃排空延迟是导致呕吐发生最根本的原因。

胃不耐受的主要防治要点如下：①评估鼻饲患者误吸的风险，如有无腹胀、反流等误吸危险因素，听诊胃肠蠕动1次/4小时。检查胃残留量，每4小时抽吸一次，若胃内潴留液体＞500 ml时，应结合患者症状减慢输注速度或暂停输注，有条件者可借助超声监测胃残留量。②选择合适的喂养管和喂养途径，如选择以空肠管替代胃管进行幽门后喂养，通过鼻胃管进行营养支持的患者发生吸入性肺炎的概率高于经胃或空肠造口者。③保持患者床头抬高30°～45°，如果条件允许，可使患者处于半卧位，肠内营养支持后，尽量保持床头抬高位30min，防止胃反流。④对鼻饲患者，翻身、排痰等护理措施尽量在肠内营养操作前进行；对需吸痰的患者，吸痰管勿插入过深，操作动作要轻柔，防止因剧烈呛咳引起反流甚至误吸；若人工气道带有声门下吸引管时，在患者接受鼻饲时行声门下吸引1次/4小时。⑤尽可能使用等渗营养液，因其与高渗液体相比可较少引起胃的排空延迟。⑥妥善固定喂养管，定期监测喂养管位置，勤观察、多巡视，及时发现异常及时处理。⑦若怀疑患者出现的恶心、呕吐是由于胃排空延迟所致，应减慢输液速度，遵医嘱给予促胃动力药物，尽可能减少误吸的发生，一旦发生误吸应停止肠内营养，纤维支气管镜治疗。⑧如果条件允许，在进行肠内营养时，向患者提供等渗、低脂肪营养制剂，并采用营养泵均匀、缓慢、常温输入。

2）肠不耐受：表现为腹胀/腹压增高、腹泻、便秘。

腹胀/腹内压增高，与输注速度过快、营养液温度过低、高渗透压等刺激肠道，引起肠蠕动加快，甚至出现肠痉挛有关。腹腔内压力（IAP）主要由腹腔内脏器的静水压产生，正常时接近0（0～5mmHg）。其主要的防治要点如下：①如在肠内营养过程中，患者出现腹痛、腹胀、肠痉挛，应先鉴别患者是否存在肠梗阻。对于肠梗阻患者应及时停止肠内营养。对于其他原因引起以上不适的患者，通过减慢输注速度、降低营养液浓度、更换营养液配方等进行调整。②营养液应现配现用，按照营养液浓度由低到高、剂量由少到多、速度由慢到快的原则进行。③使用膳食纤维较多的营养液，必要时遵医嘱给予胃肠动力药物，也可给予开塞露或灌肠来改善腹胀的情况。④还可以根据季节和个体对营养液温度的耐受情况采取适当的加温措施。⑤当腹腔内压力为12～15mmHg时应保持EN输注速度，6h复评；当腹腔内压力为16～25mmHg时应减少输注速度的50%（滋养型喂养）、腹部X线片排除肠梗阻，6h复评，持续腹胀，根据病情使用胃动力药物；当腹腔内压力＞25mmHg时应停止肠内营养输注，腹部X线片评估肠梗阻或腹部CT扫描。

腹泻是肠内营养过程中最常见的并发症。目前关于腹泻的定义尚未统一，有学者认为每日粪便为稀水样便且量＞500ml，或每日排便次数＞3次、连续超过2d即可认为是腹泻。多种原因可引起腹泻，常见原因主要是胃肠道功能失调、肠道菌群失调、肠内营养制剂不耐受、制剂或管道污染等。腹泻的分度：Ⅰ度，大便次数＜4次/天，量＜500ml，轻微湿软则可以保持输注速度；Ⅱ度，大便次数4～6次/天，量500～1000ml，大便较湿且不成形则需保持输注速度，6h复查；Ⅲ度，大便次数≥7次/天，量＞1000ml，稀便或水样便则需减慢输注速度的50%，通过喂养管给予止泻药物；Ⅳ度：腹泻伴有血流动力学改变、危及生命，需停止肠内营养，药物治疗，24h复查。腹泻主要防治要点如下。①选择合适的营养液：因缺乏乳糖酶导致的腹泻，可选用不含乳糖的营养液；选用低脂营养液，可预防脂肪含量过高所致的脂肪泻。②避免污染：营养制剂的生产过程，营养液的调配加工与储存过程，以及盛器和导管等输注系统均可能出现污染。因此，在营养液的生产加工、配制及使用的各个环节，操作人员都必须严格遵守无菌制度。营养液新鲜配制，低温保存，放置不宜超过24h，悬挂的营养液在室温下放置时间应小于6～8h，当营养液内含有牛奶及易腐败成分时，放置时间应更短。鼻饲营养袋、营养管和营养液容器应每24小时更换。③调整输注总量、速度：应逐步递增营养液的总量，用肠内营养泵输注时，应根据营养液的总量调节滴速，开始时速度可减慢至20ml/h，待胃肠功能适应后，最大速度不超过120ml/h。④低蛋白血症：循环内胶体渗透压降低会导致组织水肿，影响营养物质在小肠黏膜上皮的吸收；同时肠道内的渗透压压差使大量液体进入肠腔，因而引起腹泻。这种情况应静脉输注白蛋白，提高血浆胶体渗透压。⑤肠道菌群紊乱：如果采用了上述措施腹泻还在发生，可能是长期使用抗生素导致肠道正常菌群抑制而引起肠道功能失调。此时应采取的措施为口服肠道益生菌和益生元制剂，以维持肠道菌群的正常分布，并尽可能停用抗生素。必要时留取大便培养、给予止泻药物及调整肠道菌群药物，严重时暂停营养液的输入，并加强皮肤护理。

便秘的发生与长时间卧床导致肠道动力降低、水分摄入不足、粪便堵塞或缺乏膳食纤维有关。便秘也与营养制剂类型、药物使用、身体活动水平（相对于疾病阶段）、既往肠道病史、其他合并症（如心力衰竭、慢性肺病）及环境因素（如如厕隐私、卧床）等相关。如果发现便秘，应与肠梗阻相鉴别，进行腹部检查、会阴检查和直肠指检。需要在预防、自我护理、处方口服药物及直肠通便治疗之间找到平衡。其主要防护要点：①加强水分补充，选用含有膳食纤维的营养配方。②持续便秘可能需要应用大便软化剂或肠道蠕动刺激剂。通便药使用，首选渗透性通便剂（如聚乙二醇PEG）或刺激性通便剂。镁盐和硫酸盐可导致高镁血症，应谨慎使用，防止肾功能损伤。③直肠指检确认直肠或粪便完全嵌塞时，选择栓剂和灌肠治疗。④行动不便的老年患者，帮助如厕。优化厕所设计，鼓励患者尝试排便，每天至少2次，通常在饭后2h，但尝试排便时长不宜超过5min。

（3）肠内营养不耐受的分级：1级，无特殊不适，耐受良好。2级，轻度不适，但能耐受。3级，重度不适，勉强耐受。4级，严重不适，不能耐受。

（4）肠内营养不耐受的影响：患者舒适度下降，反复的呕吐增加了吸入性肺炎的发生；腹泻加重肛周皮肤破溃的危险；改用肠外营养增加感染性并发症的发生；严重影响患者的预后；延迟患者获得营养目标的时间。

2.代谢性并发症

（1）再喂养综合征（refeeding syndrome，RFS）：是营养不良患者在积极营养康复期间因液体和电解质转移而引发的临床并发症。RFS发病率在癌症患者为24.5%。大多数死亡是由于心脏并发症（由低磷血症所致），包括心肌收缩性受损、每搏输出量减少、心力衰竭和心律失常，也可出现癫痫发作。主要表现为"四低一高"，即低血钾、低血磷、低血镁、低维生素B_1、高血糖。防止再喂养综合征：在电解质水平恢复正常后再开始补充营养，每日补充电解质，磷0.5～0.8mmol/（kg·d），钾1～2.2mmol/（kg·d），镁0.3～0.4mmol/（kg·d）；控制液体入量，通常为20～30ml/（kg·d）。其主要防护要点：①筛查和评估存在再喂养综合征发生危险因素的患者，恶性肿瘤患者合并营养不良，重度营养不良、长时间进食严重不足、恶病质的老年人是高危人群。②启动营养治疗前检查电解质水平，纠正电解质紊乱，必要时可延迟营养治疗12～24h。③高危患者应以较低的能量启动营养治疗，缓慢增加能量摄入。④可以经验性补充磷、钾、镁、维生素B_1、复合维生素B；检查心电图、同时密切监测水、电解质及代谢反应。

（2）水、电解质紊乱

1）高渗性脱水：在水代谢异常中发生率最高，占5%～10%，其多见于昏迷、气管切开患者，年幼患儿及虚弱的老年患者也较容易发生。若患者自觉口渴，应该在肠内营养支持时，预先适当多添加一些水分，并严密监测患者的体重、血电解质情况及每日出入水量。对于心、肾及肝功能不全的患者，特别是老年患者进行肠内营养支持治疗时应该严格控制入水量，防止发生水潴留。

2）高钠血症：当营养摄入不足、水液丢失过多或摄入过量钠时，患者会出现高钠血症，肠内营养支持治疗前应纠正患者水、电解质紊乱，密切监测患者有无脱水表现，并保证患者水分的摄入。

3）低钠血症：当患者腹泻、水分摄入过多或丢失过多消化液时，可出现低钠血症，应每天监测其体重，限制液体摄入，必要时可进行利尿治疗。

4）高钾血症：见于心、肾功能不全、营养液中钾含量过高、代谢性酸中毒等情况，可更换患者营养液配方，减少钾的摄入，并监测其血钾浓度。

5）低钾血症：可见于应用利尿剂、代谢性碱中毒、腹泻、再喂养综合征等患者，除了积极寻找腹泻原因外，护理人员还应监测血钾浓度，纠正患者钾离子的缺乏，同时还应考虑是否合并有低镁血症。

（3）糖代谢异常：高血糖症、低血糖症。对于肠内营养支持的患者，需加强血糖监测；建议将血糖控制在 6 ～ 12 mmol/L，根据血糖水平补给或调整胰岛素剂量或改用低糖制剂。

3.机械性并发症　鼻饲管相关机械性并发症包括脱管、堵管，脱管主要与固定不牢有关，应采取妥善的固定方式。堵管主要与管喂一些带渣食物、冲洗不到位有关，因此应该避免管喂带渣食物，冲洗胃管时应脉冲式冲管直至冲净为止。

（1）喂养管相关的损伤

1）喂养管的应用可引起与喂养管接触的鼻咽部、食管、胃和十二指肠黏膜表面坏死、溃疡和脓肿，还可导致上、下呼吸道并发症，加重食管静脉曲张、消化道黏膜坏死、消化道瘘和伤口感染。喂养管移位可导致出血，气管、肺实质或胃肠道穿孔。

2）主要防护措施：置管时选择质地柔软、能满足需求的最小管道；保持鼻腔干净，及时清理鼻腔分泌物，每日用油膏和溃疡膏涂抹鼻腔破溃的表面；胃管固定良好，防止过分牵拉，并轻轻转动管路，避免固定部位的长期受压引起的鼻部压力性损伤；保持口腔清洁，每日口腔护理2次，并观察口腔黏膜情况，以防发生鼻窦炎、腮腺炎等；每日雾化减轻患者鼻胃管刺激引起的咽部充血水肿；对于需长期置管者可考虑使用胃或空肠造口的方式。由经过培训的医务人员置管，置管后严密监测，并给予精心的护理有助于减少这些并发症的发生风险。

（2）喂养管堵塞

1）喂养管堵塞是EN最常见的并发症之一。大多数堵管继发于营养液凝固或管饲后不及时冲洗，也多见于应用药物碎片、药物沉淀等也可导致堵塞的发生。导管堵塞率与导管内径、导管类型、导管放置时间及护理质量有关。

2）主要防护措施：选择管径合适的导管；当营养制剂较黏稠时必须用输液泵；在管饲药物时，应彻底研碎后溶解，并单独注入导管中而勿混在营养液中；在每次管饲前后、喂药前后及连续输注期间每间隔4 h用温水冲洗管腔；当管饲整蛋白营养制剂而又需要使用酸性药物时，在给药前后必须冲洗管腔以防蛋白凝块黏附管壁。一般堵管用清水即可疏通，对于比较顽固的堵塞，有部分专家推荐可采用可乐等碳酸饮料或者糜蛋白酶等通管，如通管无效应考虑拔除喂养管。

（3）造瘘切口感染、胃瘘、包埋综合征：见肠内营养支持通道建立与维护。

4.感染并发症

（1）吸入性肺炎

1）误吸是EN最严重的并发症，可导致吸入性肺炎、呼吸衰竭等严重后果。其发生率为1%～4%，常表现为呼吸困难、呼吸急促、心动过速、烦躁和发绀，吸入性肺炎患者后期还可能出现发热。引起误吸的危险因素包括意识障碍、恶心、反射减弱、咽部神经受损、食管括约肌无力、食管反流、胃排空延迟、喂养管移位、仰卧体位等。

2）主要防护措施：为减少吸入的风险需要定期监测胃残余量，通常连续输注肠内营养者，每隔4～6h，或间隙滴注者在每次输注前都应抽吸并检测胃内容物，如抽吸出胃残余量＞100ml，应减慢滴速或暂停输注，必要时联合应用促胃肠动力药。在检测胃内容物的同时，也应检查喂养管的位置和（或）导管上的刻度是否移位。使用鼻胃管/胃造瘘管饲时，患者头部抬高30°～45°，可以减少误吸和吸入性肺炎的发生，高危患者应优先考虑鼻空肠喂养。一旦发生吸入性肺炎，应进行以下处理：立即停止营养液输注，并抽尽胃内容物；鼓励或刺激患者咳嗽，有助于吸入物和分泌物的排出；尽量吸出气道内残留的误吸入物，必要时需要在气管镜下帮助清除；适当、合理、正规应用抗生素。

（2）腹膜炎

1）临床上较少发生，可发生在空肠穿刺置喂养管时空肠喂养管滑脱游离于腹腔内，使营养液误入腹腔而引起腹膜炎。

2）主要防护措施：导管放置过程中在空肠壁间潜行一段距离后再进入肠腔，良好的固定技巧，并每日观察腹部体征。有腹腔引流者，密切观察引流液颜色。一旦怀疑导管滑脱应暂停喂养，如确诊则拔管处理。

（五）注意事项

1. 保证管喂通路的有效性

（1）看：胃管留置长度与安置时的长度是否一致，将胃管末端置于水中看有无气泡溢出。

（2）听：将听诊器置于胃部，再用注射器注入空气，听有无气过水声。

（3）抽：用注射液器回抽，是否能抽见胃液并观察胃液的颜色、性状。

2. 五度管理　即速度、浓度、温度、清洁度、角度

（1）速度：速度由慢到快，根据患者的耐受程度逐渐增量或减量。

（2）浓度：由低到高，初始浓度应低，根据患者的耐受情况选择合适浓度。

（3）温度：营养液的温度应保持在37～40℃，避免因温度过低引起腹泻。

（4）清洁度：现配现用。

（5）角度：喂养时应保持半卧位或坐位，卧床患者应将床头抬高30°～45°，减少反流误吸风险。

除此以外，还应从深度、依从度、舒适度、满意度广泛关注。

（六）肠内营养的监测

肠内营养支持过程中，应根据临床和实验室检测结果，评估、观察和判断患者每日需要量，各种疗效有关的指标，以减少或避免营养支持相关并发症，提高营养支持安全性和疗效。

1.一般观察内容

（1）生命体征：观察生命体征（包括体温、血压、脉搏、呼吸）是否平稳。若生命体征不平稳，则以积极纠正生命体征为重，而营养支持并非首要处理措施。根据生命体征观察有无发生感染等营养支持相关并发症。若体温异常升高，提示有感染可能，应积极查找病因、对因治疗。

（2）体重的监测：进行肠内营养时，应每周固定一天的早晨测体重1次。正常情况是体重稳定或缓慢增加。体重明显增加应首先排除水肿，可用手指按压踝部，注意有无凹陷。体重持续下降应重新调整营养液配方，定期复查营养指标。

（3）出入量的监测：肠内营养期间必须监测每天的摄入量和大小便情况，尿量一般维持在1000～2000 ml/d。尿量少不利于将身体的代谢产物排出，时间长了会引起肾脏的中毒。尿量少一般说明水分摄入不足，需要增加水分的摄入。

2.喂养管位置的监测　置入喂养管后，由于患者活动、胃肠蠕动、长期喂养及喂养管固定不牢等原因，喂养管的位置可能有所改变或脱出等，因此应注意监控。

喂养开始前，必须确定导管的位置。肠内喂养管可通过吸出胃内容物而确定；十二指肠或空肠内置管可借助X线透视而确定。喂养管前端有金属头或是导管本身不透X线时，可直接于X线下确定导管的位置。对一般导管可通过向管腔内插入金属导丝或注入造影剂观察确定。导管内抽吸物pH测定对确定导管位置亦有价值，如为碱性说明导管在十二指肠内，如为酸性说明在胃内。

对长时间置胃管的患者，应注意经常观察喂养管在体外的标志，以了解其是否有移位，亦可通过X线进行观察。对导管位置不当者，应重新调整位置，然后再进行肠内营养。

3.胃肠道耐受性的监测

（1）影响肠内营养耐受性的因素：进行肠内营养时，营养制剂的渗透压、输入速度及营养制剂成分或被细菌污染等原因可导致患者出现对肠内营养不能耐受的表现，如恶心、呕吐、胃潴留、腹胀、腹泻等。肠内营养不耐受常见于临床患者肠内营养实施过程中，容易受到多方面因素影响，包括不可干预性因素（创伤、腹压等）、医生相关性因素（肠内营养开始时间、药物等）和护理相关性因素（营养液"三度"、营养液污染、喂养管、并发症等）。

1）疾病相关因素。①创伤：创伤应激和神经系统受损会导致肠道出现胃肠动力不足及肠道吸收功能障碍；②腹压：危重症患者早期血管通透性增高、炎性介质释放及大量的液体复苏，均可导致腹压升高，腹压的升高会直接抑制胃肠排空和蠕动功能；③低蛋白血症：血清白蛋白低，导致肠道黏膜水肿，影响消化吸收，与腹泻的发生率相关；④精神心理：对疾病的恐惧、焦虑抑郁等情绪常引发应激性胃肠道不耐受。

2）治疗相关因素。①肠内营养开始时间：早期肠内营养不仅可降低感染率、减少住院时间，而且还有恢复胃肠道蠕动、促进吸收等多种功能。研究证实，患者超过72h行肠内营养，不耐受的发生率会明显增高；②药物：长期应用广谱抗生素会导致肠道菌群失调，破坏由正常菌群构成的肠道生物屏障；③营养液：营养液温度过低、速度过快、剂量过大均可能造成胃内容物潴留、呕吐或腹泻。营养制剂一旦污染，细菌可快速增殖，增加腹泻的概率。乳糖不耐受患者体内缺乏乳糖酶，因过早摄入含乳糖的溶液（整蛋白制剂或蛋白粉）均易引发腹泻；④喂养管：喂养管堵塞、移出和脱位均会造成肠内营养困难，此外，长期放置喂养管也易对鼻、咽、食管壁等组织造成压力性损伤；⑤喂养途径：鼻肠管肠内营养优于鼻胃管肠内营养，且能够降低机械通气患者（年龄≥75岁）的呼吸机相关性肺炎的发生率。

（2）肠内营养期耐受性监测指标

1）胃残余量：胃内喂养时，定时监测胃残余量，可反映消化道动力状况及误吸危险性。一般胃内喂养开始阶段，应每隔3～4 h监测1次。若肠内营养后出现胃潴留，应综合评估判断是否暂缓或减速或继续喂养，注意观察以决定再次喂养时间和剂量，必要时可给予药物治疗。

2）肠鸣音：当肠管蠕动时，肠腔内气体和液体随之流动，产生一种断续的气过水声（或咕噜声），称为肠鸣音。正常情况下，肠鸣音每分钟4～5次，有规律地出现。全腹均可听到，餐后频繁而明显，休息时稀疏而微弱。为准确评估肠鸣音的次数及性质，应在固定部位至少听诊1min。肠内营养期间每4小时听诊胃肠蠕动1次。肠鸣音＜4次/分或持续3～5 min还未听到为肠鸣音减弱或消失，多见于便秘、电解质紊乱（低血钾）、胃肠动力低下等；肠鸣音＞10次/分为肠鸣音亢进，可见于胃肠炎、肠梗阻等。

3）腹压：腹压与喂养不耐受呈正相关。腹压越高，发生喂养不耐受症状的数量越多。肠道对腹腔压力升高最敏感，腹腔高压使肠管及肠壁血管受压，肠壁缺血，肠蠕动减弱或消失，肠腔内细菌过度繁殖，炎症介质破坏肠黏膜屏障，肠黏膜屏障功能障碍，从而出现喂养不耐受。

4）腹部症状：观察有无恶心、腹胀、腹痛等，包括腹痛性质、程度、部位、是否呈进行性加重，腹泻的次数、大便性状、是否伴随血流动力学改变等，积极查找原因，争取早期发现营养支持相关并发症并及时处理。

4.实验室指标监测　血常规、电解质、肝功能、肾功能、炎症参数（IL-1、IL-6、TNF、CRP）、营养套餐（白蛋白、前白蛋白、转铁蛋白、视黄醇结合蛋白、游离脂肪酸）、血乳酸等，每周检测1～2次。血糖升高除外糖尿病后，常提示应激反应，淋巴细胞数量反映营养及免疫状况。

第五节　肠外营养

一、概念

肠外营养（PN）是指经静脉为患者提供包括氨基酸、脂肪、糖类、维生素及矿物质在内的营养素治疗方法。所有营养素完全经肠外获得的营养支持方式称为全肠外营养（TPN）。经肠外途径提供部分营养素的营养支持方式称为部分肠外营养（PPN），也称为补充性肠外营养（SPN）。大量临床应用和研究证实PN改善营养不良患者的临床结局和卫生经济学的效益，是肿瘤营养支持的重要组成部分，作为一种有效的营养治疗方式已广泛用于住院、家庭营养支持的患者。但肠外营养使用过程中容易出现营养成分供给不足或过量，因其需借助导管进行输注，导管相关并发症也较为常见。护士在进行肠外营养时，需掌握肠外营养制剂特点，根据情况合理输注，密切观察和防治相关并发症的发生，使患者安全、有效地接受营养补充。

（一）目的

用于各种原因引起的不能从胃肠道摄入营养、胃肠道需要充分休息、消化吸收障碍及存在超高代谢等的患者，保证热量及营养素的摄入，从而维持机体新陈代谢，促进患者康复。

（二）分类

根据补充营养的量，肠外营养可分为全肠外营养（TPN）和补充性肠外营养（SPN）两种。根据应用途径不同，肠外营养可分为周围静脉营养及中心静脉营养。短期、部分营养支持或中心静脉置管困难时，可采用周围静脉营养；长期、全量补充营养时宜采用中心静脉营养。

1.完全肠外营养　全部营养需求均由静脉内提供输注，而无任何肠内营养摄入。包括所有必需营养素（氨基酸、糖类、脂肪、水、电解质、维生素及微量元素），必须按需要量提供。

2.部分肠外营养　患者接受部分经胃肠道营养，其余由肠外营养途径提供。

二、适应证与禁忌证

（一）适应证

肠外营养是临床营养治疗的重要组成部分，适用于无法通过口服和（或）肠内途径满足其营养需求的患者。凡是需要营养治疗，但又不能或不宜接受肠内营养治疗的患者均为肠外营养治疗的适应证。对于需要营养支持治疗的患者，若肠内营养提供的能量和蛋白质低于机体目标需要量的60%，通过部分肠外营养增加能量及蛋白质摄入量，以减低或避免喂养不足，改善临床结局。对于肠功能衰竭、短肠综合征、肠缺血、高流量瘘及腹腔间隔室综合征等患者，建议使用肠外营养。肠外营养可改善晚期肿瘤患者的营养不良状态。

基本适应证：胃肠道功能障碍或衰竭患者。

1.肠功能衰竭：胃肠道梗阻（贲门癌、幽门梗阻、肠梗阻）、胃肠道吸收面积不足（短肠综合征、肠瘘等）、小肠疾病（Crohn病、肠结核、小肠缺血性病变等）、放射性肠炎、严重腹泻及顽固性呕吐等。

2.重症胰腺炎。

3.高代谢状态危重患者：大面积烧伤、严重复合伤、感染等。

4.蛋白质能量营养不良合并脏器功能衰竭、严重感染、某些恶性肿瘤或创伤者。

5.严重腹泻、顽固性呕吐＞7d。

6.大剂量化疗、放疗或接受骨髓移植患者。

7.大手术、创伤的围手术期：营养支持对营养状态良好者无显著作用，相反可能使感染并发症增加，但对于严重营养不良患者给予营养支持可减少术后并发症。严重营养不良者需在术前进行营养支持7～10d；预计大手术后5～7d胃肠功能不能恢复者，应于术后48h内开始肠外营养支持，直至患者能有50%的肠内营养或进食量。

8.重要脏器功能不全

（1）肝功能不全：肝硬化患者因进食量不足易导致营养不良，肝硬化或肝肿瘤围手术期、肝性脑病、肝移植后1～2周，不能进食或接受肠内营养者不足50%者应给予完全或部分肠外营养。

（2）肾功能不全：急性分解代谢性疾病（感染、创伤或多器官功能衰竭）合并急性肾功能不全、慢性肾功能不全透析患者合并营养不良，因不能进食或接受肠内营养不足时需行肠外营养。

（3）心、肺功能不全：常合并蛋白质－能量混合型营养不良。肠内营养能改善慢性阻塞性肺疾病（COPD）临床状况和胃肠功能，可能有利于心力衰竭患者（尚缺乏证据）。COPD患者理想的葡萄糖与脂肪比例尚未定论，但应提高脂肪比例、控制葡萄糖总量及输注速率、提供蛋白质或氨基酸。

特殊的全肠外营养根据患者特殊需求，增添或减除调整营养制剂。①继发于疾病所致的代谢紊乱或器官功能障碍。②营养不足和超负荷共存。③适应证需要增加某种营养素剂量，以其药理学特性来影响临床结局，如谷氨酰胺、ω-3脂肪酸、抗氧化剂、支链氨基酸等。

（二）禁忌证

1.胃肠道功能正常，能获得足量营养者。

2.估计需肠外营养治疗少于5d者。

3.患者伴有严重水及电解质紊乱、酸碱失衡、出凝血功能紊乱或休克时应暂缓使用，待内环境稳定后再考虑胃肠外营养。

4.已进入临终期、不可逆昏迷患者不推荐应用肠外营养。

三、输注途径选择

肠外营养输注途径分为两类：中心静脉导管和外周静脉导管。

临床上选择肠外营养输注途径时需考虑渗透压、预计输注时间、既往静脉置管史、拟穿刺部位血管解剖条件、患者凝血功能、合并疾病情况、是否存在病理性体位、护理人员的导管维护技能及患者对静脉置管的主观感受和知情同意等。

其中，肠外营养液的渗透压是选择输注途径的一个重要考虑因素。渗透压是每升溶液中含有渗透活性粒子（分子或离子）的数量（毫摩尔），单位为mOsm/L。正常人体血液的渗透压摩尔浓度为285～310 mOsm/L，外周输注高渗透压摩尔浓度的液体时，易发生血栓性静脉炎，因而推荐渗透压摩尔浓度≤900 mOsm/L的PN液体可经外周静脉输注；而＞900 mOsm/L则应通过中心静脉输注。渗透压可使用冰点渗透压仪测定，也可通过公式估算，推荐简便公式估算PN液体的渗透压，即［葡萄糖（g）×5＋氨基酸（g）×10＋20%脂肪乳（g）×（1.3～1.5）＋电解质（mmol）］/总体积（L）。当添加药品后，工业化多腔袋（multi-chambered bag，MCB）的渗透压摩尔浓度需重新判断。

（一）经外周静脉的肠外营养途径

经外周静脉肠外营养是指经外周静脉置入输液导管，且导管尖端仍位于外周静脉中的临床输注技术。

经外周静脉肠外营养是全肠外营养及部分肠外营养的方式之一，在短期肠外营养治疗患者中应用较多，具有以下优势：①能够较快建立静脉通路行肠外营养输注；②静脉通路的建立不需要经过特殊培训，病房护士即可完成；③输注及穿刺部位护理方便、简洁，所需费用较中心静脉途径低；④避免了中心静脉途径可能发生的导管相关性血行感染、气胸等并发症。

适应证：①非全量或短期（＜2周）PN；②TNA渗透压＜900 mOsm/L；③中心静脉置管或护理困难的患者。

（二）经中心静脉的肠外营养途径

中心静脉导管包括外周中心静脉导管（peripherally inserted central venous catheters，PICC）、经锁骨下静脉、颈内静脉（internal jugular vein，IJV）、股静脉（femoral vein，FV）置管和置入式静脉输液港（PORT）等。

1.优点　①避免反复外周静脉穿刺，减少患者痛苦，为慢性病长期输液患者（尤其是肠道功能障碍，需要部分或全肠外营养的患者），提供了安全、方便、美观和可长时间使用的血管通道。②较少影响患者的日常生活及运动，具有较高的舒适度、患者满意度和良好的生活质量。

2.适应证　①长期（≥2周）PN；②周围静脉条件不好；③TNA渗透压超过≥900mOsm/L，但上限值尚缺充分的证据。

（三）肠外营养支持途径维护

经外周静脉及中心静脉途径输注肠外营养均需要对导管进行维护。原则上外周静脉留置针附加的肝素帽或无针接头宜随静脉留置针一同更换；更换无针输液接头的频率不应过于频繁，一般5～7 d更换1次，PICC、CVC、PORT附加肝素帽或无针接头应至少每7天更换1次；附加装置的完整性受损或怀疑污染时，应及时更换；肠外营养输液装置至少每24小时更换1次，或每次使用新肠外营养容器时更换；单独输注静脉脂肪乳剂（intravenous fat emulsion，IVFE）时，每隔12 h或根据产品说明更换输液装置和输液袋；过滤器应每24小时更换1次；当导管贴膜出现潮湿、渗血、松动等情况时，需要即刻更换；肠外营养输注前后均需进行脉冲式冲管，输注前抽回血并用无防腐剂生理盐水冲管。

四、常用制剂

肠外营养制剂是一种通过静脉输注的方式为无法经胃肠道摄取或摄取营养物不能满足自身代谢需要的患者提供包括水、氨基酸、脂肪、糖类、维生素及微量元素在内的药物。其主要目的是使患者在不能进食或高代谢的情况下，仍能维持良好的营养状况，增进自身免疫能力，促进疾病康复。肠外营养的患者，可能存在器官功能受损或衰竭，其营养素的代谢不同于正常个体，因此其营养素的摄入需根据个体的实际需要、代谢情况准确地给予。全肠外营养时，营养素必须完整，即必须足量给予所需的营养物质。常见的肠外营养液组成成分见表2-5-1。

表2-5-1　肠外营养液组成成分

营养成分	上市品种
糖类	葡萄糖注射液
脂肪乳	脂肪乳注射液、中/长链脂肪乳、结构脂肪乳、ω-3鱼油脂肪乳、多种油脂肪乳
氨基酸	复方氨基酸注射液（3AA、6AA、9AA、15HBC、17AA、18AA、20AA等）、小儿复方氨基酸、丙氨酰谷氨酰胺、甘氨酰胺谷氨酰胺
电解质	氯化钾注射液、氯化钠注射液、葡萄糖酸钙注射液、氯化钙注射液、硫酸镁注射液、门冬氨酸钾镁注射液、甘油磷酸钠注射液、复合磷酸氢钾注射液
微量营养素	水溶性维生素、脂溶性维生素、复合维生素、多种微量元素
水	灭菌注射用水（或通过0.9%氯化钠、5%葡萄糖氯化钠注射液等补充）

肠外营养液分类与基本概念

肠外营养液可分为全合一以及二合一肠外营养液。全合一营养液又称为"全营养混合液（total nutrient admixture，TNA）"，是指医师开的营养液处方中包括糖类、脂肪乳、氨基酸、电解质、维生素和微量元素等成分，处方经过药师审核后再按照规范的操作规程将各种营养素混合于一个输液袋中，也包括工业化生产的三腔袋肠外营养液。二合一肠外营养液指在规定条件下，将除脂肪乳以外的肠外营养组分转移至一个输液袋内而配成的混合静脉注射溶液，也包括工业化生产的双腔袋。对于肝、肾功能正常，且脂肪代谢正常需要肠外营养支持的患者，推荐首选多腔袋肠外营养液。

1.糖类制剂　糖类，作为重要的能量来源，具有不可替代的地位。它们涵盖了单糖及由多个单糖组成的大分子可溶性多聚体，核心功能是为人体提供所需的能量。同时，糖类也是构成DNA、RNA、ATP和辅酶等关键生物分子的重要物质。因此，合理摄取糖类对保持身体健康至关重要。

葡萄糖是目前临床上肠外营养中最主要的糖类。它以糖原的形式存在于肝脏和骨骼肌中，当肝糖原储备耗尽时，机体还可以利用氨基酸、甘油和乳酸等通过糖异生途径合成葡萄糖，以维持正常的生理功能。葡萄糖是人体主要的供能物质，它来源丰富，易于获取，而且与其他物质没有配伍禁忌，且还有显著的节氮效应，对于维持人体的氮平衡非常重要，使得它在临床上应用广泛。

正常机体血浆葡萄糖浓度维持在一个相对稳定的状态，这是体内多种机制共同调节的结果。当人体摄入葡萄糖时，胰腺分泌的胰岛素和胰高血糖素起着关键作用，它们共同调节血糖水平，确保其在正常范围内波动。人体对葡萄糖代谢的最大利用率约为6mg/（kg·min）。这一利用率受到多种因素的影响，包括个体的健康状况、锻炼水平及遗传因素等。当进行肠外营养输注时，血浆葡萄糖浓度的变化成为代谢反应调节的基础。其浓度的稳定对于维持正常的生理功能至关重要。如果血浆葡萄糖浓度过高或过低，都可能导致严重的健康问题。为了确保血浆葡萄糖浓度的稳定，体内有一套精细的调节机制。当血糖水平升高时，胰腺会释放胰岛素，促进细胞对葡萄糖的摄取和利用，同时抑制糖异生过程，防止血糖进一步升高。相反，当血糖水平下降时，胰高血糖素等激素的释放会刺激糖原分解和糖异生，以维持血糖的稳定。此外，除了胰岛素和胰高血糖素，其他激素如肾上腺素和皮质醇也在调节血糖水平中发挥作用。这些激素与神经系统相互作用，形成一个复杂的反馈系统，确保体内葡萄糖浓度的动态平衡。长期过量输注葡萄糖会导致内脏脂肪沉积，而在严重应激状态下的患者大量输注高渗葡萄糖，可能引发胰岛素释放，抑制脂肪分解、肌肉蛋白质水解和氨基酸利用，增加静息能量消耗和二氧化碳产生，加重呼吸肌负荷，并可能损害肝功能或导致脂肪肝。除此之外，抗分解作用可以阻止一些必需营养物质的利用，如谷氨酰胺、必需脂肪酸和微量元素。如果葡萄糖的供给量过多，可能会对机体的正常功能产生负面影响。因此，对于这类患者，每天的葡萄糖供给量应控制在较低的水平，即每天250～300g，输注速度3～4 mg/（kg·min）。葡萄糖的供给量和葡萄糖制剂的浓度对于患者的康复和治疗非常重要。因此，应根据患者的具体情况进行合理的控制和管理，以保证其安全性和有效性。

静脉输注的糖类制剂除了葡萄糖外，还有果糖、糖醇类（山梨醇、木糖醇）、双糖（麦芽糖）等。各种糖类的物化性质、体内代谢特点、临床效用不尽相同，因此各类糖类输注产品在临床使用上也呈现出不同的差异。目前临床上肠外营养时使用的糖类制剂仍以葡萄糖制剂为主。

2.脂肪乳剂制剂　脂肪乳是一种由精制大豆油和精卵磷脂所组成的既均匀又稳定的脂肪乳剂。本品的形态和组成都与乳糜极其相似，是唯一能静脉滴注的脂质制剂。当氧气供应充足时，它们可以在体内被分解成二氧化碳和水，并释放出大量的能量。这些能量主要以ATP的形式被机体利用。除了脑组织外，大多数组织都能氧化脂肪酸，其中肝脏和肌肉是最活跃的。它能提供生物合成的碳原子、必需脂肪酸，还是多种生理活性物质的前体，如前列腺素、血栓烷和白三烯等。脂肪乳剂具有能量密度高、等渗、不从尿液排泄、对静脉管壁无刺激、可经外周和（或）中心静脉输注、无须胰岛素参与代谢等优点，联合葡萄糖使用，可减少葡萄糖的用量，减少输注高糖引起的不良反应。

磷脂是构成细胞生物膜（细胞膜、核膜、线粒体膜）的基本骨架，参与了脂蛋白的构成，并且能够运输脂肪和胆固醇。当血浆中磷脂含量过低时，胆固醇/磷脂酰胆碱比值会增大，这可能导致胆固醇沉积，进而引发动脉粥样硬化。因此，磷脂具有降低胆固醇的作用。此外，在胆汁中，磷脂与胆固醇、胆盐一起形成胶粒，有利于胆固醇的排泄。磷脂还与神经系统的功能有关。在神经细胞中，磷脂是构成髓鞘的主要成分，而髓鞘是神经纤维的绝缘层，有助于神经信号的传递。因此，磷脂对于维持神经系统的正常功能是至关重要的。

（1）长链脂肪乳剂：长链脂肪乳剂是含12～18个碳原子的长链三酰甘油（LCT），主要由注射用大豆油和注射用橄榄油经注射用卵磷脂乳化并加注射用甘油制成的灭菌乳状液体。辅料还包括氢氧化钠和注射用水，适量氢氧化钠调节pH。长链脂肪乳剂在临床上已经安全使用了50余年，目前仍是临床上普遍使用的脂肪乳剂，不仅为机体提供能量，也提供了大量生物膜和生物活性物质代谢所必需的不饱和脂肪酸，可以预防或纠正必需脂肪酸缺乏症。但是，近年来的研究发现，长链脂肪乳剂中的亚油酸含量过高，氧化含量较低，在创伤、感染等高代谢状态时，可影响粒细胞活性，导致机体免疫功能受损、脂质过氧化，对机体有一定损害。以脂质计算，成人≤3g/（kg·d），提供的热量不能超过非蛋白热量的50%。儿童给药建议每天连续24h给药，且输注速度≤0.15g/（kg·h）。

（2）结构中长链脂肪乳剂：结构中长链脂肪乳剂中主要成分为结构三酰甘油。结构三酰甘油是将等摩尔数的长链三酰甘油和中链三酰甘油混合后，在一定的条件下，进行水解和酯化反应后形成的混合物，其中约75%为混合链三酰甘油，即甘油所结合的3分子脂肪酸，既有长链脂肪酸，又有中链脂肪酸，呈随机分布。结构脂肪乳注射液的乳粒粒径及生物学特性类似于人体内源性乳糜微粒。与乳糜微粒不同的是，结构脂肪乳的乳粒表面不含胆固醇酯及载脂蛋白，其中大部分三酰甘油的结构为同一甘油分子既结合中链脂肪酸又结合长链脂肪酸。长链脂肪酸提供亚油酸和亚麻酸，防止必需脂肪酸缺乏症；通过长链脂肪酸和中链脂肪酸作为代谢底物，提供能量。输注结构脂肪乳后，其清除率快于只含长链脂肪酸及长链脂肪酸和中链脂肪酸物理混合的脂肪乳剂。

（3）含鱼油的脂肪乳剂：大豆油来源的脂肪乳剂富含ω-6多不饱和脂肪酸（polyunsaturated fatty acids，PUFAs），主要通过花生四烯酸途径增加机体炎症细胞因子的生成，加重炎症反应、抑制免疫功能，增加重症患者感染风险。而鱼油脂肪乳剂中富含ω-3多不饱和脂肪酸，ω-3多不饱和脂肪酸进入体内后，经过一系列酶的代谢转化，主要生成二十碳五烯酸（EPA）和二十二碳六烯酸（DHA）。这些代谢产物在多种酶的催化下进一步转化，生成生物活性较低的3系列血栓素、前列腺素及5系列的白三烯。这些产物能够竞争性抑制ω-6多不饱和脂肪酸的代谢，从而参与炎症反应的调控。同时，ω-3 PUFAs能够产生一些具有特定抗炎作用的介质，如消退素、保护素和噬消素等。这些介质有助于下调炎症反应，维持正常的炎症反应，并发挥组织修复、清除病原体等生理作用。此外，ω-3 PUFAs还可以通过过氧化物酶体增殖物激活受体抑制核因子κB，从而避免产生过多的促炎细胞因子，减轻炎症造成的全身组织器官损伤，改善预后。ω-3 PUFAs还影响细胞膜的流动性和可塑性。当细胞膜中ω-3 PUFAs的含量增加时，其流动性和可塑性也随之增强。这种变化会直接影响膜上连接酶、受体或离子通道的功能，进而改变信号传导，抑制促炎介质的形成，并对细胞因子的表达产生影响。这为我们调节炎症和免疫反应提供了新的思路。此外，研究还发现，补充ω-3 PUFAs可以增强免疫力，降低感染风险。这主要表现在提高$CD4^+/CD8^+$ T细胞比例、增加B细胞的特异性抗体产生、提高NK细胞的细胞毒性，以及加强巨噬细胞吞噬病原微生物的能力等方面。这些发现为我们提供了更多关于ω-3 PUFAs在免疫调节中的重要作用的证据。

3.氨基酸制剂

（1）复方氨基酸：氨基酸制剂是全胃肠外营养（total parenteral nutrition，TPN）中最常用的氮源，临床上使用的氨基酸制剂分为水解蛋白类和结晶氨基酸类。结晶氨基酸注射液在体内能直接参与蛋白质合成，由于其混合液具有可调节配比的优点，故临床上可根据患者的病情、年龄和不同的代谢状况，设计不同的复方氨基酸溶液以供使用。根据氨基酸的种类和配方的不同，氨基酸注射液可以分为平衡氨基酸注射液和专科或专病用氨基酸注射液。平衡氨基酸注射液适用于普通成人的营养支持，含有血液中的各种氨基酸，且比例适当。而专科或专病用氨基酸制剂则针对特定疾病或身体状况进行设计，包括肝病用、肾病用、创伤用、小儿专用等。其中，3AA、6AA、9AA、15AA、17AA—H和20AA是专病用氨基酸注射液，用于治疗肝病、肾病等，而其余的均为营养用氨基酸注射液，用于各种应激状态和危重患者的营养支持。氨基酸溶液中含有大多数必需和非必需氨基酸，但不含精氨酸与谷氨酰胺。虽然人们认为这两种氨基酸是病情危重时的条件必需氨基酸（因为其分解代谢途径被阻断），但研究并不支持常规补充这两种氨基酸。氨基酸提供的能量约为4kcal/g。用于配制氨基酸溶液的缓冲液含有少量电解质，含有大量电解质的氨基酸溶液会使配制个体化肠外营养液的难度增大，故已很少使用。然而，随着临床上越来越多地使用预混肠外营养液，有各种电解质含量，使用前应根据患者病情、水及电解质情况、肝肾功能等进行选择。氨基酸原液浓度介于5.5%～15%。较高浓度的氨基酸有助于尽量减少输入患者体内的液体量和电解质。

现代营养学认为，蛋白质的营养价值与蛋白质的氨基酸组成密切相关，食物蛋白的氨基酸组成越接近人体蛋白质的组成，其营养价值越高。蛋白质的氨基酸组成比例不尽相同，但其营养价值的优劣主要取决于所含必需氨基酸（EAA）的种类、数量和组成比例，连莹等借鉴蛋白质的营养评价方法，采用化学分析法对11种营养型复方氨基酸注射液处方进行营养学分析，按照模糊识别法的公式计算获得11种复方氨基酸注射液分别相当于鸡蛋蛋白和FAO/WHO模式的贴近度。以鸡蛋蛋白为标准蛋白，11种复方氨基酸注射液的贴近度值最大为0.96，最小为0.71，大小排列顺序为18AA-Ⅱ＞18AA，18AA-I＞18AA-Ⅲ＞18AA-V＞18AA-Ⅶ＞18AA-Ⅳ，18AA-Ⅸ＞17AA-Ⅰ＞17AA＞17AA-Ⅲ。以FAO/WHO模式为标准蛋白，11种复方氨基酸注射液的贴近度值最大为0.92，最小为0.74，大小排列顺序为18AA-Ⅰ＞17AA-Ⅰ，18AA-Ⅱ＞17AA＞18AA-Ⅲ，18AA-Ⅴ＞18AA＞18AA-Ⅶ＞18AA-Ⅳ＞18AA-Ⅸ，17AA-Ⅲ。模糊识别法分析结果表明：复方氨基酸注射液处方营养价值较高的有18AA-Ⅱ、18AA-I、18AA-Ⅲ，最低的为17AA-Ⅲ。

（2）谷氨酰胺：谷氨酰胺（glutamine，Gln）是非必需氨基酸，正常情况下成人能自身合成以满足日常需求。Gln由骨骼肌产生，是肠道黏膜细胞增生和分化的重要能源物质。全身炎症反应、创伤、重大手术应激和危重症患者机体处于高分解代谢状态，Gln的机体合成不足但需求量却明显增加，不及时补充可使肠道屏障功能受损，致内毒素或细菌移位，进而引发全身性感染甚至死亡。由于Gln的溶解度低，热稳定性差，在高温灭菌时易降解为氨和焦谷氨酸，因此谷氨酰胺二肽的研制成功很好地解决了该问题。目前临床上常用的二肽制剂有甘氨酰-谷胺酰胺（glycyol-glutamine，Gly-Gln）和丙氨酰-谷胺酰胺（alanyl-glutamine，Ala-Gln）。

有研究提示Ala-Gln可提高患者血浆Gln水平，改善肠屏障功能，提高机体细胞及体液免疫功能，且肠外营养相对于肠内营养有更佳的疗效。胃肠道黏膜的屏障功能可有效阻挡肠道寄生菌及其内部颗粒、内毒素样大分子物质移位。长期肠外营养常导致肠黏膜萎缩、肠黏膜渗透性增加、肠道免疫功能障碍及肠道细菌移位等，Ala-Gln能逆转肠黏膜萎缩，增强肠道免疫功能，防止肠道细菌移位。其作用机制为：肠道的淋巴细胞、巨噬细胞含有丰富的Gln酶，Gln是免疫细胞增生的重要来源，可刺激T淋巴细胞产生

IL-2，减轻术后患者的免疫抑制。目前推荐谷氨酰胺剂量为 $0.2 \sim 0.4g/(kg \cdot d)$。静脉输注 Ala-Gln 后，快速被诸多器官组织中的二肽酶分解为丙氨酰和谷胺酰胺，并被充分吸收利用。半衰期约为 3.8 min，仅微量的 Ala-Gln（占摄入量的 $1\% \sim 2\%$）随尿排泄。肝脏、血浆、肾脏、肠和骨骼肌等均有分解 Ala-Gln 的二肽酶，但肝衰竭患者血浆中二肽制剂的清除不受影响，肾衰竭患者血浆中 Ala-Gln 的清除明显减缓，可推断肾脏是清除血浆中 Ala-Gln 最重要的器官，可使大部分 Ala-Gln 被分解为 Ala 和 Gln，供其他组织器官利用。

（3）精氨酸：精氨酸（arginine，Arg）被认为是非必需氨基酸，但在饥饿、创伤、应急状态下则为必需氨基酸。研究表明，强化 Arg 的营养治疗有助于促进蛋白质的合成、控制蛋白质的更新、改善氮平衡和提高机体免疫功能。其作用机制为：Arg 可导致胸腺增大和细胞计数增多。Arg 还可以促进植物凝结素、刀豆蛋白等有丝分裂原的产生，这些物质能够显著提高 T 淋巴细胞对有丝分裂原的反应性，进一步刺激 T 淋巴细胞的增殖。此外，Arg 可增加脾单核细胞对 IL-2 受体的活性，IL-2 是免疫调节的重要因子，能够促进 T 淋巴细胞的增殖和分化。同时，Arg 降低前列腺素 PGE2 的水平，进一步促进 IL-2 的合成和分泌，形成一个正向的免疫调节环路。目前推荐的精氨酸剂量为 $0.2 \sim 0.3g/(kg \cdot d)$。

4.电解质制剂　人体在无电解质额外丢失的情况下，推荐摄入的量 Na^+ 为 4.5g/d，K^+ 为 $3 \sim 6g/d$，Ca^{2+} 为 $2.5 \sim 5mmol/d$，Mg^{2+} 为 $4 \sim 5mmol/d$，PO_4^{3-} 为 6.66mmol/1000kcal。甘油磷酸钠每支 10ml，含磷 10mmol，为成人每日需要量。

5.维生素及微量元素　目前临床上有多种水溶性和脂溶性维生素制剂，每支中的含量可满足成人一日的需要量。微量元素制剂中含有人体必需的多种微量元素，如铬、铜、铁、锰、钼、硒、锌等，每支的含量能满足成人一日的需求。

五、实施

（一）肠外营养液的配制

肠外营养液是一种含有多种营养素和相关制剂经严格程序配比混合并特殊制备的复合液体，其完成过程需经临床专科、营养科、药剂科和护理部门等多学科合作。医师和营养师要对患者的临床、营养状况和实验室数据进行筛查评估、仔细分析、确定适应证，警惕和监测意外差错和并发症；药剂师和药学技术人员必须具备药物验证、审核、准备和配制该复杂治疗制剂的能力；护士需要安全执行医嘱并观察和预防不良反应。有条件的医院应建立一支由多学科专业人员组成的营养支持队伍（NST），建立和使用标准化模式、流程和保障措施，以最大程度地凸显 PN 的临床效果及安全性。

1.配制环境要求　根据《静脉用药集中调配质量管理规范》的要求，医疗机构应设置静脉用药调配中心对肠外营养液进行集中调配与供应，其总体设施和布局应满足配液洁净度需求，保持静脉用药调配室温度 $18 \sim 26℃$，相对湿度 $35\% \sim 75\%$，保持一定量新风。配制环境推荐采用沉降菌监测微生物限度，微生物最大允许数：层流洁净工作台 $\leqslant 1cfu/(0.5h \cdot 90mm$ 平皿），配制间与二次更衣 $\leqslant 3cfu/(0.5h \cdot 90mm$ 平皿），洗衣洁具间与一次更衣室 $\leqslant 10cfu/(0.5h \cdot 90mm$ 平皿）。

2.配制人员要求　配液人员在正式上岗前，需要经过一系列的专业技能和知识培训，并且要通过考核合格后方能上岗。这些培训和考核应该涵盖以下方面。

（1）专业技术：配液人员需要了解配液的基本原理和技术，以及如何操作和维护配液设备。

（2）岗位操作：需要学习如何按照标准操作规程进行配液，包括安全操作规程和清洁卫生规程等。操作人员必须掌握无菌操作技术，推荐根据实际条件利用培养基灌装测试对人员的无菌操作进行验证。

（3）卫生知识：配液人员需要了解基本的卫生知识和消毒技术，以确保配液过程中的卫生和安全。

（4）专业知识继续教育培训：定期的继续教育培训有助于配液人员更新和提高他们的专业技能和知识，以适应新的技术和标准。

（5）相关法律法规、标准操作规程与管理制度：了解相关的法律法规和规章制度，以确保他们的工作符合法规要求。

（6）相关专业理论知识：为了更好地理解和应用他们的技能和知识，配液人员需要了解相关的专业理论知识。

（7）科室每年至少对工作人员进行1次考核，内容包括相关法律法规、标准操作规程与管理制度、无菌操作技术、净化设备使用、相关专业理论知识等。

（8）配液人员每年至少进行1次健康检查。

3.配制前准备

（1）配制前1日准备：①清洁配制室；②备齐配制用物；③药剂师核对医嘱，按处方准备相关药剂并核查有无药物配伍禁忌；④清洁药剂容器外表；⑤打印医嘱标签。

（2）配制当日准备：①配制人员清洁，包括洗手、二次更衣、换清洁拖鞋、戴口罩帽子、风淋、穿消毒隔离衣等；②清洁消毒配制室和层流操作台；③配制者检查各项操作准备工作和清点相关物品；④检查和核对医嘱、标签（患者信息和处方内容）和药剂等。

4.配制步骤

（1）开瓶：按标准操作流程消毒、除去药瓶外盖和开启小针剂。

（2）添加小针剂：将电解质、磷酸盐、微量元素、水溶性维生素分别加入葡萄糖或氨基酸溶液中；脂溶性维生素加入脂肪乳剂，部分水溶性维生素制剂也可根据说明书用脂溶性维生素溶解后加入脂肪乳剂。

（3）混合：应不间断地一次性完成混合过程。①先将已添加小针剂的葡萄糖溶液和氨基酸溶液分别经输液管汇入由聚合材料制成的全营养混合液容器（袋）；②最后将脂肪乳剂汇入并持续轻摇混合液袋，使之混合均匀。

（4）排出空气和封袋：①混合结束后排空袋中存留的空气；②关闭和除去连接输液管；③粘贴标签；④检查配制后的全营养混合液袋有无渗漏。

5.人工配制方法　肠外营养液的配制顺序如下。

第一步：将磷酸盐加到氨基酸溶液中。

第二步：将微量元素和电解质加到葡萄糖溶液中，电解质也可加入到葡萄糖氯化钠注射液或0.9%氯化钠溶液中。如果有钙制剂，最好将钙制剂单独加入到一袋葡萄糖液中，禁止与磷酸盐加到同一组液体中。

第三步：用脂溶性维生素溶解水溶性维生素后加入到脂肪乳剂中。

第四步：首先将加了磷酸盐的氨基酸溶液加入到肠外营养液输液袋（以下简称"三升袋"）内，如果处方中有丙氨酰谷氨酰胺，应此时将其加入三升袋内；再将葡萄糖溶液、葡萄糖氯化钠注射液、0.9%氯化钠溶液等加入三升袋内，最后将加了钙盐的液体加入三升袋。需特别注意：三升袋内每添加一种药物后均应将三升袋内药物进行充分混合。

第五步：将所有不含脂肪乳剂的营养组分都加入三升袋后，应目视检查三升袋内有无浑浊、异物、变色及沉淀产生。

第六步：完成以上操作，目视检查无异常，将脂肪乳剂加入三升袋中，充分混匀。

第七步：尽可能排出袋内空气，悬挂三升袋，检查有无渗漏、开裂、沉淀、变色、异物等情况。

第八步：在三升袋上贴营养液标签，标签内容包括总容量、成分、配制完成时间、建议输注时间、有效期等。

以上操作应一次性不间断的完成。

在配制过程中，应遵循以下原则操作。

（1）需要严格掌握药物的相容性，避免出现禁忌现象。

（2）不得将电解质、微量元素直接加入脂肪乳剂内。

（3）钙制剂与磷制剂未经充分稀释不能直接混合。

（4）为减少无机磷酸盐（如复合磷酸氢钾注射液）与钙盐（葡萄糖酸钙注射液或氯化钙）形成沉淀的可能，在将各营养组分在进行配制时，应在配制之初首先将含磷酸盐的氨基酸溶液加入三升袋，在加入脂肪乳剂前才加入含钙盐的溶液。

（5）丙氨酰谷氨酰胺不得作为肠外营养液中唯一的氨基酸来源，应与复方氨基酸注射液合用。

（6）必须保证整个配制过程无菌操作，以确保肠外营养液的安全和无菌。

6. 多腔袋的配制方法　在处理和操作多腔袋药品时，必须严格遵守药品说明书，以确保安全和有效性。包括对包装的拆除、溶液的混合、储存和输注等步骤。在混合或添加药品时，应轻轻翻转袋子，使溶液充分混合。如果需要添加其他药品，必须确保它们之间的相容性和稳定性。需特别注意，不应该在MCB中加入肠外营养液组成成分之外的其他药品。在整个操作过程中，应遵循无菌操作技术。对于某些MCB，需要先将袋内液体混合均匀后再加入其他药品；而另一些则要求先将葡萄糖和氨基酸混合后添加其他药品，最后再与脂肪乳混合。当需要添加大量药品或同时添加多种药品时，应在配液中心层流洁净工作台进行操作，并参照人工配制顺序进行，这样可以确保操作的准确性和安全性。添加药品时将针头自加药口正中缓慢插入，尽可能减少对MCB加药口处的穿刺操作，以免漏液。如果MCB的加药口在葡萄糖腔室，可将葡萄糖和氨基酸混合好后加入，最后同脂肪乳混合；对于不具备上述条件的MCB可以先将各容器内液体混合完全后再加入各类添加剂。每次加药后即刻翻转袋子3次避免组分局部高浓度持续时间过长。若添加药品过多容量过大，MCB难以满足患者需求时，需考虑配制TNA。配制好的MCB应在室温下24h内完成输注。

（二）肠外营养液的输注

1.肠外营养液输注器的选择　全合一输液袋包装材料对全营养混合液的稳定性也产生了重要影响。高分子塑料容器如聚氯乙烯（poly vinyl chloride，PVC）材质可能会影响药物的稳定性，具体表现在对药物的吸附作用、添加剂的浸出、降解产物及透气透湿性等方面。PVC材质的输液袋除了会吸附胰岛素等药物外，还会析出邻苯二甲酸二（2-乙基己基）酯（DEHP）。这些因素都可能影响到药物在储存和运输过程中的质量与效果。相比之下，采用乙烯-醋酸乙烯酯共聚物（ethylene-vinyl acetate，EVA）材料的包装在保持药物稳定性方面表现更优。因此，建议使用非PVC（如乙烯-醋酸乙烯共聚物）材质的输液袋。通过采用这种先进的材料技术，不仅可以降低因药物浓度下降导致的不利影响，还可以确保肠外营养液等关键治疗溶液的质量和效果。

除了选择输注器材料，输液过程中微粒的过滤也是保证输液安全的重要环节。研究表明，不溶性微粒大于$5\sim20\mu m$会堵塞肺毛细血管，导致肺栓塞。因目视仅能识别直径$>50\mu m$的微粒，加入脂肪乳后，由于遮蔽作用，无法观察到沉淀。为了有效去除这些微粒，推荐使用特定孔径的终端滤器。对于不含脂肪乳的TNA输注液，建议使用$0.2\mu m$孔径的终端滤器，这样可以有效滤除大部分不溶性微粒，提高输液的安全性。而对于含脂肪乳的TNA，由于脂肪乳的遮蔽作用使得沉淀无法被目视检测到，因此建议使用$1.2\sim5\mu m$孔径的终端滤器来确保安全过滤。

2.输注方式

（1）全营养混合液输注方式：TNA的容器多为聚乙烯袋，属封闭式输注系统，无须经与外界通气即可输出液体。TNA方式主要强调单位时间内所供营养物质的完整性和均衡性，很大程度上提高了PN的有效性和安全性，是目前推荐的主要输注方式。优点：①下调溶液渗透压；②增加节氮效果；③减少污染环节；④降低代谢性和感染性并发症风险；⑤简化输液过程，节省护理资源。

（2）单瓶输注方式：属开放式输注系统，需要在所输注制剂的容器塞子上插入一个针头以使空气进入才能输注。早期的肠外营养主要以单瓶输注方式供给，即将电解质、维生素和微量营养素分别加入葡萄糖、氨基酸溶液和脂肪乳剂，再以单瓶的方式或串联方式输注。此输注方式在营养素进入体内的均衡性和节氮效果等方面较TNA方式差，且存在污染的风险，多不推荐使用。

3.肠外营养液的保存　影响TNA保存期限的两个重要因素是肠外营养液的化学稳定性及无菌状态。化学稳定性通常要求药品含量与标示量差异应在$\leqslant10\%$的范围内。临床实践中很少有针对肠外营养液进行的特异的无菌测试，一般可以参考药品说明书的相关推荐，即一般情况下，建议TNA应现配现用，在24 h内输注完毕。使用前应再次对TNA进行目视检查有无沉淀、变色、分层、异物等异常情况，观察时间应大于20s。多腔袋混合后，如未添加药物可保存24 h；添加药物后应立即使用，或于$2\sim8\,℃$保存，保存时间不超过24 h。

4.输注肠外营养液期间非营养药物的使用　由于肠外营养混合液（TNA）中的成分已经非常复杂，因此不应在其中加入非营养药品。对于需要加入胰岛素的情况，应在充分评估者病情后进行。如果患者血糖正常，不建议在肠外营养混合液中常规加入胰岛素。如果需要补充胰岛素，建议使用胰岛素泵进行单独输注，这样可以更好地控制胰岛素的剂量和输注时间。如果需要在肠外营养混合液中加入胰岛素，应以每克葡萄糖0.1U胰岛素的起始比例加入。这样可以确保胰岛素的剂量与葡萄糖的浓度相匹配，避免因胰岛素不足或过量导致血糖波动或其他不良反应。肠外营养液建议使用单独的静脉通道输注，其他药物和TNA在同一静脉通路输注时，需注意有无配伍禁忌。一般采取循环输注，推荐用输液泵持续匀速输注，输注时间一般12～24h。

（三）肠外营养并发症的预防及处理

1.与留置中心静脉导管相关的机械性并发症　经锁骨下静脉、颈内静脉、股静脉等置入CVC导管，以及经外周静脉穿刺置入外周中心静脉导管（PICC）是肠外营养支持治疗的建立静脉通路最常用的方法。静脉置管相关的机械性并发症主要与患者的病情、穿刺时体位，以及技术、导管质量和管理等因素有关。现今随着穿刺技术和装置的优化，此类并发症已少见。

（1）气胸

1）相关因素和临床表现：常见于锁骨下静脉穿刺时或置管后，患者表现为胸闷、胸痛、呼吸困难或穿刺侧呼吸音减弱；胸部X线检查可明确诊断。

2）预防及处理：对于已有肺气肿的患者，做锁骨下静脉穿刺时应极为谨慎或避免此部位穿刺。肺尖部轻度损伤或局限性气胸者一般无明显临床症状，多可自行闭合。依靠机械通气的患者，即使损伤很小，也可能引起张力性气胸，应予以警惕。视气胸的严重程度行胸腔抽气减压或置胸腔引流管做闭式引流。

（2）空气栓塞

1）相关因素和临床表现：可发生于静脉穿刺置管过程中或导管的封管帽（塞）脱落或导管与输液管道脱离。空气进入量大时可因空气栓塞而致死。

2）预防及处理：锁骨下静脉穿刺前应置患者于头低位，使上腔静脉充盈；穿刺置管时，嘱患者屏气，导管置入后应及时连接输液管道。输液过程中和结束后，需仔细检查和确认导管与输液管道或封管帽（塞）是否紧密连接。一旦疑为空气栓塞，立即置患者于头低足高左侧卧位，立即与高浓度的氧气吸入，密切监测患者心率、呼吸、血氧饱和度，如个症状无缓解，氧饱和度低，应立即通知麻醉科协助抢救。

（3）胸导管损伤

1）相关因素和临床表现：多为左侧锁骨下静脉穿刺时误伤所致。表现为穿刺部位有清亮或乳白色液体渗出；实验室检查显示该液体含有高三酰甘油。轻者可自愈；若损伤严重或处理不及时，部分会发展为慢性乳糜漏，最终导致严重虚弱、脱水和营养不良。

2）预防及处理：一旦发生应立即退针或拔除导管。轻者予以低脂饮食，短期可选用以中链脂肪酸为主的烹调油；长期乳糜漏者需少量或间断补充长链脂肪酸，以防必需脂肪酸缺乏。严重者予以禁食和支持治疗，包括纠正电解质紊乱、补充液体或TPN治疗，同时加强监测。少数患者需做引流或手术处理。

（4）血栓性导管失功

1）相关因素和临床表现：由于纤维蛋白鞘、导管内血栓形成或导管尖端血栓形成导致的经导管输液不畅或完全堵塞。与输液结束封管时有血液反流、经导管输血或采血、患者血液黏滞度增加、患者疾病、导管材质、导管与血管的管径比、长期使用刺激性药物等因素有关。临床表现为启用导管时未能回抽到血液，经轻轻推注有受阻感。

2）预防与处理：每次使用导管前后、维护导管时需使用 ≥ 10 ml 注射器用生理盐水脉冲式冲管，正压封管，输液间隙期至少每隔7d冲、封管1次（PORT至少4周），输血及输入大分子药物如TPN、脂肪乳后用20 ml生理盐水及时冲管，PICC/CVC可用0 ～ 10U/ml肝素钠稀释液封管，PORT可用100U/ml肝素钠稀释液封管。封管时冲洗、夹闭和断开注射器的顺序应遵循产品说明书，若无说明，则考虑每种类型无针接头的反流量，遵循以下顺序进行：负压接头为冲洗、夹闭、断开；正压接头为冲洗、断开、夹闭；平衡压接头和抗反流接头无须遵循特定顺序。一旦疑有导管内血栓形成，忌用力推注，立即报告医师，遵医嘱处理并记录。

（5）血栓性浅静脉炎

1）相关因素和临床表现：静脉炎的发生与营养液的成分或渗透压过高、输注用静脉管径过小、导管材质等相关。血栓性浅静脉炎多发生于经周围静脉PN当天或数天后，静脉呈现红色条索状、触痛、变硬，少有发热现象。

2）预防与处理：选用柔软且具有较佳抗血栓性能、适当直径和长度的导管；经周围静脉输注TNA时尽量选用较大管径的静脉；TNA的渗透压 < 900 mOsm/L为宜。一旦发生血栓性静脉炎后，应拔除外周静脉导管，可暂时保留PICC，并遵医嘱给予对症处理，抬高患肢，制动，避免受压，必要时停止在患肢静脉输液，同时观察局部及全身情况的变化并记录。

2.感染性并发症　与PN相关的感染性并发症通常严重甚至危及生命。随着肠外营养技术和护理水平的提高，穿刺部位和导管相关血流感染（catheter-related bloodstream infection，CRBSI）并发症的发生率已明显下降。

（1）穿刺部位感染

1）相关因素和临床表现：多与穿刺置管时的无菌操作和置管后的局部护理有关。一般出现于静脉穿刺置管后数天或数周，表现为穿刺部位红肿、压痛，甚至有炎性分泌物。

2）预防与处理：严格按无菌操作技术要求进行静脉穿刺置管，置管后每天或根据敷料特性定期清洁导管入口处，更换敷料。一旦发现局部红肿、压痛或感染，应及时处理，包括拔出留置的导管；必要时考虑全身性应用抗生素，以避免成为全身性感染的原发灶。

（2）导管相关性血流感染：多见于长期PN和HPN的患者，导管相关性血流感染是PN治疗时最为严重的并发症，不仅增加医疗费用，更会危及生命，需极为重视和加强预防。

1）相关因素和临床表现：导管相关性血流感染的相关因素包括深静脉导管的穿刺、应用、护理和患者的免疫防御能力低下等。当患者局部出现红、肿、热、痛、渗出等炎症表现，以及发热（体温＞38℃）、寒战或低血压等全身感染症状，且外周静脉血培养细菌或真菌阳性，或者从导管尖端和外周血培养出相同种类、相同药敏结果的致病菌，表明患者发生了导管相关性血流感染。

2）预防与处理：①严格无菌操作，包括置管、药物配制、静脉输液、导管维护等各个环节。②需长期PN者，静脉通路选择优先级为PORT＞PICC＞CVC，不推荐使用留置针行营养液输注。中心静脉置管成人首选锁骨下静脉，其次颈内静脉，肥胖成年患者慎重选择股静脉；置入输液港时首选超声引导下右侧颈内静脉途径，对于乳腺癌患者的输液港置入途径首选健侧胸前锁骨下经颈内静脉途径。③确保肠外营养液配制环境符合要求，专人规范配制；肠外营养液宜现配现用，不得加入抗生素、激素、升压药等，添加电解质、微量元素等注意配伍禁忌，保证混合液中营养素的理化性质。输注时避免阳光直射，全肠外营养混合液在24 h内输完，如需存放，应置于4℃冰箱内避光冷藏，并且复温后再输注。④采用TNA方式输注，输液管路上应用合适的滤器。根据导管类型做好导管维护。⑤一旦怀疑或证实为导管相关性血流感染，立即建立周围静脉通路，更换输液系统和营养液。须采集周围静脉及中心静脉血标本分别做微生物培养；对于多腔静脉导管，每个腔都应采集一套血培养样本，血培养标本应在寒战或开始发热高峰前30～60 min、使用抗生素前采集，同时做抗生素敏感试验。根据相关微生物的敏感性选择合适的抗生素。⑥对于留置中心静脉导管或者输液港的患者，除发热外无其他感染征兆，应先遵医嘱予抗生素非手术治疗；遵医嘱使用抗生素72h无明显缓解，或怀疑出现脓毒血症者，应立即拔出导管。

3.代谢性并发症

（1）高血糖

1）相关因素和临床表现：高血糖是PN时常见并发症，尤其在营养不良的重症患者启动PN治疗时。高血糖的主要相关因素为患者可能存在胰岛素抵抗、葡萄糖供给量较高而外源性胰岛素补充不足，或单位时间内输入的葡萄糖超过机体的代谢能力等。患者可有口渴、多尿、多饮等类似糖尿病的症状。

2）预防与处理：肠外营养宜优选TNA方式输注，建议使用输液泵匀速输注。PN期间加强观察，控制血糖稳定。若怀疑血糖异常，应立即监测血糖证实。对高血糖者应用降糖药物，一般皮下注射胰岛素即刻使血糖下降。但患者一旦发生高渗性非酮症高血糖昏迷，需立即处理，包括停止输注葡萄糖液或含葡萄糖的营养液；输入低渗或等渗氯化钠溶液，静脉泵入胰岛素使血糖下降；同时注意防止发生急性脑水肿；动态监测生命体征、血糖、电解质等。尤其是重症患者，在营养治疗过程中血糖波动大，需要严密的血糖监测和使用胰岛素，维持血糖在比较恒定的水平，美国肠外肠内营养学会建议对于成人ICU患者血糖控制在7.8～10mmol/L。多项研究认为外科患者术后可直接将胰岛素加入PN液中，并将任一时间的血糖控制目标定为8～10mmol/L。

（2）低血糖

1）相关因素和临床表现：多为突然停止输高浓度葡萄糖溶液或提供的外源性胰岛素剂量过多。低血糖的临床表现主要有头晕、乏力、心慌、心率加快，面色苍白，甚至四肢湿冷、震颤或血压下降，严重者可损伤中枢神经系统。血糖检测可明确诊断低血糖。

2）预防与处理：对于易发生低血糖的PN患者，配制肠外营养液时不建议将胰岛素加入营养液中输注，可以在输注营养时静脉泵入胰岛素，同时密切监测血糖变化，根据血糖值调整胰岛素的用量。如果无条件静脉泵入，在营养液中加入胰岛素时要适量，且充分混匀，在输注过程中应每隔一段时间轻轻振荡营养袋，以防止胰岛素吸附在PVC袋上。输注速度不可过快，建议100～150ml/h，宜用输液泵匀速输注，全天输注时间不少于12h。输注过程中加强观察，如果患者出现心慌、气促、出冷汗、头晕等症状时及时监测血糖。

（3）高三酰甘油血症和脂肪超载综合征

1）相关因素和临床表现：高三酰甘油血症和脂肪超载综合征多见于单瓶输注脂肪乳剂时；主要与快速或大剂量输入脂肪乳剂引起的脂肪过量和廓清障碍相关。当脂肪的输注速率超过水解速率时可引起血浆三酰甘油水平升高和不良反应，如恶心、呕吐。脂肪超载表现为一组综合征，特点是头痛、发热、黄疸、肝脾大、呼吸窘迫、贫血或自发性出血；其他包括白细胞减少、血小板减少、低水平纤维蛋白原及凝血障碍等。轻者经停止输注脂肪乳剂后，上述症状多可消退。

2）预防与处理：在启动PN前应检测血浆三酰甘油水平，有高三酰甘油血症者需限制脂肪乳剂的剂量或禁用。PN期间定期做血浆浊度试验或监测血清三酰甘油水平，了解脂肪的利用和廓清能力。推荐检测方法是在输注结束5～6h后进行。输注期间血清三酰甘油不宜超过3mmol/L。一旦确诊为脂肪超载综合征，应立即停输脂肪乳剂或含脂肪乳剂的TNA液；同时提供支持性治疗，如输液、输血、人体白蛋白和（或）新鲜冷冻血浆。一旦患者病情许可，应尽快过渡为肠内营养支持。

（4）肠外营养相关性肝病：肠外营养相关性肝病（parenteral nutrition associated liver disease，PNALD）是PN患者较常见的并发症之一。通常将伴随PN出现的肝胆功能损伤称为PNALD，多见于长期PN治疗的肠衰竭/短肠综合征婴幼儿和成人，在成人中的发生率为15%～40%，一般与PN的持续应用时间成正比。

1）相关因素和临床表现：病因尚不完全清楚。与成人PNALD有关的因素分为非营养相关和营养相关性。前者包括基础疾病或并发疾病，如肝胆疾病、脓毒症、短肠综合征及肝毒性药物等；后者包括长期禁食和无肠内营养、缺乏某些微量营养素或胆碱、长期PN及其配方中的脂质种类和负荷［＞1.0 g/（kg·d）］，如长期使用大豆油为基质的脂肪乳剂，其中富含的ω-6 PUFAs和植物固醇导致细胞膜和血浆脂蛋白中植物固醇含量的逐渐增加和积累，可能与肝功能损伤和胆汁淤积有关；氧化应激被认为是导致肝细胞损伤和凋亡的大"冲击"；其他还包括PN连续24 h输注等。PNALD通常发生在PN治疗2～4周后。由于缺乏明确的诊断标准，目前主要依据长期应用PN、临床表现、肝损伤的生化标志物（丙氨酸转氨酶、碱性磷酸酶、胆红素等）升高和其他引起肝病的病因进行综合判断。

2）预防与处理：目前尚无真正有效治疗PNALD的药物，主要通过对相关风险因素的了解进行主动预防。包括：①有效处理基础疾病和伴随或潜在的严重感染和肝胆疾病；合理用药，减少药物性肝损伤。②减少禁食时间，尽早恢复饮食或EN，以促进胆汁引流和维护胃肠道黏膜屏障的完整性。③根据个体患者的血脂、血糖水平和肝功能等合理配制PN的糖脂比和热氮比；选用合适的脂肪乳剂；控制脂肪剂量不超过1.0

g/（kg·d）。鉴于微量营养素如维生素、微量元素和电解质在代谢中的重要作用及其缺乏的临床隐匿性和不典型性，建议给予较长时间摄入不足或营养不良的患者常规补充。④采用循环输注方式（输注十几小时，允许代谢休息数小时）。⑤加强PN期间的监测、重复评估和管理。多数短期PN患者的肝胆损伤属轻微，常在PN减量或停用后短期内恢复正常，但部分PNALD患者还需协同其他处理措施，包括控制非营养相关因素。如调整PN配方和减少总能量摄入。抗氧化治疗：抗氧化剂被认为是治疗PNALD的一种选择。

4.再喂养综合征　再喂养综合征（refeeding syndrome，RFS）是机体经过长期饥饿或营养不良，处于分解代谢状态，体内的电解质、维生素等储备耗竭重，新摄入营养物质后，特别是短时间内输注大量葡萄糖溶液后，血糖浓度升高，刺激分泌大量胰岛素，体内合成代谢增强，钾、钠、镁、钙和维生素的血清浓度出现明显下降，由此出现的电解质紊乱、糖代谢异常、维生素缺乏、体液潴留等一系列症状。

（1）相关因素和临床表现：发生的高危人群有营养不良患者、长期饥饿、神经性厌食、长期慢性消耗性疾病未及时补充营养物质等患者。其临床表现主要有"四低一高"，即低血钾、低血磷、低血镁、低维生素B_1及高血糖。以及由于电解质和代谢紊乱引起的一系列全身多器官系统的症状。其中低磷血症是最突出的临床表现，有些患者仅有低磷血症。

（2）预防与处理：①在实施营养治疗前需对患者进行全面评估，识别发生再喂养综合征的高危患者；②PN治疗前及治疗期间每周监测谷丙转氨酶、谷草转氨酶、总胆红素、直接胆红素、碱性磷酸酶、白蛋白、前白蛋白、总蛋白、胆固醇、三酰甘油、凝血功能等。营养治疗期间定期监测血电解质情况；③每日行体格检查，倾听患者主诉，特别是对神经系统和心脏的评估；④严格控制热量的摄入，早期以低热量开始。

（四）肠外营养的监测

肠外营养的监测除了对患者进行营养治疗效果和营养治疗安全性的监测外，还包括对肠外营养液稳定性的监测。具体监测项目包括患者的临床体征、营养参数、人体测量、液体平衡、肠外营养液的稳定性、生化指标、并发症发生情况等。

1.临床体征　临床体征的监测包括患者的情绪、生命体征，如体温、脉搏、呼吸、血压；是否有水肿或脱水征象；以及系统的临床检查，如肺脏、心脏、腹部、神经系统等。

2.营养参数　营养治疗过程中需要对患者的食欲、进食和通过各种途径摄入的营养素总量进行监测和评估。肠外营养治疗时，在监护患者病情变化的同时，需要密切关注患者的胃肠道功能，一旦胃肠道允许，应尽早开始EN。

3.人体测量　监测体重、BMI长期变化情况。每周测1次中臂围和皮褶厚度，定期进行握力测定以评估肌肉力量。定期行身体成分分析。

4.液体平衡　记录患者每日的液体输入量、尿量、引流液量等以评估患者的液体平衡情况。

5.生化指标　应用肠外营养液时，应每日监测血糖、钠、钾、镁、磷、离子钙水平，其他实验室参数一般每周测定2～3次，包括白细胞计数、中性粒细胞比值、血清蛋白、微量营养素水平、肝肾功能等。

6.肠外营养液的稳定性　肠外营养液特别是全营养混合液（TNA），包括糖类、脂肪乳、氨基酸、维生素、电解质及微量元素等几十种成分，TNA的稳定性是保障其安全使用的关键。在使用过程中需要监测：①乳剂外观变化，若TNA中含胰岛素应每1～2小时轻轻晃动营养袋混匀以防低血糖（长时间静置时，胰岛素可能堆积，突然大量入血导致低血糖）；②若液面出现半透明乳化层需马上摇匀，若析出黄色油滴，则表明已发生不可逆油水分层，应马上停止滴注。

7.并发症的发生情况　监护患者是否发生导管相关感染，监测感染指标如体温、白细胞计数、中性粒细胞比值、降钙素原定量的变化趋势，必要时进行血培养等；监护患者是否有导管相关静脉血栓栓塞，监测凝血功能如D-二聚体等；以及代谢性并发症，包括各种营养物质的代谢紊乱及急、慢性脏器损害等。

目前肠外营养的相关研究仍处于早期阶段，大样本多中心随机对照研究较少。不同疾病、不同疾病阶段患者的营养素需求和代谢状况不一样，在制订营养治疗计划前，应对患者实施营养风险筛查、营养评定、综合评估，根据患者病情制订个体化的营养治疗方案。在使用肠外营养的过程中，需要密切监护，详细记录患者肠外营养液的使用情况、病情变化或代谢状态的改变，保障患者安全、有效的使用肠外营养液。

第六节　营养监测与营养治疗疗效评价

一、营养监测

在临床治疗中，营养诊疗的目的不仅可以满足患者的营养需求，同时可以显著改善患者临床结局、延长生存时间、提高生活质量、节约医疗费用。为了保证营养治疗效果，营养监测是规范化营养诊疗重要的一环。在营养治疗中应定期且持续性地观察和监测患者营养状态、营养干预效果，补充营养不足、纠正营养过剩可预防营养干预引起的并发症，提高营养干预的安全性和治疗效果。

（一）临床症状体征

在了解患者的疾病情况和用药史的前提下，在营养治疗过程中，我们应该跟踪患者出现的任何临床相关症状和体征。这些症状直接影响患者的营养状况，可能干扰营养治疗进程，因此需要及时发现，及时干预，提高营养治疗的安全性和有效性。

1.营养缺乏、营养消耗和丢失情况　监测患者是否出现发热、水肿、胸腔积液、腹水、维生素缺乏相关症状、常量和微量元素缺乏相关症状等。重症患者可通过间接测热法来测定机体静息能量消耗值以设定能量目标并及时调整营养方案。建议一周监测1～2次。

2.管路通畅　对于经管饲行肠内营养的患者（如鼻胃管、鼻肠管、胃造瘘、肠造瘘等），在营养治疗过程中要随时观察管路是否通畅，选择适宜的肠内营养制剂和管饲方式（如一次性推注、间歇重力滴注、连续泵注），指导患者进行管路护理，避免堵管。

每次管饲前后都应进行监测。

3.消化道症状　在营养治疗中，需要监测上、中、下三个部位的消化道症状。①上消化道症状：观察有无恶心、呕吐；②腹部症状：观察有无腹痛、腹胀、肠型等，监测肠鸣音情况；③下消化道症状：观察有无腹泻、便秘，大便次数、性质与形状。

对于管饲的患者，尤其需要重视有无误吸、反流、腹胀、腹泻的情况。对于重症患者，需要每日监测患者的消化道情况，建议采用急性胃肠损伤（AGI）分级或AGI超声（AGIUS）来评估患者的胃肠功能。

（二）实验室检查

实验室检查可提供客观的营养评价结果，反映某些营养素的缺乏或过量，在营养治疗中应动态监测实验室指标。

营养治疗中通常需要监测的指标应包括血液学基础（血常规、血生物化学、维生素、矿物质等）、重要器官功能（如肝、肾功能）、激素水平、炎症因子（IL-1、IL-6、TNF）、蛋白水平（白蛋白、转铁蛋白、前白蛋白、C反应蛋白）、代谢因子及其产物（蛋白水解诱导因子、脂肪动员因子、乳酸）等。但出于卫生经济学及普适性的考虑，临床上一般要求定期检测肝功能、肾功能、血糖、血脂、电解质、C反应蛋白（C-reactive protein，CRP）等指标。

对于心肺功能障碍者需要密切监测液体平衡，以及心功能相关指标，如脑钠肽（BNP）、肌红蛋白、肌钙蛋白、肌酸激酶同工酶MB（CK-MB）等，防止加重心脏负荷。一般情况下建议每1～2周监测1次。

对于实施肠外营养治疗及再喂养高风险的患者，我们尤其需要重视实验室指标的监测。营养治疗刚开始，应每天多次监测血糖及电解质，若出现异常，应及时更换调整营养治疗方案，直至指标平稳。

进入病情稳定阶段，根据实际情况，每周可测定1～2次血常规、凝血酶原时间、肝功能、肾功能、营养指标等。对于输注含脂肪乳剂的患者，还应每周监测一次三酰甘油及脂肪廓清试验，预防脂肪超载综合征。

（三）摄食情况

摄食情况的变化是营养监测的核心项目，包括了对食欲及摄食量的监测。建议每周监测1～2次。

1.食欲　食欲是一个非常主观的评价指标，是营养监测的必需项目，建议采用食欲刻度尺来监测评价患者食欲，"0"为食欲最差、完全没有食欲，"10"为食欲最好，其他介于0和10之间，让患者根据自己的食欲情况在刻度尺上选择数字，见图2-6-1。

据统计，厌食在新诊断的肿瘤患者中发生率约为50%，在晚期患者中可高达

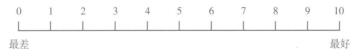

图2-6-1　食物刻度尺

26.8%～57.9%。食欲下降往往伴随着营养摄入不足，导致或加重营养不良。在营养治疗中，对食欲进行监测，对食欲差的患者进行适当干预，如调整饮食色香味或质地、采取少食多餐的摄入模式、药物治疗等方式来增强食欲，是提升营养治疗效果的重要手段。

2.摄食量　一般采用膳食调查来监测患者的摄食量有无变化，评估是否满足患者营养需求。常用的膳食调查方法包括称重法、记账法、化学分析法、食物频率法及询问法，询问法又包括膳食史法和24h膳食回顾法。

临床上以24h膳食回顾法最为常用，但膳食调查需要由营养专业人员（如营养师）实施，且耗时较长。为了便于动态监测，可采用丛明华发明的简明膳食自评表（图2-6-2），来了解患者的膳食情况。建议每周监测1～2次。

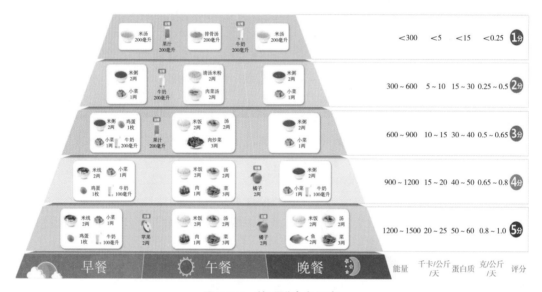

图2-6-2　简明膳食自评表

若患者正在进行人工营养治疗（包括口服营养补充、肠内及肠外营养），则应每日对患者营养摄入量进行监测，以评价患者营养摄入是否达标，尤其是能量和蛋白质达标的情况。

二、营养治疗疗效评价

毋庸置疑，营养治疗可以改善患者的营养状态，提升患者的生活质量，提高患者对肿瘤治疗的耐受性，从而改善患者疾病预后。但目前肿瘤营养治疗的疗效评价仍缺乏统一的标准和规范。一方面，营养治疗是一个长期过程，其疗效往往无法在短时间内呈现；另一方面，肿瘤营养治疗的疗效涉及面广，不能单纯依靠某些查血指标或体重来评价。目前，临床中往往忽视了营养治疗的疗效评价，或是错误地判断营养治疗的疗效。因此，需要制订统一、规范的营养治疗疗效评价方案，以提高营养诊疗的规范性和完整性。

由于营养治疗是一种整体治疗，影响营养治疗效果的因素多，其治疗效果也体现在各个方面，包括生理、心理、认知、行为、功能、结构及病变等。根据营养治疗后不同参数对治疗发生反应时间的不一致，我们可以将营养疗效评价分为短期、中期和长期疗效评价。

（一）短期疗效评价

短期疗效评价通常是指在治疗开始后的数周或数月内进行的评价，如KAP、体能、实验室检查等。

1.营养知识-态度-行为（knowledge，attitude，practice，KAP）　营养教育是营养五阶梯疗法的第一阶梯，定期对患者进行营养教育、破除营养误区是营养治疗的首要任务。因此，患者的营养知识-态度-行为的变化应是营养治疗疗效评价的首要参数。营养KAP问题很多，但在实践中我们可以让患者回答表2-6-1中的4个典型问题，来了解患者的营养KAP。

表2-6-1　评价患者营养KAP的问题

问题	回答		
疾病情况下营养消耗有何变化？	增加	减少	不变
增加营养会促进疾病发展吗？	会	不会	不知道
日常饮食中忌口吗？	严格忌口	有点忌口	不忌口
如果忌口，忌口什么食物？（多选）	蛋、奶、鱼、肉、豆、蔬菜、水果		

在发达国家，肿瘤本身高代谢消耗、抗肿瘤治疗不良反应分别是肿瘤患者营养不良的第一、二位原因。但中国抗癌协会肿瘤营养与支持治疗专业委员会调查发现，营养KAP误区是我国肿瘤患者营养不良的第一原因，这是我国肿瘤患者营养不良的一个显著特征，这可能与我国患者不重视营养治疗或缺乏营养相关知识有关。对患者营养KAP进行评价，可以更具针对性地实施营养教育，提高营养治疗的效果。

2.体能　体能（physical performance）与患者临床预后密切相关。体能评价的方法很多，最常用的包括简易体能评估法（short physical performance battery，SPPB）、日常步速评估法（usual gait speed，UGS）、"起立-行走"计时测试（Timed "up and go" test，TUG）、爬楼试验（stair climb power test，SCPT）、6min步行试验（6-minute walk test，6-MWT）、功能伸展测试（functional reach test，FRT）、搬运测试（lift and reach）及握力（grip）等。其中以握力、计时起走测试及6min步行试验最为实用，建议选择上、下肢测试组合，如握力＋计时起走测试或握力＋6min步行试验。

（1）握力：握力是反映肌肉总体力量的一个指标，主要反映前臂和手部肌肉的力量。除此外，握力也与其他肌群的力量有关，测量握力，也可反映患者上肢肌力情况，间接体现机体营养状况的变化，适用于患者肌力和营养状态变化的评价，连续监测以评估患者骨骼肌肌力恢复情况。

（2）"起立-行走"计时测试："起立-行走"计时测试不仅涉及肌肉功能也涉及了

神经系统功能，是一个多维性概念。在连续营养监测中，主要可用于评价患者下肢肌肉的功能，也能在一定程度上体现患者整体营养状况的变化。该测试也适用于评估老年患者的行动能力、平衡性、行走能力和跌倒风险。

（3）6min步行试验：6min步行试验是一个定量分析心肺功能的方法，能反映患者日常生活生理状态，评价患者的整体活动能力和功能状态，有助于识别衰弱和衰弱前期的老年患者。在连续营养监测中，主要可以用来评价患者下肢肌肉的功能，体现患者整体营养状况的变化。

3.健康状况评分　健康状况是机体功能状态的整体反应，通常采用Karnofsky体力状况（Karnofsky performance status，KPS）评分或美国东部肿瘤协作组（Eastern Cooperative Oncology Group，ECOG）评分。KPS评分越高，健康状况越好；ECOG评分越高，健康状况越差。

4.实验室检查　实验室检查可提供客观的营养评价结果，反映某些营养素的缺乏或过量，并在一定程度上反映患者的营养代谢状态。如炎症因子（IL-1、IL-6、TNF）、蛋白水平（白蛋白、转铁蛋白、前白蛋白、C反应蛋白）、代谢因子及其产物（蛋白水解诱导因子、脂肪动员因子、乳酸）等指标的改善，可以在一定程度上反映患者营养状态的好转。

5.综合营养评估工具　除了以上营养相关指标的评价，目前也有很多综合性的营养评估工具，国内常用的方法有主观整体评估（subjective global assessment，SGA）、患者主观整体评估（patientgenerated subjective global assessment，PG-SGA）及微型营养评价（mini nutritional assessment，MNA）3种，具体使用方法见本章第二节。

（二）中期疗效评价

中期疗效评价通常是指在治疗开始后的数月至1年内进行的评价，如人体学测量（体重、小腿围、三头肌皮褶厚度）、人体成分分析、生活质量及心理变化。

1.人体学测量　人体测量学是由人类学家在19世纪晚期发明的，是使用简单的测量装置来量化人体的差异。人体测量方法在评估营养状况方面的潜力最早是在19世纪末由Richer首次实现的，他使用皮褶厚度作为肥胖的指标。人体测量数据非常客观、操作简便，又可以较好地反映营养状况。人体测量数据主要包括对身高、体重、围度（包括上臂、大腿、小腿、腰围、臀围等）、皮褶厚度（三头肌、二头肌、肩胛下、腹壁和髂骨上等）等参数的测定。人体测量数据变化慢，敏感度较低，在营养监测工作中一般测定体重、小腿围、三头肌皮褶厚度，这三项变化较为敏感的指标。建议每4～12周监测1次。

（1）体重：测量体重应在患者清晨起床、排空大小便、空腹、穿单衣裤、赤足的情况下进行。除体重值的变化，还应监测以下几项指标。①体重变化率：体重变化率（%）=（原体重-现体重）/原体重×100%，正数为体重丢失率，负数为体重增加率。评价时应将体重变化的幅度与速度结合起来考虑，评价标准见表2-6-2。②体重指数（body mass index，BMI）体重指数=体重（kg）/身高（m）^{2}。针对亚洲人群的体质特点，2002年，国际生命科学学会中国办事处中国肥胖问题工作组提出18岁以上中国成人BMI标准，正常范围为18.5～23.9，<18.5为消瘦，>23.9为超重，>28为肥胖。

体重指数是反映蛋白质能量营养不良及肥胖症的可靠指标。临床上体重指数的改变常提示疾病的预后，BMI < 18.5可能高度提示临床转归不佳和死亡。

表2-6-2 体重改变的评价标准

时间	中度体重丧失	中度体重丧失
1周	1% ~ 2%	> 2%
1个月	5%	> 5%
3个月	7.5%	> 7.5%
6个月	10%	> 10%

（2）小腿围：小腿围反映人体腿部肌肉及（皮下）脂肪水平。小腿围的正常范围并无统一标准，就亚洲而言，目前日本开展的3项研究根据住院患者小腿围参考值确定截止点为女性< 29 cm，男性< 30cm。

（3）三头肌皮褶厚度：皮褶厚度可以反映人体皮下脂肪的含量，它与全身脂肪含量具有一定的线性关系，其中三头肌皮褶厚度最为常用。我国成人肱三头肌皮褶厚度正常参考值为男性8.3cm，女性15.3cm。实测值相当于正常值的90%以上为正常，80% ~ 90%为轻度营养不良，60% ~ 80%为中度营养不良，低于60%为重度营养不良。

2.人体成分分析 人体成分分析（body composition analysis，BCA）是采用不同方法如双能X线吸收法（dual energy x-ray absorptiometry，DEXA）、生物电阻抗法（bioelectric impedance analysis，BIA）、电子计算机断层扫描（computed tomography，CT）、磁共振成像（magnetic resonance imaging，MRI）、B超等对人体组成成分进行测定。上述方法中，BIA由于简便、无创、价廉等优势，近年来得到广泛应用。重要参数包括实际体重，肌肉量、体脂量与脂肪分布、水分分布、相位角、细胞总数量等。

（1）肌肉量：BIA的一个重要意义是可以了解体重变化（丢失或增加）的成分。不同条件下，相同的体重丢失量、丢失的成分各不相同。恶性肿瘤患者的一个显著特征是骨骼肌的丢失。反过来，术后或营养治疗后的体重增加过快多数是脂肪组织的增加。任何情况下，骨骼肌丢失与临床结局差、生存时间短密切相关，而脂肪丢失则并非必然是不利因素。当前，国际最新的营养不良诊断标准（global leadership initiative on malnutrition，GLIM），把肌肉量减少定为诊断营养不良的三项表现型指标之一。BIA作为被推荐使用的检测手段，可采用四肢骨骼肌指数（appendicular skeletal muscle index，ASMI）来判断肌肉量减少，在女性和男性中的截止点分别定为< 5.5 kg/m^{2}和< 7.0 kg/m^2。

（2）脂肪分布：体脂肪组织有内脏脂肪（visceral adipose tissue，VAT）和皮下脂肪（subcutaneous adipose tissue，SAT），Fox CS等调查3001例50岁以上受试者发现：尽管VAT及SAT均与血压、空腹血糖、三酰甘油有关，但是VAT与高血压、高血糖、糖尿病及代谢综合征关系更加密切，他们认为VAT是病源性脂肪储存（pathogenic fat depot）。

（3）水分分布：身体水分分为细胞内水分和细胞外水分，细胞内外水之间经常进行水分、营养、氧气等的交换，以保持彼此的均衡。若机体处于应激炎症，或心肺功能、肾脏功能受损等情况下，细胞内、外水分失衡。临床中需要对此类患者进行水分管理。

（4）相位角（phase angle，PA）：相位角是物理电学上的概念，当电流通过细胞膜时会阻碍交流电的通过，使交流电时间发生延迟。相位角就是反映人体细胞膜对交流电产生阻碍作用的大小。目前越来越多的研究表明，PA可能是预测肿瘤患者生存率和生存时间的早期敏感指标。

3.生活质量 有效的营养治疗可以提高患者的生活质量，常用EORTC QLQ-C30 V3.0中文版对患者的生活质量进行监测。QLQ量表体系除核心模块QLQ-C30主量表外，还有适用于不同癌种和症状特异模块的子量表。QLQ-C30主量表与各相应肿瘤的子量表结合应用，可完整测定患者的生活质量。

4.心理 国内许多研究表明，恶性肿瘤患者中出现心理痛苦的人高达80%，其中重症抑郁占18%。心理障碍的肿瘤患者，往往食欲差、进食少、营养状况差，良好的营养状态可以改善患者的心理状态。心理评价的方法纷繁复杂，心理痛苦温度计（distress thermometer，DT）于1998年由Roth AJ发明，是一项简便的心理评估方法，得到NCCN的推荐。"0"为没有痛苦，"10"为极端痛苦，其他介于0和10之间，患者根据自己的情况选择相应的数字，见图2-6-3。对于心理痛苦评估有中重度痛苦（DT ≥ 5）的患者，还需要进一步询问病史，并选择相应的抑郁、焦虑等心理专业评估量表进行评价。

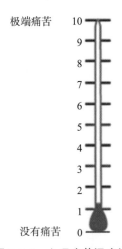

图2-6-3 心理痛苦温度计

5.肿瘤患者特异性营养治疗疗效 营养治疗是肿瘤治疗的一线治疗，良好的营养状态对抗肿瘤治疗的延续性和疗效有重要意义。肿瘤患者特异性营养治疗疗效评价还应包括病灶大小、代谢活性、肿瘤标志物等。

（三）长期疗效评价

长期疗效评价通常是指在治疗开始后的1年以上进行的评价。如生存时间。肿瘤患者通过营养治疗，保证抗肿瘤药物治疗的疗效，能显著降低并发症的发生率，降低死亡率，延长患者生存时间。北京大学肿瘤医院沈琳教授的一项RCT研究发现，化疗时予以营养支持治疗组患者的生存时间较单纯化疗组患者延长了2.9个月，死亡风险降低了32%。

营养治疗是一个长期的过程，在治疗中对患者进行定期的营养监测与疗效评价才能保证营养治疗的效果。接受营养治疗的患者，尤其是严重营养不良的患者出院后均应定期到医院营养门诊或接受电话营养随访，至少每3个月1次。

第七节　家庭营养

一、家庭肠内营养

（一）概述

家庭肠内营养（home enteral nutrition，HEN）在20世纪80年代首次被提出，是指患者在院外由医师和护士指导，在家中进行肠内营养治疗，患者接受定期随访和维护，目前被认为是一种可靠、简便、安全、有效的营养干预方法。HEN对生活影响较小，有利于提高生活质量，并可节省医疗费用，易被患者及其家属接受，已成为家庭营养的主要方式。肿瘤患者营养不良发生率较高，研究显示，头颈部肿瘤及消化系统肿瘤患者营养不良发生率高达40%～80%，以体重及肌肉丢失为特征的营养不良已成为影响肿瘤患者生活质量及生存期的重要因素。因此，营养治疗是肿瘤患者综合治疗的一部分，HEN作为院内营养治疗的重要延伸，应成为肿瘤患者的主要营养治疗方式。既往研究表明，HEN是一种安全有效的技术，在规范的营养支持团队（nutrition support team，NST）指导下，患者经过筛查和培训，加上NST随时沟通、联络和定期随访，可以减少HEN患者营养不良的发生率，提高患者对抗肿瘤治疗的耐受性，维持或改善患者的生活质量。然而，患者的认知、依从性、复诊率等会影响患者营养治疗的效果和安全性，没有专业团队的管理和指导，HEN患者的并发症发生率及营养摄入不足发生率都较高。而规范的HEN不仅能维持患者的体重，减少肿瘤治疗不良反应，还能提高患者生活质量，降低医疗花费，对于肿瘤患者提高营养治疗疗效，减少并发症的发生意义重大。

（二）HEN适应证及禁忌证

1.适应证　存在营养风险或营养不良，膳食摄入不能正常满足营养需求，功能正常的患者应给予HEN。这些患者能够接受，并且同意并能够遵守以改善体重、功能状态或生活质量为目标的HEN治疗。营养风险通常用营养筛查量表2002（nutrition risk screening，NRS2002）来评估，超过3分认定为有营养风险。营养不良的确定可表现如下：患者1周不能进食，或1～2周进食量＜60%［相当于日常摄入＜10kcal/（kg·d）］或每日少摄入600～800kcal，或近1个月体质量下降＞5%，近3个月体质量下降≥15%等任一表现。

存在营养不良风险的患者（如神经系统疾病、颅脑损伤、头颈部肿瘤、胃肠道及其他恶性肿瘤、包括吸收不良综合征在内的非肿瘤性胃肠道疾病患者）出院前应考虑口服营养补充剂或HEN。同时，需考虑患者本人或家属的主观意愿问题。在HEN开始前，医务工作者（医师、护士或营养师）应告知患者HEN的潜在利弊。患者应充分认同，并愿意主动积极地接受HEN治疗，方可开始。

2.适宜人群　根据HEN指南，需要HEN治疗的疾病包括神经系统疾病引起的吞咽障碍、恶性肿瘤、癌症恶病质、慢性阻塞性肺疾病（COPD）、心脏病、慢性感染，以及由于肝脏、胰腺或肠道疾病引起的吸收不良/消化不良。此外，除以上明确适用人群外，在患者出院前，如果存在营养不良风险，也应该考虑HEN，可选择口服营养补充（ONS）或管饲。对这类患者，可实施医院到家庭（hospital to home，H2H）的营养管理模式，以患者为中心，提供从院内到院外的连续、个体化营养管理，实现持续的营养支持。

3.禁忌证

（1）预期寿命＜1个月，或患者和（或）其法定代理人不同意启用HEN，通常不应启动。努力估计预期寿命，以确保获得最佳护理。

（2）存在严重肠功能紊乱、胃肠道梗阻、胃肠道出血、严重吸收不良或严重代谢失调等疾病或症状的患者不得进行HEN。

（3）患者和（或）家庭成员/法定照顾者/主要照顾者不同意或不太可能遵守HEN计划，和（或）如果存在无法克服的组织/后勤问题，则不应提供HEN。根据HEN指南，如果家庭肠内营养是人工营养的一种，属于一种临床治疗措施，涉及人工营养相关伦理问题。因此，HEN应建立在尊重患者自主权的基础上，有行为能力的患者有权利决定是否接受任何一种治疗，HEN使用与否不仅是患者生理上的需求，也涉及患者生存意愿及其家庭决策等伦理问题。

（三）HEN的实施

1.组建合格的家庭营养支持团队（nutrition support team，NST）　由于需要家庭营养治疗的患者一般病情比较复杂，因此，NST需要对患者进行评估和治疗，团队成员应包括医师、营养师、护士、药师、言语治疗师、康复治疗师、社会工作者、心理医师等健康照顾专业人员。研究证明，NST通过制订营养诊疗规范，执行营养诊疗路径，利用联合会诊、病例讨论等形式开展工作，有利于减少由于营养不良而增加的住院时间及不合理营养治疗所导致的并发症及额外的医疗花费。中国肿瘤营养治疗指南及国外指南均推荐NST作为肿瘤患者家庭营养的实施和管理团队。NST的目标是为医务人员、营养不良的患者及其家属提供营养治疗的技术支持，以保证患者得到规范合理的营养治疗。其中主管医师主要负责患者的选择，疾病和胃肠道功能的评估，选择和建立合适的营养治疗通路（如鼻肠途径、鼻胃途径、PEG和PEJ途径等）；营养师负责营养状况的评估（24h膳食调查、人体成分分析、体能及消化吸收功能评价），营养治疗方案的制订（计算能量需要量，选择适合患者的肠内营养制剂等），并对患者及其家属进行健康宣教（营养咨询、饮食营养指导及自我营养监测指导）；护士主要负责营养风险筛查、家庭营养的组织协调、营养治疗的护理指导（如指导家属掌握HEN护理知识，并发症的预防及处理注意事项等）；康复治疗师负责指导患者进行康复训练，包括言语康复、吞咽康复、颈部功能锻炼等。

2.HEN的配方　肠内营养配方一般分为标准配方、特殊配方制剂。配方的选择主要取决于患者和配方性质两个方面。患者因素包括营养需求、既往史和现病史、器官功能、胃肠功能、喂养途径和液体状况；配方性质包括营养成分、能量密度、分子大小、是否含纤维素、渗透压、黏稠度、管理方法和成本。

（1）标准HEN配方制剂：指南推荐HEN患者使用标准配方的商品制剂，而非家庭自制的匀浆膳。我国大多数患者选择经济且符合生理要求的匀浆膳，匀浆膳是一种可以在医院或家庭环境中制备的糊状浓流质饮食，适用于不能经口进食但消化功能良好的患者，经管饲给予。虽然既往有研究报道使用匀浆膳的患者有更高的耐受度和更少的胃肠道反应，但是，匀浆膳通常很难达到能量的需求及营养均衡，因为制作过程通常缺乏专业营养师的指导，且匀浆膳具有易受微生物污染、增加工作量、缺乏标准匀浆膳食谱等缺点。因此，商业肠内营养制剂在20世纪70年代被引入到管饲喂养，具有便捷省时、成分明确等特点，近年来使用越来越广泛。有学者发现，将患者匀浆膳调整为商业肠内营养制剂后，患者入ICU、肺炎及尿路感染和因贫血导致住院的比例均明显下降。而近年来国外有研究显示随着人们对自然、有机食物的青睐，越来越多的患者由使用商业肠内营养制剂转向根据自己需要挑选合适的食物制作匀浆膳。美国一项调查研究也显示在商业肠内营养制剂广泛普及的时代，大多数患者却选择使用匀浆膳来补充商业肠内营养制剂的不足，自制的匀浆膳中有自然食物中所有的营养素，可以通过摄取各种食物满足基本营养物质的摄入，以维持体质量和身体健康。但也有研究证明匀浆膳营养成分的浓度不一致可能会导致微量营养素的缺乏、喂养不足、体质量下降等。目前尚缺乏随机对照试验来证实商业肠内营养制剂与自制匀浆膳两者谁占优势，且匀浆膳的安全性和有效性还需进一步研究。

（2）特殊HEN配方制剂：家庭肠内营养指南对腹泻、便秘及糖尿病三类特殊类型的患者做出了相关推荐，建议便秘的患者可使用含膳食纤维的肠内营养配方，糖尿病患者可使用含糖量较低、含可缓慢消化的糖类和富含不饱和脂肪酸（尤其是单不饱和脂肪酸）的改良肠内营养配方。对于无腹泻、便秘或糖尿病患者，应根据相关专家意见，使用标准的肠内营养配方。而对于腹泻患者，通常都比较谨慎，腹泻是肠内营养不耐受的常见症状，在ICU患者中的发生率可高达50%，肠内营养制剂则被认为是导致ICU患者腹泻的主要原因。但有研究发现，对于血流动力学稳定的患者，使用可溶性纤维是安全的，且被认为可以减轻腹泻。所以，对于病情相对稳定的HEN腹泻患者，推荐常规使用可溶性膳食纤维。

3. HEN的输注途径　常用的有鼻饲管（鼻胃管和鼻肠管）、胃造瘘管（PEG）、空肠造瘘管（PEJ）等。使用时间＜4～6周的患者可采用鼻饲管进行HEN。当需要长期使用HEN时，建议使用经皮内镜下胃造瘘（PEG）或者经皮内镜下空肠造瘘（PEJ）。虽然研究显示PEG比鼻饲管更有优势，更少发生导管脱落，患者有更高的生活质量，且能更好地维持患者营养状况。但PEG在我国的临床应用仍远小于鼻饲管。可能是因为患者对于有创伤性的PEG接受度不高，通常是患者在不能耐受鼻饲管的情况下才会考虑建立PEG通道。

4. HEN的输注方式（顿服或连续滴注）　HEN的输注方式应由NST决定，应结合患者的疾病、喂养管的末端位置、喂养耐受性和患者的偏好等方面综合评估。一般认为顿服更符合生理特征，适合胃部营养。一般可分为4～6顿、200～400ml/顿的液体量。

与连续性喂养相比，顿服并不会导致更多的腹胀、腹泻及误吸风险。连续喂养一般使用泵注的方法，能更精确地控制喂养量，对于空肠营养更有优势。高能量的喂养也更推荐使用营养输注泵。患者也可以根据自己的需求调整喂养计划，如有些患者可以日间使用顿服，夜间使用输注泵泵注的方式。同时，推荐在喂食前后常规使用30ml清水冲管，以预防导管堵塞，并将此步骤作为患者/照护者健康教育的一部分。

5. 开始HEN的时间及注意事项　对于使用鼻饲管的患者，确定喂养管在位后，可根据制订好的营养处方立即开始HEN。需要注意的是，对于新留置鼻胃管的患者，应注意预防再喂养综合征的发生，因为患者在首次建立肠内营养通道前，常伴随长时间的进食量不足、低BMI、营养不良、电解质紊乱等，而这些均是再喂养综合征的危险因素。因此，对于初期使用HEN的患者，应严密监测电解质（钙、磷、镁）水平，并尝试以低能量喂养等方式预防再喂养综合征的发生。对于行PEG的患者，在没有发生造瘘相关并发症的情况下，可在术后2～4h开始肠内营养。对于在家接受空肠营养的患者，HEN指南推荐喂养量应循序渐进。与胃部营养相比，空肠营养常用于腹部术后，营养计划的启用需要更加谨慎。目前，临床上对于具体的喂养方案还存在很大的差异，但均按照循序渐进的原则进行喂养。有文献推荐术后第一个24h以10ml/h的速度喂养0.9%氯化钠溶液，第二个24h以10ml/h的速度启用肠内营养，之后再加速至20ml/h。

对于出院患者，满足以下条件则可开始HEN：喂养管放置在位；对肠内营养处方耐受；患者和（或）营养支持团队具有适当的知识和技能来管理HEN。住院患者在出院前应该建立稳定的肠内营养计划，确定出院后可耐受现有的配方及剂量。并且，患者或家属应该具备足够独立完成有关管饲的基本技能，包括喂养相关设备的操作等。营养师在住院期间随访监测患者且根据病情调整营养方案，在出院前将患者的营养方案调整到最佳，出院时患者已经对肠内营养完全耐受且达到目标能量。

6. 家庭肠内营养治疗的监测及随访　营养监测是临床营养诊疗流程的重要步骤，有利于评价营养治疗效果，及时发现和解决患者在营养治疗过程中遇到的问题，以提高营养治疗效果，减少不良事件的发生。肿瘤患者营养监测应由患者、患者主要照顾者及NST团队共同完成。患者可以通过记录饮食日记，定期称体重等进行监测，营养师、护士和社区全科医师可以通过定期电话随访、APP、门诊复诊或家访进行监测。营养师在营养监测及随访过程中发现解决不了的问题可转给NST相关成员处理，必要时可组织联合会诊。

（1）监测及随访：营养治疗的监测内容包括营养治疗的有效性和安全性，有效性营养指标包括营养摄入量、体重变化、人体成分变化、血液学指标、握力等。安全性指标包括腹泻、腹胀等肠内营养并发症及管路堵塞、脱落等机械性问题。肿瘤患者除监测营养相关指标外，还应包括结局指标，如生活质量、生存期、疼痛、心理状况等一些营养相关问题。营养师应根据监测及营养治疗效果指导饮食及调整营养治疗方案，见图2-7-1。

（2）随访形式：随访形式包括电话、APP、门诊复诊、家访等，其中APP随访是目前患者及医务人员接受度最高及最喜欢的形式。患者在APP上不仅可以进行自我监测评价，还可以上传多种监测信息至NST，也可通过微信进行咨询，患者群之间可以互相交流讨论，NST可以通过APP发布各种科普文章及营养活动通知等。目前国内已有多家医疗平台可以实现院后随访功能，医师或营养师可以根据个人需求进行选择。

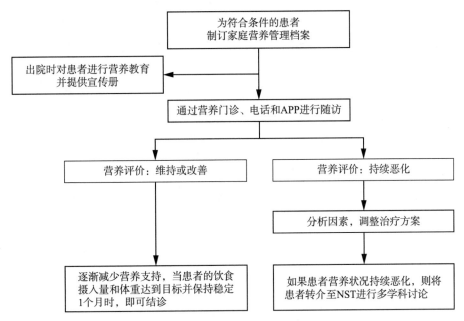

图2-7-1　家庭营养治疗的监测及随访流程

（3）随访频率：患者有问题可以随时打电话进行咨询，遇到不能自行解决的问题可与护士约定时间进行家庭访视。监测及随访间隔时间应根据患者的临床情况来决定，开始营养治疗后1个月内1～2周随访1次，1个月以后1～3个月随访1次，见表2-7-1。

表2-7-1　家庭营养监测及随访记录

姓名			性别		年龄	
病案号			电话		诊断	
地址						
基线体重（kg）			身高（cm）		BMI	
随访内容	1周	2～3周	4～6周	8～10周	12周	24周	36周
	日期	日期	日期	日期	日期	日期	日期
摄入量的变化							
体重的变化（kg）							
ONS的摄入							
并发症及原因							
实验室指标的变化							
营养改善的评价							

（4）随访记录：应有专人记录家庭营养管理患者的基本资料，包括联系方式、营养筛查及评估、营养治疗方案、营养监测及随访记录等，所有家庭营养管理的随访内容应填写随访记录表。不仅为将来患者治疗的连续性提供资料，也为今后工作经验的积累提

供大数据。

（四）家庭肠内营养管理流程

肿瘤患者HEN的主要目的是治疗肿瘤相关营养不良，提高肿瘤患者对治疗的耐受性和生活质量，减少医疗花费。为了保证临床营养诊疗工作的顺利开展，需要有一个系统和顺序相互关联的步骤，即营养治疗流程，见图2-7-2。

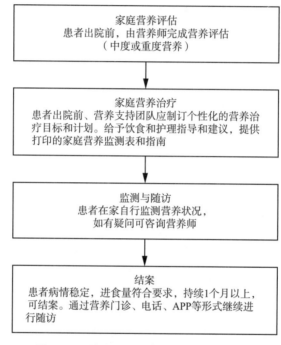

图2-7-2　肿瘤患者家庭肠内营养管理流程

HEN管理首先应对患者进行家庭营养管理评估，见表2-7-2。评估内容包括患者营养状况、营养状况影响因素、家庭状况、预计营养治疗时间、患者的认知及其对于营养改善的意愿，即是否能够或者愿意配合NST进行自我营养监测及营养师的定期随访。一般只有当患者主观整体评估（the patient-generated subjective global assessment，PG-SGA）为中、重度营养不良，且家庭营养治疗时间预计＞4周的患者才需要纳入家庭营养管理流程。

出院前由NST为患者制订个性化的营养治疗目标及方案，以营养师为主进行个体化营养咨询及饮食营养指导，同时护士给予营养治疗护理指导。出院后患者有问题可以随时联系营养师，营养师对纳入家庭营养管理的患者定期通过电话或APP进行随访（第一次随访为出院后第1周内，第二次为出院后1个月内，以后每1～3个月随访1次），对家庭营养治疗效果进行监测，包括饮食摄入、体重变化、营养治疗不良反应、营养医嘱依从情况等，并评价营养治疗疗效（如营养改善、维持、恶化）。若患者认知和社会支持良好，愿意配合家庭营养管理，则一般能达到比较理想的治疗效果。患者病情及体

表2-7-2　家庭肠内营养治疗评估

一般资料					
姓名		性别		年龄	
科室		病案号		电话	
诊断		地址			
生命体征					
体温（℃）			心率（次/分）		
呼吸（次/分）			血压（mmHg）		
营养筛查及评估					
身高（m）		体重（kg）		BMI（kg/m²）	
NRS-2002		PG-SGA			
诊断					
□轻度营养不良　□中度营养不良　□重度营养不良					
营养状况影响因素					
家庭状况评价					
家庭卫生状况：□好　　　□不好					
个人认知和自理能力：□好　　□不好					
家庭护理：□是　　□不是					
营养治疗目标	□增加营养摄入　□稳定体重　　□改善生活质量				
治疗方案	□饮食指南　　□口服营养补充　□管饲				
治疗时间	□1个月　　　□2个月　　□3个月以上				
潜在并发症	□管道堵塞　□腹泻　□腹胀　□其他				
我了解了家庭营养的好处和可能存在的风险，愿意配合医院家庭营养支持团队完成随访和评估				□是　　　　□否	
签名			日期		
患者是否符合家庭营养指征			□是　　□否		
营养师签名			日期		

重稳定，饮食摄入基本达标且持续1个月以上可结案。

（五）家庭肠内营养的主要并发症及处理方式

　　相关指南指出，肠内营养的并发症通常也存在于HEN中，主要包括机械堵管、误吸、胃肠道及造口并发症等。由于家庭自备匀浆膳没有商品制剂安全有效，故不推荐HEN患者使用。但由于商品制剂费用高昂，若患者及其家属坚持使用家庭自备匀浆膳，应接受多学科NST的专业化指导，并长期坚持随访。除此之外HEN指南还强调，建立HEN管理小组，出院后系统化管理患者也是降低并发症的重要手段。大多数潜在的长期并发症完全取决于出院后管理的质量，如果采取适当的措施，可以有效避免。有研究报道，在未建立HEN管理小组前，胃造瘘术后6个月的再入院率可高达23%，然而，HEN管理小组介入后，因造瘘导致的再入院率可降低到2%。

1. 机械并发症

（1）导管堵塞：最为常见，经喂养管喂药时，需要将药物碾碎，加水溶解注入，给药前后均需30ml温开水冲管，可有效防止管道堵塞。一般堵管用清水即可疏通，对于比较顽固的堵塞，有部分专家推荐可采用可乐等碳酸饮料、胰酶通管，也可尝试反复用碳酸氢钠溶液浸泡溶解，并反复加压冲洗，不能疏通者需拔管后重新置管。由于经PEG喂养比鼻饲管更有效和安全，更不容易出现喂养中断、堵管、漏出等状况，HEN指南推荐对于需要HEN治疗时间超过4～6周的患者，使用PEG代替鼻饲管。

（2）导管移位、渗漏、损坏或断裂：由于HEN的长期使用，营养管道可能发生渗漏、损坏和断裂，需详细记录导管的型号、厂家及品牌，以便于修复、更换或拔除。患者及其家属应学会判断导管是否移位的方法，保持喂养管在位通畅，避免脱出、移位或堵塞。如发现有强烈咳嗽、呕吐等，应考虑有导管移位可能，应及时向医师报告。一旦发生，患者应立即与营养支持小组成员取得联系，并到医院重新置入管道。

2. 误吸　误吸可导致肺炎、呼吸衰竭等严重后果，常发生于无法保护呼吸道的患者，尤其是口咽部肿瘤患者。减少误吸的方法包括少食多餐、抬高床头30°～45°、幽门后喂养及加用胃肠动力药物等。每次喂养前，可用注射器抽取胃残余量，以评估患者的消化情况。若残余量较多，可少食多餐，减少残余量的同时保证营养总量的摄入。

3. 胃肠道并发症　主要包括恶心、呕吐、腹胀、便秘、腹泻等，若出现上述情况，可能是因不恰当的配方，乳糖不耐受或所给予营养液的浓度、速度、温度不合适有关，患者及其家属应与营养支持小组成员取得联系，对上述情况进行对症处理。通过调整营养液浓度、配方、用量和输注速度缓解患者的症状，并防止营养液污染和过冷过热，温度应维持在35℃左右，温度过低可引起吸收障碍和腹泻，故进行肠内营养时需注意营养液温度的恒定，调整速度，遵循循序渐进的原则。

4. 感染　经造瘘管给予营养液的患者，造口处的皮肤易并发感染。注意保持管口的清洁，防止感染。一旦出现感染，应立即与营养支持小组成员联系，对造口局部进行处理。保持造瘘管清洁，每次鼻饲流质食物前后用20～30ml温开水或生理盐水冲洗管腔，防止注入的营养物存积导管引起阻塞或腐蚀。长期留置管道出现老化或渗漏者，一般0.5～2年需从原位更换造瘘管。在胃造瘘/空肠造瘘中感染的发生率为12%～32%，感染可能发生在造瘘后的任何时间。大多数感染是轻微的，典型的表现为压痛、红斑和造口部位的脓性引流。然而，有时很难将感染与其他非传染性肠外刺激原因区分开来。为了帮助解决这一诊断难题，Mundi等提出了客观标准，以帮助系统地评估患者的造口周围感染。这些标准包括对气孔部位的红斑、硬结和渗出物的评估，最终对患者进行风险分层评分。通常不建议进行造瘘口周围引流物培养，因为它通常包括皮肤污染物。用抗生素治疗造瘘口感染，无论是口服还是通过局部使用，通常都是有效的，一般不选择静脉注射抗生素。为了控制感染，通常不需要移除造瘘管。易发生造瘘口感染的危险因素包括潜在的免疫抑制和来自枕垫或牵引管的压力增加。研究表明，在首次置管时给予抗生素预防可降低造瘘口周围感染的发生率。

5.出血 在经皮置管手术中，出血并发症的报道高达3%。术后立即出血可能是由于腹壁血管损伤或起源于消化道本身，而延迟性出血通常与胃酸分泌过多引起的胃黏膜溃疡有关。其他有报道的经皮胃造瘘管出血并发症包括直肌鞘血肿、食管溃疡、腹腔内血管损伤和腹壁假性动脉瘤形成。出血可表现为导管部位渗出或通过导管本身、呕血、黑粪、贫血或血流动力学不稳定。根据出血的严重程度，处理方法可能包括施加外部压力或暂时收紧外部支撑垫对皮肤进行填塞，以防止造口周渗血，或可能需要内镜、放射学或外科干预。对于使用慢性抗血小板和（或）抗凝药物的患者，美国胃肠内镜协会（American Society of Gastrointestinal Endoscopy）提出的指南建议在置管前停止用药。

6.意外拔管 12.8%的患者可能会出现喂养管意外拔管的情况，这可能是由于对喂养管进行了意外牵拉，或者喂养管有内部气囊的情况下，气囊发生破裂，无法将喂养管固定在适当的位置。如果是鼻胃管或者鼻肠管意外拔出，由NST评估是否需要重新置管，需要的话则按照鼻胃管/鼻肠管置管流程重新置管。如果是造瘘管脱出，首先评估造瘘口是否成熟，一般成熟需要4周左右，如不成熟，则不应该盲目重新置管，容易导致管道异位，同时，患者应接受抗生素治疗，并监测腹膜炎，如果出现腹膜炎的症状，应要求进行外科会诊。对于无症状的患者，可以在监测几天后重新置入管道。意外拔管后立即重新置管应在内镜或影像学辅助下，根据患者的个体化临床特点来决定。

7.再喂养综合征 再喂养综合征可定义为在一段热量摄入减少或缺失的时期后，由于重新引入和（或）增加热量供应而发生的代谢和电解质改变。再补给综合征可能威胁生命，对接受HPN和HEN的患者都是一个风险。由于没有标准化的定义，真实发病率存在不确定性。低磷血症、低钾血症和低镁血症是再喂养综合征典型的电解质紊乱，尽管患者也可能出现维生素B_1缺乏和液体、葡萄糖、蛋白质和脂肪代谢的改变。已经确定了再喂养综合征发展的几个危险因素，包括低BMI（< 18.5kg/m^2）、非主观意识体重减少至少10%～15%、很少或没有营养摄入，以及在再喂养前钾、磷或镁水平低，恶性肿瘤、高龄、酗酒或滥用药物。关于如何降低再喂养综合征风险的建议包括逐步启动和推进营养支持，同时充分监测和补充电解质。重要的是，有再喂养综合征风险的患者也应该补充维生素B_1，在开始喂养之前和之后都应补充电解质。如果确实出现再喂养综合征，应减少营养和液体给药，并在改进配方前解决代谢紊乱问题。

（六）家庭肠内营养患者的生活质量评估

相关指南推荐在HEN治疗期间，应定期使用有效性经过验证的特定问卷评价患者的生活质量。HEN对患者及其家属的生理功能、社会功能及心理等各方面均有着极大的影响。患者刚开始接受HEN时即可进行首次生活质量评估，此后应定期评估。有文献报道，接受HEN的多学科管理后，不同病种之间的生活质量无差别，再次提示出院后专业化管理的重要性。

生活质量量表种类繁多，其中家庭肠内营养健康相关生活质量问卷（health-related quality of life questionnaire in patients with home enteral nutrition，NutriQoL）的有效性在国内外HEN患者中均得到了证实，比较适合HEN患者。NutriQoL问卷量表主要包括两个方面内容，身体功能和日常生活活动及社会生活，共17个条目（表2-7-3）。计分方式：身体功能和日常生活活动条目1～9：从不＝-1分，有时＝0分，总是＝1分，条目10～17：从不＝1分，有时＝0分，总是＝-1分，社会生活：不重要＝1分，重要＝2分，非常重要＝3分。计分方式是每项身体功能和日常生活活动的得分乘以社会生活的得分，17个条目得分相加即为总分。总分：-51～-30分表示与健康相关的生活质量非常差，-29～-11分表示与健康相关的生活质量差，-10～10分表示与健康相关的生活质量一般，11～31分表示与健康相关的生活质量好，32～51分表示与健康相关的生活质量非常好。

表2-7-3　NutriQoL问卷量表

条目	身体功能和日常生活活动			社会生活		
	从不	有时	总是	不重要	重要	非常重要
1	在使用家庭肠内营养时，我可以保持我平常的用餐时间（如早餐、午餐、晚餐）			对我来说，保持我平常的用餐时间是：		
2	家庭肠内营养满足我对食物特性（如质地、颜色、气味、温度、味道）的偏好			对我来说，家庭肠内营养满足我对食物特性的偏好的事实是：		
3	从我开始使用家庭肠内营养以后，我感觉活动更自如、更灵活			对我来说，能够活动更自如、更灵活是：		
4	在使用家庭肠内营养时，我可以继续做我的日常工作（如看报、做饭、洗车、打扫卫生、看电视）			对我来说，能够继续进行我的日常生活是：		
5	自从我接受家庭肠内营养后，我感觉我的身体状况正在改善（例如，我认为自己更健康）			对我来说，感觉到我身体上看起来更好，是：		
6	我可以很容易地得到家庭肠内营养制剂（例如，药房里有，我很容易得到处方）			对我来说，能够轻松获得家庭肠内营养制剂是：		
7	在使用家庭肠内营养时，我觉得自己营养充足			对我来说，我觉得自己营养充足是：		
8	在使用家庭肠内营养时，我的体重得到了增长			对我来说，体重增长是：		
9	有了家庭肠内营养，我可以外出和朋友聚会			对我来说，能外出和朋友聚会是：		
10	家庭肠内营养伤我的皮肤（如干燥、刺激、感染）			对我来说，伤害我的皮肤是：		
11	家庭肠内营养让我睡不好			对我来说，睡眠好是：		
12	我担心我的身体接受家庭肠内营养后，再也不能像以前那样继续进食了			对我来说，我的身体适应家庭肠内营养后而不能像以前那样重新进食的可能性是：		
13	在使用家庭肠内营养时，我想念咀嚼和品尝食物			对我来说，咀嚼和品味食物是：		
14	在使用家庭肠内营养时，我会因进食而感到身体不适（例如，感觉胃胀、口干、胃酸倒流、反胃）			对我来说，进食时感到身体不适是：		
15	在使用家庭肠内营养时，我的家人会更加关注我的营养状况			对我来说，我的家人能密切关注我的营养状况是：		
16	在使用家庭肠内营养时，我会把和朋友的活动限制在与吃饭无关的范围内			对我来说，把我和朋友的活动限制在与吃饭无关的范围内是：		
17	自从我开始使用家庭肠内营养以后，我更关心我的健康			对我来说，更重视自己的身体健康是：		

（七）健康教育

患者健康教育是家庭营养管理的重要组成部分，应针对患者或其看护人员进行相对正规的家庭营养培训。传统的营养教育时间很短，只是在住院期间或仅在出院前进行，这种一次性教育由于缺乏连续性的管理和反复强化，不仅很难促成患者健康生活习惯养成，患者对营养治疗的依从性也比较低。为了提高营养治疗疗效及安全性，应由医院NST团队对患者进行有计划的、重复的和渐进的营养教育和健康管理。

1.营养教育内容

（1）营养治疗意义及目标：患者对待营养治疗的态度对于营养治疗能否顺利实施很重要。要让患者了解营养治疗是抗肿瘤治疗的基础和肿瘤综合治疗的重要手段。然而，不少患者认为治疗期间体重下降是正常现象，治疗结束很快就会恢复；一些患者对特殊医学用途食品不了解，认为昂贵的保健食品才是好补品；一些患者担心营养好会加速肿瘤生长，这也是导致许多患者对营养治疗依从性差的原因。因此，营养治疗要想取得成功，NST的首要任务是要让患者了解营养治疗的目的及重要性，明确为什么要进行营养治疗，营养治疗对抗肿瘤治疗及生存的好处；其次应结合患者主要营养问题及个人意愿制订个体化营养治疗目标，才能提高患者对HEN的依从性。

（2）合理膳食营养指导：欧洲肠外肠内营养学会指南建议，对于营养不良的患者，膳食营养是营养治疗首选方法（非禁食患者），大部分患者只要还能进食，都应首选天然食物，其次才是特殊医学用途配方食品。因此，只要还有一定胃肠功能和食欲的患者，就要鼓励患者经口进食。只有经口进食不足或消化吸收有障碍的患者（如吞咽困难或上消化道梗阻的患者），才需要给予肠内营养管饲或全肠外营养治疗。饮食指导除了集体宣教及面对面营养咨询，还可以将一些共性的内容制作成海报、宣传单、折页或小手册，如膳食营养基础知识，特殊医学用途食品知识，营养治疗护理知识等。个性化的内容可以设计成家庭营养治疗处方发给患者，见表2-7-4。

（3）营养治疗护理指导：有调查显示，HEN治疗患者对护理培训需求较大，包括营养输注泵管理和故障处理、营养输注泵操作失误预防、鼻孔周围清洁、胃肠道并发症管理、泄漏管理、鼻饲管移位和破裂及堵管如何紧急处理等。因此，对于需要肠内管饲营养或肠外营养治疗的患者，护士应提供详细的营养治疗护理指导（包括营养治疗护理注意事项、给药方式、管路护理流程、肠内营养泵使用方法、并发症及各种急症预防及处理等）。出院前，护士应再次对患者进行一次管饲护理示范和指导，培训营养液输注方法和营养管道维护要点，发给患者家庭营养护理手册，让患者任何时候出现问题都知道如何联系营养支持小组成员。

2.患者营养教育形式　包括讲座、个体化营养咨询、个体化营养治疗处方、科普知识折页、营养手册、小程序、APP、操作训练等。可以从患者入院即开始培训，一直持续到出院，再延续到院外。有研究指出，专业有技巧的个体化营养咨询可以大大提高健康行为的养成及对营养治疗的依从性。有学者总结了营养咨询过程中促进患者行为改变的4个原则：①让患者了解自己的饮食行为存在的问题；②让患者了解该饮食行为的改变是其抗肿瘤治疗的一部分；③该行为可以被很具体地记录；④让患者感到这种饮食行为的改变很重要，能够实现并且可以被监测。营养咨询的4个提问步骤包括：①请问您

表2-7-4 家庭肠内营养治疗处方

一般资料		
姓名	性别	年龄
科室	病案号	初步诊断
临床诊断	电话	地址
营养评估		
身高（m）	体重（kg）	BMI（kg/m²）
NRS-2002	PG-SGA	
营养诊断	□轻度营养不良　□中度营养不良　□重度营养不良	
营养不良原因		
营养治疗目标	□培养健康膳食模式□改善症状□增加能量蛋白摄入□补充微量营养素	
每日补充能量	kcal（饮食＋营养支持）	
每日补充蛋白质	g（饮食＋营养支持）	
其他营养目标		
膳食模式	以蔬菜、水果和全谷物为主，减少饱和脂肪、红肉和酒精的摄入	
推荐每日膳食摄入量（g）	主食 肉、蛋、奶 蔬菜和水果 食用油 盐	
治疗计划		
治疗途径	□口服营养补充□管饲	
剂量	□g/次　□次/日	
体力活动计划	规律运动：有氧运动□分钟/日，抗阻运动□分钟/日	
监测方案	每周记录3d食物摄入量/每周测量体重/每月或每周检测血生化/每1～3个月或6个月检测身体成分	
随访计划	□1周□2周□1个月回访，如有营养相关问题随时联系	
转诊建议		
科室		
备注		
营养师签名	日期	

为什么要进行抗肿瘤治疗？②也许我可以告诉您关于营养不良的一些知识；③您目前的膳食营养行为与您的愿望不符；④我可以给您一些改善营养不良的建议。通过以上4个咨询问题，逐步改善患者的营养观念，提高营养治疗的效果。

（八）家庭肠内营养的终止

相关指南推荐当患者恢复了自主进食量，达到所需体质量，且经口摄入量能维持现有体质量时可逐渐终止HEN。对于疾病终末期的患者，根据ESPEN关于人工营养的指南，如果人工营养的可行性或有效性不确定，使用HEN应持尝试的态度，一旦出现不良反应或未能取得预期的效果，应停止尝试。

二、家庭肠外营养

（一）概述

家庭肠外营养（home parenteral nutrition，HPN）是指在专业营养支持小组的指导下，让某些病情相对平稳，需要长期或较长期依赖肠外营养的特殊患者在家中实施肠外营养，以维持和改善患者的营养状况。HPN包括全肠外营养和部分补充性肠外营养两类，常用于慢性肠衰竭、恶性肿瘤梗阻或胃肠道不全梗阻等患者。HPN是无法正常进食或肠内营养障碍患者的基本生命支持治疗。合理的HPN能满足患者对能量和营养素的需求，维持和改善患者的营养状况和器官功能，降低并发症发生率，增强体力及活动能力，提高生活质量，同时可减少医疗费用并节省医疗资源。HPN在20世纪60年代末首次实现，在美国约每百万患者中有120例患者实行HPN。因为HPN相关的低发病率和死亡率，在西方国家被鼓励广泛使用。欧洲肠外肠内营养学会（ESPEN）调查发现，1997年欧洲每100万人中仅有3～4例HPN，到2009年时，家庭肠外营养实施率已达40/100万，40%的HPN患者为癌症患者。我国HPN起步较晚，但仍取得了一些成绩。1986年上海报道了我国首例HPN患者，近几年在我国进行HPN的患者逐渐增加，我国尚未建立HPN登记系统，缺乏大样本的统计数据。但是根据文献，我国潜在需要HPN的患者众多，规范化HPN治疗具有重要的现实意义。随着医学水平日益提高，医疗保险体制改革的深入及我国社会年龄结构的老龄化趋势，我国将有越来越多的患者接受家庭营养支持。

（二）HPN的适应证、禁忌证和治疗目标

1.适应证　HPN适用于可以出院治疗但又无法通过胃肠道摄入足够营养物质以满足机体需要的患者，通常是病情稳定的住院患者出院后肠外营养支持治疗的延续。实施HPN不仅需要满足肠外营养的基本条件，还要求患者病情稳定可以出院继续治疗，同时能获得患者及其家属的配合，以及有合适的实施肠外营养的家庭环境。因此，无论是良性疾病还是恶性疾病，符合以上基本要求，都可以考虑实施HPN。HPN的适应证包括：①患者病情稳定可以出院，但存在肠功能暂时性或永久性障碍，无法通过正常进食、肠内营养或肠内营养不能满足机体对营养的需求或维持液体平衡，估计须通过肠外途径供给营养及液体来维持生命的时间＞2周。临床上实施HPN的对象主要为短肠综合征、炎性肠病、肠瘘、肠系膜血栓性疾病、放射性肠炎、恶性梗阻或消化道部分性梗阻、各种原因所致的营养不良或营养素缺乏等病例。②患者及其家属均渴望并要求出院在家中继续治疗，且能积极配合医护人员进行HPN的相关培训和教育，能学会和掌握肠外营养的配制及输注等基本操作，以及HPN常见并发症的预防和初步处理。③患者的家庭居住条件较好，具有特定的房间可供肠外营养液配制，或者附近医院能够配制和提供患者所需的肠外营养液。

2.禁忌证　原则上以下患者不可实施HPN：①肿瘤患者接近生命终点时，只需极少

量的食物和水，过度的营养治疗反而会加重患者的代谢负担，影响其生活质量。因为对于预期生存期较短的恶性肿瘤患者，其死亡原因主要是原发肿瘤疾病而非营养不良，且该类患者的自主活动能力和生活质量均较差，因此，多数国家或地区的指南均不推荐对预期生存期较短的恶性肿瘤患者实施HPN。有些学会虽然没有将该类患者列为HPN的禁忌证，但却明确提出该类患者是否适合行HPN应综合考虑患者肿瘤后续治疗的反应性、生活质量及预后等因素。因此，HPN是否应用于预期生存期较短的恶性肿瘤患者，需要综合考虑原发肿瘤及营养不良等因素对患者预后的影响，特别是对患者生存期和生活质量的影响；同时积极听取患者及其家属对HPN疗效的期望值，权衡利弊。②生命体征不稳、多脏器衰竭者的患者，原则上不考虑系统性的营养治疗。

3.治疗目标　非终末期肿瘤患者的营养治疗目标：①稳定营养状态，防止或减少进一步体重的丢失；②保持或提高生活质量；③提高疗效，减少抗癌治疗的副作用。终末期患者的营养治疗原则：减除肿瘤负荷，联合胃肠功能调理、营养素及能量补充、代谢调理剂治疗，预防和治疗肠黏膜屏障，延缓恶病质进展，以达到改善生活质量的目的。

（三）家庭肠外营养在肿瘤患者中的应用

有些患者会认为营养不仅补充到了正常细胞，还会助长肿瘤细胞的生长，因此排斥营养支持。确实有研究证实肠外营养会增加肿瘤细胞的增殖，但是，如果食物摄入不足超过14d，患者死亡率会增加，患者不补充营养的话，会导致身心衰弱。营养补充可以增加机体的免疫力，更好地抵御肿瘤细胞，防止或减少进一步体重的减轻，加强患者机体的功能状态，从而改善患者的生存期，提高生活质量，降低死亡率。其次，营养不良会导致机体对化疗药物排泄障碍、毒性增加、治疗效果明显降低。

对于重度营养不良、恶病质患者，单纯的营养治疗既不能保持机体无脂体重，也未提高患者的生存时间。但是有数据显示，即使在晚期癌症中，只要存活超过几周，家庭人工营养对患有慢性饮食摄入或吸收缺陷的癌症患者都有益处。目前，相关文献证明了提供补充性家庭肠外营养可以防止去脂体重的丢失，甚至有可能增加无法治愈的胃肠癌患者的去脂体重，对生活质量产生暂时的积极影响，可为营养不良的肿瘤患者提供益处。多数患者认为HPN有积极影响，使用HPN预防和纠正癌症患者的营养不良可能会对他们的健康产生明显益处。有学者研究了HPN与晚期癌症患者的生活质量，KPS和营养状况的改善相关，HPN3个月的患者获益最大，而接受HPN1个月或2个月的患者也显示出明显的改善。另外，最近的文献表明对于无法口服或肠内营养的晚期癌症患者而言，HPN可以改善他们的营养状况和生存，从而更好地应对他们的疾病。在亚洲，许多终末期肿瘤患者在无希望延长生存期的情况下仍在接受着营养治疗。对于接受积极抗肿瘤治疗的患者（如手术、放疗、化疗），如果存在营养风险、营养不良或符合营养治疗指征，实施营养治疗能够不同程度改善患者的营养状态，提高治疗耐受性和生活质量，但对预后的改善尚不明确。

（四）家庭肠外营养的实施

1.建立营养支持小组（nutrition support team，NST）　完善的营养支持小组可减少患者住院日，降低15%心律失常风险，提高患者生活质量，减少负面情绪，还能降低导管相关血流感染发生率。完整的营养支持小组应包括医师、护士、药剂师、营养师和（或）营养学家、心理医师、社会工作者等。主要工作如下：判定患者客观条件是否可行HPN；科学地评价患者的营养状况；制订HPN营养支持具体方案及输注途径；对患者家属进行培训；定期随访、监测患者的营养状况，并根据结果及时调整营养支持方案；及时发现并处理并发症；指导患者及其家属防治HPN的常见并发症。此外，NST需要评估及核实患者的家庭情况，包括住房条件、卫生情况、经济状况、心理素质等。开展对患者及其家属进行HPN相关知识的培训和教育，包括无菌操作原则、肠外营养制剂选择、肠外营养配制操作流程、中心静脉导管护理、肠外营养输注管理、并发症的监测及发现，帮助建立营养制剂的供应渠道及与NST中医师及小组成员的联系方法等。一项系统评价显示，具有NST指导的肠外营养患者，肠外营养机械性并发症发生率明显下降，代谢性并发症和电解质紊乱的发生率也较低，患者更容易获得合适的能量摄入。HPN直接影响治疗结果、疾病并发症及预后，改善癌症患者的营养状况、提高放化疗的应用、减少住院时间和花费。其中，最终的治疗决定权在于主治医师，营养师等只是起到辅助作用。另外，HPN患者的信息需要有专门人员登记，便于管理及治疗疗效的评估，提高HPN患者治疗质量。

2. 完善HPN患者的登记　随着HPN在全世界范围内广泛实施，美国、西班牙、苏格兰、新西兰、澳大利亚、加拿大6个国家已实行完善的HPN登记。这一措施有很多益处：①方便收集并管理需要HPN的患者资料；②方便评估HPN的疗效；③为各个机构提供统一标准；④公布研究结果，提高HPN患者治疗质量。完善的HPN登记分为初次登记与后续登记。初次登记需要记录患者姓名、联系方式、人口特征、诊断及启用PN的原因、初始营养配方、营养状况、心理状况和机体功能状态，而后续登记需要记录人口特征、诊断及继续使用PN的原因、目前营养配方、营养状况、并发症发生情况、再入院治疗情况、致死率和获取的社会援助等。

3. 患者及有关人员的培训　不同于住院期间的肠外营养，HPN的安全实施对患者和负责实施HPN的家属或指定人员的要求较高，要求患者和负责实施HPN的家属或指定人员的认知能力和日常行为能力无明显障碍，可胜任HPN的日常管理。HPN可产生气胸、血管损伤导管性脓毒症等，因此安全的HPN需要包括医护人员、患者及家庭成员的共同参与，相关的培训是必不可少的。所以患者准备出院前由医院营养支持组医护人员对患者和负责实施HPN的家属或指定人员做HPN技术和相关知识的专门教育和培训，内容包括营养支持治疗的目的和目标、无菌概念、无菌操作基本规程、静脉输液技术、静脉留置导管护理、肝素封管、全合一营养液的配制等、输液泵的使用和维护、常见并发症的识别和防治，以及营养支持疗效评价。同时，患者应该认真做好自我监测，如生命体征，监测体重、记录出入量等一般情况，以及培养患者及其家属的无菌观念及突发紧急状况的应对处理，如心肺复苏术等，常见并发症的预防和处理等，有效增加HPN的安全性。必要时发放家庭营养支持宣传册。有研究表明，患者及其家属有关信息掌握得越好，患者的自我护理能力越高。相关人员在具有资质的医护人员监督下反复独立实践HPN的全部实际操作过程，做到准确、熟练地掌握，并通过视频或宣传册等方式进行宣教，直到医护人员评估其完全合格后方可出院，必要时签署知情同意书，培训期一般约3周。

在实施HPN初始阶段，患者所用的全营养混合液可以由医院药房统一配制后送到其家中，有条件者营养支持小组可帮助患者在家中建立营养液配制设备和场所，由患者或指定的委托人在家中配制，配好的营养液应在24h内输完，暂不输用的营养液应置于4℃冰箱内保存。随后在HPN的实施过程中，由专门的医师、护士上门做定期随访和监测，对HPN实施的效果及可能出现的意外情况进行随访，必要时对患者和负责实施HPN的家属或指定人员进行HPN技术和相关知识的继续教育和培训，从而保障HPN的安全有效实施。有条件的地区，患者所在的社区医疗机构有关医护人员应接受相关专业知识的培训并参与HPN实施、随访和监测。

4. HPN配方　肠外营养底物由糖类、脂肪乳剂、氨基酸、水、维生素、电解质及微量元素等基本营养素组成，并采用全营养液混合（total nutrient admixture，TNA）或称为全合一（all in-one，AIO）的方式将各种营养素混合后输注。临床实践中，不同的个体对营养的需求不同，肠外营养的配方也不尽相同。HPN的配方应根据患者实际的代谢需要、营养状态、器官功能、输注途径、方便配制及治疗目标来制订。营养处方须考虑与其他药物或液体治疗，营养素之间及营养素与疾病之间的配伍与禁忌。营养配方必须易于混合和输注，以方便患者和医护监护者实施家庭治疗，避免使用过多的添加剂，尽可能采用经济简单的配方。

根据体重计算机体每日的液体及能量需要量，简便实用。欧洲营养学会推荐对于病情稳定需要完全依赖肠外营养的HPN患者，每日的液体需要量为30～35ml/kg，18～60岁患者每日液体需要量为35ml/kg，>60岁患者由于机体的代谢减慢，每日的液体需要量为30ml/kg。每日能量推荐量为83.6～146.3kJ/kg（20～35kcal/kg），而在发热、感染等应激情况下可适当增加摄入量来满足代谢需要。临床实践和经验证实，长期HPN患者能量供给不宜太大，否则容易发生代谢性并发症和器官功能损害。如果患者能够进食，通过肠道尚能吸收部分营养素，则HPN的供给量应适当减少。

糖类是肠外营养主要供能物质，应占总非蛋白热量的60%～75%。HPN患者每日葡萄糖的供给量为3～6g/kg，输注期间应将血糖控制在10.0mmol/L以下，必要时应用胰岛素控制血糖，以防止由于高血糖风险而加重代谢紊乱及脏器功能损害。脂肪乳剂是肠外营养理想的供能物质，可提供25%～40%的非蛋白热量（严重高脂血症除外）。传统大豆油来源的长链脂肪乳剂中亚油酸的含量过高而抗氧化物质含量较低，长期应用可抑制淋巴细胞、单核细胞及中性粒细胞的增殖和活性，导致机体免疫功能受损，增加脂质过氧化产生，影响炎性调节反应。研究表明，中/长链脂肪乳剂（MCT/LCT）、含橄榄油脂肪乳剂或鱼油脂肪乳剂在代谢、省氮、防止氧化应激、下调炎症反应及维护脏器功能等方面要优于传统的大豆油来源的长链脂肪乳剂，因而是长期HPN中更理想的能源物质。

适当的蛋白质供给有利于机体合成代谢及组织、器官功能的维护，对于大多数病情稳定的HPN患者，蛋白质供给推荐量为0.8～1.4g/（kg·d），可满足机体代谢需要，但对于存在额外蛋白丢失的肠瘘等患者，应适当增加蛋白质的摄入量。复方氨基酸溶液是HPN配方中蛋白质的主要供给形式。目前认为，平衡型氨基酸溶液能满足大部分患者对氮的需求，可达较好的营养支持治疗效果。电解质、维生素及微量元素是肠外营养中重要的组成成分，对维持机体水、电解质和酸碱平衡，保持人体内环境稳定，维护各种酶的活性和神经、肌肉的应激性及营养代谢的正常进行均起着十分重要的作用。因此，HPN配方中应适当添加电解质、微量元素及维生素，必要时进行相关检测，准确合理地给予，避免机体电解质，微量元素及维生素的紊乱。

需要注意的是，应在患者出院前制订HPN的配方，并通过住院期间一段时间的观察，证实符合患者的实际代谢需要后方可最终决定并出院实施。实施HPN一段时间后，患者的营养需求可能发生变化，HPN的具体配方需要根据患者实际代谢需要、营养状态及器官功能等及时调整。由于HPN通常需要长期应用且不方便随时调整，因此，在制订配方时一定要非常慎重，每一种营养产品的选择及其用量都要认真、仔细衡量，要考虑到长期使用该配方后可能会发生的不良反应，应尽可能选择副反应最小的产品，保持配方的相对稳定性，以保证其能较长时间地使用。一般情况下，在刚开始实施HPN时配方中各种营养底物的供给量宜从低剂量开始，应用2～3周如无任何不良反应，再相应增加摄入量。此外，对于病情稳定营养配方变化不大，或者仅需要进行部分补充肠外营养的患者，可以采用标准化、工业生产的肠外营养产品，这些标准化多腔肠外营养液在常温下保存时间长，既简化了肠外营养液的配制又可避免在家中配制营养液导致的污染问题，可以根据患者的具体情况选择适合规格的标准化肠外营养产品，需要时可添加电解质、维生素、微量元素等以满足患者的需要。

5.肿瘤患者常用肠外营养物质　肿瘤患者营养代谢受肿瘤分泌的多种代谢因子影响，与正常人发生很大的变化：基础代谢率增加，糖代谢加快，脂肪代谢异常，蛋白质代谢增加，胰岛素抵抗。因此，肿瘤患者的营养物质有其特殊性。常用的有以下几种。

（1）脂质乳剂：静脉注射脂质乳剂是肠外营养不可缺少的元素，它能降低氧化应激。其中，研究表明n-3多不饱和脂肪酸不仅可以直接或间接地抑制炎症增生，还参与免疫调节，诱导细胞凋亡，甚至减少肿瘤生长，提高食欲和体重。其次，n-3多不饱和脂肪酸对化疗药物也有协同作用，可以用来提高肿瘤放射敏感性。目前脂质和糖类的比例还没有达成一致，由于肿瘤细胞优先利用葡萄糖，因此脂质的比例在总能量摄入中超过35%，对于恶病质患者建议脂肪和糖的供能比例为1∶1，每日脂质剂量＜1g/（kg·d），对于有胸腔积液、腹水等需要限制入量的患者还可以进一步提高脂肪供能的比重。预计HPN使用＞6个月患者，每日脂肪乳剂供给不应超过1g三酰甘油/kg，必需脂肪酸的供给量不少于7～10g三酰甘油/d或每周不少于1g三酰甘油/kg，以避免必需脂肪酸缺乏。

（2）氨基酸：目前尚未明确癌症患者的最佳氮供应量，推荐至少为氨基酸1g/（kg·d），目标值1.2～2g/（kg·d）蛋白质。其中，谷氨酰胺近几年来被研究出不仅能降低化疗和放疗的毒性，改善了术后免疫功能的再生，而且还降低血液感染；国内有文献经Meta分析认为，含谷氨酰胺双肽的肠外营养可以改善和增强消化系统肿瘤患者术后机体免疫功能。ESPEN和德国营养学会已经建议ICU患者肠外营养补充谷氨酰胺，而美国指南则不推荐，还需要更多的临床疗效加以证明。

（3）体液：研究证据表明静脉液体可能会减少如镇静、幻觉、肌阵挛、烦乱的精神症状。随机试验表明，晚期脱水的癌症患者在每天输入1000ml液体后会感觉不适。对于临终患者的建议，除了强调液体摄入量的个体化外，还要针对患者难以忍受的症状的预防。在脱水时建议每天1000ml，儿童为50%。

（4）药物：晚期恶病质肿瘤患者单纯靠营养支持并不能满足机体需要，恶病质"并非工厂生产的原料不足，更主要的是生产功能紊乱"。因此，炎症及代谢调节剂越来越受到重视。需要注意的是，药物不可加入全合一营养液中。目前，效果确切或有前景的药物包括：①孕酮类似物；②皮质类固醇激素；③合成代谢类激素；④非甾体抗炎药物；⑤其他，在研的有前景的药物还包括Ghrelin（一种胃P/D1细胞分泌的28肽）、胰岛素、奥氮平等。

6.肠外营养液的配制　家庭肠外营养液的配制需要一个相对独立的房间，以放置配制营养液的超净工作台，房间内有防尘设备、紫外线或电子灭菌灯或电子空气消毒器等装置。此外，还需要有放置药品、器械及相关材料的空间。肠外营养液由接受专业培训的家庭人员按照无菌操作技术、规范的配制操作流程完成。超净工作台需要定期检测、更换初效过滤器，配液前先清洁配液间台面，后用氯己定（或其他消毒液）擦抹，再用紫外线或电子灭菌灯照射60min。有条件的家庭应定期做配液室内空气、净化工作台台面及有关无菌物品的细菌培养。配制好的营养液应当天使用，不宜在常温下长时间储存。

7.输注途径

（1）动静脉瘘：1970年Scribner等试用体外动静脉瘘为HPN患者成功进行了营养液输注，但此法易导致血栓形成和发生感染，如今除非是已具有这种动静脉分流的尿毒症患者外，一般均不采用。

（2）中心静脉导管：通过穿刺或切开上腔静脉或下腔静脉的大分支血管（锁骨下静脉、颈内静脉、头静脉、股静脉、大隐静脉等）向近心端插入导管（即CVC），其头端达上腔静脉，末端连接正压接头。此外，还可以选择经周围静脉置入中心静脉导管（PICC），其操作简单安全、并发症少，穿刺成功率高，可带管出院，已逐渐应用于PN患者，尤其适用于HPN患者。中心静脉管径粗、血流速度快，对渗透压的耐受性好，不易产生静脉炎和静脉血栓形成，适合长时间HPN使用。近年来，国内PICC使用率显著增加，尤其是肿瘤患者。PICC没有传统CVC气胸和出血的并发症，血栓、导管相关血流感染比CVC发病率低，且留置时间长，但感染发生率比CVC多。用于HPN的深静脉导管多选择以硅胶或聚氨酯为材料的高质量导管，导管质地柔软，组织相容性好，反应小，导管内壁光滑，有较好的抗血栓性能，溶液中的成分、血凝块及细菌等不容易沉着或附壁，降低了导管阻塞或导管感染的发生率，可以较长时间留置和使用。HPN应选择单腔静脉导管，不宜选用双腔或多腔的导管，避免静脉导管被多用途使用，可采用新型有缓释抗生素涂层的中心静脉导管，以减少导管表面细菌定植，降低导管相关性血流感染（catheter related bloodstream infections，CRBSI）发生率。此外，中心静脉导管长度应该至少45～50cm，以便于有足够的长度做皮下隧道。

对于需要长期肠外营养甚至是终身依赖肠外营养支持以维持生命的患者，推荐采用隧道式锁骨下静脉穿刺置管的中心静脉置管（PORT），即将导管从锁骨下穿刺处再向下在前胸壁做长20cm左右的一皮下隧道，导管血管外段和末端在插管成功后接上一个注射鼓使两者均埋于皮下，输液时只需经皮穿刺使针头进入注射鼓即可，患者无体表导管末端，这样不仅可以降低中心静脉导管感染发生率，又适合患者本人或其家属在家中操作、实施，护理方便，不影响日常活动，使用时间可达10年以上，目前指南推荐PORT

用于长期化疗合并肠外营养治疗的患者，但不推荐单纯使用PORT进行全肠外营养治疗。几种中心静脉导管的优缺点比较见表2-7-5。

表2-7-5 常用中心静脉导管优缺点的比较

导管类型	适用期限	优点	缺点
PICC	短期	易于插入和拔除，成本效益高	血栓和异位风险高
PORT	长期	感染风险低；护理简单；患者舒适	需要手术置入和拔除；需要插入针头使用
隧道CVC	长期	与非隧道CVC相比，感染风险较低	需要手术插入
非隧道CVC	短期	易于插入，可在床旁完成	感染风险高；患者不舒适

8.输注方式 营养液输注除可采用24h持续滴注外，也可行周期性输注。周期性输注法，即选择每天某一段时间内输注营养液，而一天内有一段时间不输液，一旦输注时间确定以后，患者和家庭成员须一起帮助改变患者的生活方式，从而提高患者的依从性，这样有利于患者能够参加正常日常工作或活动，改善其生活质量，营养液输注的速度应快慢适宜。在刚从医院转入家庭进行HPN时，建议给患者10d左右的过渡期，逐渐由持续输注转变为循环输注法，逐步缩短每日输注时间，同时监测机体对葡萄糖和液体量的耐受情况，避免血糖波动变化过大对机体造成的不利影响，防止无营养液输注期出现严重的低血糖现象。一些患者的营养液输注时间可选择在夜间，输注持续时间控制在12h内，一般在入睡前开始输注，待睡醒后液体基本上输完，应用输注泵控制输注速度，一旦出现故障或液体输注完毕，仪器会自动报警，保证了输液的安全。其优点是白天可停止输液，每次输液结束封管后可不受限制地完全自由活动，缺点是夜间输液可引起排尿次数增加，影响睡眠。

9.HPN患者的监测和管理 HPN实施过程中首先需要患者学会自我监测，发现任何异常应及时通报医生。自我监测项目包括：①是否有高热、畏寒甚至寒战。②是否有心悸、胸闷、气急的征象。③出入水量，是否有舌干、口渴、水肿，以及尿量过多或过少等表现。④是否有明显乏力或肌肉抽搐，以及食欲明显减退、巩膜及皮肤黄染、皮疹等症状。⑤是否有与导管同侧的上肢突然肿胀。⑥是否有导管堵塞、易位、脱出等迹象。⑦是否有较明显的体重变化。此外，NST的专业人员应对患者进行定期随访和监测，通过系统、全面、持续监测以了解患者的代谢情况，及时发现或避免可能发生的并发症。通过即时的监测能了解营养支持的疗效，根据病情变化及时调整营养处方，进一步提高肠外营养支持效果。一般来说，在HPN初始阶段，应每日监测出入液体量、生命体征，每周至少检测一次血常规，肝、肾功能，血清电解质，血糖和尿糖等项目，以了解机体对葡萄糖的代谢和利用及电解质平衡等情况。随着HPN的持续，对于病情稳定的患者，每月至少需要进行1～2次包括电解质、肝肾功能、血常规、内脏蛋白浓度、血脂浓度等项目的实验室检查，以了解营养支持效果和营养支持对机体电解质平衡、血液系统及肝肾功能的影响。同时定期进行体重、肱三头肌皮皱厚度等项目的人体测量以判断患者的营养状况。有条件的地区或单位，需要检测患者血清维生素和微量元素浓度，以了解是否存在维生素和微量元素缺乏或某些微量元素超载。对于长期实施HPN

支持的患者，应定期行肝、胆囊超声检查和骨密度检测，及时了解肝胆系统是否受损，是否存在代谢性骨病。医院营养小组成员对HPN患者进行定期家访或电话询问，了解病情及HPN实施情况，也可由患者居住的社区医院负责HPN患者，患者可通过电话随时与医院营养小组成员联系、咨询或寻求帮助。

（五）家庭肠外营养并发症的预防和处理

长期HPN可导致一系列并发症，影响HPN的维持，严重者甚至可危及患者生命。与住院患者肠外营养相同，HPN具有静脉导管相关并发症、代谢性并发症，以及脏器功能损害等并发症，但临床上主要以营养素的缺乏或过剩、导管堵塞或感染、肝功能损害，以及胆囊结石等最为常见。众多研究显示，HPN患者经常会出现体内各营养素成分低于正常值水平，而维生素（维生素B_1、维生素D、维生素E等）和微量元素（锌、铜、锰、硒、铁等）等营养素的缺乏最为常见。一般来说，在日常HPN配方中提供生理需要量的各种营养素即可防止相应营养素缺乏的发生；但是，当机体存在异常代谢时可出现营养素的缺乏，需要根据检测结果给予补充。另一方面，少数长期HPN的患者也会发生一些微量营养素过剩。曾经国内有1例全小肠及右半结肠切除行HPN30年的患者，出现机体铁含量的异常升高引起机体免疫系统摧毁，导致机体反复的感染，最终危及患者生命。因此，定期的随访和监测并根据检测结果调整营养配方可减少或避免代谢并发症的发生。

1.导管相关血流感染（catheter-related bloodstream infection，CRBSI） CRBSI是HPN最常见最严重的并发症之一，根据国际医院感染控制联盟最新的监测数据，每1000个中心静脉导管日约有4.1个CRBSI，几乎每例长期实施HPN的患者都会发生。一旦发生静脉导管感染，有时不得不拔除导管，这就会迫使HPN中断，后果严重。临床实践发现，严格的无菌操作及认真的导管护理在预防导管感染中起重要作用，因为中心静脉导管的污染和皮肤微生物迁移到导管是导致菌血症的主要原因。此外，中心静脉置管的方式、部位及导管的质量也是影响导管感染的重要因素。研究显示，采用锁骨下静脉穿刺置管，并经皮下隧道由前胸壁引出可明显降低导管感染的发生率。选用单腔导管、避免静脉导管的频繁操作、有效预防导管堵塞等，均能降低导管感染风险。感染的典型症状包括使用管道时发热、乏力、心动过速，白细胞计数升高，转氨酶升高。常见的CRBSI细菌类型有凝固酶阴性葡萄球菌、金黄色葡萄球菌和表皮葡萄球菌。

确认为CRBSI后，开始治疗前，应从管道和外周静脉进行血液培养，以找出病原体，使用敏感抗生素。对于大多数无并发症的患者，建议采用14d疗程的静脉抗生素治疗，暂停肠外营养。对于接受肠外营养和（或）血管条件不佳的患者，可以尝试挽救导管，挽救成功与否取决于机体情况及治疗敏感性。最近的一项系统综述评估了CVC的抢救成功率，发现凝固酶阴性葡萄糖球菌患者的导管挽救成功率最高，金黄色葡萄球菌和多重微生物感染最低。危重症、病情不稳定或真菌感染的患者不建议尝试挽救导管。

除了CRBSI外，还可能发生导管隧道和出口部位的感染。出口部位感染多表现为脓性分泌物，隧道感染表现为沿导管隧道出现红斑和压痛。如果存在分泌物，可以取分泌物的培养，以帮助靶向抗菌治疗。出口部位感染可以用全身抗生素治疗，通常可以避免拔除导管。相比之下，导管隧道感染需要拔除导管，并进行全身抗生素治疗。

2.**导管堵塞** 导管堵塞是HPN另一个常见并发症，导管的质量、输液后的导管护理，以及营养液的成分在管壁内沉积等均是引起导管堵塞的重要因素。目前，预防导管堵塞的方法众多，但实际效果差异较大。传统的方法是每次结束HPN输注时用无菌0.9%氯化钠注射液20ml冲洗导管，以防营养液沉积而导致导管阻塞，冲洗完毕后再用肝素加0.9%氯化钠注射液（肝素浓度为1mg/ml）约2ml将导管腔充满，防止回血在导管内沉着、凝结。但近年来的文献和临床经验报告是采用生理盐水冲洗并封管以预防导管堵塞。对于已经堵塞的导管，复旦大学附属中山医院经过长期的观察和研究，发明了氢氧化钠溶液冲洗法，既能防止导管阻塞，又能使大部分已经堵塞的导管再通。具体方法是通过定期向导管内注入1nmol/L氢氧化钠0.5～0.75ml，保留2h后回抽，再用等渗盐水冲洗导管，即可消除导管内壁上的沉积物。长期HPN者每3个月使用1次，能使导管保持通畅，可有效延长导管使用时间。

3.**深静脉血栓形成（deep venous thrombosis，DVT）** DVT是另一种常见的留置静脉血栓并发症。由于文献的异质性，这种并发症的发病率波动范围较大。一些研究表明其发病率高达67%，而最近的研究报告的发病率为14%～18%。有症状的DVT发生的概率较低，在CVC患者中发生率为1%～5%，根据血栓形成的严重程度，可出现多种症状，包括静脉炎、肿胀和导管故障。血栓形成的危险因素包括导管类型、插入部位、尖端位置，以及潜在的患者因素，如存在高凝状态（如恶性肿瘤、脓毒症、危重症、血栓症）、既往静脉血栓栓塞、同时使用某些药物，如口服避孕药或激素替代疗法。多项研究表明，与隧道植入和皮下植入的CVC相比，PICC具有更高的血栓形成风险。其他增加血栓形成风险的导管相关因素包括导管直径较大，导管尖端位置近于上腔静脉和通路部位，其中股动脉位置的风险最高。双相超声通常是首选的诊断检查方法，当超声评估为阴性但仍高度怀疑DVT时，可选择静脉造影术。当发现DVT时，抗凝通常被推荐用于治疗；但其持续时间可能因其他临床情况而异。一些指南建议，即使血栓形成，如果仍然需要静脉，功能良好，位置良好，未感染，且症状消除（如果存在），中心静脉导管仍可以保留。

4.**肝功能损害** 长期实施HPN容易引起肝功能损害，在成人称之为肠外营养相关肝损害（parenteral nutrition associated liver disease，PNALD），其病理生理改变主要表现为淤胆和肝脂肪浸润。临床上表现为胆汁淤积、肝酶谱升高和黄疸，严重者肝脏可发生不可逆的损害，甚至引起肝衰竭及死亡。HPN所致的PNALD是多因素综合作用的结果，其中原发疾病影响，胃肠道长时间缺乏食物刺激，胆汁淤积，长期过高的能量供给、葡萄糖、脂肪与氮量的提供不合理、胆汁淤积及某些营养制剂中的某些成分有关。为减少肝功能损害的发生，应避免长时间摄入过高热量及过量葡萄糖，适当调整营养液成分或营养素的比例，包括使用中/长链脂肪乳剂，含橄榄油脂肪乳剂或鱼油脂肪乳剂。同时，在允许的情况下尽可能保持经口进食或使用经胃肠道喂养，均可减少肝功能损害的发生。

5.**肠道功能损害** 长期HPN时由于胃肠道长时间缺乏食物刺激，导致肠黏膜上皮绒毛萎缩、变稀、皱褶变平，肠壁变薄，肠道激素分泌及动力降低，小肠黏膜细胞及营养酶系的活性退化，肠黏膜上皮通透性增加，肠道免疫功能障碍，以至于肠道黏膜的正常结构和功能损害，导致肠道细菌易位而引起肠源性感染。肠内营养可改善和维持肠道黏膜结构和功能的完整性，因此，对于长期HPN患者，应根据具体情况尽可能保持经口进食或给予一定量的肠内营养，以防止发生肠道结构和功能损害等并发症。

6.胆囊损害　长期HPN时肠道激素的分泌受抑制，不可避免地出现胆囊胆汁淤积，胆囊或胆道系统结石形成。胆汁淤积和胆囊结石形成还可能进一步诱发急性胆囊炎、急性胰腺炎和胆道感染等并发症。因此，当长期HPN患者发生胆囊结石、急性胆囊炎时通常需要行胆囊切除术。

7.代谢性骨病　部分长期HPN患者可出现骨钙丢失、骨质疏松、血碱性磷酸酶增高、高钙血症、尿钙排出增加、四肢关节疼痛，甚至出现骨折等表现，称之为代谢性骨病。因此，长期HPN患者除注意钙、磷的补充外，还应适量补充维生素D，以防止代谢性骨病的发生。

8.液体和电解质紊乱　液体紊乱可表现为低血容量/脱水或高血容量。有发生脱水风险的是那些胃肠道损失增加、肠道吸收不良、液体限制、高龄或精神状态改变的患者。对于那些有潜在心脏、肝脏或肾脏疾病的患者，高血容量可能更值得关注。重要的是，要对患者及护理人员进行关于监测液体摄入和输出，以及脱水和液体超载的迹象和症状的教育。营养支持可通过改变输液量、调整配方和（或）电解质含量、适当时使用药物和（或）补充口服补液或非肠道液体来帮助优化体液平衡。电解质紊乱，特别是钠、钾、镁和磷紊乱很常见，特别是在治疗的早期阶段。电解质涉及几种基本的身体功能，当紊乱严重时，可能会导致严重的临床后果，包括死亡。有几种因素可导致电解质异常，如肾功能、基础疾病过程、疾病敏锐度的改变和药物。要有效管理电解质溶液，需要对这些复杂过程有一个全面的了解。常规实验室监测可识别和纠正任何可能发生的干扰，初期肠外营养时，可频繁监测，直至达到稳定的水平。

9.维生素和微量元素紊乱　接受肠外营养治疗的患者经常遇到微量营养素缺乏，通常无明显临床症状。因此，需要定期根据实验室监测指标来识别。自从开展家庭肠外营养以来，脂质、复合维生素和微量元素商品制剂已经进行了实质性的调整，以提供必要的营养物质并减少微量营养素缺乏的可能性。因此，早期肠外营养中描述的微量营养素缺乏，如铁、硒、铜、锌、维生素B_1、铜、维生素A、维生素E、维生素D和必需脂肪酸，现在已经很少见了。然而，大多数商业微量元素溶液只提供推荐的每日营养素需求，而没有考虑补充缺乏的微量营养素储备。因此，患者仍然存在缺乏维生素及微量元素的风险，终身口服补充和监测微量营养素水平是必要的。

锰中毒是一种罕见的并发症，可发生在长期使用HPN，并可积累在各种器官，如肝脏、大脑和骨。高锰酸钾引起的神经毒性已被充分记录，患者表现出运动功能缺陷、情绪不稳定和认知障碍等症状。最近，一种不含锰的PN多种微量元素产品的出现可能会降低这种并发症风险，但仍建议定期监测。

家庭肠内和肠外营养已被证明是一种救命的疗法。接受家庭肠内/肠外营养治疗的患者最好由熟悉各种医疗条件、潜在并发症和治疗方案的多学科团队来服务。对患者和照护者的教育和常规监测对于减少或预防与家庭肠内/肠外营养相关的并发症至关重要。参与为家庭肠内/肠外营养治疗患者提供额外资源和支持的组织可以提高患者的生活质量。

第八节　肿瘤患者营养治疗的质量控制

恶性肿瘤患者营养不良发生率高，而且贯穿于患者发病、进展和治疗全过程，严重影响患者的治疗疗效、治疗费用、生存时间和生活质量，甚至部分患者直接死于营养不良。营养治疗是肿瘤患者的基本治疗手段，是一线治疗。营养治疗的开展涉及多个步骤和多种人员，其治疗疗效和安全性的保障需要严格的质量控制。

一、营养治疗质量控制的概念

质量控制是指通过监视质量形成过程，消除质量环上所有阶段引起不合格或不满意效果的因素，以达到质量要求而采用的各种质量作业技术和活动。营养治疗质量控制则是指为了使患者足质足量地获得规范化的营养治疗，保证营养治疗疗效，减少营养治疗中的差错和并发症而采取的一系列措施和活动。

二、营养治疗质量控制的难点

肿瘤本身所致的局部占位效应和全身反应影响营养治疗的实施。比如，食管癌所致的吞咽梗阻，肝癌、胰腺癌所致的消化功能障碍，肠癌所致的吸收功能障碍等，均会对肿瘤患者营养治疗的实施带来障碍。

肿瘤患者需要接受抗肿瘤治疗，如手术、放疗、化疗、分子靶向治疗、免疫治疗等。不同治疗过程中，患者的疾病状态和营养状况也不断变化，营养治疗方案也需要动态调整。

肿瘤患者在上述抗肿瘤治疗过程中，不可避免地造成不良反应如消化道反应（恶心、呕吐、腹泻等），必然对患者营养治疗尤其是肠内营养的实施带来困难。

营养治疗的实施涉及多个部门（包括临床科室、营养科、检验科、内镜诊治部、临床药学部等），需要多种人员参与（包括护士、医师、物理师、治疗技师、患者和家属等），实施过程和人员复杂，哪一个环节的质控做不到位，营养治疗的疗效都会受到影响，甚至导致严重的安全问题。

三、营养治疗质量控制的保障

营养治疗质量控制的实施需要制度保障、人员保障和工具保障。制度保障是指营养治疗的实施应该遵循相关的共识、规范和指南。随着肿瘤营养的理念越来越受到重视，目前关于营养治疗的共识和指南也越来越多。国外比较权威的指南包括美国肠外肠内营养学会（ASPEN）和欧洲肠外肠内营养学会（ESPEN）关于肿瘤营养治疗指南，国内包括中华医学会肠外肠内营养学分会（CSPEN）和中国抗癌协会肿瘤营养专业委员会（CSNO）的相关肿瘤营养指南，应作为肿瘤患者营养治疗和质量控制的原则和参考。制度保障还包括一系列关于肿瘤营养如何开展的制度和流程，包括营养治疗制度、营养查房制度、营养多学科讨论制度、营养随访制度等。这些制度参考规范和指南，而又根据每个单位、每个科室的实际情况进行个体化制订。人员保障是指肿瘤营养的质控需要一个由医师、护士和其他相关人员组成的质控团队来开展，各司其职。下文将详细介绍三级质控体系。工具保障包括硬件和软件两方面的保障。硬件保障是指营养测量的设备（如体重仪、代谢车、肌肉测量仪等）需要保证其测量的准确性和稳定性。软件保障包括对营养治疗实施提供帮助的各种工具表格、图表和计算机应用程序（APP）等。

四、营养治疗质量控制体系

临床医师、临床营养师/营养护士、患者/家属是营养治疗开展的重要参考者，也是质量控制的关键，在质量控制中承担着不同的分工和作用，组成营养治疗的三级质控体系。临床医师是营养治疗和质量控制的核心，负责营养状况评估、营养方案制订、治疗疗效评价和治疗方案的调整。临床营养师/营养护士则是营养治疗方案的具体执行、营养宣教、监督、记录和反馈者。患者/家属在质量控制中同样具有重要的作用，负责执行临床医师和护士制订的营养治疗方案并做好记录，与临床医师和护士配合。

五、营养诊断的质量控制

（一）体重测量的质量控制

体重是营养评估中最简单、最直接而又可靠的指标，与患者的预后显著相关。体重的改变与患者能量、蛋白质的平衡改变相一致，故体重可从总体上反映人体营养状况。体重的准确测量对于患者营养状况的评价和营养方案的制订具有重要意义。

体重测量的质量控制：①体重计固定。同一患者每次测量尽量使用同一体重计，测量前需进行校正。②测量时间固定。每次测量体重的时间应该一致，建议选择晨起空腹、排空大小便后进行体重测量。③测量时衣着固定。每次测量时患者的衣服和鞋子一致，有条件最好着内衣测量。④测量时姿势正确。患者平静地站在体重秤上，两足位置左右对称。保持身体自然直立，双眼平视前方，双臂自然下垂，放松于身体两侧。体重指针停止摆动后读数。

（二）营养风险筛查与评估的质量控制

营养风险筛查与评估的目的是发现个体是否存在营养不良及有营养不良的危险因素。目前国际上较为常用的有主观整体评估（subjective global assessment，SGA）、患者主观整体评估（patient-generated subjective global assessment，PG-SGA）、微型营养评估（mini nutritional assessment，MNA）等量表工具。

营养风险筛查与评估的质量控制：①采用统一的标准化营养筛查与评估量表；②营养筛查与评估由医师和护士共同完成；③应对营养风险筛查与评估人员进行统一的培训和考核；④同一患者，治疗过程中的动态筛查与评估最好由同一人员完成。

六、肠内营养的治疗控制

（一）口服营养补充（ONS）的质量控制

口服是最理想的肠内营养给予途径，这种方式最符合人体生理特点，患者容易接受，依从性好。ESPEN高度肯定了ONS途径对肿瘤患者的作用，并在其指南中作为肿瘤放疗患者的首要营养治疗途径予以推荐。能否达到目标营养量是ONS最重要的难题，也是质量控制的关键。

ONS能否顺利执行取决于两个条件：①该口服营养液需要比较好的口味，这样患者才可以持续口服摄入；②患者的自身条件可以坚持口服，即患者的口腔和胃肠道途径通畅，同时患者必须是可以积极配合治疗的非重症患者。

ONS的质量控制要点：①根据患者疾病特点和自身口味，选择合适的口服营养制剂。②加强医护、患者/家属对ONS的认识。如果ONS仅仅可以改善肿瘤患者的营养状况，那它的医疗地位只能是"营养支持"。但如果ONS不仅可以纠正营养不良，还可以对肿瘤患者的治疗疗效和生存起到一定的治疗作用，其地位就可以提升到"营养治疗"的高度。以前，虽然医师和家属都意识到肠内营养的重要性，但很多都局限于其辅助作用，并未将它置于重要的位置，医师和护士应加强宣教，强调口服营养补充的重要性，让患者及其家属明确口服营养补充和放疗、化疗同样的作用，鼓励患者坚持持续口服营养制剂。③通过制订各种量表，包括医师、护士、患者/家属不同版本，并定时定期检查和监督，以确保口服量的准确和真实。④进行成本-效益分析，通过具体数据说服患者/家属接受并坚持下去。

（二）肠内营养制剂配制的质量控制

肠内营养制剂是指以不同方式，通过人体消化系统提供各类营养成分，并能修复和维护肠壁及黏膜功能完整的处方药品或非处方食品。肠内营养制剂的配制往往由护士进行指导，患者及其家属自己完成。肠内营养制剂配制需要特定的浓度、温度等条件并符合清洁度的要求，因此需要进行严格的质量控制，以保证肠内营养的疗效和安全性。

肠内营养制剂配制的质量控制要点：①所有患者肠内营养制剂的配制均应在护士的指导和监督下进行。有条件的单位，患者院内肠内营养制剂建议在医院肠内营养配制室进行统一配制和运送。②加强肠内营养制剂配制器具的清洗、消毒。③严格保障肠内营养配制的卫生条件，有条件的病房可以单独设立肠内营养制剂配制室。④加强培训，提高医务人员和患者/家属手卫生意识，防止出现病原菌感染。⑤严格控制肠内营养制剂的温度和浓度。注意营养物质搭配，禁止随意加入其他物质。

（三）肠内营养管饲的质量控制

管饲是口服不能满足目标需求量的肠内营养患者的重要途径。管饲包括经鼻管饲和经皮/外科手术下造瘘。管饲患者相对于口服营养补充患者更加复杂，因此需要更加严格的操作流程和质量控制。

肠内营养管饲的质量控制要点：①严格掌握管饲的适应证，按照"肠内营养途径选择四阶梯模式"进行选择。ONS是首要营养治疗途径，只有当患者口服无法满足目标需求量时才考虑行管饲。②护士和患者/家属应该每天检查营养管情况，重点检查营养管固定是否妥当、体外营养管的长度及是否脱出或滑落于肠内。③密切观察营养管相关并发症，及时处理和调整。④注意"四度"，即温度、浓度、速度、角度。温度：保持恒温。浓度：由低到高。速度：由慢到快。角度：床头抬高30°～45°。

（四）肠内营养方案调整的质量控制

肿瘤患者，由于肿瘤自身及肿瘤治疗情况不断改变，患者进食量、饮食结构和营养状况可能不断发生变化。初始的肠内营养方案并不一定适合患者治疗全过程，因此应该在治疗过程中进行及时调整。及时、合理的动态调整是肠内营养治疗的要求和保证，其质量控制尤其重要。

肠内营养方案调整的质量控制要点：①肠内营养方案调整应该及时；②肠内营养方案的调整需主治医师以上职称的人员执行，必要时需经营养查房讨论决定；③调整应该做到有理有据，依据为患者营养状况（特别是体重）、吞咽梗阻感、吞咽疼痛感、进食量及饮食结构等的变化情况。

七、肠外营养的质量控制

（一）肠外营养感染的质量控制

肠外营养液是高营养品，极易滋生病原菌，因此在配制和使用过程中需要严格防止病原菌污染，这是肠外营养质量控制的首要内容。质量控制要点：①使用经有效灭菌且完好无损的导管滴注；②无菌操作下插入导管；③不再在已配制好的全营养液中添加其他药物；④不利用导管测静脉血压或抽血；⑤注意穿刺点的无菌防护。⑥定期、不定期抽检肠外营养液进行无菌检查，包括细菌、酵母菌和真菌、控制菌等。

（二）肠外营养通路的质量控制

主管护士或临床营养师需定期巡视、观察患者肠外营养管穿刺局部皮肤状态及静脉导管功能状态，并应用导管脱落风险评估表进行评估，同时及时、有效地观察液体输注情况及相关副反应。静脉导管留置时间需符合要求，导管使用正常情况下结合患者需求，外周静脉留置针留置≤4d，CVC导管留置≤1个月，PICC可保留1年。

（三）肠外营养中营养成分稳定性的质量控制

在肠外营养配制和使用过程中需保障各种营养成分的稳定性，包括氨基酸的稳定性、脂肪乳剂的稳定性、各种微量元素等。在肠外营养液配制完成及输注前需仔细检查外观性状，以判断肠外营养液是否可输注。全营养混合液为白色乳剂，室温静止储存24h后其液面出现白色薄层，轻摇后立即消散，无絮凝或油水分离。肉眼观察无沉淀或脂肪滴，一旦肉眼看到沉淀物或脂肪滴，就不可再使用。

参考文献

陈莲珍，费小非，李璐，等. 肠内营养制剂产品配方评价［J］. 临床药物治疗杂志，2019，17（4）：43-46，64.

丛明华，李淑娈，程国威，等. 营养支持小组对于食管癌同步放化疗患者作用的研究［J］. 中国肿瘤临床，2014，41（18）：1158-1162.

丛明华，石汉平. 肿瘤患者简明膳食自评工具的发明［J］. 肿瘤代谢与营养电子杂志，2018，5（1）：11-13.

方玉，辛晓伟，王艳莉，等. 肿瘤患者家庭肠内营养治疗的规范化管理［J］. 肿瘤代谢与营养电子杂志，2017，4（1）：97-103.

龚林燕，陈艺丹，陈碧，等. 肿瘤患者家庭肠外营养的研究进展［J］. 肿瘤学杂志，2019，25（5）：466-471.

李培培，张丽，于子荞，等. 家庭肠内营养的国内外研究进展［J］. 护理学杂志，2017，32（11）：105-109.

李涛，石汉平. 肿瘤放射治疗营养学［M］. 北京：科学出版社，2021.

连莹，杜明莘，乔冲，等. 复方氨基酸注射液营养学评价［J］. 中国新药杂志，2019，28（5）：584-588.

吕家华，李涛，谢丛华，等. 食管癌放疗患者肠内营养专家共识［J］. 肿瘤代谢与营养电子杂志，2015（4）：29-32.

吕俊玲，夏路风，胡咏川，等. 肠内营养制剂基本特点及治疗中的药学监护［J］. 临床药物治疗杂志，2020，18（10）：76-79.

石汉平，丛明华，陈伟. 再论营养不良的三级诊断［J］. 中国医学前沿杂志（电子版），2020，12（1）：1，1-7.

石汉平，许红霞，李苏宜，等. 营养不良的五阶梯治疗［J］. 肿瘤代谢与营养电子杂志，2015，2（1）：29-33.

石汉平，赵青川，王昆华，等. 营养不良的三级诊断［J］. 肿瘤代谢与营养电子杂志，2015，（2）：31-36.

石汉平. 营养治疗的疗效评价［J］. 肿瘤代谢与营养电子杂志，2017，4（4）：364-370.

石汉平. 肿瘤营养疗法［J］. 中国肿瘤临床. 2014，41（18）：1141-1144.

王林，丛明华，崔久嵬，等. 肿瘤营养治疗的基本原则［J］. 肿瘤代谢与营养电子杂志，2022，9（6）：727-734.

王璐，江华.《中国成年患者营养治疗通路指南》解读：输液港［J］. 肿瘤代谢与营养电子杂志，2022，9（6）：696-700.

王谊，陈亚梅，曹品娟，等. 家庭肠内营养健康相关生活质量问卷的汉化及信效度评价［J］. 护理学杂志，2021，36（22）：90-93.

吴国豪，谈善军. 成人家庭肠外营养中国专家共识［J］. 中国实用外科杂志，2017，37（4）：406-411.

杨剑，蒋朱明，于康，等. GLIM营养不良评定（诊断）标准共识（2018）的探讨和分析［J］. 中华临床营养杂志，2019，27（1）：1-5.

游倩，胡雯，石磊. 2019年《ESPEN家庭肠内营养指南》解读［J］. 中国全科医学，2020，23（5）：505-510.

于康，周晓容，郭亚芳. 恶性肿瘤住院患者营养风险和营养不足发生率及营养支持应用状况调查［J］. 肿瘤学杂志，2011，17（6）：408-411.

曾英彤，周婧. 肠外肠内营养临床药学实践共识（2022年版）［J］. 今日药学，2023，33（6）：414-421.

张伟，江海娇，姜小敢，等. 危重病人肠内营养喂养不耐受危险因素的Meta分析［J］. 肠外与肠内营养，2020，27（5）：313-320.

中国抗癌协会. 肿瘤营养治疗通则［J］. 肿瘤代谢与营养电子杂志，2016，3（1）：28-33.

中国抗癌协会肿瘤营养与支持治疗专业委员会，中国抗癌协会肿瘤营养支持与治疗专业委员会肿瘤

营养通路学组，刘明，等. 中国恶性肿瘤营养治疗通路专家共识［J］. 肿瘤代谢与营养电子杂志，
　　2018，6（2）：260-265.

中国抗癌协会肿瘤营养与支持治疗专业委员会. 中国肿瘤营养治疗指南［M］. 北京：人民卫生出版
　　社，2020.

中国抗癌协会肿瘤营养专业委员会，中华医学会肠外肠内营养学分会. 肠外营养安全性管理中国专家
　　共识［J］. 肿瘤代谢与营养电子杂志，2021，8（5）：495-502.

中国抗癌协会肿瘤营养专业委员会. 口服营养补充的指南更新［J］. 肿瘤代谢与营养电子杂志，
　　2023，10（1）：64-68.

中华护理学会医院感染管理专业委员会，中华护理学会静脉治疗专业委员会，王霞，等. 输液连接装
　　置安全管理专家共识［J］. 中华护理杂志，2022，57（23）：2821-2824.

中华人民共和国国家质量监督检验检疫总局，中国国家标准化管理委员会. 成人体重判定WS/T 428-
　　2013［S］. 北京：中国标准出版社，2013.

中华人民共和国国家卫生和计划生育委员会. 人群健康监测人体测量方法WS/T 424-2013［S］. 北京：
　　中华人民共和国卫生部，2013.

中华医学会肠外肠内营养学分会，中国医师协会外科医师分会临床营养专家工作组，等. 成人肠外营
　　养脂肪乳注射液临床应用指南（2023版）［J］. 中华消化外科杂志，2023，22（11）：1255-1271.

中华医学会肠外肠内营养学分会. 中国成人患者肠外肠内营养临床应用指南（2023版）［J］. 中华医
　　学杂志，2023，103（13）：946-974.

Arends J，Bodoky G，Bozzetti F，et al. ESPEN guidelines on enteral nutrition：non-surgical oncology
　　［J］. Clin Nutr，2006，25（2）：245-259.

Baldwin C，Spiro A，Ahern R，et al. Oral nutritional interventions in malnourished patients with cancer：
　　a systematic review and metaanalysis［J］. Natl Cancer Inst，2012，104（5）：371-385.

Bering J，DiBaise JK. Home parenteral and enteral nutrition［J］. Nutrients，2022，14（13）：2558.

Bischoff SC，Austin P，Boeykens K，et al. ESPEN practical guideline：Home enteral nutrition［J］. Clin
　　Nutr，2022，41（2）：468-488.

Bozzetti F，Mariani L，Lo Vullo S，et al. The nutritional risk in oncology：a study of 1，453 cancer out-
　　patients［J］. Supportive care in cancer，2012，20：1919-1928.

CSCO肿瘤营养治疗专家委员会. 恶性肿瘤患者的营养治疗专家共识［J］. 临床肿瘤学杂志，2012，
　　17（1）：59-73.

Derman BA，Macklis JN，Azeem MS，et al. Relationships between longitudinal neutrophil to lymphocyte
　　ratios，body weight changes，and overall survival in patients with non-small cell lung cancer［J］. BMC
　　Cancer，2017，17（1）：141.

Gyan E，Raynard B，Durand J P，et al. Malnutrition in patients with cancer［J］. JPEN J Parenter Enter-
　　al Nutr，2017：1248247281.

Hakeam HA，Mulia HA，Azzam A，et al. Glargine insulin use versus continuous regular insulin in di-
　　abetic surgical noncritically ill patients receiving parenteral nutrition：randomized controlled study［J］.
　　JPEN J Parenter Enteral Nutr，2017，41（7）：1110-1118.

Hughes BG，Jain VK，Brown T，et al. Decreased hospital stay and significant cost savings after routine
　　use of prophylactic gastrostomy for high-risk patients with head and neck cancer receiving chemoradiother-
　　apy at a tertiary cancer institution［J］. Head Neck，2013，35（3）：436-442.

Kim SY，Wie GA，Lee WJ，et al. Changes in dietary intake，body weight，nutritional status，and met-
　　abolic rate in a pancreatic cancer patient［J］. Clin Nutr Res，2013，2（2）：154-158.

Lim SL，Ong KC，Chan YH，et al. Malnutrition and its impact on cost of hospitalization，length of stay， readmission and 3-year mortality ［J］. Clin Nutr, 2012, 31（3）: 345-350.

McCulloch A, Bansiya V, Woodward JM. Addition of insulin to parenteral nutrition for control of hyper-glycemia ［J］. JPEN J Parenter Enteral Nutr, 2018, 42（5）: 846-854.

Odelli C, Burgess D, Bateman L, et al. Nutrition support improves patient outcomes, treatment toler-ance and admission characteristics in oesophageal cancer ［J］. Clinical oncology, 2005, 17（8）: 639-645.

第三章

肿瘤手术患者典型案例

第一节　一例脑桥小脑三角区肿瘤患者术后合并吞咽障碍的营养管理

一、病史简介

（一）主诉

患者王某，男，63岁。走路不稳20d，发现左侧桥小脑角占位10d。

（二）现病史

20d前出现走路不稳，行头颅CT检查示：左侧脑桥小脑三角区占位病变。以"颅后窝占位"收入院。患者自发病以来，精神食欲差，感乏力，无面部麻木、无耳鸣及听力下降等表现，大小便正常，体重有所减轻，3个月内体重减轻5.4%。

（三）既往史

高血压3年，自服药物控制，否认肝炎、结核史、疟疾、冠心病及糖尿病史，否认输血史，预防接种史不详。

（四）体格检查

体温36.3℃，脉搏88次/分，呼吸18次/分，血压130/67mmHg，NRS评分2分，身高170cm，体重60kg，BMI 20.7kg/m²。

（五）日常生活与饮食习惯

患者吸烟、饮酒20余年，吸烟6支/日，饮白酒150g/d；禁忌食物多，如牛羊肉、鸡蛋、葱姜辣椒等。

（六）疾病与营养认知

患者和家属存在营养误区，认为喝汤最有营养，术后要喝鲫鱼汤和鸡汤，吃肉要吃蹄花，软糯好嚼。

（七）家庭及经济

已婚，配偶体健，育有2女，家庭和睦。2女均外出务工，配偶无固定工作。

（八）疾病初步诊断

颅后窝占位。

二、诊疗经过

（一）疾病治疗

患者完善辅助检查后，充分评估，排除手术禁忌后在全身麻醉下行左脑桥小脑三角区肿瘤切除术＋开颅颅内减压术＋脑脊液漏修补术，手术顺利，术后第2天带胃管自ICU转回病房。患者声嘶、饮水呛咳、吞咽障碍，给予鼻饲饮食、脱水、营养神经、康复训练等对症支持治疗，术后12d顺利出院。

（二）营养三级诊断

1.一级诊断——营养筛查　护士在患者入院24h内采用NRS2002对患者进行营养风险筛查，该患者NRS2002评分2分，术后24h内再次筛查，NRS2002评分3分（表3-1-1），有营养风险。

表3-1-1　术后营养风险筛查

评估项目	0分	1分	2分	3分	得分
疾病严重程度			开颅术后自ICU转回病房患者卧床		2分
营养状态受损		3个月内体重减少5.4%			1分
年龄	＜70岁				0分
总分					3分

2.二级诊断——营养评估

（1）使用PG-SGA进行营养评估，评分为12分（表3-1-2），提示患者为重度营养不良。

（2）人体学测量：身高170cm，体重60kg，BMI 20.7kg/m^2，小腿围为32cm。

（3）能量需求估算：根据拇指法则估算患者能量需求，能量为1500～1800kcal/d。

表3-1-2　营养不良评估

评估项目		患者情况			得分
A.患者自评	A1（2分） 1个月体重下降2.1%；2周内体重有所下降	A2（1分） 通过管饲进食，但进食量小于平常	A3（3分） 吞咽困难、腹胀	A4（3分） 术后大部分时间卧床	9
B.疾病状态	恶性肿瘤、开颅术后				2
C.代谢应激					
D.肌肉消耗	轻度肌肉消耗				1
总分					12

3. 三级诊断——综合评价

（1）体力体能评估：握力为23.7kg，卧床（步数无法测量）。

（2）实验室检查：白细胞、C反应蛋白、降钙素原升高，白蛋白、前白蛋白等下降（表3-1-3）。

（3）吞咽功能筛查与评估：口腔清洁度异常，存在吞咽障碍（表3-1-4）。

（4）心理健康状况：患者卧床为主，生活不能自理，心理痛苦温度计评分为4分，头晕、头痛。

表3-1-3　实验室检查

项目	检验结果	结果判断
白细胞	$18.79\times10^9/L$	↑
中性粒细胞	$7.25\times10^9/L$	↑
红细胞	$3.4\times10^{12}/L$	↓
血红蛋白	108g/L	↓
总蛋白	60.2g/L	↓
白蛋白	30.2g/L	↓
前白蛋白	170.8mg/L	↓
C反应蛋白	108.98mg/L	↑

表3-1-4　吞咽功能筛查与评估

筛查项目	结果	异常情况
口腔清洁度	Ⅱ级	患者口腔内有较多分泌物、痰液，舌苔厚
反复唾液试验	吞咽反射诱发功能异常	喉上抬＜2cm，吞咽次数＜5次/30秒
改良洼田饮水试验	Ⅳ级	患者饮30ml温水呛咳3次

评估项目	结果	异常情况
口颜面功能	口腔、颜面功能减弱	咽反射减弱，自主咳嗽能力减弱，咳嗽反应时间正常，自主清嗓能力减弱，清嗓反应时间正常。唇力量减弱，双侧咀嚼肌无萎缩，咬肌力量减弱
V-VST	禁经口进食	糖浆样5ml及布丁样5ml，均存在安全性及有效性受损

4. 营养诊断　复杂性重度营养不良。

（三）营养治疗

根据患者吞咽情况及胃肠道功能进行阶段性拟定营养治疗方案，本例患者胃肠道功能未受损，采用全肠内营养，营养治疗方案根据胃肠耐受情况动态调整。根据神经外科重症患者肠内营养专家共识，该患者能量推荐为25～30kcal/（kg·d），蛋白质需要量推荐为1.2～2.0g/（kg·d）。因此该患者目标能量为1500～1800kcal/d，目标蛋白质为

72～120g/d。目标能量采用渐进式增加的方式减少患者胃肠不耐受等情况，其中肠内营养的方式根据吞咽专科护士每日评估，确保患者肠内营养安全有效。

1.营养教育　根据患者和家属的饮食习惯及营养误区，专科护士进行针对性营养教育，纠正患者认为"营养在汤里面""牛羊肉加重病情""炖猪蹄营养最好"等饮食误区，教会患者术后科学营养与饮食搭配。

2.营养治疗经过

（1）第一阶段：根据评估情况及专家共识，选择短肽类肠内营养制剂，通过肠内营养泵持续泵入，起始速度为15～30ml/h，术后1～3d患者肠内营养胃肠不耐受评分分别为1分、2分、2分，目标营养达成率分别是40%、50%、30%。

术后第1天，查体：腹部膨隆、腹软、肠鸣音减弱，主诉腹胀不适；分析其主要原因有患者颅脑术后水肿高峰期、卧床、活动减少等。遵医嘱使用胃动力药物，同时增加床上被动活动。术后2～3d出现腹泻，大便检查提示菌群失调，同时患者静脉抗感染治疗，故增加肠道益生菌，减慢短肽类肠内营养制剂泵入速度，倾听患者主诉，加强观察。

（2）第二阶段：根据第一阶段全肠内营养方案实施情况，预估患者3～5d目标营养达标率低于50%，因此第二阶段将营养方案调整为肠内营养＋补充性肠外营养，并根据患者胃肠耐受情况，逐步减少肠外营养，最终过渡为全肠内营养，肠内营养制剂由短肽类调整为整蛋白制剂，根据蛋白摄入情况，适当添加乳清蛋白。增加吞咽功能训练，在吞咽护士的指导下逐步进行经口进食训练，肠内营养方式由肠内营养泵逐步改为分次推注式鼻饲＋经口进食，将患者的一日营养摄入均匀分配到6餐，每餐营养液300ml为宜。指导患者先经口进食30min，再用鼻饲补充营养液，营养液从全成品制剂转变为食物与成品制剂相结合的形式，当患者肠内营养能达到目标营养的50%，且无不良反应时，于术后8d停补充性肠外营养。停肠外营养当日患者述腹胀明显，行腹部按摩、小茴香热敷腹部等对症处理。术后第9天患者便秘，与使用甘露醇、病情重、卧床时间久有关，肠内营养制剂中不含膳食纤维，考虑进行助便计划，添加含膳食纤维食物和乳果糖，同时增加床上运动和康复功能锻炼。术后10d患者洼田饮水试验Ⅰ级，V-VST测试完全通过，拔出胃管，经口进食。鼻饲期间采用氯己定漱口液联合负压式口护牙刷进行口腔护理，及时清除口腔内分泌物，避免误吸及吸入性肺炎。

（3）第三阶段：为出院准备阶段。责任护士评估患者的各项营养指标，团队根据评估结果制订居家康复营养方案，简明膳食量表提示患者经口摄入食物为目标能量的70%，故采用"3＋3"模式，即一日三正餐＋三加餐，加餐选择整蛋白型肠内营养制剂和乳清蛋白粉补充，同时进行应用教育和科普知识的讲解。患者在2d的出院准备中，每日目标能量和目标蛋白均达标，于术后12d出院。营养治疗经过详见表3-1-5。

3.居家康复营养　采用"3＋3"模式，即一日三正餐＋三加餐，正餐食物新鲜多样且富含高蛋白，加餐选择整蛋白型肠内营养制剂和乳清蛋白粉补充，每日补充能量＞400kcal。同时注意日常饮食习惯，食物应新鲜多样，该患者有高血压，饮食还需注意减少钠盐的摄入，每天应低于5g，减少味精、酱油等调味品的使用量，减少食用腌制食物如咸菜、腊肉。每日保证充足睡眠和适量运动。护士通过微信沟通，线上沟通指导患者食物选择以及每日目标营养达标情况和症状管理。

表3-1-5　根据吞咽评估及症状动态调整营养治疗方案

时间	吞咽评估	营养治疗		胃肠耐受性评分（分）/症状（AGI）	处理措施	目标营养达成率（%）
		营养方案	肠内营养方式			
术后第1天	（患者未清醒）不适用	EN	鼻饲 肠内营养15～30ml/h	1分/腹胀、恶心	增加胃动力药	40
术后第2天	洼田饮水试验Ⅳ级，V-VST：糖浆样5ml及布丁样5ml，均存在安全性受损	EN	鼻饲 肠内营养15～30ml/h	2分/腹胀、恶心、腹泻	增加止泻药物，添加益生菌，肠内营养泵速度调整为15ml/h	50
术后第3天		EN	鼻饲 肠内营养15～30ml/h	2分/腹泻	继续使用止泻药	30
术后第4天	洼田饮水试验Ⅳ级 V-VST：糖浆样5ml及布丁样5ml，均存在安全性受损	EN＋PN	鼻饲 肠内营养15～30ml/h	2分/腹泻	继续使用止泻药 调整方案，更换营养制剂	60
术后第5天		EN＋PN	鼻饲 肠内营养50ml/h	0分		60
术后第6天	洼田饮水试验Ⅳ级，V-VST：糖浆样、布丁样食物10ml，安全性无问题，饮水5ml有呛咳	EN＋PN	鼻饲 肠内营养80ml/h	0分	增加肠内营养，减少肠外营养	80
术后第7天		EN＋PN	推注式鼻饲6～8次/日	0分		100
术后第8天	洼田饮水试验Ⅳ级，V-VST：糖浆样、布丁样食物10ml，安全性及有效性无问题，饮水5ml有呛咳	EN	推注式鼻饲70% 经口进食30%，进食糊状食物，最大一口量5ml，采取坐位颈稍前屈	1分/腹胀	腹部按摩，小茴香热敷腹部	80
术后第9天	洼田饮水试验Ⅱ级，V-VST完全通过	EN	推注式鼻饲40% 经口进食60%，可经口喝水	0分/便秘	管喂适量温开水润滑肠道 增加饮水量、增加食物中膳食纤维，乳果糖	90
术后第10天	洼田饮水试验Ⅰ级，V-VST完全通过	EN	拔除胃管，经口进食及饮水	0分	营养教育	100
术后第11天		EN	"3＋3"模式	0分	出院准备	100
术后第12天	洼田饮水试验Ⅰ级，V-VST完全通过	EN	经口进食及饮水	0分		100

三、诊疗效果

（一）营养指标评价

出院时，患者体重未减轻，PG-SGA分级降低，腿围未减少，握力由23.7kg升至正常28.8kg；异常指标有明显改善（表3-1-6）。患者和家属对诊疗康复过程满意。

表3-1-6　营养指标

项目	术前	术后1d	出院时	出院30d
前白蛋白（mg/L）	108	100.30	187.0	281.0
白蛋白（g/L）	30.2	30.2	37.3	40.2
血红蛋白（g/L）	108	100.0	106.2	110.3
C反应蛋白（mg/L）	108.9	79.3	77.8	25.7
体重（kg）	60.0	60.9	60.2	62.0
握力（kg）	23.7	25.2	26.6	28.8
小腿围（cm）	32.0	32.0	32.2	32.3

（二）症状评价

患者胃肠不耐受症状明显缓解，吞咽功能逐步恢复正常，口腔清洁度明显改善，无吸入性肺炎发生。

四、总结与反思

（一）病例成效

桥小脑角区肿瘤是神经外科高发肿瘤疾病。研究显示，患者术后吞咽障碍的发生率为10.45%～30.45%。吞咽障碍筛查评估可明显减少误吸，其早期训练可促进神经功能恢复。本案例在吞咽专科护士的介入下，规范吞咽障碍筛查的基础上，实施阶段目标营养干预。

早期有效的吞咽障碍筛查及吞咽功能训练具有重要意义，其可促进神经功能恢复，改善机体营养状态。吞咽障碍筛查评估及训练可在临床上积极开展应用。

（二）病例反思

吞咽功能是人类赖以生存的基本功能，吞咽障碍患者常发生营养不良、脱水、吸入性肺炎、窒息等并发症，并且患者及其家属的传统观念错误，误认为水状食物是最安全的食物，医务人员应尽早进行相关误区宣教，避免患者偷偷进食造成误吸。另外在患者初期全肠内营养阶段，对于吞咽功能障碍且伴有恶心呕吐的患者，我们可考虑行床旁幽门后营养管的盲置，从而改善患者的恶心呕吐症状，以及预防误吸的发生。

知识拓展

V-VST

1. 定义　容积-黏度测试（volume-viscosity swallow test，V-VST）是一种吞咽困难筛查方法，可辅助早期识别存在吞咽障碍危险因素的患者，可从安全性和有效性两个方面评估吞咽功能。

2. 安全性　患者摄食期间避免呼吸道并发症（喉部渗漏和误吸）风险的能力。①咳嗽：提示部分食团已经通过声带到达呼吸道，误吸已经发生；②音质改变：声音变得湿润或微弱，提示已发生渗漏或误吸；③氧饱和度下降：基础血氧饱和度下降≥3%，提示误吸发生。

3. 有效性　患者摄取使其营养和水合状态良好所需热量、营养和水分的能力。①唇部闭合：闭合不完全可能导致部分食团的漏出；②口腔残留：口腔残留物的存在可能提示舌部推进力度受损，导致低效吞咽；③咽部残留；④吞咽后咽部残留物的存在提示咽部食团清除能力受损；⑤分次吞咽：无法在单次吞咽动作吞下食团会降低摄取有效性。

4. 测试步骤见图3-1-1。

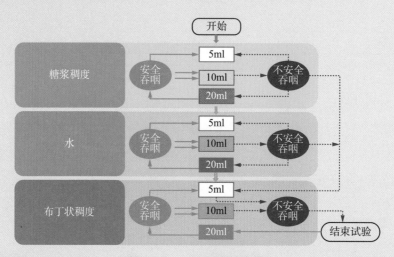

图3-1-1　V-VST测试步骤

5. 记录测试结果

（1）不伴安全性/有效性受损，吞咽过程中未出现安全性/有效性受损相关指征，则V-VST测试的结果是阴性的，该患者并未患有口咽性吞咽障碍。

（2）伴有有效性受损，不伴安全性受损，吞咽过程中未出现安全性受损相关指征，但有有效性受损相关指征，该患者患有口咽性吞咽障碍。患者可安全吞咽，但有效性受损，这可能危及患者的营养和补水状况，应该在保证患者吞咽过程不出现有效性问题的前提下，最佳方案是选择最低稠度和最高容积的液体。

（3）伴有安全性受损（伴/不伴相关有效性问题），吞咽过程中出现任何安全性受损相关指征，伴或不伴相关有效性问题，该患者患有口咽性吞咽障碍。吞咽过程的安全性下降提示该患者可能已经发生吸入，应该在安全性一致的前提下，须优先考虑尽可能大的容积，以保证吞咽有效性和患者优选的稠度。

第二节　一例甲状腺癌颈部淋巴结清扫术后合并乳糜漏患者的全程营养管理

一、病史简介

（一）主诉

患者田某，女，32岁。发现甲状腺结节15d，于2023年6月8日入院。

（二）现病史

入院前15d，患者行颈部彩超提示：甲状腺右叶及峡叶结节，双侧颈部淋巴结肿大，结构异常。行细胞学穿刺病理活检提示为乳头状癌；颈部增强CT检查显示：双侧锁骨上增大淋巴结2.0cm×1.0cm，考虑转移的可能；诊断为甲状腺乳头状癌伴双颈淋巴结肿大。完善检查后于2023年6月14日行甲状腺癌根治术＋左颈淋巴结清扫＋胸导管结扎术，术中行中央区及左颈Ⅴ、Ⅳ、Ⅲ、Ⅱ区淋巴组织清扫。手术＋复苏时间5小时10分钟，术毕携颈部3根引流管返回病房，引流管接高负压引流瓶，引流液呈暗红色。未述呼吸困难，无声音嘶哑、手足麻木等症状，给予补液及低脂软质饮食。术后第1天（2023-06-15）14：00出现左颈血浆引流管引流出乳白色引流液15ml，17：30乳白色引流液增加120ml，医师给予加压包扎，遵医嘱更换高负压引流瓶为一次性胃肠减压器低负压吸引；22：00左颈、右颈及颈前引流管引流液均呈乳白色，23：00乳白色引流液共增加200ml，全天引流液左颈450ml、右颈140ml、颈前100ml。

（三）既往史

否认肝炎、结核、冠心病、高血压及糖尿病史，无输血史，无食物及药物过敏史。

（四）体格检查

体温36.6℃，脉搏74次/分，呼吸20次/分，血压106/79mmHg，身高155cm，体重50kg，BMI 20.8kg/m^2。

（五）日常生活与饮食习惯

患者无吸烟、饮酒的习惯，喜食红肉和油腻食物，无饮用纯牛奶习惯，喜欢喝汤，不喜欢食鸡蛋。平素精神状态尚可，体力情况良好，食欲食量正常，睡眠情况欠佳，大小便正常，生活不规律，熬夜较多。

（六）疾病与营养认知

患者及其家属均认为手术后需要补充营养并且认为营养都在鲜美的炖汤里面且利于术后患者消化。

（七）家庭及经济状况

已婚，配偶体健，育有1女，二级亲属有两人因"食管癌"去世。家庭有固定经济收入。

（八）疾病初步诊断

甲状腺乳头状癌伴双颈淋巴结肿大。

二、诊疗经过

（一）营养三级诊断

1. 一级诊断——营养筛查　护士在患者入院24h内采用NRS2002对患者进行营养风险筛查，该患者NRS2002评分1分，无营养风险，术前实验室检查见表3-2-1。术后再次采用NRS2002对患者进行营养风险筛查，该患者NRS2002评分为3分（表3-2-2），有营养风险。

表3-2-1　术前实验室检查

项目	检验结果	结果判断
白细胞	3.25×10^9/L	↓
中性粒细胞	4.62×10^9/L	
红细胞	4.12×10^{12}/L	↓
血红蛋白	120g/L	↓
总蛋白	61.8g/L	↓
白蛋白	39.5g/L	↓
前白蛋白	235.6mg/L	
总胆红素	11.0μmol/L	
直接胆红素	2.1μmol/L	
谷氨基转移酶	13U/L	
天冬氨酸氨基转移酶	17U/L	
CRP值	0.72mg/L	

表3-2-2　营养风险筛查

评估项目	0分	1分	2分	3分	得分
疾病严重程度		恶性肿瘤	术后		2分
营养状态受损		饮食减少25%			1分
年龄	＜70岁				0分
总分					3分

2.二级诊断——营养评估

（1）使用PG-SGA进行营养不良评估，评分为8分（表3-2-3），提示患者为中度营养不良。

（2）饮食摄入调查：此例患者术后吞咽疼痛导致3d内能量及蛋白摄入均不能达到目标需要量。

（3）人体学测量：身高155cm，体重50kg，BMI 20.8kg/m^2；握力为22kg，小腿围为29cm。

表3-2-3　营养不良评估

评估项目	患者情况				得分
A.患者自评	A1（0分）	A2（3分） 流质饮食	A3（3分） 咽喉部疼痛	A4（0分）	6
B.疾病状态		恶性肿瘤/创伤			2
C.代谢应激					0
D.肌肉消耗					0
	总分				8

3.三级诊断——综合评价

（1）术后第一次实验室检验结果（表3-2-4）。

（2）器官功能：肝功能、肾功能无异常，无全身麻醉后胃肠道反应，肠黏膜屏障功能完好。

（3）生活质量：采用Bathel指数评定量表评估患者为100分，无须依赖。心理状况：采用心理痛苦温度计评分为2分，表示患者轻度痛苦，由心理小组成员进行专业指导。

表3-2-4　术后第一次实验室检查

项目	检验结果	结果判断
白细胞	10.2×10^9/L	↑
中性粒细胞	6.24×10^9/L	↑
红细胞	4.44×10^{12}/L	
血红蛋白	129g/L	↓
总蛋白	56.9g/L	↓
白蛋白	36.6g/L	↓
前白蛋白	244.8mg/L	
总胆红素	13.9μmol/L	
直接胆红素	1.8μmol/L	
谷氨基转移酶	14U/L	
天冬氨酸氨基转移酶	18U/L	
C反应蛋白	10.91mg/L	↑

4.营养诊断　复杂性中度营养不良。

（二）营养治疗

甲状腺癌行左颈淋巴结清扫的患者术后乳糜漏的发生率为0.2%～3.0%，首先以预防为主，采用低脂饮食（即膳食中中链脂肪酸供能＜30%或全天脂肪摄入量＜50g）（表3-2-5），进行营养多学科讨论制订以下营养方案。

表3-2-5　低脂饮食清单

食物种类	具体食物
蔬菜	根菜类：萝卜、红薯、大头菜、芹菜等
	叶菜类：青菜、生菜、大白菜、茼蒿、菠菜等
	茎菜类：马铃薯、藕、荸荠、茭白、莴笋
	果菜类：番茄、茄子、南瓜、冬瓜、丝瓜等
菌类	金针菇、香菇、平菇、猴头菇、木耳等
水果	除牛油果以外的所有水果
主食	小米粥、素馅馄饨、馒头、藕粉、南瓜粥、清汤面、素馅包等
肉类	牛肉（精瘦肉）、羊肉（精瘦肉）、猪肉（瘦）、鱼肉
奶蛋类	脱脂牛奶、鸡蛋白

意外事件：实施过程中，由于患者及其家属固有的饮食误区未根本改变，术后第1天午餐患者依然进食200ml鱼汤，2h后患者左颈血浆引流管引流出乳白色引流液15ml并且量逐渐增加，医师及时给予碎纱创腔局部加压包扎、更换高负压引流瓶（负压值90kPa）为一次性胃肠减压器（负压值4kPa）低负压吸引。全天引流液：左颈450ml、右颈140ml、颈前100ml，均为乳白色。

1.多学科方案调整及落实

（1）乳糜漏治疗阶段（术后第2～5天）

饮食计划：中链脂肪酸全营养素＋蛋白粉（蛋白含量80%，3次/天）＋多种维生素多种矿物质片1片/天，中链脂肪酸全营养素1200ml/d，拟3～5次/天口服完成目标量。该患者目标容量1500ml/d，目标能量1500kcal/d，目标蛋白质100g/d，具体完成情况详见表3-2-6。

表3-2-6　能量蛋白质达标情况

时间	能量达标（%）	蛋白质达标（%）
术后第2天	46.4	54
术后第3天	73	74
术后第4天	100	100
术后第5天	100	100

（2）乳糜漏康复阶段（术后第6～7天）

1）低脂饮食：低脂饮食＋蛋白粉（蛋白含量80%）＋多种维生素多种矿物质片1片/日＋除牛油果以外的任何水果。

2）饮食计划：鉴于中链脂肪酸不是人体的必需脂肪酸，还需要摄入一些长链多不饱和脂肪酸满足机体需求，因此再次调整饮食计划，将中链脂肪酸全营养素替换成低脂饮食（表3-2-5）。

2.患者疼痛症状的控制情况　见表3-2-7。

表3-2-7　疼痛症状的控制

时间	NRS评分（分）	症状	处理
术后第2天	6	咽喉部疼痛较前加剧	遵医嘱给予口服镇痛药
术后第3天	2	吞咽疼痛得到缓解	继续口服镇痛药
术后第4天	1	吞咽疼痛持续缓解	继续口服镇痛药
术后第5天	1	吞咽疼痛缓解	继续口服镇痛药
术后第6天	0	无吞咽疼痛	停止口服镇痛药

3.血浆引流液的变化情况　见表3-2-8。

表3-2-8　血浆引流液的变化

术后天数	左颈			颈前			右颈		
	颜色	性状	量/ml	颜色	性状	量/ml	颜色	性状	量/ml
1	乳白色	乳糜样	450	乳白色	乳糜样	100	乳白色	乳糜样	140
2	乳白色	乳糜样	300	乳白色	乳糜样	60	乳白色	乳糜样	140
3	乳白色	乳糜样	280	乳白色	乳糜样	145	微红色	浑浊	40
4	乳白色	乳糜样	220	乳白色	乳糜样	100	微红色	浑浊	10
5	乳白色	乳糜样	80	微红色	浑浊	15	淡黄色	浆性	5
6	微红色	浑浊	20	淡黄色	浆性	10			
7	淡黄色	浆性	10						

4.乳糜漏居家随访阶段（术后第8～30天）　出院后纳入阳性体征随访，居家低脂饮食清单见表3-2-5，烹饪方式为水煮烹饪，可适当加入酱油、盐及醋调味，忌煎、炸、烤。出院后第1天、第3天、第7天电话随访，患者能量1500kcal/d，蛋白80g/d，多种维生素多种矿物质片1片/日，饮水量1200ml/d，落实良好，切口无异常。出院后1个月电话随访，患者能量1500kcal/d，蛋白90g/d，多种维生素多种矿物质片1片/天，饮水量1500ml/d，落实好，切口无异常。指导患者过渡到正常饮食，甲状腺癌专科疾病饮

食。由于甲状腺癌发病率的上升与"全民食盐加碘"实施存在时间上的重合，进而导致大众对碘有一定的误区，甲状腺术后出现"恐碘恐盐恐海鲜"的现象较为严重。但实际上碘是人体必需的微量元素之一，碘的生理作用是合成甲状腺激素，没有碘化的甲状腺激素无法发挥生理作用，因此，过度低碘或者高碘饮食都不合适，甲状腺术后海产品选择见表3-2-9。

表3-2-9　海产品含碘量

类别		碘含量（每100g食物所含μg）	甲状腺功能亢进	桥本甲状腺炎	甲状腺结节（TPOAb阳性或热结节）	甲状腺癌	[131]I治疗前
高碘	裙带菜（干）	15878	×	×	×	×	×
	紫菜	4323	×	×	×	×	×
	海带	923	×	×	×	×	×
较高碘	贻贝（淡菜）	346	×	偶尔食用	偶尔食用	√	×
	海杂鱼（咸）	295.9	×	偶尔食用	偶尔食用	√	×
	虾皮	264.5	×	偶尔食用	偶尔食用	√	×
	虾米、虾仁	82.5	×	偶尔食用	偶尔食用	√	×
低碘	金枪鱼	14	√	√	√	√	×
	青鱼	6.4	√	√	√	√	×
	带鱼	5.5	√	√	√	√	×
含碘盐		2000～3000	×	√	√	√	×

三、诊疗效果

（一）症状评价

患者术后发生乳糜漏，通过饮食干预让引流液由乳白色转变为淡黄浆性，引流量逐渐变少，最终顺利拔管。在此期间，该患者未发生低蛋白血症及电解质紊乱，体重未下降，快速康复顺利出院。

（二）营养指标评价

出院时，患者体重50kg，PG-SGA分值由8分减至1分。血液检验指标：前白蛋白、白蛋白及血红蛋白呈上升趋势、C反应蛋白指标则呈下降趋势（表3-2-10），血浆引流液的变化情况见表3-2-8。患者和家属对整个诊疗过程非常满意。

表3-2-10　血液检验指标

项目	术后1d	术后3d	术后5d	术后7d	出院当日	出院后1个月
前白蛋白（mg/L）	244.8	197.7	180.8	199.4	209.3	248.7
白蛋白（g/L）	36.6	36.1	38.5	44.6	51.1	44.6
血红蛋白（g/L）	129	118	115	118	129	127
C反应蛋白（mg/L）	10.91	9.34	5.64	3.27	0.53	2.58

四、总结与反思

（一）病例成效

中链脂肪酸可在胃肠道直接吸收进入肝细胞，无须载脂蛋白直接进入线粒体经过一系列酶的催化作用后产能，因此既能保证机体所需要的足够营养物质，又能避免合成乳糜微粒后由淋巴系统入血，大大减少淋巴液生成，间接减少颈部创腔淋巴液渗漏从而使乳糜样引流液由多到少，性状由浑浊转为清亮，促进创腔愈合和患者康复，节省住院费用，提高患者满意度。同时从中链脂肪酸全营养制剂＋蛋白粉＋多种维生素多种矿物质片的饮食方案到低脂饮食、正常饮食的整个周期患者没有出现低蛋白血症、电解质紊乱、体重下降等并发症。

（二）病例反思

虽然该案例患者最后顺利康复出院，居家期间切口无异常，但是在保证营养均衡的同时减少颈部淋巴结清扫术后乳糜漏的发生或者降低患者发生乳糜漏以后的严重程度方面，仍有以下几点值得改进和思考之处。

（1）对于行颈部淋巴结清扫术尤其是左颈淋巴结清扫术的患者在进食之初即采用中链脂肪酸脂饮食方案：中链脂肪酸全营养制剂＋蛋白粉＋多种维生素多种矿物质片。

（2）个体化健康宣教方面

1）教育理念前移，将健康教育的时间节点提前到术前准备阶段，体现全病程。

2）根据患者及其家属对健康教育内容的认识度采用负面典型案例展示的方式，让患者及其家属对乳糜漏有更直观的了解和认识，从认知上重视饮食的特殊性及重要性从而提高患者及其家属的依从性。

3）健康教育以P-I-O（问题-措施-结果）的方式进行，改变以往灌输式，重点突出患者的关注点，并对患者全病程有一定预见性。

4）准确评估患者的文化层次，家庭背景，饮食习惯等，采取床旁个体化、集体多样化、患者互促等多种方式；多时间节点的健康教育方式，增强全病程规范饮食的意识和提升疾病相关知识的认知。

（3）采用三级营养落实质控模式（责任护士-护理组长-护士长）监督保证饮食计划的落地实施。

知 识 拓 展

颈部淋巴结分区及颈部淋巴结清扫术后发生乳糜漏的原因及处理

1.颈部淋巴结分区 颈淋巴结包括颏下淋巴结、颌下淋巴结、颈前淋巴结、颈浅淋巴结及颈深淋巴结等，根据淋巴结的引流特点和治疗需要，美国耳鼻咽头颈外科基金学会将颈部淋巴结分为7个区。

Ⅰ区（Level Ⅰ）包括颏下及颌下淋巴结。

Ⅱ区（Level Ⅱ）为颈内静脉淋巴结上组，起自颅底至舌骨水平，前界为胸骨舌骨肌侧缘，后界为胸骨锁乳突肌后缘。

Ⅲ区（Level Ⅲ）为颈内静脉淋巴结中组，自舌骨水平面至肩胛舌骨肌与颈内静脉交叉处，前后界同Ⅰ区。

Ⅳ区（Level Ⅳ）为颈内静脉淋巴结下组，自肩胛舌骨肌与颈内静脉交叉处至锁骨上，前后界同Ⅱ区。

Ⅴ区（Level Ⅴ）为颈后三角淋巴结，包括锁骨上淋巴结，前界为胸锁乳突肌后缘，后界为斜方肌，下界为锁骨。

Ⅵ区（Level Ⅵ）为颈前隙淋巴结，亦称内脏周围淋巴结，包括咽后淋巴结、甲状腺周围淋巴结、环甲膜淋巴结及气管周围淋巴结。两侧界为颈总动脉，上界为舌骨，下界为胸骨上窝。

Ⅶ区（Level Ⅶ）为胸骨上缘至主动脉弓上缘的上纵隔区。

2.颈部淋巴结清扫术后发生乳糜漏原因及常规处理 人体两大淋巴管道分别为右颈淋巴管和左侧的胸导管，右颈淋巴管是右颈干、锁骨下干、支气管纵隔干汇合而成，收集右上半身全身1/4区域的淋巴，最后流入右侧的静脉角；左侧胸导管是人体最长、最粗的淋巴管道，由左、右腰淋巴干和肠干汇合而成，向上经过腹部、胸部和颈部，全长36～45cm，管径2～3mm，收集左侧上半身和整个下半身的淋巴，约占人体淋巴的3/4，汇入左静脉角。乳糜漏是胸导管或淋巴管主要分支破损引起乳糜液溢出，它是颈部淋巴结清扫术后少见但较为严重的并发症，发生率为0.2%～3.0%。其发生的原因包括解剖变异较大，解剖不熟，盲目操作；壁薄、质脆，操作粗暴、过度使用能量器械如超声刀；只注意主干忽略分支；被肿瘤压迫、浸润造成淋巴管迂曲扩张，处理困难；术后饮食不当。

处理主要包括不限于以下方式：预防为主；饮食管理；合理使用负压；铜绿假单胞菌注射液的应用；再次手术（引流量≥1500ml/24h尽早手术，连续3d≥1000ml）。

第三节 一例食管癌手术患者的全程营养管理

一、病史简介

（一）主诉

患者胡某，男，44岁。主因"无明显诱因进食哽噎感6个月"。

（二）现病史

患者 6 个月前出现无明显诱因进食哽噎感，以进食干硬食物较明显，伴食欲减退，进食量减少，于门诊行胃镜检查结果示：距门齿 23 ～ 30cm 处前壁近全周见隆起溃疡型新生物，边缘隆起，远端略狭窄，接触易出血，镜身通过有阻力。病灶附近及气管旁沟见 5 ～ 6 枚类圆形淋巴结影。病理结果为食管鳞状细胞癌。门诊以"食管中段鳞状细胞癌"收入院。

（三）既往史

既往体健，无高血压、糖尿病、冠心病病史。否认肝炎、结核等传染病史。

（四）体格检查

体温 36.2℃，脉搏 103 次/分，呼吸 20 次/分，血压 129/100mmHg，NRS2002 评分 4 分，CPG-SGA 10 分，身高 173cm，体重 75kg，1 个月前体重 79kg，BMI 25.06kg/m^2。

（五）日常生活与饮食习惯

患者无吸烟史，饮酒 20 余年，白酒 250ml/d，否认性病冶游史，无放射物、毒物接触史。

（六）疾病与营养认知

经健康教育指导后，患者及其家属均认为营养支持在疾病治疗过程中很重要，理解高蛋白饮食的重要性。

（七）家庭及经济状况

育有 1 子 2 女，均已工作，夫妻二人均有稳定工作，人均月收入 10 000 余元，经济收入较好。

（八）疾病初步诊断

食管中段鳞状细胞癌。

二、诊疗经过

（一）疾病诊疗

入院后行胸腹部增强 CT 示：食管胸中段壁增厚，较厚处约 2.0cm，符合食管癌表现；左锁骨上稍大淋巴结；冠状动脉壁钙化斑；左肾钙化灶，诊断为食管中段鳞状细胞癌（T4N2）。入院后积极完善相关检查，未见明显禁忌，给予患者"注射用紫杉醇（白蛋白结合型）500mg（第 1 天）；注射用奈达铂 50mg（第 1 天）、100mg（第 2 天）"化疗联合"帕博利珠单抗注射液 200mg（第 2 天）"治疗 3 个周期后，于 2023 年 6 月 20 日在全身麻醉下行胸腔镜中转开右胸游离食管、腹腔镜游离胃、食管中段癌切除、食管胃左颈部吻合术、胸导管部分切除术，术后予以患者抑酸、补液、营养支持、抗感染、雾化、解痉平喘等治疗，患者术后恢复可，于放射科进行28次放射治疗，再次给予"注射用紫杉醇（白蛋白结合型）400mg（第1天）；注射用奈达铂50mg（第1天）、100mg（第2天）"化疗联合"帕博利珠单抗注射液200mg（第2天）"治疗3个周期。

（二）营养三级诊断

1.一级诊断——营养筛查　护士在患者入院24h内采用NRS2002对患者进行营养风险筛查，该患者NRS2002评分4分（表3-3-1），存在营养风险。

表3-3-1　营养风险筛查

评估项目	0分	1分	2分	3分	得分
疾病严重程度		恶性肿瘤			1分
营养状态受损			一周的食物摄入量为正常食物需求量的45%	1个月内体重减少5.06%	3分
年龄	＜70岁				0分
总分					4分

2.二级诊断——营养评估

（1）膳食调查：采用24h膳食调查法记录营养摄入情况，根据进食情况计算膳食摄入量。患者对入院前24h饮食情况回顾：早餐是两碗稠米粥；午餐一碗面片汤、疙瘩汤；晚餐是一碗鸡蛋羹和一杯奶粉。经计算及分析，本例患者经口膳食摄入量为约600kcal/d，蛋白质摄入量为30g/d，未达到肿瘤患者每日所需的目标能量和推荐蛋白质摄入量，存在蛋白质、能量摄入不足。

（2）人体学测量：患者身高173cm，体重75kg，BMI为25.06kg/m^2；上臂围26cm。

（3）使用中国抗癌协会改良版的肿瘤患者营养不良评估工具——中国版患者主观整体评估表（Chinese patient-generated subjective nutrition assessment，CPG-SGA）进行营养不良评估，患者评分为10分（表3-3-2），提示患者为重度营养不良，需急切改善患者症状和营养支持治疗。

表3-3-2　营养不良评估

评估项目	患者情况	得分
体重	1个月下降5.09%；2周内有下降	4
膳食	只能进食流食	3
影响摄食量症状	吞咽困难	2
活动和功能	与平常相比稍差，但是尚能正常活动	1
年龄	年龄＜65岁	0
总分		10

3.三级诊断——综合评价

（1）实验室检查见表3-3-3。

（2）胸腹部增强CT：食管胸中段壁增厚，较厚处约2.0cm，符合食管癌表现；左锁骨上稍大淋巴结；冠状动脉壁钙化斑；左肾钙化灶，诊断食管中段鳞状细胞癌（T4N2）。

（3）患者食欲评估：患者下咽不顺，食欲差，使用食欲评估尺评估为3分。

（4）体力体能评估：ECOG评分为1分；握力为27kg，6m步速1.0m/s。

表3-3-3 实验室检查

项目	检验结果	结果判断
淋巴细胞	1.20×10^9/L	
红细胞	3.94×10^{12}/L	↓
血红蛋白	121.00g/L	↓
总蛋白	72.50g/L	
白蛋白	44.50g/L	
前白蛋白	270.00mg/L	

4.营养诊断 重度复杂性营养不良。

（三）营养治疗

1.术前新辅助化疗阶段 营养团队拟定阶段性营养治疗方案。中国抗癌协会2023年发布《营养疗法-中国肿瘤整合诊疗技术指南》推荐五阶梯疗法：考虑本例患者具备一定胃肠道功能，优先选择饮食＋健康教育＋口服营养补充。中华医学会肠外肠内营养学分会2023年发布《中国成人患者肠外肠内营养临床应用指南》推荐的肿瘤患者能量需求：能量需要量可以选择25～30kcal/（kg·d），而蛋白质需要量推荐选择1.20～2.00g/（kg·d），患者体重75kg，矫正体重＝（理想体重＋实际体重）÷2＝71.50kg，因此该患者需求能量1887～2145kcal/d，所需蛋白质85.80～143.00g/d，患者三餐＋口服补充整蛋白型肠内营养制剂，该营养制剂320g/桶（能量1488kcal，蛋白质59.20g），按照口服营养补充"3＋3"计划进行补充，即在正常3餐饮食的基础上添加3次口服营养制剂，营养计划内容见表3-3-4。同时加强饮食习惯宣教，告知患者戒酒，指导患者进食清淡、易消化的高蛋白、高热量、高维生素饮食。

2.围手术期营养管理 根据2018年欧洲加速康复外科协会《食管切除术围术期护理指南》推荐，接受新辅助化疗后患者手术的最佳时间是化疗结束后3～6周，因此，患者第3周期新辅助化疗后3周余，评估：体重82kg，NRS 2002评分为2分，BMI为27.40kg/m²，CPG-SGA为4分，中度营养不良。患者食管胸中段壁增厚，较厚处约1.7cm，实验室检查指标如表3-3-5，综合评估后，于2023年6月20日采用全身麻醉下行胸腔镜中转开右胸游离食管、腹腔镜游离胃、食管中段癌切除、食管胃左颈部吻合术、胸导管部分切除术。术前1天清淡、易消化饮食，在术前10 h饮用12.5%糖类饮品800ml，术前2 h饮用400 ml。

表3-3-4 "3＋3"营养计划

时间段	食物
7：00～8：00	2碗稠米粥＋1碗鸡蛋羹
9：30～10：30	整蛋白型肠内营养制剂18平匙，溶解于100ml温开水充分混合后，加温水至400ml（能量397.32kcal，蛋白质15.92g）
12：00～13：00	2碗面片汤＋2碗海参粥＋水果
15：00～16：00	整蛋白型肠内营养制剂18平匙，溶解于100ml温开水充分混合后，加温水至400ml（能量397.32kcal，蛋白质15.92g）
18：00～19：00	2碗鲍鱼粥和1杯奶粉
20：30～21：30	整蛋白型肠内营养制剂18平匙，溶解于100ml温开水充分混合后，加温水至400ml（能量397.32kcal，蛋白质15.92g）

表3-3-5 实验室检查

项目	检验结果	结果判断
淋巴细胞	$1.01×10^9$/L	↓
红细胞	$4.08×10^{12}$/L	↓
血红蛋白	117.90g/L	↓
总蛋白	68.40g/L	
白蛋白	43.00g/L	
前白蛋白	213.60mg/L	

术中置入鼻肠营养管，术后X线确认鼻肠管位置后，于24h内启动肠内营养，矫正体重75kg，患者目标能量1875～2250kcal/d，目标蛋白质90～150g/d，我们选择能量和蛋白质含量较高的肠内营养混悬液（TPF），该营养液为500ml/瓶（能量750kcal、蛋白质30g），因此目标需要量约为1500ml，患者术后肠内营养计划，见表3-3-6。

表3-3-6 术后肠内营养计划

时间	营养方式、种类及量
术后第1天	24h内采用肠内营养泵将500ml 5%葡萄糖氯化钠注射液以50ml/h经鼻肠管泵入，刺激肠道蠕动，评估患者有无腹胀、腹痛等症状，其余营养需要量通过静脉补充
术后第2天	根据患者的肠道功能、血糖等指标，选择肠内营养液TPF经肠内营养泵将500ml以30～50ml/h匀速输入，其余营养需要量通过静脉补充
术后第3天至吻合口愈合	逐渐增加肠内营养液量至目标量1500ml/d，速度逐渐增至100ml/h后维持不变。静脉营养逐渐减少直至停止

术后第7天再次评估患者营养状态并进行实验室检查（表3-3-7）。

表3-3-7　实验室检查

项目	检验结果	结果判断
淋巴细胞	1.22×10^9/L	
红细胞	3.49×10^{12}/L	↓
血红蛋白	100.00g/L	↓
总蛋白	58.10g/L	↓
白蛋白	35.70g/L	↓
前白蛋白	172.00mg/L	↓

患者基本情况稳定可以出院，根据指南推荐全程营养管理应贯穿于患者新辅助化疗、术前、术后、出院后居家、放化疗期间的完整诊疗过程。因此出院后实施家庭肠内营养支持，营养支持团队通过微信及电话给予家庭肠内营养指导，保证营养的成功实施。

3.家庭肠内营养计划　出院后肠内营养液TPF 1500ml/d，速度维持在100ml/h，确保患者能量、蛋白双达标。

出院前营养支持团队的营养专科护士对患者进行出院宣教，讲解家庭营养的重要性及注意事项，同时发放家庭管饲护理如鼻贴更换、冲管等的视频，便于患者参考。邀请患者及其家属加入科室食管癌手术患者肠内营养微信群，出院后通过微信群发放营养相关知识，举办食管癌相关科普讲座，患者每周通过微信群汇报体重，营养专科护士收集患者体重，并评估患者体重变化，及时进行营养方案调整，并通过电话询问患者在家庭肠内营养过程中有无出现腹泻、腹胀等相关并发症，及时给予解决，家庭营养方案依从性好。

2023年7月14日：复查食管造影，吻合口良好，遵医嘱经口进食，进食方案（表3-3-8）。

表3-3-8　患者经口进食＋管饲肠内营养计划

时间	营养方式、种类及量
进食第1天	造影确定吻合口愈合良好，行洼田饮水试验，洼田饮水试验为Ⅰ级，少量饮水：1次/2小时，20～30ml/次
进食第2天	流食：如小米汤（无米粒）、牛奶、豆浆、鸡蛋羹、藕粉等，50～100ml/次，5～7餐/天，150～200 kcal，两餐之间进一次水，注意少量多餐，进食时取坐位，吞咽缓慢，进食后不可立即平卧，防止食物反流。同时给予TPF 1500ml经鼻肠管入
进食第3天	半流食：如小米粥、菜泥、面片汤、挂面汤、菜粥、瘦肉粥等，同时给予TPF 1500ml经鼻肠管入
进食第4天	软食：如软米饭、烂面条等，6～8餐/天；同时给予TPF 1000ml经鼻肠管入

4.术后放疗　患者术后1.5个月后需进行放疗，再次对患者进行营养评估，CPG-SGA得分为3分，中度营养不良。患者体重76kg，实验室检查见表3-3-9。

患者对入院前24h饮食情况回顾：早餐是2碗稠米粥；午餐2碗软米饭；晚餐是2碗鸡蛋羹和面片汤；患者评分为3分能量摄入为600～900kcal。根据评估结果患者为中度营养不良，膳食自评量表为3分。因此抗肿瘤治疗与营养治疗同时进行，放疗期间按照

表3-3-9　实验室检查

项目	检验结果	结果判断
淋巴细胞	$1.20 \times 10^9/L$	↓
红细胞	$4.20 \times 10^{12}/L$	↓
血红蛋白	118.00g/L	↓
总蛋白	71.90g/L	
白蛋白	42.20g/L	
前白蛋白	176.10mg/L	↓

饮食＋管饲补充进行。软食：如软米饭、烂面条、碎肉等，6～8餐/天；同时给予TPF 1000ml经鼻肠管输入，患者放疗28次。

5.术后化疗　患者化疗前再次对患者进行营养评估，由于患者营养管堵管拔出营养管，CPG-SGA得分为4分，中度营养不良，实验室检查见表3-3-10。

表3-3-10　实验室检查

项目	检验结果	结果判断
淋巴细胞	$0.69 \times 10^9/L$	↓
红细胞	$4.35 \times 10^{12}/L$	↓
血红蛋白	123.00g/L	↓
总蛋白	73.60g/L	
白蛋白	43.90g/L	
前白蛋白	164.9mg/L	↓

患者体重73kg，入院前24h饮食情况回顾：早餐是1碗稠米粥、馒头、炒菜；午餐1碗软米饭、炒菜、牛奶；晚餐是1碗面条、鸡蛋羹；患者评分为5分能量摄入为1200～1500kcal。化疗期间按照饮食＋ONS方案进行，由于抗肿瘤治疗导致患者食欲减退，主诉营养液TPF气味不好，营养液改成水果味肠内营养乳剂（TPF-T），该营养液500ml/袋（能量650kcal，蛋白质29.25g）营养计划见表3-3-11。

表3-3-11　"3＋3"营养计划

时间段	食物
7：00～8：00	1碗稠肉沫米粥＋馒头＋肉炒菜
9：30～10：30	1碗鸡蛋羹＋TPF-T 200ml（能量260kcal，蛋白质11.7g）
12：00～13：00	1碗软米饭＋海参炒鸡蛋＋鱼肉＋250ml牛奶
15：00～16：00	水果＋TPF-T 200ml（能量260kcal，蛋白质11.7g）
18：00～19：00	1碗面条＋鲍鱼鸡蛋羹＋水果
20：30～21：30	1碗肉菜汤＋TPF-T 100ml（能量130kcal，蛋白质5.85g）

三、诊疗效果

（一）症状评价

患者在术前新辅助化疗、手术前、术后、出院居家、术后放疗、化疗期间，患者体重未出现明显下降，原发病治疗效果明显，术后恢复良好。

（二）营养指标评价

患者在长达7个月的治疗期间体重由75kg下降至72kg，基本维持平稳。CPG-SGA分值由入院时的10分降至4分，重度营养不良降至中度营养不良，实验室检查指标稳定（表3-3-12）。患者和家属对疾病治疗及预后及营养治疗满意。

表3-3-12　实验室检查

评估指标	03-31 第一次	04-26 第二次	05-19 第三次	06-15 术前	06-27 术后7d	08-03 放疗前	09-21 放疗后	10-02 化疗	11-01 化疗	11-29 化疗
淋巴细胞（$\times 10^9$/L）	1.20	1.21	1.22	1.01	1.22	1.20	0.62	0.69	1.39	1.14
红细胞（$\times 10^9$/L）	3.94	4.00	4.33	4.08	3.49	4.20	4.25	4.35	4.07	4.00
血红蛋白（g/L）	121.0	125.0	127.0	117.9	100.0	118.0	120.0	123.0	115.0	115.0
前白蛋白（mg/L）	270.0	268.0	265.5	213.6	172.0	176.1	170.8	164.9	185.0	163.6
总蛋白（g/L）	72.50	70.50	70.20	68.40	58.10	71.90	71.10	73.60	70.90	70.00
白蛋白（g/L）	44.50	44.20	44.10	43.00	35.70	42.20	41.60	43.90	42.00	43.10

四、总结与反思

（一）病例成效

本案例基于循证医学对食管癌综合治疗的患者进行长达7个月的全程营养管理，改善患者营养状态，保证患者对营养治疗耐受性。

（二）病例创新

食管癌患者营养不良发生率高，中国抗癌协会调查显示食管癌营养不良发生率高达80%，营养不良导致患者对治疗耐受性差、并发症增加、生活质量下降、死亡率高。本案例遵循循证医学证据，依据指南对新辅助治疗、手术、出院居家、术后放化疗综合治疗的1例食管癌患者长达7个月5次营养方案的调整进行全程营养管理，兵马未动、粮草先行，营养治疗在食管癌治疗过程中特别重要，本次案例患者营养状态稳定，保证患者完成了整个治疗过程，促进了患者术后快速康复。

（知）（识）（拓）（展）

肠内营养制剂的临床应用特点

目前国内市售的肠内营养药品均为成人配方，包括粉剂、混悬液和乳剂。粉剂常用于ONS，也可用于肠内营养；混悬液和乳剂常用于EN，也可用于ONS。

肠内营养粉剂有安素、能全素、百普素，其主要参数见表3-3-13。

表3-3-13 肠内营养粉剂主要参数

商品名	安素（TP）			能全素（TP）			百普素（SP）
内容	每罐	每标准份	每匙	每罐	每标准份	每匙	每袋
标准冲调方法	本品每6平匙（55.80g）加入200ml温开水中充分混合			本品每9平匙（43g）加入50ml温开水中充分混合后，加温开水至200ml			本品1袋（125g）加入50ml温开水中充分混合后，加温开水至500ml
特点	整蛋白型			整蛋白型			短肽型
成分含量（g）	400.00	55.80	9.30	320.00	43.00	4.78	125.00
能量（kcal）	1800.00	251.10	41.85	1478.40	198.66	22.08	502.50
能量密度（kcal/ml）	1.06			1.00			1.00
糖类（g）	242.80	33.87	5.65	180.48	24.25	2.70	88.75
糖类（%）	54.02			48.68			70.45
脂肪（g）	63.60	8.87	1.48	58.24	7.83	0.87	8.38
脂肪（%）	31.84			35.35			14.96
蛋白质（g）	63.60	8.87	1.48	59.20	7.96	0.88	18.38
蛋白质（%）	14.15			15.97			14.59
非蛋白质热氮比	152:1			132:1			146:1
糖脂比	63:37			58:42			82.5:17.5
膳食纤维g	无			无			无

肠内营养混悬液和乳剂涉及药物及其主要参数见表3-3-14。

表3-3-14　肠内营养混悬液和乳剂及其主要参数

商品名	瑞素	能全力1.0	能全力1.5	瑞先	瑞高	百普力	康全甘	佳维体	瑞代	康全力	伊力佳	瑞能
通用名	肠内营养乳剂	肠内营养混悬液	肠内营养混悬液	肠内营养乳剂	肠内营养乳剂	肠内营养混悬液	肠内营养混悬液	肠内营养混悬液	肠内营养乳剂	肠内营养混悬液	肠内营养混悬液	肠内营养乳剂
缩写	TP	TPF	TPF	TPF	TP-HE	SP	TP-MCT	TPF-FOS	TPF-D	TPF-DM	TPF-D	TPF-T
成分含量（g）	500	500	500	500	500	500	500	500	500	500	500	500
能量（kcal）	500	500	750	750	750	500	500	535	450	375	505	650
能量密度（kcal/ml）	1	1	1.5	1.5	1.5	1	1	1.07	0.9	0.75	1.01	1.3
总糖类（g）	69	61.5	92.5	94	85	88	63	70.25	60	42	40.7	52
糖类（%）	54.65	49.10	49.15	50.20	45.27	69.22	50.17	54.34	53.10	44.68	33.14	32.05
总脂肪（g）	17	19.45	29.2	29	29	8.5	16.7	17.35	16	16	27.2	36
含中链三酰甘油（g）	6	0	0	0	16.5	0	10.1	0	0	0	0	0
脂肪（%）	30.30	34.94	34.91	34.85	34.75	15.04	29.92	30.19	31.86	38.30	49.84	49.92
蛋白质（g）	19	20	30	28	37.5	20	25	20	17	16	20.9	29.25
蛋白质（%）	15.05	15.97	15.94	14.95	19.97	15.73	19.91	15.47	15.04	17.02	17.02	18.03
非蛋白质热氮比	158	123	145	148	134	405	147	113	141	93	41	62
糖脂比	64.4:35.7	58.4:41.6	58.5:41.5	59:41	56.6:43.4	82:18	63:37	64:36	62.5:37.5	54:46	40:60	39:61
总膳食纤维（g）	0	7.5	7.5	10	0	0	0	8.8	7.5	7.5	7.2	6.5
渗透压（mOsm/L）	250	250	300	320	300	NA	NA	AN	320	225	NA	350

肠内营养药品特点如下。

1.标准配方（TP或TPF）是非要素型配方，其中15%～20%能量来源于整蛋白，约30%能量来源于脂肪（主要是长链三酰甘油），50%～55%来源于糖类（主要是低升糖指数的），10～20mg/ml膳食纤维（也可不含膳食纤维），充分补充维生素和微量元素，约85%的水，能量密度约为1kcal/ml，渗透压200～350mOsm/kg。

2.高能量密度配方（TP-HE和部分TPF）是在标准配方的基础上减少水分（70%～75%）、稍微增加脂肪比例，使制剂的能量密度＞1.2kcal/ml（一般为1.5kcal/ml），适用于限制液体量的情况，如心、肾功能不全，有时也用于电解质紊乱患者。高能配方的渗透压高于标准配方，发生渗透性腹泻的可能性增加。

3.蛋白质预消化短肽型配方（SP）是要素型配方，制剂中的氨基酸主要以多肽（含2～50个氨基酸的肽段）形式提供，部分脂肪以中链三酰甘油形式提供，糖类较少由多聚物组成，不含纤维素，因此SP比其他配方更易于吸收。其适用于整蛋白型不能耐受，但仍需使用EN；胃肠吸收功能严重损伤；长期饥饿后的起始阶段；空肠给予肠内营养（重症监护或重症急性胰腺炎患者）和某些短肠综合征、肠瘘患者。

4.富含中链三酰甘油的配方（TP-MCT）与标准配方相比的主要特点是部分脂肪以中链三酰甘油形式提供，吸收不需胆盐和胰脂肪酶消化，不经淋巴系统而直接进入门静脉循环，因此TP-MCT适用于脂肪代谢障碍的患者。

5.低聚果糖是一种益生元，也是一种膳食纤维，富含低聚果糖的配方（TPF-FOS）是在标准配方的基础上增加了膳食纤维（益生元）的供给量，有利于调节肠道、增加耐受。

6.疾病专用型配方是指根据特定疾病、消化功能或代谢状态的营养需求定制的配方。目前国内疾病专用型肠内营养药品主要有用于糖尿病患者和用于恶性肿瘤患者两类。

糖尿病配方（TPF-D或TPF-DM）有两种。经典的糖尿病配方与标准配方差别很小，如减少果糖和增加多糖比例等，这些差异基本可以忽略不计。新一代的糖尿病配方以单不饱和脂肪酸（monounsaturated fatty acid，MUFA）为主，MUFA供能约占35%，同时增加脂肪、减少糖类的供给。

肿瘤配方（TPF-T）与标准配方相比的主要特点是更高能量、更高脂肪和更低糖类供给。此外，TPF-T所含ω-3脂肪酸及维生素A、维生素C和维生素E能够促进免疫功能，增强机体抵抗力。

第四节　一例老年食管癌手术患者的全程营养管理

一、病史简介

（一）主诉

患者张某，女，71岁。主因"进食哽噎感1周"入院。

（二）现病史

患者1周前出现进食哽噎感，以进食干硬食物较明显，食欲减退，进食量减少。为进一步治疗，行胸腹部增强CT，结果示：食管胸中段壁增厚，符合食管癌表现；肝多发囊肿；左乳钙化点；两肺少许条索影；颈部未见异常。超声胃镜：距门齿26～30cm处后壁可见隆起溃疡型新生物，底附白苔，周围黏膜隆起，累及食管1/2周，取活检易出血。病理：食管小细胞癌Ⅱ期（T3N0M0），为进一步诊治来诊，门诊以"食管癌"收入院。自发病以来，患者食欲较差，睡眠尚可，大小便正常，近1个月体重减少3kg。

（三）既往史

无冠心病、高血压、糖尿病等病史，无其他手术史，无肝炎结核病史。

（四）体格检查

体温36.2℃，脉搏92次/分，呼吸19次/分，血压119/76mmHg，NRS2002评分5分，身高163cm，体重47kg，BMI 17.7kg/m²。

（五）日常生活与饮食习惯

患者不吸烟、不饮酒；喜食腌制食物、热粥热饭。

（六）疾病与营养认知

患者及其家属对营养认知不够。

（七）家庭及经济状况

育有2子1女，已经成家，患者及配偶无工作，无固定经济来源。

（八）疾病初步诊断

食管中段小细胞癌。

二、诊疗经过

（一）疾病诊疗

入院后完善相关检查，加强营养治疗，同时制订治疗方案：依托泊苷0.1g，第1～5天；顺铂20mg静脉滴注，第1～5天。2个周期后，患者营养状态整体较前改善，结合各项辅助检查，于2023年4月18日行全腔镜食管癌切除术，术后进行营养支持，患者出现精神心理并发症，积极进行心理指导，患者配合完成治疗，术后康复出院。

（二）营养三级诊断

1. 一级诊断——营养筛查　护士在患者入院24h内采用NRS2002进行营养风险筛查，该患者NRS2002评分5分（表3-4-1），表示存在营养风险。

表3-4-1　营养风险筛查

评估项目	0分	1分	2分	3分	得分
疾病严重程度		恶性肿瘤			1分
营养状态受损				1个月内体重丢失6%且BMI 17.7kg/m²	3分
年龄		71岁			1分
总分					5分

2. 二级诊断——营养评估

（1）使用CPG-SGA进行营养不良评估，患者评分为10分（表3-4-2），提示患者为重度营养不良，需改善患者症状和营养支持治疗。

（2）患者身高163cm，体重47kg，BMI 17.7kg/m²，上臂围20cm。

（3）膳食调查：膳食自评得分为2分，采用24h膳食调查法记录营养摄入情况，根据进食情况计算膳食摄入量。患者对入院前24h饮食情况回顾：早餐是1碗稠米粥＋1杯奶粉；午餐2碗疙瘩汤；晚餐是1碗鸡蛋羹和1碗豆腐脑；经计算及分析，患者经口膳食摄入量约为600kcal/d，蛋白质摄入量为31g/d，能量达标率约30%，蛋白质达标率为35%，未达到肿瘤患者每日所需的目标能量和推荐蛋白质摄入量，存在严重蛋白质、能量摄入不足。

表3-4-2　营养不良评估

评估项目	患者情况	得分
体重	1个月体重丢失6%，且2周内体重减轻	4分
膳食	只可进少量固体饮食	2分
症状	吞咽困难	2分
活动和功能	与平常相比稍差，但尚能正常活动	1分
年龄	71岁	1分
总分		10分

3. 三级诊断——综合评价

（1）实验室检查见表3-4-3。

（2）患者食欲评估：患者下咽不顺，食欲差，使用食欲评估尺评估为3分。

（3）体力体能评估：轻度乏力，ECOG评分为2分；握力14.3kg，6m步速0.7m/s。

表3-4-3 实验室检查

项目	结果	结果判断
淋巴细胞计数	1.01×10^9/L	↓
红细胞计数	3.94×10^9/L	
血红蛋白	121.00g/L	
前白蛋白	120.40mg/L	↓
总蛋白	72.50g/L	
白蛋白	40.50g/L	

4.营养诊断 复杂性重度营养不良。

（三）营养治疗

1.第1周期新辅助化疗阶段 营养团队拟定个性化营养治疗方案。根据中国抗癌协会2023年发布《营养疗法－中国肿瘤整合诊疗技术指南》推荐的五阶梯疗法结合患者目前营养状态：优先选择饮食＋健康教育＋口服营养补充。

健康教育：通过文化墙、患者手册、公众号、视频等形式回答患者相关问题、告知患者戒酒，改变患者饮食习惯，进食清淡、饮食应为高蛋白（特别是优质蛋白）、高热量、高维生素、高膳食纤维饮食，告知其少食用烫食及腌制食物，同时告知其营养支持的重要性、目前营养支持的方式等。

能量计算：根据中华医学会肠外肠内营养学分会2023年发布《中国成人患者肠外肠内营养临床应用指南》推荐的肿瘤患者能量需求，能量需要量可以选择25～30kcal/（kg·d），而蛋白质需要量推荐选择1.20～2.00g/（kg·d）。患者体重47kg，因此该患者目标能量1175～1410kcal/d，目标蛋白质56.40～94.00g/d，患者三餐＋口服补充整蛋白型肠内营养制剂，该营养制剂320g/桶（能量1488kcal，蛋白59.20g），每天补充1/2桶（能量744kcal，蛋白质29.60g），按照"3＋3"营养计划进行口服营养补充，即在正常三餐饮食的基础上添加3次口服营养制剂，营养计划内容见表3-4-4，确保患者能量、蛋白双达标。

表3-4-4 "3＋3"营养计划

时间段	食物
7：00～8：00	2碗稠米粥＋鸡蛋羹1碗
9：30～10：30	整蛋白型肠内营养制剂13平匙，溶解于75ml温开水充分混合后，加温水至300ml（能量287.04kcal，蛋白质11.44g）
12：00～13：00	1碗面片汤＋1碗海参粥＋水果100g
15：00～16：00	整蛋白型肠内营养制剂12平匙，溶解于75ml温开水充分混合后，加温水至300ml（能量264.96kcal，蛋白质10.56g）
18：00～19：00	1碗鲍鱼粥＋100ml奶粉
20：30～21：30	整蛋白型肠内营养制剂9平匙，溶解于50ml温开水充分混合后，加温水至200ml（能量198.66kcal，蛋白质7.96g）

2.第2周期新辅助化疗阶段 患者第1周期新辅助化疗后，再次入院时评估：①NRS2002筛查评分5分。②体重47.5kg，体重较前轻微增加；BMI 17.9kg/m²，上臂围20cm。③胃肠道功能评估：存在下咽不顺、食欲减退，由于新辅助化疗，导致患者恶心、呕吐严重症状，只能进食清淡细挂面、小米粥等，患者的营养状态较前未明显改善。④膳食评分：膳食自评2分。⑤CPG-SGA为10分，重度营养不良。⑥实验室检查结果见表3-4-5。

表3-4-5 实验室检查

项目	结果	结果判断
淋巴细胞	1.08×10⁹/L	
红细胞	3.58×10⁹/L	↓
血红蛋白	109.00g/L	↓
前白蛋白	179.00mg/L	
总蛋白	69.20g/L	↓
白蛋白	39.70g/L	↓

根据五阶梯疗法原则，口服补充营养无法达到所需营养量，因此使用全肠内营养（total enteral nutrition，TEN），即口服＋管饲，进行营养支持。由营养专科护士徒手置入鼻空肠营养管，胸部X线显示鼻空肠营养管位置正确，使用营养泵持续泵入肠内营养液。患者目前体重47kg，能量需求1188～1425kcal/d，蛋白质需求57～96g/d。我们选择短肽型、易于吸收肠内营养混悬液（SP），为500ml/瓶（能量500kcal，蛋白质20g），患者可经口进食部分饮食，约需要1000ml肠内营养液，使用营养泵持续泵入。此外口服或经鼻肠管补充蛋白粉（450g/罐），10g/次，3次/天；鼻饲期间向患者进行健康教育，做好营养管安全管理。家庭肠内营养方案见表3-4-6。

表3-4-6 "3＋3"营养计划

时间段	食物	肠内营养液
7：00～8：00	1碗小米粥＋鸡蛋羹1个	白天使用营养泵持续泵入SP 1000ml（能量1000kcal，蛋白质40g）
9：30～10：30	蛋白粉，补充10g	
12：00～13：00	1碗肉沫粥＋水果	
15：00～16：00	蛋白粉，补充10g	
18：00～19：00	1碗蔬菜挂面汤＋水果	
20：30～21：30	蛋白粉，补充10g	

3.第3次入院围手术期阶段 2018年欧洲加速康复外科协会《食管切除术围术期护理指南》推荐接受新辅助化疗后患者手术的最佳时间是化疗结束后3～6周，因此患者第2周期新辅助化疗后3周余，再次评估。①胸腹增强CT：食管小细胞癌新辅助治疗

后，食管壁增厚不明显；肝多发囊肿；左乳钙化点；两肺少许条索影；右肺下叶钙化点。超声胃镜：距门齿27～31cm处后壁可见白色瘢痕，管腔无狭窄，齿线约为38cm，7.5mHz超声探查：食管壁无明显增厚，第5层光滑连续，与壁外组织分界清晰，壁外未见肿大淋巴结。诊断结果：食管癌（T1N0M0）。②NRS2002为2分，评分较前下降。③体重50kg，BMI为18.82kg/m^2，体重及BMI较前增加。④胃肠道功能评估：饮食教育＋TEN，仍存在恶心、呕吐。⑤膳食评分：膳食自评3分。⑥CPG-SGA为4分，中度营养不良。⑦实验室检查：前白蛋白、总蛋白、白蛋白较上次上升（表3-4-7）。患者营养状态整体较前改善，结合各项辅助检查，于第2周期新辅助治疗后3周余，2023年4月18日行全腔镜食管癌切除术，术中保留鼻肠管。

表3-4-7　实验室检查

项目	结果	结果判断
淋巴细胞	1.03×10^9/L	↓
红细胞	3.56×10^9/L	
血红蛋白	112.2g/L	↓
前白蛋白	304.3mg/L	↑
总蛋白	73.0g/L	↑
白蛋白	43.7g/L	↑

术后24h内启动肠内营养，患者目前体重50kg，患者目标能量1250～1500kcal/d，目标蛋白质60～100g/d，继续使用肠内营养联合肠外营养，逐步过渡至全肠内营养支持；肠内营养继续使用SP，总量1500ml，使用营养泵持续泵入。此外经鼻肠管补充水解蛋白，补充5g/次，3次/天（表3-4-8）。

表3-4-8　术后肠内营养计划

时间	营养方式、种类及量
术后第1天	24h内采用肠内营养泵将500ml 5%葡萄糖氯化钠注射液以50ml/h经鼻肠管泵入，刺激肠道蠕动，评估患者有无腹胀、腹痛等症状，其余营养需要量通过静脉补充
术后第2天	根据患者的肠道功能、血糖等指标，采用肠内营养泵将SP 500ml以30～50ml/h匀速输入，其余营养需要量通过静脉补充
术后第3天至吻合口愈合	逐渐增加肠内营养量至目标量1500ml/d，速度逐渐增至100ml/h后维持不变。静脉营养逐渐减少直至停止

并发症处理：①胃肠道并发症管理。术后第2天，患者主诉腹胀、腹痛。处理措施：通知主管医师，行X线检查证实鼻肠管位置（非移位，反流所致）；通过营养管补充充足水分及保持一定运动量，促进肠蠕动，改善便秘；减慢营养液泵入速度；按摩足三里穴位，促进胃肠蠕动；遵医嘱灌肠，患者排出大量干粪便后，间断性排出大量稀黏液便。②精神心理并发症管理：术后第3天仍诉腹胀、腹痛；行胸腹部CT检查，排除

腹部胀气、肠梗阻；在患者交流过程中发现患者不愿配合任何治疗、精神状态差、表情淡漠、回答问题比较消极；心理咨询师进行抑郁评估，患者存在中度抑郁。分析原因：食管癌疾病使患者失去希望（谈癌色变）；治疗周期长，增加患者负担；术后康复时间长，导致患者痛苦。处理措施：加强心理指导：引导患者表达自己的感受和情绪；共情：表达理解、明白，并且不强迫其配合治疗与护理；明确告知患者疾病恢复阶段和成功的案例，给予患者希望；指导如何积极配合术后康复锻炼。经心理指导后，患者接受肠内营养支持，术后第8天食管造影显示吻合口良好，遵医嘱经口进食，患者经口进食＋管饲肠内营养计划见表3-4-9。

表3-4-9　经口进食＋管饲肠内营养计划

时间	营养方式、种类及量
进食第1天	造影确定吻合口愈合良好，行洼田饮水试验，洼田饮水试验为Ⅰ级，少量饮水：1次/2小时，20～30ml/次
进食第2天	流食：如小米汤（无米粒）、牛奶、豆浆、鸡蛋羹、藕粉等，50～100ml/次，5～7餐/天，150～200 kcal，两餐之间进一次水，注意少食多餐，进食时取坐位，吞咽缓慢，进食后不可立即平卧，防止食物反流。同时给予SP 1500ml经鼻肠管输入
进食第3天	半流食：如小米粥、菜泥、面片汤、挂面汤、菜粥、瘦肉粥等，同时给予SP 1500ml经鼻肠管输入
进食第4～12天	软食：如软米饭、烂面条等，6～8餐/天；同时给SP 1000ml经鼻肠管输入

术后第12天再次评估患者营养状态：①NRS2002为6分；②体重50kg，BMI为18.82kg/m^2；③患者胃肠道功能评估，TEN；④膳食评分：膳食自评2分；⑤CPG-SGA为3分，中度营养不良。实验室检查见表3-4-10，病情稳定，遵医嘱带鼻肠管出院。

表3-4-10　实验室检查

项目	结果	结果判断
淋巴细胞	0.48×10^9/L	↓
红细胞	3.15×10^9/L	
血红蛋白	98.00g/L	↓
前白蛋白	118.90mg/L	↑
总蛋白	53.30g/L	↑
白蛋白	35.80g/L	↑

4.出院后继续营养管理　患者基本情况稳定可以出院，根据指南推荐全程营养管理应贯穿于患者新辅助化疗、术前、术后、出院后居家、放化疗期间的完整诊疗过程。因此出院后实施家庭肠内营养支持，营养支持团队通过微信及电话给予家庭肠内营养延续性指导，保证营养的成功实施。

家庭肠内营养计划：因为经口进食仍然无法满足患者能量需求，因此患者出院后经口进食＋管饲，进软食，如软米饭、烂面条等，每日6～8餐。管饲：SP 1000ml经鼻肠管输入。术后1个月复查无异常逐渐可进普食，每日6～8餐/天，推荐摄入能量达到1500kcal，避免生、冷、硬、辣的食物，经口进食量满足机体需要量时拔除鼻肠管。

因此，出院后继续进行家庭肠内营养1个月（口服＋管饲），并给予延续性的营养管理和指导。延续营养管理：出院前营养支持团队的营养专科护士对患者进行出院宣教，讲解家庭营养的重要性及注意事项，同时发放家庭管饲护理如鼻贴更换、冲管等视频，便于患者参考。邀请患者及其家属加入科室食管癌手术患者肠内营养微信群，出院后通过微信群发放营养相关知识，举办食管癌相关科普讲座，患者每周通过微信群汇报体重，营养专科护士收集患者体重，并评估患者体重变化，及时进行营养方案调整，并通过电话询问患者在家庭肠内营养过程中有无出现腹泻、腹胀等相关并发症，及时给予解决，家庭营养方案依从性好。

三、诊疗效果

（一）症状评价

患者完成了整个治疗过程，食管癌手术后预后良好。

（二）营养指标评价

出院时，患者体重增加3kg，CPG-SGA分值由入院时的10分减至3分，显著下降。其他实验室指标基本维持不变（表3-4-11）。患者及其家属对治疗处理及营养治疗满意。

表3-4-11　营养指标

评估指标	2023-02-23（第1次）	2023-03-21（第2次）	2023-04-17（第3次）	2023-04-28（术前）	2023-05-29（术后7d）
体重（kg）	47.0	47.5	50.0	50.0	50.0
淋巴细胞（×10⁹/L）	1.01	1.08	1.03	0.48	1.20
红细胞（×10⁹/L）	3.94	3.58	3.56	3.15	3.80
血红蛋白（g/L）	121.00	109.00	112.20	98.00	110.00
前白蛋白（mg/L）	120.40	179.00	304.30	118.90	123.40
总蛋白（g/L）	72.50	69.20	73.00	53.30	62.00
白蛋白（g/L）	40.50	39.70	43.70	35.80	40.30

四、总结与反思

（一）病例成效

肿瘤患者肠内营养过程中会出现各种并发症如胃肠并发症和精神心理并发症，本次案例中及时发现并对症治疗及心理指导，保证患者顺利完成治疗。

（二）病例创新

精神心理并发症是肠内营养并发症之一，其中以抑郁为主，患者发生该类并发症主要是因为患者对癌症的恐惧、肿瘤治疗过程长、肠内营养过程中饮食习惯的改变，抑郁会导致患者对治疗依从性差，影响治疗的完成，本次案例中及时对患者精神心理问题的评估，及时发现问题并进行心理疏导，保证了患者顺利完成治疗。

（三）病例反思

规范化的全程营养管理有利于改善食管癌手术患者的营养状况。而营养管理过程中良好的依从性是完成营养支持的重要保证，然而，在治疗过程中我们更多注重患者疾病相关症状及肠内营养胃肠道并发症管理，容易忽略精神心理并发症，因此在临床护理中，应加强对肿瘤患者精神心理问题的评估，及时发现问题，做好心理护理，提升患者的身心健康水平，提高患者依从性，保证营养支持的顺利实施。此外，在临床实践中，患者住院期间营养管理时间往往非常有限，院外延续护理是院内营养支持的重要延伸，应加强对家庭肠内营养支持患者的延续性护理，促进患者术后康复，提高患者生活质量。

第五节　一例食管气管瘘并发气管憩室患者的营养管理

一、病史简介

（一）主诉

患者苟某，男，57岁。因发生误吸转入ICU。

（二）现病史

患者于8年前行食管癌根治术，3个月前出现明显进食梗阻，行内镜检查示：食管狭窄，于内镜下安置食管支架，居家进食流质饮食。此次患者由于在病房发生误吸，出现意识障碍，呼吸困难，行气管插管后转入ICU。于床旁内镜检查示：可见食管气管巨大瘘口形成，于内镜下取出食管支架，安置胃管及空肠营养管，行营养治疗。经多学科会诊，患者在全身麻醉下行管胃双瓣法气管瘘修补术＋结肠代食管术。术后患者仍然反复出现呛咳不适，反复行气管插管术，给予呼吸机支持治疗，行电子支气管镜检查提示：气管憩室形成。于内镜室行空肠造瘘术。自发病以来，患者进食困难，多为流食，食欲差，睡眠欠佳，体重下降约4kg。

（三）既往史

否认肝炎、冠心病、高血压及糖尿病史，无输血史，自述有贲门括约肌松弛。

（四）体格检查

体温36.5℃，脉搏100次/分，呼吸25次/分，血压101/65mmHg，CPOT评分0分，

身高170cm，体重53kg，BMI 18.3kg/m²。

（五）日常生活与饮食习惯

患者无吸烟及饮酒史，注重经口进食体验。

（六）疾病与营养认知

患者及其家属均认为只能进食流食。

（七）家庭及经济状况

育有1子，工作稳定，患者为离退休干部，无经济压力。

（八）疾病初步诊断

食管癌术后食管气管瘘。

二、诊疗经过

（一）营养三级诊断

1.一级诊断——营养筛查　护士在患者入科24h内使用危重患者营养风险筛查工具NUTRIC评分表进行营养风险筛查，患者评分为6分（表3-5-1），提示患者存在营养风险。

表3-5-1　营养风险筛查

评估项目	0分	1分	2分	3分	得分
年龄		50～75岁			1分
APACHE Ⅱ			22分		2分
SOFA		6～10分			1分
并发症个数		2个			1分
医院至ICU时间		3d			1分
总分					6分

2.二级诊断——营养评估

（1）人体学测量：患者身高170cm，体重53kg，BMI ＜ 18.5kg/m²，提示患者消瘦。测得患者小腿围32.0cm，三头肌皮褶厚度8.0cm，上臂肌围20.5cm，提示患者全身肌肉及脂肪含量均减少。

（2）膳食调查：采用24h膳食调查法记录营养摄入情况，根据进食情况计算膳食摄入量。经计算及分析，本例患者每日经口膳食能量达标率为22%，蛋白质达标率为25%，未达到肿瘤患者每日所需的目标能量和推荐蛋白质摄入量，存在蛋白质、能量摄入严重不足。

（3）采用GLIM营养不良诊断标准进行营养不良诊断（表3-5-2）包括3个表现型标准和2个病因型标准，至少符合1项表现型和1项病因型标准可诊断为营养不良。通过评估，该患者存在营养不良。

（4）采用GLIM标准进行营养不良分级（表3-5-3）。经过评估，该患者为重度营养不良，需急切改善患者症状，给予营养支持治疗。

表3-5-2　GLIM营养不良诊断

表型标准			病因标准		结论
非自主体重丢失	低BMI	肌肉减少	摄食减少或消化吸收障碍	炎症或疾病负担	营养不良
√	√	√	√	√	

表3-5-3　GLIM营养不良分级

中度营养不良（至少符合1个标准）			重度营养不良（至少符合1个标准）			结论
体重丢失6个月内丢失5%～10%或6个月以上丢失10%～20%	低BMI70岁以下＜20kg/m²，或70岁及以上＜22kg/m²	肌肉减少轻至中度减少	体重丢失6个月内丢失＞10%或6个月以上丢失＞20%	低BMI70岁以下＜18.5kg/m²，或70岁及以上＜20kg/m²	肌肉减少重度减少	重度营养不良
			√	√	√	

3.三级诊断——综合评价

（1）现病史及既往史：患者为食管癌吻合口瘘患者，消化道解剖结构有了改变，进食方式有所改变，进食量明显减少。

（2）实验室检查：白细胞计数、C反应蛋白、降钙素原均升高，蛋白低（表3-5-4）。

（3）影像学检查：双肺散在炎症。

表3-5-4　检验结果

项目	检验结果	结果判断
白细胞	$23.07×10^9$/L	↑
中性粒细胞	$17.34×10^9$/L	↑
红细胞	$3.02×10^{12}$/L	↓
血红蛋白	85.0g/L	↓
总蛋白	50.3g/L	↓
白蛋白	25.0g/L	↓
前白蛋白	81.5mg/L	↓
C反应蛋白	130.08mg/L	↑
降钙素原	13.23ng/ml	↑
钾	3.06gmmol/L	↓
磷	0.53mmol/L	↓

4.营养诊断　复杂性重度营养不良。

（二）营养治疗

1.营养方案　考虑本例患者肠道功能完好，优先选择肠内营养。按照食管癌患者的营养治疗专家共识：能量需要量可以选择25 ～ 30kcal/（kg·d），而蛋白质需要量推荐选择1.5 ～ 2.0g/（kg·d），因此该患者目标能量1325 ～ 1590kcal/d，目标蛋白质79.5 ～ 106g/d。通过应用"ICU营养支持患者再喂养综合征风险评估"对该患者进行评估，该患者10d以上很少有营养摄入，且BMI < 18.5 kg/m^2，所以该患者为再喂养综合征的高危患者，需营养团队拟定阶段性营养治疗方案。首先在营养治疗前检查患者血常规、尿常规、电解质及心电图，了解电解质紊乱情况，适当补充电解质和维生素，纠正水、电解质平衡紊乱。该患者存在低钾、低磷的情况，予管饲氯化钾稀释液，静脉泵入甘油磷酸钠注射液。且在营养治疗前30min预防性补充维生素B$_1$，给予肌内注射维生素B$_1$300mg。其次该患者能量补充应从10kcal /（kg·d）开始，谨慎逐步增加。所以第1 ～ 3天给予整蛋白型肠内营养制剂500ml管饲，通过肠内营养泵连续匀速输注营养液，以20ml/h速度进行，期间患者耐受良好，实际摄入能量500kcal。在此营养治疗期间持续行心电监护，并且在治疗开始后4 ～ 6h监测电解质浓度，之后每天监测电解质浓度。经过治疗后第4天患者的电解质钾和磷有所上升，但仍低于正常值，继续补充钾和磷。同时在营养治疗前30min仍继续给予肌内注射维生素B$_1$300mg。调整营养方案为给予能量15 ～ 25kcal/（kg·d），选择整蛋白型肠内营养制剂1000ml管饲，实际摄入能量1000kcal。在此期间每日监测患者电解质情况。在第6天患者钾和磷均上升至正常，调节营养方案为给予能量25 ～ 30kcal/（kg·d）。选择整蛋白型肠内营养制剂1500ml管饲，实际摄入能量1500kcal，达到了全量喂养的目标。

由于该患者出现食管狭窄、食管气管瘘、食管气管瘘修补术、气管憩室等相关并发症，肠内营养通路出现过多次变化，所以该患者通路的选择及护理也尤为重要。

（1）食管支架：患者由于进食梗阻，内镜下见食管狭窄，故安置了食管支架，便于食物通过。置入后的护理要点如下。①饮食管理：支架置入后发生自膨扩张需要时间，通常术后24h内禁食水，2 ～ 3d为全流食，便于食管黏膜得到充分修复并与食管支架融合。4 ～ 7d为少渣饮食，如豆浆、蛋黄粥等。7d以后予以软、烂、易消化、无刺激性食物，如稀饭、小米粥、鸡蛋羹等。避免高黏性食物、硬质、粗糙、粗纤维的食物，防止支架移位。告知患者养成饭前、饭后，平时多喝温水的习惯，达到冲洗支架的目的。避免冷水和烫水，因热胀冷缩的原理会导致食管支架扩张达不到最佳状态。②体位管理：该患者有贲门括约肌松弛病史，所以胃内食物容易反流至食管腐蚀支架，所以针对该患者需要进食后尽量保持直立体位，睡眠时床头抬高15° ～ 30°。③并发症的观察及处理：告知患者由于支架的压迫和扩张，会出现不同程度的胸骨后疼痛，一般给予镇痛药3 ～ 5d后症状会消失，若出现剧烈疼痛且不能缓解，出现呕血、便血等及时就诊。④定期复查：术后1d、1周、1个月进行食管造影或胃镜检查，之后6个月或1年复查。

（2）鼻肠管：由于患者发生误吸，为防止吸入性肺炎的发生，指南推荐：建议重症患者行肠内营养治疗时使用幽门后管饲途径。患者于内镜下安置胃管及空肠营养管。在鼻饲期间，严格按照《成人鼻肠管的留置与维护》团体标准进行使用及维护。在固定上该患者选用人字形固定法＋高举平台法固定，每24小时更换鼻贴及固定位置。注意观察鼻肠管外露刻度，避免体内移位及脱管的情况。在管饲过程中使用肠内营养泵进行匀速喂养，每隔4h冲洗鼻肠管1次，保证管饲药物时研磨充分，避免堵管。由于该患者带有人工气道，人机对抗明显，不能配合治疗，所以使用镇痛镇静药物及约束，避免非计划拔管。

（3）空肠造瘘：患者行瘘口修补术后，在行鼻肠管管饲过程中，仍然反复出现误吸，反复行纤维支气管镜吸痰，停机拔管困难。查找相关原因，①术中取部分胃壁修补气管瘘口，胃壁内黏膜层可分泌胃液，所以患者容易反复出现误吸，肺部炎症得不到控制。②为了减少胃液分泌，给予了减少胃动力药物，导致患者胃蠕动减慢，容易产生反流。③患者经过多次手术，贲门及幽门括约肌松弛，而患者空肠营养管开口处位于十二指肠球部，容易出现胃肠道内容物的反流。指南指出：肠内营养治疗时间超过4周，空肠造口的耐受性更好。综合考虑后，为患者行空肠造瘘术。术后护理要点：①营养液及药物管饲护理。置入4h后即可开始进行肠内营养，可先注入50ml温开水，观察1h后，如患者无不适，可开放管饲。连续肠内营养输注时，每4～6小时应采用15～30 ml温开水冲洗导管，以防止导管阻塞。分次给予肠内营养或药物后，也应采取上述方法冲洗导管。空肠造瘘管通常比胃造瘘管管径小，应特别注意避免阻塞。体位上要求将患者床头抬高30°～45°，并在肠内营养结束后至少保持1h，防止胃内容物反流。②造瘘管护理。置管24h后，使用无菌0.9%氯化钠注射液和纱布清洁空肠造瘘管的穿刺点及周围皮肤，清除瘘口周围的分泌物和污渍，第1周每天评估瘘口周围是否有炎症反应、感染、压疮、淤伤和肉芽组织增生的迹象。对于长期置管患者，将外固定装置与皮肤保持0.5cm，可避免内外固定装置间张力过大，以减少缺血、坏死、感染及固定器置入综合征的发生。

2.气管憩室的管理　气管憩室是指位于气管旁或与其交通的含气囊状影，是一种少见类型的气管源性含气囊肿，大憩室可作为脓性分泌物的"储存库"，致使反复呼吸道感染、呛咳、误吸、呼吸困难等。该患者后期在食管及气管之间形成了憩室，所以反复出现误吸。针对上述情况，我们需做好呼吸道管理，及时清除憩室内分泌物。

（三）疾病治疗

患者反复误吸，疾病治疗上以预防及处理吸入性肺炎为主，加强营养治疗，促进瘘口的恢复。

三、诊疗效果

（一）症状评价

患者食管气管瘘口较前有所缩小，吸入性肺炎得到有效控制，行气管切开后，顺利停用呼吸机。

（二）营养指标评价

出院时，患者体重增加1.5kg，NUTRIC分值由入院时的6分减至4分，显著下降。白蛋白、血红蛋白上升，白细胞和C反应蛋白炎症指标则呈下降趋势（表3-5-5）。患者及其家属对疾病的处理及营养治疗满意。

表3-5-5 营养指标

项目	入院第1天	入院第10天	出院第20天	出院第5天
前白蛋白（mg/L）	81.5	90.2	158.9	190.6
白蛋白（g/L）	25.0	30.0	38.0	45.0
血红蛋白（g/L）	85.0	90.0	96.0	101.0
C反应蛋白（mg/L）	88.96	130.08	58.66	22.39
钾（mmol/L）	3.06	3.92	3.85	3.93
磷（mmol/L）	0.53	0.95	1.15	1.03

四、总结与反思

（一）病例成效

该患者为食管气管瘘合并气管憩室的患者，并且为再喂养综合征高风险患者。但经过营养团队制订严密的营养治疗方案，患者在整个营养治疗过程中未发生再喂养综合征，并且各项营养指标均有好转。

（二）病例创新

该患者病情复杂，并发症多，在营养治疗方案上也根据该患者病情的变化采取了3种不同方式的肠内营养途径，均符合患者当时病情的变化。3种途径在精心护理下均无并发症的发生。

（三）病例反思

适合的肠内营养途径，有助于患者目标营养的顺利达标。而该患者通过疾病不同时期的临床表现，选择不同分肠内营养途径，符合规范，有利于患者预后。但是对于带空肠造瘘管出院患者的宣教还需进一步加强。

第六节　一例高龄伴肥胖食管癌围手术期患者的营养管理

一、病史简介

（一）主诉

患者王某，女，78岁。吞咽困难伴有恶心、呕吐、食欲减退，发现食管病变2周。

（二）现病史

半个月前，患者无明显诱因出现吞咽哽噎、异物感，持续10余天，无反酸、刺痛及烧灼痛，伴有恶心呕吐、食欲减退，无声音嘶哑、咳嗽、胸闷。去当地县医院就诊，胃镜示食管距门齿27～31cm见环约1/2周黏膜粗糙隆起，质软，下段黏膜充血。取病理活检示食管鳞状上皮高级别上皮内瘤变。患者进一步就诊于我院门诊，完善颈胸腹增强CT提示"食管下段管壁偏心性不规则增厚，符合食管癌表现，纵隔多发小淋巴结。"门诊以"食管鳞癌"收入院。自发病以来，患者食欲较差，睡眠欠佳，体重下降明显，大便稀，小便色黄。

（三）既往史

10年前曾患阑尾炎。否认肝炎、冠心病、高血压及糖尿病史，无输血史。

（四）体格检查

体温36.2℃，脉搏88次/分，呼吸20次/分，血压128/72mmHg，NRS评分2分，心理痛苦温度计评分5分，身高152 cm，体重72kg，BMI 31.16kg/m²。

（五）日常生活与饮食习惯

患者无饮酒，喜食辛辣烟熏食物及油炸食物。

（六）疾病与营养认知

患者及其家属均认为是咽喉不适，吃稀饭喝汤最适宜，目前进半流质饮食为主。

（七）家庭及经济状况

育有2子，从事经商，经济条件较好。

（八）疾病初步诊断

食管鳞癌。

二、诊疗经过

（一）营养三级诊断

1.一级诊断——营养筛查　患者入院24h内采用NRS2002进行营养风险筛查，该患者NRS2002评分6分（表3-6-1），有营养风险。

表3-6-1　营养风险筛查

评估项目	0分	1分	2分	3分	得分
疾病严重程度			拟行腹部大手术		2分
营养状态受损			饮食减少50%	1个月内体重减少5.8%	3分
年龄		＞70岁			1分
总分					6分

2.二级诊断——营养评估

（1）使用PG-SGA进行营养不良评估（表3-6-2）。

（2）膳食调查：采用24h膳食调查法记录营养摄入情况，根据进食情况计算膳食摄入量。经计算及分析，本例患者每日经口膳食摄入量为600kcal，每日蛋白质摄入量为30g，能量达标率29.8%，蛋白质达标率为25.2%，未达到肿瘤患者每日所需的目标能量和推荐蛋白质摄入量，存在蛋白质、能量摄入不足。

（3）人体学测量：患者身高152 cm，体重72kg，BMI 31.16kg/m²，握力为22kg，小腿围为38cm，6m步速0.82m/s。

表3-6-2 营养不良评估

评估项目	患者情况				得分
A.患者自评	A1（4分） 体重1个月下降5.8%； 2周内有下降	A2（2分） 进食半流质食物	A3（6分） 吞咽困难、呕吐、 恶心	A4（1分） 活动比平时少，但尚 能正常活动	13
B.疾病状态	恶性肿瘤				1
C.代谢应激					
D.肌肉消耗	肌肉轻度消耗				1
总分					15

3.三级诊断——综合评价

（1）人体成分分析：患者BMI为31.16kg/m²，而人体成分分析分值为62分，体脂百分比为42.2%，明显高于正常水平（体脂百分比正常值为10%～20%），内脏脂肪面积为160cm²（正常成人＜100 cm²）。

（2）实验室检查：检验结果显示白细胞计数、C反应蛋白、降钙素原高，白蛋白低（表3-6-3）。

（3）影像学检查：双肺散在炎症，胆囊内胆汁淤积可能。

表3-6-3 实验室检查

项目	检验结果	结果判断
白细胞	18.27×10^9/L	↑
中性粒细胞	12.42×10^9/L	↑
红细胞	2.18×10^{12}/L	↓
血红蛋白	115g/L	↓
总蛋白	59.5g/L	↓
白蛋白	31.8g/L	↓
前白蛋白	98.5mg/L	↓
总胆红素	70.5μmol/L	↑

续表

项目	检验结果	结果判断
直接胆红素	32.1μmol/L	↑
谷氨基转移酶	98U/L	↑
天冬氨酸氨基转移酶	1006U/L	↑
C反应蛋白	89mg/L	↑
降钙素原	77ng/ml	↑

4.营养诊断　复杂性重度营养不良。

（二）营养治疗

1.术前营养干预（入院到手术前，2022-10-22～2022-11-02）

（1）营养NST团队拟定术前营养治疗方案：本例患者具备一定的胃肠道功能，拟行手术治疗，但患者有吞咽困难，短期完全肠内营养难以达到目标量。该患者优先选择肠内营养＋补充性肠外营养相结合方式。按照食管癌患者的营养治疗专家共识，能量需要量可以选择25～30kcal/（kg·d），而蛋白质需要量推荐选择1.2～2.0g/（kg·d），该患者为肥胖患者，使用调节体重计算能量供给，调节体重＝（实际体重－理想体重）×0.5＋理想体重。因此该患者目标能量1488～1785 kcal/d，目标蛋白质89～119g/d。以清淡易消化高蛋白饮食为主，改善恶心，呕吐、食欲减退的症状，肠内制剂选用整蛋白全营养素粉剂加婴儿米粉。制订详细的肠内营养方案（表3-6-4）。

表3-6-4　肠内营养方案制订

营养时间	营养素	液体量 （含冲管量）	能量 （kcal）	蛋白 （g）
07：00	25g婴儿米粉＋蛋羹1份	200ml	180	13.8
09：00	整蛋白制剂3勺	100ml	126	4.5
12：00	肉类50g＋杂粮粥100g＋蔬菜100g	200ml	208	12.6
15：00	整蛋白制剂3勺	100ml	126	4.5
18：00	杂粮50g＋瘦肉50g＋水果100g	200ml	180	11.1
总量达到50%以上		800ml	820	46.5

（2）增加肠外营养，保证营养充分供给：将营养方案增加选择添加中长链脂肪乳氨基酸葡萄糖注射液1026ml，加入稳定肠黏膜屏障作用的丙氨酰谷氨酰胺100ml，共提供热量900kcal和蛋白质50g。该肠外营养液渗透压高（1373mOsm/L），所以在输注途径上，根据中国成人患者肠外肠内营养临床应用指南（2023版）患者由置入的PICC导管进行输注。

（3）运动疗法：《中国恶性肿瘤患者运动治疗专家共识》建议肿瘤患者合理休息

与适量运动，为患者制订个体化运动方案，每日进行呼吸运动操2次，散步5000～6000m，根据耐受情况逐渐增加抗阻运动每周2～3d，涉及主要肌群（胸部、肩部、手臂、背部、腹部和腿部）至少1组，8～12次重复。

（4）责任护士每日落实床旁"八字方针单"：责任护士每日从"情、眠、动、吃、症、便、药、检"八个方面关注患者的全面病情变化。重点关注患者的饮食情况，实验室检查指标（重点关注血常规、肝肾功能、电解质），体能评价指标（体重、握力）等；关注大小便情况。

（5）心理护理：通过心理痛苦温度计评分为5分。责任护士了解到患者有焦虑，主要来源于患者对手术效果及疾病预后的未知，同时不想花子女的钱，对因子女的陪伴而影响其工作心存愧疚。通过心理会诊，经验丰富的心理咨询师给予患者积极正面的开导，让患者重新树立战胜疾病的信心和勇气。

2.食管癌术后营养管理（住院期间，2022-11-02～2022-11-18） 该患者由于消化道重建，不能经口进食，手术创伤大，营养需求大，采用肠内＋肠外营养进行营养支持治疗。

术后饮食恢复，主要遵循由少到多，由稀到稠，少食多餐，从清流食至流食至半流食至软食的顺序逐级过渡。肠外营养方案，给予能量约1500kcal，蛋白约55g（表3-6-5）。

表3-6-5 肠外营养方案

成分	含量（ml）
脂肪乳氨基酸葡萄糖注射液	1026
鱼油脂肪乳	100
丙氨酰谷氨酰胺	100
10%葡萄糖	500
50%葡萄糖	160
水溶性维生素	10
脂溶性维生素	10
10%氯化钾	20
10%氯化钠	40

术后第1天，开始能量喂养，采取低剂量、低浓度、低速度喂养模式，管喂5%葡萄糖水500ml，同时给予肠外营养支持。

术后第2天，管喂短肽制剂1/3瓶，提供740kcal能量，24g蛋白质。营养泵控制管喂滴速，从20ml/h管喂开始，无腹胀、腹泻等不适再逐渐增加速度，持续给予肠外营养支持。

术后第3～5天，管喂短肽制剂1～2瓶，继续给予肠外营养加人血白蛋白20g静脉输注，同时补充液体量。肛门排气排便后，胃肠减压引流液减少，拔出胃管，拔管

24h后先行饮少量水，若无异常，方可给予全清流质饮食。

术后第6～10天，患者进食清流食（米汤、菜汤），1次/（2～3）小时，50ml/次，继续给予肠外营养支持。

术后第11～18天，患者进食半流质饮食（软面条、稀饭、蒸蛋等）。

（1）预防并发症的发生及护理：口服双歧杆菌乳杆菌，每天3次，每次2粒，由双歧杆菌、乳酸杆菌、肠球菌、异乳糖等组成，能调节肠道微生态，补充正常生理性病菌，抑制肠道有害菌，从而调整肠道菌群，减少肠源性毒素的产生和吸收，减轻肝脏负担。营养泵控制管喂滴速，从30ml/h管喂开始，无腹胀、腹泻等不适再逐渐增加速度；开具运动处方，热水泡脚，促进血液循环，预防术后血栓的发生；咀嚼口香糖促进消化吸收，预防腹胀。并发症处理，见表3-6-6。

表3-6-6 并发症的发生及护理措施

项目	措施	症状	个体化动态调整
助便计划	腹部按摩，小茴香热敷腹部，管喂适量温开水润滑肠道，食用火龙果	术后第4天发生便秘1次	给予管喂适量香油
调节肠道菌群	每日服用枯草杆菌二联活菌肠溶胶囊	术后第4天发生便秘	加上常规食用酸奶后正常
管喂	做好管喂的"5度"，观察腹胀，腹泻情况。胃残余量＞200ml时，遵医嘱使用促胃动力药；＞500ml时，暂停喂养	术后第7～8天出现腹胀	与增加肠内营养剂有关，予延长下床活动时间、小茴香热敷腹部后缓解
功能锻炼	卧床时行床上四肢活动，每天5次，以不劳累为宜；术后10d能下床活动期间，饭后30min后缓行30min		

（2）运动指导：术后为患者制订个体化运动方案，每日进行呼吸运动操3～5次，卧床期间床上进行下肢防血栓运动五步曲，每天3次，每次15～20组；鼓励患者早期下床活动，多做抗阻力运动，如双脚踮脚尖、双手用力握拳松拳、屈肘运动等。

3.居家康复期

（1）出院前准备：患者及其家属教育支持准备：在院期间教会患者及主要照顾者管道护理相关知识，如营养管的冲洗、肠内营养的注射方法、管道固定方法等，同时评估患者及其家属的掌握情况。

1）制订分阶段的营养处方：制订从流质过渡到半流质到软食最后到普食的分阶段饮食计划，同时注意少食多餐，分时段按时、按需进行（表3-6-7～表3-6-9）。

表3-6-7 第一阶段管饲营养处方

营养时间	营养素	液体量（含冲管量）	能量（kcal）	蛋白（g）
07：00	50g婴儿米粉	200ml	200	4
08：00	整蛋白制剂3勺＋乳清蛋白1/2袋	100ml	100	11.5
09：00	整蛋白制剂3勺＋乳清蛋白1/2袋	100ml	100	11.5
10：00	25g婴儿米粉＋乳清蛋白1/4袋	100ml	125	7
11：00	25g婴儿米粉＋乳清蛋白1/4袋	100ml	125	7
12：00	25g婴儿米粉	100ml	100	2
13：00	25g婴儿米粉	100ml	100	2
14：00	整蛋白制剂3勺＋乳清蛋白1/4袋	100ml	90	6.5
15：00	整蛋白制剂3勺＋乳清蛋白1/4袋	100ml	90	6.5
16：00	25g婴儿米粉＋乳清蛋白1/4袋	100ml	125	7
17：00	25g婴儿米粉＋乳清蛋白1/4袋	100ml	125	7
18：00	25g婴儿米粉	100ml	100	2
19：00	25g婴儿米粉	100ml	100	2
20：00	整蛋白制剂3勺＋乳清蛋白1/4袋	100ml	90	6.5
21：00	整蛋白制剂3勺＋乳清蛋白1/4袋	100ml	90	6.5
22：00	25g婴儿米粉	100ml	100	2
23：00	25g婴儿米粉	100ml	100	2
总量达到70%以上		1800ml	1860	93

表3-6-8 第二阶段营养处方

营养时间	营养素	液体量（含冲管量）	能量（kcal）	蛋白（g）
07：00	整蛋白制剂6勺＋乳清蛋白1/2袋	200ml	172	13
09：00	整蛋白制剂6勺＋乳清蛋白1/2袋	200ml	172	13
11：00	1/3匀浆膳	200ml	250	14
13：00	1/3匀浆膳	200ml	250	14
15：00	1/3匀浆膳	200ml	250	14
17：00	1/3匀浆膳	200ml	250	14
19：00	1/3匀浆膳	200ml	250	14
21：00	整蛋白制剂6勺＋乳清蛋白1袋	200ml	232	22
总量达到70%以上		1600ml	1826	118

注：部分经口-半流食、部分管喂

表3-6-9　第三阶段营养处方

营养时间	营养素	能量（kcal）	蛋白（g）
07：30～08：00	鸡蛋1个＋杂粮粥100g＋蔬菜100g	320	17
09：30～10：00	整蛋白制剂5勺＋乳清蛋白1/2袋	260	17
12：30～13：00	主食100g＋瘦肉150g＋蔬菜200g	400	34
15：00～16：00	整蛋白制剂5勺＋乳清蛋白1/2袋	260	13
18：00～18：30	主食100g＋瘦肉100g＋蔬菜200g	320	24
21：00～21：30	整蛋白制剂5勺＋乳清蛋白1袋	310	23
水果200～300g		100	1
一定按照计划落实好营养至少达到70%及以上		1970	129
如果有不消化、不想吃等情况请在三餐前口服多酶片			

注：全部经口进食半流食1周后软食，软食1周后（1个月左右）进普食

2）微信平台提供延续性医疗服务：添加微信跟踪营养情况，积极做好延续护理。通过"营养百家"为患者推送具体营养方案，让患者在家也能知道怎么合理饮食（图3-6-1）。

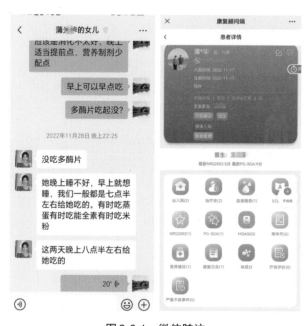

图3-6-1　微信随访

（2）出院后随访：体格指数（重点关注体重），症状，实验室结果指标，生活质量，心理因素等。

（三）疾病治疗

患者在全身麻醉下行达芬奇机器人手术系统辅助下胸腹腔镜三切口食管癌根治术＋喉返神经探查术＋食管再造术，术后第2天带胃管、空肠引流管、胸腔引流管、腹腔引

流管及血浆引流管由ICU转回病房治疗。患者术后按计划给予肠内、肠外营养支持、抗炎、化痰、抑酸、护胃及康复训练等治疗。术后18d康复出院。

三、诊疗效果

（一）症状评价

患者术后能饮水，无呛咳、吞咽困难，顺利出院；出院后由流质饮食顺利过渡到普食，未发生食管狭窄和伤口感染。术后能饮水，无呛咳、吞咽困难，术后18d顺利出院；出院后由流质饮食顺利过渡到普食，未发生食管狭窄和伤口感染。

（二）指标评价

围手术期：体重无下降，PG-SGA分值由入院时的15分减至9分，显著下降。腿围未减少，握力由22kg升至正常23.5kg，心理痛苦评分由入院时5分下降至1分。

出院时：体重增加1kg，PG-SGA营养指标由术前的9分降至3分；白蛋白上升至38.2g/L，总蛋白60.2g/L，C反应蛋白32.8mg/L，人体成分分析分数68分，体重、骨骼肌、蛋白质呈上升趋势，骨骼肌、蛋白质分别增加0.8kg、0.3kg；白蛋白上升、血红蛋白上升，白细胞和C反应蛋白炎症指标则呈下降趋势（表3-6-10）。患者和家属对疾病的治疗、营养、康复等方面满意。

表3-6-10　相关指标

项目	入院第1天	入院第5天	出院第7天	出院第20天
前白蛋白（mg/L）	98.5	112.8	160.8	208.2
白蛋白（g/L）	31.8	36.8	42.8	46.9
血红蛋白（g/L）	115.0	102.0	116	128
C反应蛋白（mg/L）	89	79.3	32.8	25.7

四、总结与反思

（一）病例成效

高龄食管癌患者通过对其术前实施营养干预，改善了患者的营养状态，促进胃肠道功能快速恢复，减少并发症发生概率。同时缩短患者住院时间，降低患者住院总费用。

精准评估和诊疗：通过三级营养诊断及综合评定，为患者制订了个体化的营养方案，让患者各项指标均有改善，平稳度过围手术期，顺利出院。

满意度提升：患者及其家属认可专业，积极配合治疗，开始重视营养，关注营养。

（二）病例创新

重视患者术前营养补充：该患者是一名肥胖且高龄的患者，术前的营养补充容易被忽视。通过三级营养诊断，入院时及时准确地评估该患者为重度营养不良，术前给予患者营养支持，为患者手术提供了坚实的基础。

全程营养管理的优势：①全病程动态化管理。根据不同阶段的营养状况、治疗方案，制订从术前到手术期到居家康复期的个体化营养计划。团队协作，从并发症预防、教育支持、运动康复等多方面进行营养管理。②延续性医疗服务。食管癌患者住院期间可接受较好的营养管理，但在出院后难以保证营养素的合理摄入，因此笔者所在科室通过微信平台、公众号营养百家为患者建立延续性医疗服务。

（三）经验总结

规范化的全程营养管理有利于食管癌围手术期的康复，营养管理的同时做好心理护理和运动指导，提升患者的身心健康水平。患者入院到出院，责任护士从"吃、动、眠、情、症、便、药、检"8个方面，给予患者精准、全程的护理，让阶段性"一病一案"的精细化营养方案落地。患者出院后的营养状况也是关注的重点，通过各种公众号、微信平台、营养预警平台等，为患者建立延续性医疗服务，将营养支持从院内延续到院外。

第七节　一例进展期胃癌伴幽门不全梗阻患者的术前营养管理

一、病史简介

（一）主诉

患者王某，女，54岁。主因"确诊胃病7月余，转化疗3次，为求手术治疗"收入院。

（二）现病史

患者于2021年8月因"反复呕吐、上腹胀痛、进食量减少"就诊于北京某医院。行胃镜活检示：胃体中-低分化腺癌浸润，部分呈印戒细胞癌。免疫组化示：CK（＋），CK7（＋），CK20（个别＋），CDX-2（部分＋），SATB2（部分＋），HER2（1＋），Ki-67（约70%＋），AB/PAS（个别AB＋），予以SOX方案化疗1个周期，患者症状好转出院。出院后，患者自觉虚弱、乏力，腹痛腹胀明显，就诊于某肿瘤医院。增强CT示：①胃壁弥漫增厚，最厚处约2.9cm，考虑胃癌，幽门处变窄。②腹腔肠系膜、网膜密度增高，可见絮状影，胃周为著；贲门周围、胃体、胃窦周围多发肿大淋巴结，不均匀强化，考虑转移。胃镜检查示：浸润性胃癌、皮革胃，病变累及贲门、胃体、胃窦。自发病以来，患者可进食少量半流食，仍感腹痛腹胀，伴腹泻，睡眠欠佳，近3个月来体重下降20kg（体重下降33%），近1个月来体重下降2kg，不成形大便4～5次/天，近1周呈水样便，小便色黄。

（三）既往史

两年前诊断高血压，6个月前停止服药，血压控制可。否认糖尿病、否认高脂血症、否认冠心病，否认脑卒中病史、否认肝炎、否认结核病史及其密切接触史，有剖宫产手术史、足踝骨折手术史，否认外伤史，否认血制品输注史，否认药物及食物过敏史，预防接种史按计划进行。

（四）体格检查

体温36.5℃，脉搏100次/分，呼吸20次/分，血压120/85mmHg，身高158cm，体重44kg，BMI 17.6kg/m^2，腹部平坦，未见胃肠型及蠕动波，未见腹壁静脉曲张，腹软，上腹部压痛，无反跳痛及肌紧张，未触及包块，Murphy征（-），肝、脾肋下未触及。腹部无包块，肝浊音界存在，移动性浊音阴性，双肾区无叩痛，肠鸣音4次/分，无气过水声。胃镜结果示：进展期胃癌（Bormann Ⅳ）；活检病理结果示：（胃体）胃中-低分化腺癌。

（五）日常生活与饮食习惯

患者无吸烟饮酒等不良嗜好；喜食辛辣食物；平素生活规律。

（六）疾病与营养认知

患者及其家属均认为补充营养会促进肿瘤细胞增殖，加重现有病情。目前饮食以米粥、果蔬泥、匀浆为主。

（七）家庭及经济状况

育有一子，配偶体健，有固定经济来源。

（八）疾病初步诊断

（胃体）胃中-低分化腺癌；上消化道不全性梗阻；高血压。

二、诊疗经过

（一）营养三级诊断

1.一级诊断——营养筛查 护士在患者入院24h内采用NRS2002对患者进行营养风险筛查，该患者NRS2002评分4分（表3-7-1），有营养风险。

表3-7-1 营养风险筛查

评估项目	0分	1分	2分	3分	得分
疾病严重程度		恶性肿瘤			1分
营养状态受损			一周的食物摄入量为正常食物需求量的50%	BMI＜18.5kg/m^2 3个月内体重减少33%	3分
年龄	＜70岁				0分
总分					4分

2.二级诊断-营养评估

（1）使用PG-SGA进行营养不良评估，患者评分为17分（表3-7-2），提示患者为重度营养不良，需急切改善患者症状和营养支持治疗。

（2）对患者采用简明膳食调查法进行膳食调查，患者近一周三餐以半流食为主，无肉，缺油（汤面条2两，米粥2两，果蔬汁200ml等），膳食自测评分2分，每日能量摄入量为300～600kcal，蛋白质摄入量为15～30g。能量及蛋白质均未达到肿瘤患者每日所需的目标能量和推荐蛋白质摄入量，存在蛋白质、能量摄入不足。

（3）人体体格测量：握力为18.5kg，小腿围为30.2cm。

（4）人体成分分析估算显示基础能量消耗为1180kcal。

表3-7-2 营养不良评估

评估项目	患者情况				得分
A.患者自评	A1（4分） 近3个月体重下降33%， 近1个月体重下降2kg	A2（2分） 少量半流食	A3（6分） 腹痛、腹泻	A4（1分） 活动很少，一天多数 时间卧床或坐着	13
B.疾病状态/年龄	恶性肿瘤/54岁				1
C.代谢应激					
D.肌肉消耗	多部位肌肉消耗				3
总分					17

3.三级诊断——综合评价

（1）患者的营养状况与健康状况密切相关，采用卡诺福斯凯计分（Kanofsky performance score，KPS）为70分（生活可自理，但不能维持正常生活工作）。

（2）体力体能评估：6m步速1.0m/s。

（3）人体成分分析：患者BMI为17.6kg/m²，提示肌肉减少。

（4）实验室检查：检验结果显示白细胞计数下降、C反应蛋白升高、贫血（表3-7-3）。改良格拉斯哥预后评分为1分（表3-7-4）。

（5）影像学检查：提示肿瘤引起幽门狭窄，不全性梗阻。

表3-7-3 实验室检查

项目	检验结果	结果判断
白细胞	$3.4 \times 10^9/L$	↓
淋巴细胞	$0.92 \times 10^9/L$	↓
中性粒细胞	$2.10 \times 10^9/L$	
红细胞计数	$3.31 \times 10^{12}/L$	↓
血红蛋白	95g/L	↓
总蛋白	69.7g/L	

续表

项目	检验结果	结果判断
白蛋白	37.1g/L	
前白蛋白	178mg/L	↓
总胆红素	6μmol/L	
直接胆红素	2.2μmol/L	
谷氨基转移酶	26U/L	
天冬氨酸氨基转移酶	30U/L	
C反应蛋白	32mg/L	↑

表3-7-4 改良格拉斯哥预后评分

内容	分值/分	患者得分
CRP ≤ 10mg/L	0	
CRP > 10mg/L ＋白蛋白 ≥ 35g/L	1	1
CRP > 10mg/L ＋白蛋白 < 35g/L	2	

4.营养诊断 复杂性重度营养不良。

（二）术前营养治疗

1.对患者开展营养教育 营养支持专科护士在患者入院24h内，对其进行了营养知识及健康生活方式的宣教，目的是帮助患者和家属破除营养误区，使患者能够理解并配合临床营养代谢治疗，促使营养治疗及时合理。根据患者病情，为患者解答幽门梗阻的主要症状，以及解决方法，缓解了患者的心理压力。

2.分析腹泻原因，给予干预，纠正术前腹泻 患者于外院行化疗3次，使用药物为替雷利珠单抗200mg＋贝伐珠单抗200mg＋奥沙利铂100mg＋亚叶酸钙500mg＋5-氟尿嘧啶3.5g。考虑该患者为幽门不全梗阻，梗阻位置偏高，自发病以来患者可进食少量半流食，肠道亦可能存在宿便，可以排便，但患者使用与腹泻相关的细胞毒性药物5-氟尿嘧啶，并与奥沙利铂联用，增加了腹泻的风险，不排除发生化疗相关性腹泻（chemotherapy-induced diarrhea，CID）。因此对患者进行饮食指导，建议患者少食多餐，可进食米粥、米汤类食物，避免进食牛奶和乳制品；营养处方：增加可溶性膳食纤维及益生菌摄入。

3.建立肠内营养途径，内镜下行鼻肠管置入术 肠内营养是临床营养支持的首选途径。研究证明，肠内营养可以减轻胃肠道黏膜的萎缩，维护肠相关淋巴结组织，减少肠道细菌移位。目前有学者已提出，早期肠内营养即在入院后或术后24h内开始实施。经MDT团队讨论，拟行胃镜检查时，同时鼻肠管置入。2022年3月3日行胃镜检查，内镜勉强通过幽门，用异物钳夹住营养管头端，推送至十二指肠降部，松开异物钳夹住营养管管身，继续推送。营养管成功送至Treitz韧带以下约20cm处，退出胃镜，过程顺利。

4.改善营养状况,给予7～14 d预康复治疗,限期手术 综合评价患者的营养状况,3个月内体重丢失33%;体重指数＜18.5kg/m²;NRS2002 4分,给予预康复营养治疗7～14 d后再行手术。依据胃肠外科患者围手术期全程营养管理中国专家共识(2021版),胃癌围手术期患者因手术创伤、机体处于应激状态,对蛋白质的需求量增加,故建议围手术期胃癌患者补充1.2～1.5 g/(kg·d)的蛋白质,能量目标按照(理想体重)30～35kcal/(kg·d)计算。该患者目标能量1590～1855kcal/d,目标蛋白质63.6～79.5g/d。临床营养处方:给予肠内营养乳剂(TP-HE)500ml 1次/日;低聚果糖15g 1次/日,益生菌5g＋水溶性维生素10g＋脂溶性维生素3g 1次/日,采用70%的目标能量起始,实际能量摄入750kcal,蛋白质38g。制订喂养计划为:①以25ml/h速度胃肠营养泵经空肠泵入,每4小时经空肠营养管脉冲式注入温开水30ml。②患者幽门不全梗阻,胃排空障碍,喂养期间抬高床头30°～45°,预防误吸。③监测血糖:控制目标为糖化血红蛋白＜8.5%,随机血糖8～12 mmol/L。④配备移动便携式肠内营养输注泵,兼顾肠内营养与预康复,解决患者的行动障碍,保障营养输注过程中的安全,提高了患者早期康复治疗的效率。经鼻空肠管喂养第3天,喂养耐受良好,给予肠内营养乳剂(TP-HE)500ml 1次/日,肠内营养乳剂(TPF-T)500ml 1次/日,实际能量摄入1200kcal,蛋白质67g,实现蛋白质达标。

5.手术治疗,建立空肠造口,术后早期启动肠内营养 患者在全身麻醉下行胃大部切除伴胃-空肠吻合术＋腹腔粘连松解术＋喂养型空肠造口术。手术顺利。术后前3天,由于患者胃肠功能尚未恢复,故采用第四阶梯营养治疗,部分肠外营养＋部分肠内营养。肠外营养制剂使用脂肪乳氨基酸(17)葡萄糖(11%)注射液(1440ml/袋)静脉输注泵泵入。肠内营养治疗方案如下:患者手术完成后6h经空肠造口泵入0.9%无菌生理盐水100ml以10ml/h泵入;术后24h后泵入5%葡萄糖注射液200ml以10ml/h泵入,无胃肠不耐受。术后第2～5天,经空肠造口给予肠内营养混悬液(SP)短肽型制剂,逐步以20～70ml/h泵入,直至总量达到1500kcal。

逐步过渡经口进食＋口服营养补充。术后保留空肠造口,直至经口摄食能量及蛋白摄入量双达标。制订家庭肠内营养及运动计划,建立营养随访档案。

大部分胃癌术后患者出院后仍存在营养不良。出院前,评估患者PG-SGA12分(重度营养不良)。故围手术期接受营养支持者或存在营养风险者,出院后建议继续营养治疗,首选口服营养补充(oral nutritional supplement, ONS),以整蛋白配方为主。制订居家营养方案(表3-7-4):半流食＋ONS 500ml(每500ml提供能量约708kcal)分3次服用,继续服用益生菌及可溶性膳食纤维,建议补充维生素B₁₂100μg/d。向患者和家属进行倾倒综合征相关知识的宣教,防止并发症发生,嘱其少量多次进食(每日6次及以上)、限制餐后液体摄入量、避免进食高糖食物。教会患者家属空肠造口的日常护理方法,以及并发症的识别和处理方法,并通过互联网＋平台建立快速联系方式,以随时协助解决家庭肠内营养过程中的问题。在营养治疗同时进行运动指导,根据中国恶性肿瘤患者运动治疗专家共识,指导患者在有氧运动基础上加抗阻运动,增加肌力、提高体力体能、增强免疫力。

术后第6天,患者术后恢复良好,出院。

表 3-7-4 居家营养计划

时间段	食物
7:00～8:00	鸡蛋羹1个＋牛奶250ml＋主食50g（米粥等）
9:30～10:30	ONS150ml
12:00～13:00	主食50g＋精瘦肉50g＋蔬菜150g＋食用油10ml
15:00～16:00	ONS150ml
18:00～19:00	主食50g＋白肉50g＋蔬菜150g＋食用油10ml＋盐2g
20:30～21:30	ONS200ml

三、诊疗效果

该患者术后复查，家庭肠内营养1个月，于2022年4月门诊随诊。患者体重增加 2 kg，PG-SGA分值由入院时的17分减至11分，显著下降。小腿围增加1.3cm，握力由 18.5kg升至20.1kg，步行速度1.0m/s。低蛋白血症逐步改善，C反应蛋白炎症指标则正常。实验室指标对比见表3-7-5，改良格拉斯哥预后评分对比见表3-7-6。

表 3-7-5 实验室指标对比

项目	检验结果（营养治疗前）	检验结果（营养治疗后）
白细胞	3.4×10^9/L	5.84×10^9/L
淋巴细胞	0.92×10^9/L	1.22×10^9/L
中性粒细胞	2.10×10^9/L	4.25×10^9/L
红细胞	3.31×10^{12}/L	2.74×10^{12}/L
血红蛋白	95g/L	96g/L
总蛋白	69.7g/L	71.4g/L
白蛋白	37.1g/L	31.7g/L
前白蛋白	178mg/L	182mg/L
总胆红素	6.00μmol/L	3.01μmol/L
直接胆红素	2.2μmol/L	3.0μmol/L
丙氨酸氨基转移酶	26U/L	15U/L
天冬氨酸氨基转移酶	30U/L	231U/L
C反应蛋白	32.00mg/L	2.72mg/L

表 3-7-6 改良格拉斯哥预后评分

内容	分值/分	营养治疗前得分	营养治疗后得分
CRP ≤ 10mg/L	0		0
CRP > 10mg/L＋白蛋白 ≥ 35g/L	1	1	
CRP > 10mg/L＋白蛋白 < 35g/L	2		

四、总结与反思

(一)营养教育应贯穿抗肿瘤治疗全过程

石汉平教授对肿瘤患者营养不良提出了五阶梯治疗,其中第一阶段指出应加强饮食和营养教育,有效的营养教育是肿瘤患者营养治疗的基石。肿瘤患者及其家属对营养知识需求迫切,倾向于听取医师和护士的意见。现在信息渠道多,信息量大,内容混杂,令患者和家属无所适从,由于恶性肿瘤进展迅速,如发生营养不良,很可能无法支持患者完成抗肿瘤治疗。有文献调查显示,近90%的肿瘤患者盲目忌口,认为肿瘤营养知识可信度不高的患者占到被调查人数的74.19%($n=217$)。由此可见,营养支持团队成员应针对恶性肿瘤患者及其家属,积极开展规范的营养健康教育宣教,采取多种形式为其提供营养健康教育,促进患者康复。

(二)关注肿瘤常见症状——化疗相关性腹泻

有文献显示,接受大剂量化疗的患者容易发生化疗相关性腹泻(chemotherapy-induced diarrhea,CID)。研究显示,5-氟尿嘧啶和伊替立康导致的腹泻发生率较高,为50%～90%。除此以外,胃肠道功能紊乱、患者情绪紧张等均会导致胃肠道黏膜层破坏和肠上皮脱落,杯状细胞和隐窝细胞不成比例地增加和非典型增生,破坏微绒毛细胞的重吸收功能,导致肠腔液体增加,最终小肠内吸收和分泌的功能失衡,进而导致CID发生。《中国癌症症状管理实践指南》推荐应用饮食指导预防和治疗癌症患者急慢性腹泻(专家共识,强推荐)。此案例中,护士给予患者饮食指导:建议患者少食多餐,可进食米粥、米汤类食物,避免进食牛奶和乳制品,给予增加可溶性膳食纤维及益生菌摄入。

(三)进展期胃癌术后患者应开展家庭肠内营养

胃癌患者全胃切除术后的胃肠功能不能完全恢复正常。术前及术后均需要较长的进食时间,因此很多患者具有蛋白质热能缺乏性营养不良。对于患者的组织修复,以及创口愈合有较大的影响。因此,对于进展期胃癌术后行家庭营养支持具有极其重要的意义。进展期胃癌术后患者家庭营养首选ONS,以整蛋白配方为主,剂量至少为400～600kcal/d,建议餐间服用,时间可持续3～6个月或以上。有研究对全胃切除术后的患者进行了4周的家庭肠内营养支持,患者的体重减少量明显低于非家庭肠内营养组。家庭肠内营养由于简便、安全成为肿瘤患者家庭营养治疗首选的应用方式。不仅有助于改善和维持患者营养状况,提高生活质量,而且能够满足其生理、心理需要,避免了长期住院,有利于节省医疗费用,有明显的社会效益。

第八节 一例胃癌术后吻合口瘘患者的全程营养管理

一、病史简介

（一）主诉

患者童某，男，54岁。外院行胃癌根治术后出现吻合口瘘10d。

（二）现病史

患者于20d前进食后出现上腹部隐痛伴嗳气，不伴腹胀、腹泻、呕吐、黑粪、反酸，遂于外院就诊。胃镜示：胃底、胃体食物潴留；胃窦、胃角见隆起性病变，累及胃角，伴糜烂；取活检病理示：腺癌。10d前在外院行全胃切除术，术后第5天，患者右侧腹腔引流管引流出褐色浑浊液伴腹部压痛，有咳嗽、气促、腹胀、腹痛症状；行消化道内镜检查，食管黏膜光滑，舒张好，距门齿38cm见吻合口，吻合口后壁见一巨大瘘口，瘘口1.5cm，瘘腔处两处瘘管通向左、右两侧；于B超室行B超检查，提示腹腔有中量积液，在B超引导下行腹腔穿刺置管引流术，引流出黄褐色浑浊液300ml。

（三）既往史

否认肝炎、冠心病、高血压及糖尿病史，无输血史，手术史同前。

（四）体格检查

体温38.4℃，脉搏84次/分，呼吸20次/分，血压136/75mmHg，NRS2002评分4分，PG-SGA 22分，心理痛苦温度计评分5分，身高165cm，体重56kg，BMI 20.5kg/m²。

（五）日常生活与饮食习惯

患者有近30年吸烟史，平均15支/天；饮酒30余年，平均50ml/d，已戒烟、酒2月余。喜食辛辣油腻食物，牛奶、鸡蛋进食少。平时经常与朋友聚会，日常作息不规律。

（六）疾病与营养认知

患者及其家属均认为将胃切除，不能再正常饮食，加之术后出现吻合口瘘，患者及其家属一度失去治疗信心，对治疗效果及疾病转归感到紧张、焦虑。

（七）家庭及经济状况

生于四川省南充市，久居此地，已婚，妻子体健，育有1子1女，均已成家，工作稳定，家庭有较固定的经济来源。

（八）疾病初步诊断

胃癌根治术后吻合口瘘。

二、诊疗经过

（一）营养三级诊断

1. 一级诊断——营养风险筛查　患者入院24h内采用NRS2002进行营养风险筛查，NRS2002评分4分（表3-8-1），有营养风险。

表3-8-1　营养风险筛查

评估项目	0分	1分	3分	3分	得分
疾病严重程度		恶性肿瘤			1分
营养状态受损			1个月内体重减少5%	1周内进食下降75%～100%	3分
年龄	＜70岁				0分
总分					4分

2. 二级诊断——营养评估　患者入院48h内采用PG-SGA营养评估量表、24h膳食回顾、人体学测量。

（1）营养评估：使用肿瘤患者营养评估工具——患者主观整体评估表（patient-generated subjective nutrition assessment，PG-SGA）进行营养不良评估（表3-8-2）。患者最终评分为22分，提示为重度营养不良，需急切改善症状和营养支持治疗。

（2）膳食调查：24h膳食调查，患者因吻合口瘘，未进食，仅通过静脉输液补充能量，能量摄入约1000kcal/d，达标率为59.6%，蛋白质摄入量约50g/d，达标率为44.6%，存在严重的蛋白质、能量摄入不足。

（3）人体学测量身高165cm，体重56kg，BMI 20.5kg/m²。

表3-8-2　营养不良评估

评估项目	患者情况				得分
A.患者自评	A1（4分） 1个月内体重下降6.6%，2周内体重有下降	A2（1分） 进食较1个月前减少，目前仅管饲或静脉营养	A3（7分） 食欲减退、恶心、腹痛	A4（3分） 几乎干不了什么，一天多数时间卧床或坐着	15
B.疾病状态	恶性肿瘤，存在吻合口瘘				2
C.代谢应激	体温38.3～38.8℃，持续时间72h，未使用激素				4
D.肌肉消耗	肌肉消耗				1
总分					22

3. 三级诊断——综合评价　通过病史、查体、实验室及器械检查对导致营养不良的原因（原发病）进行分析，从能耗水平、应激程度、炎症反应、代谢状况4个维度对营

养不良的类型进行分析，从人体组成、体能、器官功能、心理状况、生活质量对营养不良的后果进行五层次分析。

（1）健康状况自我评分：采用KPS评分，患者基本卧床休息，伤口及腹部疼痛不适，评估得分40分。

（2）生活质量评估：营养不良严重降低健康相关生活质量。采用五维健康量表评估（EQ-5D-5L），评估得分50分。

（3）心理调查：严重营养不良有严重的精神及心理影响，该患者采用心理痛苦温度计评分5分。

（4）体力体能测试：通过握力、小腿围、6m步行速度测试患者的体能状况（表3-8-3）。

（5）实验室检查：检验结果显示炎性及感染指标高，电解质紊乱、蛋白类指标低（表3-8-4）。

（6）影像学检查：CT提示胃癌术后，食管-空肠吻合口壁局部欠连续，见少许积气积液影，部分呈包裹性，延伸至左上腹及胰体部后方，周围脂肪间隙模糊。肝脏形态可，胰脾未见明显异常。

表3-8-3　实验室检查

评估项目	握力	小腿围	6m步行速度
测试值	16kg	31cm	0.5m/s

表3-8-4　检验结果

项目	检验结果	结果判断
血红蛋白	98g/L	↓
总蛋白	52.6g/L	↓
白蛋白	28.3g/L	↓
前白蛋白	51.3mg/L	↓
钾	3.17mmol/L	↓
钠	132.9mmol/L	↓
氯	92.7mmol/L	↓
磷	0.84mmol/L	↓
C反应蛋白	101.97mg/L	↑
白细胞	11.59×10^9/L	↑
中性粒细胞比例	87.3%	↑
降钙素原	0.62ng/ml	↑

4.营养诊断　复杂性重度营养不良。

（二）营养治疗

1. MDT团队制订营养方案　对该患者进行规范化营养诊疗，营养师、药剂师、心理咨询师、康复师，联合科室的医师及护士，为患者进行MDT讨论，通过"六师会谈"，最终确定该患者目前无再次手术指征，适合非手术治疗，重点在于营养支持治疗，辅以积极抗感染治疗，保证引流通畅，运动疗法及心理干预疗法。遵循营养不良的五阶梯治疗原则为患者制订营养方案。能量的确定按照胃癌患者的营养治疗专家共识，肿瘤患者所需能量为 $25 \sim 30$kcal/（kg·d），严重感染 $+20\% \sim 40\%$，估算出该患者目标能量为 $35 \times 56 = 1960$kcal/d，根据蛋白质所需量 $1.2 \sim 2.0$ g/（kg·d），因患者腹水、吻合口瘘，取最高值算出患者的每日蛋白质所需量为 $2 \times 56 = 112$g/d，根据营养不良患者，营养干预五阶梯模式，为患者制订肠内营养＋肠外营养＋强化营养教育的营养支持模式。

ONS是患者肠内营养的首选途径，但是该患者不能经口进食，故不能通过口服来满足目标需求量；经鼻胃、肠管管喂流质饮食，该方法主要用于短期患者（一般短于4周），而吻合口瘘的愈合时间在 $30 \sim 40$d，甚至更长，于是针对该患者的特殊情况（目前瘘口1.5cm，愈合需要较长时间），经会诊后选择为患者安置经皮内镜下空肠造瘘管行肠内营养，安置中心静脉导管实施肠外营养，满足患者营养需求。

肠内营养制剂选择：全营养素＋乳清蛋白，所含能量250kcal，蛋白质含量为9g。肠外营养：根据中国成人患者肠外肠内营养临床应用指南（2023版），该患者选择全合一营养制剂，搭配了具有抑制炎症反应的ω-3鱼油脂肪乳及稳定肠黏膜屏障作用的丙氨酰谷氨酰胺并且添加电解质液，补充脂溶性、水溶性维生素，从50%目标量开始，所含能量为1000kcal，蛋白质含量为34g，该肠外营养制剂渗透压＞900mOsm/L，根据患者的病情需要，再增加氨基酸及结构脂肪乳，肠外营养制剂所含能量1400kcal，蛋白质含量为81g。根据中国成年患者营养治疗通路指南为患者置入中心静脉导管，并加强导管的维护。最终给予患者的能量摄入为1650kcal，蛋白质90g。采取阶梯供给式的方式，为患者定制个体化的肠内营养支持落实表，详细记录患者每日的完成情况及不良反应的发生。第一阶段，肠内营养＋肠外营养同步实施，第1天采用肠内营养泵泵入全营养素＋乳清蛋白，次日逐渐加量，患者肠道耐受，未出现腹痛、腹泻等不良反应，第5天达到患者所需目标量。根据营养科会诊意见，在第7天，过渡到全肠内营养，开始增加患者肠内营养的种类，指导患者自制匀浆膳（表3-8-5）。

2.运动指导　患者入院后基本卧床，为避免深静脉血栓形成，早期行双下肢气压治疗，主管护士每日协助患者下床活动至少 $2 \sim 3$次，每次 $15 \sim 30$min。四肢抗阻运动 $2 \sim 3$次/日，一次10min以上，以患者能耐受为宜。

表3-8-5 营养支持落实表

第一阶段 肠内营养＋肠外营养					
第1天	第2天	第3天	第4天	第5天	第6天
肠外营养1400kcal 蛋白质81g	肠外营养1400kcal 蛋白质81g	肠外营养1000kcal 蛋白质60g	肠外营养1000kcal 蛋白质60g	肠外营养400kcal 蛋白质20g	肠外营养400kcal 蛋白质20g
肠内营养250kcal 蛋白质9g	肠内营养480kcal 蛋白质16g	肠内营养920kcal 蛋白质40g	肠内营养1000kcal 蛋白质50g	肠内营养1700kcal 蛋白质90g	肠内营养1700kcal 蛋白质85g
能量1650kcal 总蛋白质90g	能量1880kcal 总蛋白质97g	能量1920kcal 总蛋白质100g	能量2000kcal 总蛋白质110g	能量2100kcal 总蛋白质110g	能量2100kcal 总蛋白质110g
日质控—不良反应：①食欲不佳；②恶心/呕吐；③腹胀；④腹痛；⑤腹泻；⑥便秘等					

第二阶段 全肠内营养				
第7天	第8天	第9天	第10天	第11天及以后
肠内营养 2100kcal 蛋白质110g	肠内营养 2350kcal 蛋白质110g	肠内营养 2350kcal 蛋白质110g	肠内营养 2100kcal 蛋白质110g	自制匀浆膳：主食50g、精瘦肉50g、蔬菜（瓜果类）150g、鸡蛋1个、牛奶250ml、植物油10g、盐2g 能量约400kcal 蛋白质约25g 肠内营养1700 kcal 蛋白质90g	自制匀浆膳：主食50g、精瘦肉50g、蔬菜（瓜果类）150g、鸡蛋1个、牛奶250ml、植物油10g、盐2g 能量约400kcal 蛋白质约25g 肠内营养1700 kcal 蛋白质85g
能量2100 kcal 总蛋白质110g	能量2350 kcal 总蛋白质110g	能量2350 kcal 总蛋白质110g	能量2100 kcal 总蛋白质110g	能量2100 kcal 总蛋白质110g	能量2100kcal 总蛋白质110g
日质控—不良反应：①食欲不佳；②恶心/呕吐；③腹胀；④腹痛；⑤腹泻；⑥便秘等					

3.在院健康教育 主管护士＋营养师/营养专科护士二对一的健康宣教干预模式。提高患者及其家属的认知和相关知识。

针对患者及长期照护者进行肠内营养系统健康宣教，包括肠内营养介绍、管道护理、制剂选择及粉剂冲配、管喂六度、操作方法、常见并发症、并发症预防等。

教会患者及其家属使用食物库等手机软件，以便于患者和家属更好地掌握食物的营养成分和制作肠内营养制剂。

通过院级营养科＋科内患教会＋主管护士床旁指导的多层面健康宣教，向患者及其家属强调营养支持治疗的重要性。

通过触摸食物模型＋看宣教视频＋听宣教广播＋宣教手册＋营养科普知识上墙等多

种途径来使患者和家属真正重视和完全掌握肠内营养支持。

使用肠内营养泵控制肠内营养速度，并根据患者的耐受情况增加输注速度。

出院前建立稳定的肠内营养计划，教会患者及其家属空肠造瘘管的自我护理及规范的肠内营养操作流程及要点。经评估家属具有独立完成有关管喂的基本能力。

进行出院带管出院评估及健康宣教包括：①肠内营养的数量、品牌、喂养时间、需要量？管道的固定，营养泵的使用，如何通过管道给药？②谁来实施管喂的工作？③什么情况可经口进食？④对日常生活的影响？⑤发生脱管、堵管、管道断裂及腹泻、便秘、误吸、体重变化、脱水时怎么处理？应联系谁？⑥患者应多久进行效果评估或随访？由谁？哪里？

4.居家营养计划　出院前，评估患者PG-SGA 11分，握力25kg。家属已自备居家便携式营养泵，制订居家营养方案（表3-8-6）。

表3-8-6　居家营养方案

项目	内容
营养制剂	整蛋白型肠内营养混悬液500ml＋自制匀浆膳1300ml
泵速	100～125ml/h，根据患者耐受情况调节
冲管	20～50ml温开水推注，管喂前后各1次，其间每4小时1次
堵管处理	温开水、碳酸氢钠片溶解后或碳酸饮料冲管后夹闭30min，反复进行
防拔管	用胶布二次固定，有松动要及时更换
不良反应观察	消化道不良反应，如恶心、呕吐、腹胀、腹痛、腹泻等
喂养管相关并发症	堵管、喂养管脱落等
体重	每周一清晨排空大小便，着轻薄衣物测量记录
随访	每2周营养门诊随访

5.延续营养管理　建立线上线下管理平台，线上使用营养专科护士一对一微信管理，对患者及其家属进行健康宣教及居家营养指导，问题解答等；线下，营养门诊每2周定期随访，出现营养问题及时就诊。

（三）疾病诊疗

患者感染指标高，予以抗感染治疗。通过3周的营养支持治疗，患者瘘口逐渐恢复，未出现新的病情变化，考虑到居家休养会更加方便，故患者要求出院。

三、诊疗效果

（一）症状评价

患者腹胀、腹痛等症状改善，无营养治疗相关并发症发生。

（二）营养指标评价

出院时，患者体重增加1.5kg，PG-SGA分值由入院时的22分减至11分，显著下降。体格检查示部分指标上升（表3-8-7），实验室检查示炎性及感染指标呈下降趋势，电解质恢复正常，蛋白类指标上升（表3-8-8）。

表3-8-7　体格检查

时间	握力（kg）	小腿围（cm）	6m步行试验（m/s）	PG-SGA（分）
入院	16.0	31	0.5	22
出院	25.0 ↑	31	0.8 ↑	11 ↓

表3-8-8　实验室检查

项目	7月23日	7月27日	8月3日	8月9日	8月14日
血红蛋白（g/L）	98	101	107	109	111 ↑
总蛋白（g/L）	52.6	53.2	54.6	56.3	58.2 ↑
白蛋白（g/L）	28.3	28.7	29.6	31.2	33.5 ↑
前白蛋白（mg/L）	51.3	67.6	87.3	102.6	115.7 ↑
钾（mmol/L）	3.17	3.35	3.47	3.52	3.77 ↑
钠（mmol/L）	132.9	134.5	136.7	137.4	139.3 ↑
氯（mmol/L）	92.7	93.6	95.7	99.3	101.6 ↑
磷（mmol/L）	0.84	1.02	1.11	1.23	1.41 ↑
C反应蛋白（mg/L）	101.97	91.3	79.4	52.6	31.7 ↓
白细胞（$\times 10^9$/L）	11.59	9.57	7.62	6.43	5.58 ↓
中性粒细胞比例（%）	87.3	81.2	75.4	68.6	52.7 ↓
降钙素原（ng/ml）	0.62	0.53	0.37	0.29	0.13 ↓

（三）导管功能

在院期间中心静脉导管功能完好，未发生导管相关性感染，出院时予以拔管。
空肠造瘘管通畅，固定妥善，无机械性并发症：导管移位、管道堵塞、管道脱落、断裂/渗漏等。

（四）居家营养知识掌握

患者熟练掌握造瘘管居家护理知识，能规范制作匀浆膳，并经造瘘管正确进行管喂操作。

四、总结与反思

（一）病例成效

阶梯式肠内营养支持方式联合肠外营养支持治疗对于胃癌术后吻合口瘘的患者治疗效果好，改善了患者的营养状况及生存质量，提示对于胃癌术后吻合口的患者，可于医院制订肠内营养实施方案后，逐步教会患者及其家属居家实施，操作简单方便。

（二）病例特点

胃癌患者病情重，营养不良发生率高，规范的营养支持贯穿患者治疗全过程，只有为患者建立好的身体基础，才能更好地进行治疗。胃癌手术难度大，术后并发症多，且易发生并发症，全程的营养管理，在整个治疗过程中至关重要。本案例通过规范的肠内、肠外营养治疗，并延续至居家，制订翔实的居家营养方案，改善了患者的营养状态，提高了生存质量（图3-8-1）。

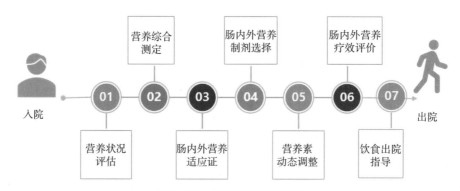

图3-8-1　全程应用管理模式

知 识 拓 展

胃癌术后吻合口瘘

胃癌诊断明确后，采用以手术为主的综合治疗模式。目前胃癌手术方式常见有胃全切除术和胃远端大部分切除术后消化道重建，手术范围越大、吻合口越多，吻合口瘘风险越大。

胃癌术后吻合口瘘的高危因素：①全身因素，营养不良，低氧血症，心肺疾病，糖尿病，动脉硬化，肝功能不全等；②局部因素；吻合口血供不良，张力高等；③外科医师手术因素；④吻合口周围感染或吻合口血肿等。

吻合口瘘常发生于术后4～5d，患者多出现腹腔引流管引流出少量脓性液，或出现发热，或出现腹膜炎，或腹胀肠道麻痹等表现，或进食后有食糜经引流管流出，或口服亚甲蓝溶液后经引流管引流出蓝染液体。胃癌术后吻合口瘘诊断相对简单，可口服亚甲蓝溶液，或上消化道口服造影，或经引流管造影。胃癌术后吻合口瘘治疗相对棘手，全胃切除术后多出现食管空肠吻合口瘘，远端胃切除术后易于出现十二指肠残端瘘，对于临床表现不典型的小瘘可经冲洗引流，肠外营养，或留置鼻空肠营养管、使用生长抑素治愈。对于腹腔广泛腹膜炎需手术行腹腔冲洗，行十二指肠造瘘或小肠造瘘行肠内营养，充分引流冲洗，结合肠外及肠内营养治疗。

主要护理措施：①出现弥漫性腹膜炎的吻合口破裂患者须立即手术，做好急诊手术的准备；②形成局部脓肿、外瘘或无弥漫性腹膜炎的患者，进行局部引流，注意及时清洁瘘口周围皮肤并保持干燥，局部涂以氧化锌软膏、皮肤保护粉或皮肤保护膜加以保护，以免皮肤破损继发感染；③禁食、胃肠减压；④合理应用抗生素和给予肠外营养支持，纠正水、电解质紊乱和维持酸碱平衡。经上述处理后多数患者吻合口瘘可在4～6周自愈；若经久不愈，须再次手术。

第九节　一例胰头癌伴上消化道梗阻患者的营养管理

一、病史简介

（一）主诉

患者董某，男，64岁。发现胰头癌4月余，行胆肠、肠肠吻合术后3月余，2个周期化疗后16d，出现腹胀，反复呕吐2周。

（二）现病史

4个月前患者饱餐后出现上腹部隐痛，呈间歇性，外院腹部CT示胰头勾突区膨大呈肿块型，范围约4.2cm×4cm，边界不清。3个月前就诊于门诊，上中腹部MRI增强示：胰头区不规则肿块，肝内外胆管扩张，胆囊增大，主胰管扩张，余腹腔未见其他异常。肿瘤标志物：CA19-9 > 1000U/ml，考虑恶性肿瘤可能，经积极术前准备后拟行胰十二指肠切除。术中探查见肝左外叶结节，术中病理结果：肝脏结节查见腺癌（考虑胰腺癌伴肝转移），行胆肠吻合、肠肠吻合术，术后恢复良好，术后化疗方案为每周期第1天、第8天静脉滴注吉西他滨1.62g、白蛋白结合紫杉醇0.2g，3周后重复，共完成2个周期化疗。现患者出现进食后腹胀明显，呕吐频繁，近1个月体重下降2.5kg。患者便秘，尿500～800ml/d。

（三）既往史

否认肝炎、冠心病、高血压及糖尿病史，无输血史，手术史同前。

（四）体格检查

体温36.2℃，脉搏80次/分，呼吸20次/分，血压132/75mmHg，NRS2002评分4分，PG-SGA评分21分，身高173cm，体重56.1kg，BMI 18.7kg/m^2。

（五）日常生活与饮食习惯

患者吸烟40余年，平均10支/天；饮酒20余年，量50～100g/d，已戒烟、酒5月余；喜食辛辣油腻食物，牛奶、鸡蛋进食少。

（六）疾病与营养认知

患者及其家属对治疗效果及疾病转归感到焦虑、紧张，期望治疗后能经口进食，不接受安置空肠营养管。

（七）家庭及经济状况

生于四川省攀枝花市，久居此地，已婚，妻子体健，育有1子，已参加工作。家庭经济情况可。

（八）疾病初步诊断

上消化道梗阻；胰头癌伴肝转移。

二、诊疗经过

（一）营养三级诊断

1.一级诊断——营养风险筛查　患者入院24h内采用NRS2002进行营养风险筛查，NRS2002评分4分（表3-9-1），有营养风险。

表3-9-1　营养风险筛查

评估项目	0分	1分	2分	3分	得分
疾病严重程度		恶性肿瘤			1分
营养状态受损			2个月内体重减少5%	1周内进食下降75%～100%	3分
年龄	＜70岁				0分
总分					4分

2.二级诊断——营养评估

（1）使用肿瘤患者营养评估工具——患者主观整体评估表（patient-generated subjective nutrition assessment，PG-SGA）进行营养不良评估，评分为21分（表3-9-2），提示为重度营养不良。

（2）膳食调查：24h膳食调查，患者因腹胀、呕吐，仅摄入少量流质饮食及整蛋白型营养制剂，能量摄入约300kcal/d，达标率为18%，蛋白质摄入量约10g/d，达标率为10%，存在严重的蛋白质、能量摄入不足。

（3）体力体能测试：通过握力、小腿围、6m步行速度测试患者的体能状况（表3-9-3）。

表3-9-2　营养不良评估

评估项目	患者情况				得分
A.患者自评	A1（3分） 1个月内体重下降4%； 2周内体重有下降	A2（4分） 饮食几乎什么都 吃不下	A3（7分） 食欲减退、呕吐、 恶心	A4（3分） 活动很少，一天多数 时间卧床或坐着	17
B.疾病状态	恶性肿瘤				1
C.代谢应激					
D.肌肉消耗	多处部位肌肉消耗				3
总分					21

表3-9-3　体格检查

评估项目	握力	小腿围	6m步行速度
测试值	24.3kg	30cm	0.7m/s

3.三级诊断——综合评价

（1）人体成分分析：显示骨骼肌、体脂肪、体重均低于正常值，BMI指数偏低（表3-9-4）。

（2）实验室检查：检验结果显示炎性及感染指标高，电解质紊乱、蛋白类指标低（表3-9-5）。

表3-9-4　人体成分分析结果

评估项目	骨骼肌	体脂肪	BMI	体重
测试值	25.8kg	6.3kg	18.7kg/m^2	51.7kg

表3-9-5　实验室检查

项目	检验结果	结果判断
血红蛋白	100g/L	↓
总蛋白	50.9g/L	↓
白蛋白	26.9g/L	↓
前白蛋白	51.6mg/L	↓
钾	3.05mmol/L	↓
钠	136.3mmol/L	
氯	93.3mmol/L	↓
磷	0.82mmol/L	↓
C反应蛋白	45.98mg/L	↑
白细胞	10.42×10^9/L	↑
中性粒细胞比例	85.4%	↑
降钙素原	0.58ng/ml	↑

（3）影像学检查：MRI影像提示胰头区不规则肿块，邻近十二指肠降段及水平段受侵可能较前增大，胃明显充盈扩张，中右上腹部分肠壁稍肿胀；左肺下叶少许炎性条索，肝内外胆管炎症并扩张、积气、门静脉高压征象，胃腔变形扩张。

（4）心理状况评估：患者及其家属对治疗效果及疾病转归感到紧张、焦虑，心理痛苦温度计评分5分。

4.营养诊断　复杂性重度营养不良。

（二）营养治疗

1.多学科营养团队制订营养方案　对该患者进行重点交班，医护一体查房，组织全院MDT讨论，遵循营养不良的五阶梯治疗原则为患者制订营养方案，规范营养诊疗。能量确定按照胰腺癌患者的营养治疗专家共识，有并发症的肿瘤患者：能量需要量可以选择30～35kcal/（kg·d），而蛋白质需要量推荐选择1.2～2.0g/（kg·d），因此该患者目标能量1683～1964kcal/d，目标蛋白质67～112g/d。然而评估该患者因腹胀、呕吐2周，只有很少的营养摄入，电解质紊乱，系再喂养综合征的高危人群。为预防再喂养综合征的发生，目前更多的证据支持，采用50%的目标量起始。

（1）第一阶段：入院第1～14天，基于该患者上消化道梗阻，无法经口进食，一般情况差，预计生存时间短，评估手术行胃空肠吻合风险高，内镜诊治讨论后安置肠道支架难度大，评估患者肠道功能良好，因此，确定营养通路为安置鼻空肠营养管实施肠内营养，安置中心静脉导管实施肠外营养。但患者及其家属拒绝安置空肠营养管，因此，制订的营养方案为营养教育、心理干预＋禁食、胃肠减压＋抑酸、补充水、电解质＋全肠外营养。①营养教育、心理干预是营养管理的首要步骤，因患者系胰腺癌晚期，上消化道梗阻，不能经口进食，营养通路的建立及营养治疗尤为迫切，通过多模式的健康教育以及由心理咨询师对患者进行专业的心理疏导，降低其负性情绪，以期提高患者治疗的依从性。②禁食、胃肠减压：患者腹胀明显，呕吐频繁，为减轻症状，入院当日安装胃管，持续胃肠减压。每日引流淡黄色胃液1000～1800ml。同时给予0.9%氯化钠250ml＋10%氯化钠80ml洗胃，每日2次，减轻胃黏膜水肿。③抑酸，纠正水、电解质失衡：患者胃液丢失多，电解质紊乱，因此给予抑酸、补充水、电解质治疗。④全肠外营养：根据中国成人患者肠外肠内营养临床应用指南（2023版），该患者选择全合一营养制剂，搭配了具有抑制炎症反应的ω-3鱼油脂肪乳及稳定肠黏膜屏障作用的丙氨酰谷氨酰胺并且添加电解质液，补充脂溶性、水溶性维生素，从50%目标量开始，入院4d逐渐达到总能量1680kcal，蛋白质67g。该肠外营养制剂渗透压＞900mOsm/L，根据中国成年患者营养治疗通路指南为患者置入中心静脉导管，并加强导管的维护。

（2）第二阶段：入院第15天，经反复沟通后患者及其家属同意并安置鼻空肠营养管，调整营养方案为部分肠内＋部分肠外营养＋胃液回输。①营养补充：置管当天，通过营养输注泵滴注5%葡萄糖溶液500ml，泵速30ml/h，无腹胀、腹泻等不适。置管第2天，开始进行营养制剂的泵入，选择整蛋白型肠内营养混悬液400ml，能量400kcal，蛋白质20g，调节泵速为20ml/h，患者无腹胀，腹泻等不适。置管第3天以后，逐日增加肠内营养能量及蛋白的给予量。同时减少肠外能量及蛋白的给予。调节肠内营养泵的速度为50ml/h。根据患者耐受度逐渐加快营养泵的输注速度至120ml/h。管喂期间患者胃肠耐受性良好。②自体胃液回输：每日更换负压引流装置，观察胃液的颜色、量和性状，当胃液浑浊或呈咖啡色、黑色时弃去，收集4h内新鲜胃液，双层纱布过滤后，胃液加温至37℃左右，装入储液袋，在开口处连接肠内营养泵管，与Y形接头相连接，通过营养液输注泵与营养液混合缓慢回输，每日3次，每次约200ml，患者无腹痛、腹胀、腹泻等不适。

（3）第三阶段：入院第25天，全肠内营养＋胃液回输。患者肠内营养能达目标量的60%，停止肠外营养输入，进行全肠内营养，摄入能量1700kcal/d，蛋白质85g/d，同时继续予以胃液回输3次/日，每次200ml。

2.运动指导 为避免肌力的进一步下降，在营养治疗同时进行运动指导。根据中国恶性肿瘤患者运动治疗专家共识建议，指导患者在有氧运动基础上加抗阻运动，增加肌力、提高体力体能、增强免疫力。指导患者每日下床活动至少3次，每次30min。四肢抗阻运动3次/日，一次10min以上，患者能耐受为宜。

3.居家营养计划 出院前，评估患者PG-SGA 9分，握力26.2kg。家属已自备居家便携式营养泵，制订居家营养方案（表3-9-6）。教会患者家属营养泵的使用，胃液的收集、回输，营养管的维护，"6"字方针："情、眠、动、症、便、诊"的指导。

表3-9-6 居家营养方案

项目	内容
体重	每周一测量记录
营养制剂	整蛋白型肠内营养混悬液1700ml
泵速	100～125ml/h
冲管	20～50ml温开水推注，管喂前后各1次，其间q4h1次
堵管处理	温开水、碳酸氢钠片溶解后或碳酸饮料冲管后夹闭30min，反复进行
防拔管	鼻空肠管二次固定，每日观察鼻贴，有松动及时更换
胃液收集	每日更换胃肠减压负压装置，收集4h内新鲜胃液，两层纱布过滤、加热到37℃、回输
日常护理	清洁口腔每日2次；随时咀嚼口香糖，促进肠蠕动；"6"字方针："动"——每日加强运动，步行不少于3次，一次不少于30min。进行抗阻运动，不少于3次，一次10min；"眠"——保证充足的睡眠；"情"——保证心情轻松；"症"——关注有无腹胀、腹痛等症状；"便"——观察大小便性状、颜色、量是否正常；"诊"——出现病情变化及居家营养过程中不能自行解决的问题及时就诊

4.延续营养管理 建立线上线下管理平台，线上使用康复APP、微信管理；线下，营养门诊，定期随访，跟踪患者出院后的营养管理状况。

（三）疾病诊疗

患者感染指标高，予以抗感染治疗。因处于胰腺癌晚期，无手术指征，患者及家属拒绝行其他治疗，住院27d后出院。

三、诊疗效果

（一）症状评价

患者腹胀、呕吐、乏力、口渴等症状改善，无营养治疗相关并发症发生；焦虑、恐惧等负性情绪有所缓解，心理痛苦温度计评分3分。

（二）营养指标评价

出院时，患者体重未减轻，PG-SGA分值由入院时的20分降至9分，体格检查示部分指标上升（表3-9-7），实验室检查示炎性及感染指标呈下降趋势，电解质恢复正常，蛋白类指标上升（表3-9-8）

表3-9-7　营养指标

评估项目	人体成分			体格检查			
	骨骼肌（kg）	体脂肪（kg）	BMI（kg/m²）	握力（kg）	小腿围（cm）	6m步行试验（m/s）	PG-SGA（分）
入院	25.8	6.3	18.7	24.3	30	0.7	21
出院	26.1	6.2	18.7	26.2	30	0.9	9.0

表3-9-8　实验室检查

项目	入院第1天	入院第7天	入院第14天	入院第21天	入院第26天
前白蛋白（mg/L）	51.6	94.2	156.6	180.4	208.2
白蛋白（g/L）	26.9	27.2	28.9	30.4	34.6
总蛋白（g/L）	50.9	52.8	53.3	54.9	58.8
血红蛋白（g/L）	100	102	102	102	100
白细胞（×10⁹/L）	10.42	8.26	6.05	4.57	4.39
中性粒细胞比例（%）	85.4	83.6	81.4	65.7	61.4
降钙素原（ng/ml）	0.58	0.46	0.23	0.21	0.18
C反应蛋白（mg/L）	112.0	98.6	74.3	54.7	36.2
钾（mmol/L）	3.05	3.31	4.09	4.40	4.35
钠（mmol/L）	136.3	140.7	140.1	141.6	142.9
氯（mmol/L）	93.3	101.8	100.6	101.1	101.7
磷（mmol/L）	0.82	1.05	1.45	1.32	1.31

（三）导管功能

各导管均通畅，固定妥善，未发生导管相关性感染、无脱落、堵塞等情况。

（四）居家营养管理状况

出院后每周随访，患者居家营养方案依从性好，能熟练进行营养液的配制、便携式营养泵的管喂操作（图3-9-1）、居家导管维护，能规范收集及回输胃液。心理焦虑症状减轻，心理痛苦温度计评分2分，体重维持，各项营养指标无明显下降。

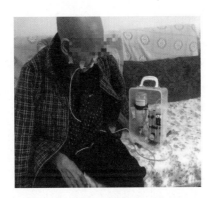

图3-9-1 居家行便携式营养泵管饲

四、总结与反思

（一）病例成效

自体胃液回输联合规范的肠内、肠外营养运用于胰腺癌晚期伴上消化道梗阻患者的营养管理，效果显著，提高了患者的生存质量，提示可在临床增加样本量继续加以研究，可推广至胰腺癌以外的其他疾病伴高位肠梗阻、大量胃液丢失患者的营养管理。

（二）病例特点

胰腺癌晚期由于肿瘤压迫或周围转移大部分患者会出现不同程度的上消化道、空肠上段狭窄梗阻，导致肠内营养受限。而上消化道梗阻的患者，因长期不能正常进食、合并不同程度的呕吐，以及恶性肿瘤患者存在的机体高代谢状态，通常存在严重的营养不良，从而加速患者临床不良结局进程，因此营养管理在胰腺癌伴上消化道梗阻患者中尤为重要。目前，肠内、肠外营养支持已达成共识，但临床上对消化液大量丢失患者进行消化液回输的情况并未形成常规，本案例通过自体胃液回输联合规范的肠内、肠外营养治疗，并延续至居家，制订翔实的居家营养方案，改善了患者的营养状态，提高了生存质量。

（三）病例反思

自体胃液回输联合肠内营养能改善胰腺癌晚期伴上消化道梗阻患者的营养状况，但是，通过文献查阅发现，目前没有对胃液收集时间及回输量相对确定的统计。这需要继续加强此类患者的临床研究，建立循证的依据。其次，营养通路的建立与维护是患者的生命线，做好营养教育、提高患者的依从性非常关键。而患者住院期间营养治疗时间有限，居家延续营养管理是院外延伸。同时，只有心理护理、运动指导与营养管理齐驱并进，才能提升患者的身心健康水平，提高生存质量。

知 识 拓 展

胃液回输

胃液是胃内分泌物的总称，包含水、电解质、胃蛋白酶、多肽激素等物质，其中某些物质是任何肠内营养制剂都无法满足的。根据《中国肿瘤营养治疗指南2020》推荐意见，对高位恶性肠梗阻患者实施胃肠减压或小肠减压时，消化液的回输可以改善患者微量元素和电解质的丢失，可以恢复消化液在胃肠道内的循环，保持胃肠道的相对连续性和完整性。目前回输自体胃液多采用以下流程：应用鼻胃肠管连接负压引流器或采用注射器抽吸将胃液引出，每2～4小时收集1次胃液，当胃液浑浊或呈咖啡色、黑色时弃去。应用双层无菌纱布将胃液过滤，加温至37℃左右，装瓶（或袋）与营养输注管下端的Y形接头连接，将胃液与肠内营养液混合进行回输，每次回输胃液量为100～300ml，回输的初始速度为20ml/h，患者无明显不良反应后逐渐加速至80～120ml/h，每天3～6次。在自体胃液回输过程中，临床护士需要全面掌握胃液回输的关键环节，如胃液收集时机、胃液观察、回输流程、结局指标评估等，同时严格遵循无菌技术，避免发生肠道感染，及时评估患者情况，以预防和早期识别不良反应和并发症，提高自体胃液回输的有效率和成功率。

第十节　一例胰十二指肠术后胰瘘患者的全程营养管理

一、病史简介

（一）主诉

患者王某，男，88岁。皮肤、巩膜黄染21d入院。

（二）现病史

入院21d前，患者无明显诱因出现全身皮肤、巩膜黄染，小便色黄，伴全身皮肤瘙痒、乏力、厌油、食欲减退，不伴腹痛、腹胀、恶心、呕吐、呕血、黑粪、寒战、发热等不适。院外行上腹MRI＋MRCP提示胆总管中下段狭窄，增强扫描可见持续性强化结节样影（最大径约14mm），考虑肿瘤性病变可能。以"胆管中下段肿瘤伴梗阻性黄疸"收入院。

患者自患病以来，精神、食欲减退，睡眠尚可，大便呈白陶土色，小便色黄，近日体重下降。

（三）既往史

患者20余年前于外院行"白内障摘除术"，具体不详；否认肝炎史、疟疾史、结核史、高血压史、冠心病史、糖尿病史、脑血管病史，预防接种史不详。

（四）体格检查

体温36.6℃，脉搏58次/分，呼吸20次/分，血压150/80mmHg，身高170cm，体重68.3kg，BMI 23.6kg/m²。皮肤、巩膜重度黄染。

（五）日常生活与饮食习惯

患者偶有饮酒，否认吸烟史。日常饮食早餐以稀饭为主，肉类以猪肉类红肉为主。

（六）疾病与营养认知

患者认为胆道系统疾病不能吃鸡蛋、不能喝牛奶。

（七）家庭及经济状况

育有1子1女，家庭经济状况较好。

（八）疾病初步诊断

胆管中下段肿瘤伴梗阻性黄疸。

二、诊疗经过

（一）营养三级诊断

1.一级诊断——营养筛查　护士在患者入院24h内采用NRS2002对患者进行营养风险筛查，该患者NRS2002评分4分（表3-10-1），有营养风险。

表3-10-1　营养风险筛查

评估项目	0分	1分	2分	3分	得分
疾病严重程度		恶性肿瘤			1分
营养状态受损		体重3个月内下降＞5%	1周内进食量下降＞50%		2分
年龄		88岁			1分
总分					4分

2.二级诊断——营养评估

（1）使用肿瘤患者营养不良评估工具——患者主观整体评估表（patient-generated subjective nutrition assessment，PG-SGA）进行营养不良评估，患者评分为12分（表3-10-2），提示患者为重度营养不良，需急切改善患者症状和营养支持治疗。

（2）膳食调查：采用24h膳食调查法记录营养摄入情况。经计算，本例患者每日能量摄入量为708kcal，每日蛋白质摄入量为22.1g，能量达标率为34.5%，蛋白质达标率为21.5%，未达到肿瘤患者每日所需的目标能量和推荐蛋白质摄入量。

（3）体力体能评估：握力为24.6kg，小腿围为34cm，6m步速0.7m/s。

表3-10-2　营养不良评估

评估项目					得分
		患者情况			
A.患者自评	A1（2分） 1个月体重下降2.8%；2周内体重有下降	A2（1分） 饮食摄入小于平常但为普食	A3（4分） 无食欲、不想吃、早饱	A4（1分） 活动比平时相比稍差，但尚能正常活动	8
B.疾病状态	恶性肿瘤，年龄＞65岁				2
C.代谢应激					0
D.肌肉消耗	多数部位肌肉中度减少				2
总分					12

3.三级诊断——综合评价

（1）人体成分分析：骨骼肌26.5kg，体脂肪19.8kg，体重68.3kg，BMI 23.6kg/m^2；

（2）实验室检查：结果显示感染及炎性指标高，蛋白类指标低，肝功能指标异常（表3-10-3）。

（3）脏器功能状况：肺功能报告示肺功能轻度受损；肺部CT示右肺上叶及下叶少许微小结节，考虑炎性；心电图示窦性心动过缓，超声心动图示主动脉瓣钙化伴轻度反流。

表3-10-3　实验室检查

项目	检验结果	结果判断
白细胞	11.2×10^9/L	↑
中性粒细胞	1.85×10^9/L	
红细胞	3.58×10^{12}/L	↓
血红蛋白	134g/L	
总蛋白	65.9g/L	
白蛋白	34.3g/L	↓
前白蛋白	129.7mg/L	↓
总胆红素	350.7μmol/L	↑
直接胆红素	254.8μmol/L	↑
丙氨酸氨基转移酶	208U/L	↑
天冬氨酸氨基转移酶	205U/L	↑
C反应蛋白	5.99mg/L	↑
降钙素原	2.76ng/ml	↑

4.营养诊断　复杂性重度营养不良。

（二）营养治疗

1. 多学科团队制订营养方案　本例患者胃肠道功能正常，优先选择肠内营养。按照胆道肿瘤患者的营养治疗专家共识，推荐目标能量 25 ～ 30kcal/（kg·d），目标蛋白质摄入量 1.2 ～ 2.0g/（kg·d），因此该患者目标能量为 1707 ～ 2049kcal/d，目标蛋白质为82 ～ 136g/d，但是，此例患者高龄，重度营养不良、摄入能量小于需求 50% ＞ 7d，为再喂养综合征高风险患者，能量、蛋白应逐步达到目标需要量。

（1）第一阶段术前预康复营养管理：健康教育＋口服营养补充（400 ～ 600kcal/d）：对患者及其家属进行健康教育，让患者及其家属主动参与到营养治疗过程，提升营养治疗的效果，提高患者生活质量。①膳食指导：纠正患者不喝牛奶、不吃鸡蛋等饮食习惯，告知患者及其家属高蛋白饮食的重要性。早餐建议选择既便于消化又营养全面的婴儿米粉。②症状管理：患者食欲差、感早饱，分析与胆道梗阻引起的消化酶明显减少有关，药剂师指导给予胰酶肠溶胶囊口服。③营养制剂：选择富含中链三酰甘油的肠内营养制剂；患者胆红素和转氨酶高，肝功能差，指导患者补充富含中链脂肪酸的肠内营养制剂。中链脂肪酸的吸收不需要胆盐和胰脂肪酶消化，不加重肝脏负担，指导患者三餐间服。

术前口服糖类清饮料，根据加速康复路径管理，禁固体食物 6h，禁饮 2h。

（2）第二阶段术后第 1 ～ 7 天营养管理：患者行开腹胰十二指肠切除，术中安置胃管及空肠营养管。

术后第 1 天，经空肠营养管管喂电解质液 250ml，咀嚼口香糖假饲。静脉维持水、电解质平衡，给予葡萄糖能量补充。

术后第 2 天，管喂短肽型肠内营养混悬液约 500ml（500kcal），咀嚼口香糖假饲，饮温开水 200ml，继续静脉补充水、电解质及能量。

术后第 3 天，管喂短肽型肠内营养混悬液 1000ml，咀嚼口香糖假饲，饮温开水250ml；给予部分肠外营养治疗，选择中长链全合一营养制剂，能量 740kcal。

术后第 4 天，管喂短肽型肠内营养混悬液 1000ml，咀嚼口香糖假饲，饮温开水500ml；部分肠外营养 740kcal。

术后第 5 天，进食婴儿米粉、汤类共 1000ml。管喂短肽型肠内营养混悬液 1000ml；部分肠外营养 740kcal。

术后第 6 天，进食肉菜粥、婴儿米粉、蒸蛋、汤类共 1500ml；部分肠外营养740kcal。

术后第 7 天，进食肉菜粥、婴儿米粉、蒸蛋、汤类 2000ml，管喂营养液 500ml。

患者术后第 3 天肛门排气，第 5 天大便。术后 3d 开始每日查胰肠引流管液淀粉酶含量，结合每日引流液量，及早掌握有无胰瘘发生。

（3）第三阶段术后第 8 ～ 29 天营养管理

术后第 8 天，患者出现消化道出血（考虑大手术后应激性出血），暂停肠内营养，经中心静脉导管输注肠外营养，并予止血、输血、抑制消化液分泌等治疗，出血停止后以婴儿米粉起始启动肠内营养，逐步过渡到全肠内营养。

术后第 14 天，患者胰肠引流管引流出黄白色浑浊样引流液 450ml/d；引流液淀粉酶

5668U/L，考虑胰瘘，再次予以禁食、生长抑素静脉泵入。行全肠外营养支持治疗。

术后第21天，患者胰肠引流量逐渐减少至350ml/d，复查引流液淀粉酶，为2316U/L，给予部分肠外＋部分肠内营养。平均能量摄入达标率为72%，平均蛋白摄入达标率为70%。

术后第25天，患者胰肠引流液280ml/d，复查引流液淀粉酶，为928U/L，停止肠外营养，停止生长抑素静脉泵入，继续经空肠营养管管喂，并少量经口进食流食。

术后第28天，患者胰肠引流液200ml/d，复查引流液淀粉酶，为682U/L，拔除空肠营养管，全部经口进食。

2.运动疗法　在营养治疗的同时进行运动指导。指导患者在有氧运动基础上加床上卧位及床旁抗阻运动，增加肌力、提高体力体能、增强免疫力。

3.居家营养计划　在出院前，评估患者PG-SGA得分9分，握力32.6kg。制订居家康复营养方案（表3-10-4），确保患者能量、蛋白双达标。

表3-10-4　居家康复营养方案

时间段	食物
7：00～8：00	鸡蛋1个＋牛奶1盒＋各种肉菜粥50g
10：00～10：30	整蛋白型配方的肠内营养制剂160kcal＋乳清蛋白10g＋200ml温开水
12：00～12：30	米饭100g＋肉类75g＋蔬菜150g＋油和盐按平时口味添加
15：00～15：30	整蛋白型配方的肠内营养制剂160kcal＋乳清蛋白10g＋200ml温开水
17：30～18：00	米饭50g＋肉类75g＋蔬菜150g＋油和盐按平时口味添加
20：00～20：30	整蛋白型配方的肠内营养制剂160kcal＋乳清蛋白10g＋200ml温开水
以上方案不能达到目标量的60%连续3d及时线上或线下营养门诊咨询	

4.延续营养管理　通过智慧营养管理平台跟踪患者出院后营养情况。患者进食量增加至生病前70%，居家营养方案依从性好。

（三）疾病治疗

患者在全身麻醉下行"开腹胰十二指肠切除"后予以营养支持、补液、保肝等对症支持治疗后，病情逐渐好转，胰肠引流量逐渐减少至130ml/d；遂带胰肠引流管出院。

（四）居家引流管护理

胰肠引流管标识明确；确定位置、妥善固定；保持引流通畅，严密观察引流液颜色、性状及量；每周更换引流口敷料与引流袋。若出现发热、腹痛，或引流管内突然见大量暗红色或鲜红色液体，不慎脱出等，应立即就医。出院后5d患者腹腔引流管未引流出积液，复查彩超未见腹水，在门诊拔出胰肠引流管。

三、诊疗效果

（一）症状评价

患者通过营养支持、止血、抗感染补液等治疗，皮肤巩膜黄染明显减轻，皮肤瘙痒缓解，胰肠引流液量逐渐减少、淀粉酶逐渐下降。

（二）营养指标评价

出院时，患者体重下降1.5kg，PG-SGA分值由入院时的12分减至9分，腿围未减少，握力由26.6kg升至正常32.6kg。白蛋白、前白蛋白及血红蛋白在术前经营养干预后呈上升趋势，而术后由于应激、胰漏、消化道出血等原因出现明显下降，C反应蛋白炎症指标明显上升，经过规范营养治疗、抗感染治疗后各项指标有所恢复（表3-10-5）。

表3-10-5 营养指标

项目	入院第2天	术前1d	术后7d	术后14d	术后21d	术后28d	术后35d
前白蛋白（mg/L）	129.7	150.4	88.9	42.3	48.2	86.5	115.9
白蛋白（g/L）	34.3	35.1	29.5	28.6	29.2	33.4	34.1
血红蛋白（g/L）	134	134	89	97	95	97	102
C反应蛋白（mg/L）	5.99	2.38	158.33	93.26	77.94	35.63	4.95

四、总结与反思

（一）病例成效

本例患者术中安置鼻空肠营养管，术后通过规范的、个体化的营养治疗，借助多学科专业的技术，在出现胰瘘等并发症的情况下对症处理并给予适当营养支持。初始阶段行全肠外营养配合生长抑素，这对于抑制胰液分泌，促进胰瘘愈合起到非常重要的作用。待病情稳定、肠功能恢复后给予部分肠外联合肠内营养治疗，直至经口进食为止。肠内营养有助于维持肠黏膜细胞结构与功能的完整，维护肠道黏膜屏障，肠内营养可与胃肠减压同时进行。患者通过一个多月的治疗顺利出院。

（二）病例反思与小结

胰十二指肠切除术是治疗胰头及壶腹部恶性肿瘤的经典术式，有手术时间长、切除范围广、创伤大、出血多等特点，术后各种并发症发生率为30%～50%。胰瘘一直是最常见、最严重的并发症之一。胰瘘患者常需要进一步临床干预，不仅延长住院时间，增加治疗费用，甚至危及患者生命。在临床工作中，要根据引流液的性状结合实验室检查辨识胰瘘和乳糜漏。胰瘘的早期发现、良好的护理及合理营养是防止其产生严重后果的关键。

本例胰瘘患者通过基础治疗、营养支持及良好的护理，1个月后胰液引流量明显减少，2个月后胰瘘自行愈合，充分说明肠内外营养的合理应用可促进病情恢复，减少胰瘘可能带来更严重的并发症，从而缩短治疗时间，降低住院费用。

(知)(识)(拓)(展)

国际胰腺外科研究组术后胰瘘定义与分级系统

术后胰瘘的定义：任何可测量的引流液其淀粉酶含量高于同机构检测正常血清淀粉酶正常值上限3倍以上并与临床（症状）的发展与转归密切相关。

胰瘘的分级：

2005版将术后胰瘘分为A、B、C三级分别代表了胰瘘的轻、中、重度。

2016版将原先的A级胰瘘变更为"生化漏"（biochemical leak，BL），认为这是一个与临床进程无关，但可依靠实验室检测获知的一个胰瘘前状态，不属于胰瘘一级，也不属于术后并发症。对于没有放置引流管的低危胰瘘患者，由于无法获知引流液中淀粉酶的含量，所以不属于BL范围。

B级胰瘘指需要术后治疗实施策略的变动（即意味着更长时间住院和ICU停留时长，需要特殊的药物去进行胰瘘的控制和并发症治疗），即引流道维持原位大于3周或者需要通过内镜或经皮穿刺复位引流的胰瘘。

C级胰瘘则明确是指那些需要重新手术、导致单一或多器官衰竭（尤其是呼吸、肾脏、心脏功能等不全）和（或）由此引发死亡的胰瘘。

第十一节　一例结肠部分切除术后肠瘘患者的营养管理

一、病史简介

（一）主诉

患者刘某，女，63岁。因结肠部分切除、横结肠造口术后3个月，手术切口部位渗液2d于2023年6月25日入院。

（二）现病史

患者于3个月前行"结肠部分切除＋横结肠造口＋肠粘连松解＋腹膜后脓肿消除术"，2023年6月23日发现手术切口部位渗液，为浑浊液体，为求进一步诊治于2023年6月25日就诊。门诊以"结肠部分切除术后肠外瘘"收治入院。自患病以来，精神、食欲欠佳，大小便未见明显异常，体重46kg，较3个月前减轻约3kg。

（三）既往史

患者有胃炎病史。2023年2月因肾肿瘤行"单侧肾切除术＋肾周粘连松解"，术中损伤肠管，行降结肠部分切除吻合术。术后1个月因腰部引流管处有粪便渗漏伴发热，诊断吻合口瘘，行"结肠部分切除＋横结肠造口＋肠粘连松解＋腹膜后脓肿消除术"。否认冠心病、糖尿病等病史、否认肝炎、结核传染病史、否认外伤史，无药物、食物过敏史。

（四）体格检查

体温36.8℃，脉搏75次/分，呼吸20次/分，血压124/66mmHg，NRS2002评分5分，身高161cm，体重46kg，BMI 17.7kg/m²。腹软，无压痛、反跳痛。

（五）日常生活与饮食习惯

患者平素喜素食，结肠切除术后饮食清淡，以稀饭面条等半流食为主。

（六）疾病与营养认知

患者在2023年3月行结肠部分切除＋横结肠造口术，患者及其家属认为结肠造口术后只能吃半流质食物，害怕吃固体食物胃肠道会受不了，同时担心肠造口在吃完东西之后排量大、气味重，影响活动及社交，因此术后饮食以白米稀饭为主。

（七）家庭及经济状况

患者与配偶均已退休，育有一子，在外地当保安，无固定生活来源。

（八）疾病初步诊断

吻合口瘘，结肠肿瘤。

二、诊疗经过

（一）营养三级诊断

1.一级诊断——营养筛查　护士在患者入院24h内采用NRS2002对患者进行营养风险筛查，该患者NRS2002评分5分（表3-11-1），有营养风险。

表3-11-1　营养风险筛查

评估项目	0分	1分	2分	3分	得分
疾病严重程度			腹部大手术		2分
营养状态受损			近1周的食物比正常食物需求量减少60%	BMI＜18.5kg/m²	3分
年龄		＜70岁			0分
总分					5分

2.二级诊断——营养评估

（1）使用PG-SGA进行营养不良评估，患者评分为15分（表3-11-2），提示患者为重度营养不良，需急切改善患者症状和营养支持治疗。

（2）膳食调查：采用24h膳食调查法记录营养摄入情况，根据进食情况计算膳食摄入量。经计算及分析，本例患者近3d每日经口膳食摄入量为550kcal，每日蛋白质摄入量为35g，能量达标率为40%，蛋白质达标率为50%，未达到患者每日所需的目标能量和推荐蛋白质摄入量，存在蛋白质、能量摄入不足。

（3）肌肉力量功能评估：握力为16.4kg，6m步速0.8m/s。

表3-11-2　营养不良评估

评估项目	患者情况				得分
A.患者自评	A1（3分） 最近6个月内体重下降6.1%， 最近2周体重下降	A2（3分） 上个月饭量小于平常， 固体食物很少	A3（3分） 疼痛（腹部）	A4（3分） 活动很少，一天多数 时间卧床或坐着	12
B.疾病状态 C.代谢应激	恶性肿瘤、创伤、瘘				3
D.肌肉消耗	轻度消耗				1
总分					16

3.三级诊断——综合评价

（1）人体成分分析：患者BMI为17.7kg/m^2，骨骼肌为20.0kg，蛋白质为7.2kg，SMI为5.4。

（2）实验室检查：渗出液浑浊且淀粉酶升高，提示发生肠瘘；检验结果显示血红蛋白、血清白蛋白、钠离子、钾离子均低于正常水平（表3-11-3）。

表3-11-3　实验室检查

项目	检验结果	结果判断
白细胞	8.78×10^9/L	
中性粒细胞	6.99×10^9/L	
红细胞	3.54×10^{12}/L	↓
血红蛋白	90g/L	↓
总蛋白	60.2g/L	↓
白蛋白	29g/L	↓
前白蛋白	68.5mg/L	↓
视黄醇蛋白	20 mg/L	↓
腹水淀粉酶	> 7500U/L	↑
肌酐	117μmol/L	↑
K$^+$	3.2mmol/L	↓
Na$^+$	120mmol/L	↓

（3）影像学检查：上消化道碘水造影提示有小肠瘘，瘘口距屈式韧带15cm左右。

（4）心理状况：心理痛苦温度计评分2分。

（5）健康相关生活质量：采用欧洲癌症研究与治疗组织生活质量核心量表（European Organization for Research and Treatment of cancer quality of life questionaire core30，EORTCQLQ-C30），该患者躯体功能48分，角色功能51分，情绪功能55分，认知功能分66，社会功能53分。

4.营养诊断　复杂性重度营养不良。

（二）营养治疗

1.肠瘘概述　肠瘘是腹部外科中常见的严重疾病，肠外瘘临床表现为胃肠内容物自体表瘘口流出，瘘口可经久不愈，瘘口局部皮肤可出现糜烂及感染。严重肠瘘可引起一系列病理生理改变，主要包括内稳态失衡、营养不良、感染和器官功能障碍等，具体表现：①大量消化液丢失于体外，引起脱水、电解质和酸碱平衡紊乱。②肠外瘘时肠液中蛋白质大量丢失且不能经胃肠道补充营养，加之患者处于高分解代谢状态，可迅速出现营养不良。若无适当营养治疗，最终可出现恶病质。③含有消化酶的消化液外溢，引起瘘周围皮肤和组织腐蚀糜烂，继发感染和出血，可引起腹腔内感染、脓毒血症和多器官功能障碍而危及生命。本例患者为"结肠部分切除＋横结肠造口"术后出现肠外瘘，继发局限性腹膜炎入院。造影检查提示：瘘口距屈式韧带约15cm，明确是高位空肠瘘，每日瘘口渗出量为800ml左右，已形成肠瘘到体表瘘口的完整窦道。

2.肠瘘患者发生营养不良的原因　营养不良是肠外瘘患者主要的病理生理改变和并发症之一，据报道肠瘘患者的营养不良发生率可高达55%～90%。造成肠瘘患者营养不良的原因主要有以下几种。①营养物质丢失增加：肠瘘时大量营养物质可伴随消化液而丢失，特别是消化液中蛋白质的慢性丢失是导致机体营养不良的主要原因。②摄入量减少：因肠瘘导致肠道完整性受到破坏，从胃肠道摄入的食物自瘘口漏出，不能满足机体的需要。患者由于担心因摄入的食物刺激消化液分泌，增加肠瘘的流量，因而有意识地进行禁食或限制饮食，造成营养物质摄入不足。③消耗增加：肠道消化液漏入腹腔所致的感染及反复手术创伤，导致肠瘘患者机体处于应激状态，出现代谢亢进、蛋白质分解加剧。

3.肠瘘患者的营养支持治疗

（1）肠外营养：肠瘘发生早期由于大量肠液丢失，而又未得到合适的补充，机体出现循环容量不足，且合并电解质紊乱、酸碱失衡，加之手术应激，肠内容物漏至腹腔导致腹腔感染等因素，机体分解代谢亢进、内环境紊乱，部分患者存在多器官功能障碍。若肠外造瘘引流液过多（＞500ml/d）、引流液明显损害皮肤和伤口或使用肠内营养时液体/电解质平衡失调时，应采用肠外营养支持方式，并监测出入量。有效的肠外营养可以维持机体水、电解质及酸碱平衡，维持机体营养状况，减少肠瘘量，降低肠瘘患者死亡率。

本病例患者每日瘘口渗出量为800ml左右，血生化检查提示水电解质失衡。入院后第1天行PICC穿刺，给予全肠外营养干预。针对此类BMI＜18.5kg/m² 且长期摄入不足的患者，经多学科评估为再喂养综合征（refeeding syndrome，RFS）高风险患者，宜采取序贯性喂养策略，阶梯性供给热量，预防RFS。采用＜50%的目标能量起始，之后每1～2天增加33%热量，直至达到目标能量需求30 kcal/kg×体质量（kg），蛋白质达到1.2～2.0g/（kg·d）。入院第1天给予复方氨基酸250ml＋脂肪乳250ml＋5%葡萄糖

500ml（供能588kcal，氮热比1∶168），第2天给予复方氨基酸250ml＋脂肪乳250ml＋5%葡萄糖1000ml（供能688kcal，氮热比1∶196），第3天给予全合一营养液脂肪乳氨基酸1440ml（供能1000kcal，氮热比1∶150）；第4天患者肠瘘量减少至500ml以内，肠外营养维持不变，开启肠内营养，实施PN＋EN联合营养支持方案；此后逐渐增加肠内营养，于第5天满足患者100%能量需求；随着肠内营养量的增加，肠外营养逐渐降低直至停止。

（2）肠内营养：由于长期肠外营养可发生肝淤胆及肝功能损害、导管相关性感染、肠道屏障功能障碍和肠道细菌移位等不良后果，一旦肠瘘患者血流动力学稳定、感染得到控制，肠瘘量稳定，应积极建立有效的肠内营养途径，尽早恢复肠内营养。

针对此例病例，患者入院3d后，溢出的肠液得到有效引流，每日引流量减少至400ml，电解质水平在正常范围。经多学科会诊，患者有足够长度的小肠可供营养消化吸收，且远端肠道无梗阻，高位肠瘘可应用瘘口以下的肠段开启肠内营养，于入院第4天（2023-06-28）行内镜下鼻肠管置管术，胸部正位X线片＋腹部X线正位片（鼻肠管定位）显示管道末端位于左上腹，距屈式韧带距离＞15cm，已通过瘘口处。经鼻肠管给予EN输注：第1天经鼻肠管及远端回输管输注0.45%氯化钠注射液，速度为25ml/h，输注量为500ml；第2天开始输注肠内营养混悬液SP，速度从25ml/h开始，耐受后逐渐增加量和速度，输注量为500ml；于2023年7月6日速度调至100ml/h，达到全肠内营养，输注量为1500ml，提供的热量为1500kcal。个体化选择肠内营养制剂输注时遵循"容量由少到多、速度由慢到快、浓度由低到高"的原则和"六度"管理法，即速度、浓度、温度、角度、清洁度、舒适度。2023年7月11日复查：血红蛋白102g/L，总蛋白68.8g/L，白蛋白37.9g/L，患者营养状况显著改善，Na^+136mmol/L、K^+4.0mmol/L、P^+2.45 mmol/L，未发生再喂养综合征。

（3）使用生长抑素：瘘管高引流量（＞500ml/d）的肠瘘成人患者使用生长抑素类药物可以减少引流量并促进瘘管自发闭合，但它对蛋白质的合成也有负面效应，因此应适时、适度使用，通常是在发生肠瘘的早期，尤其是高位、高流量瘘时应用，可有效抑制肠液的分泌，减少肠液的丢失与腹腔污染。患者于入院后即开始使用醋酸奥曲肽注射液0.6mg＋生理盐水50ml以4.2ml/h静脉泵入，2023年6月30日CT全腹平扫显示，术区积液、积气较2023年6月25日范围缩小，肠瘘液减少后停用醋酸奥曲肽。

（4）皮肤护理：肠瘘所漏出的消化液对皮肤具有较强的腐蚀性，使皮肤产生疼痛、红肿、糜烂、溃疡及坏死，故收集渗液对保护瘘口周围皮肤起着关键性作用。本病例属于肠外瘘且瘘口较小在常规清洁瘘口周围皮肤后，涂上造口护肤粉，再涂造口保护膜，有溃烂的地方贴上水胶体敷料保护，以促进溃烂处的愈合，溃疡深的地方用藻酸盐填塞，再用防漏膏或防漏条封闭，再将剪成与瘘口大小相符合的造口袋底盘，按压贴附在瘘口处，将剪有小孔的造口袋环形紧扣在底盘上。通过造口袋小孔连接双腔或三腔负压引流管进行持续冲洗及引流，用造口袋结合负压引流可有效避免渗液外流。

（5）家庭肠内营养：2023年7月15日复查小肠碘水造影未见明显异常，肠液引流量＜20ml，予以出院。患者带鼻肠营养管出院回家后继续实施居家肠内营养治疗20余日，瘘口完全愈合，体重较出院时增加2kg。

对于需要实施家庭肠内营养的患者，营养支持小组人员在出院前对患者及其家属进行培训，确保患者及其家属掌握了相关知识和操作技能。该患者出院后仍采用肠内营养泵循环滴注，指导其妥善固定导管，预防管道滑脱，维持管道通畅。输注肠内营养期间每4～6小时用温开水30ml冲洗管道1次，避免经喂养管给药。医护人员在患者出院当天及以后每周1次电话随访，并通过智慧营养管理平台跟踪患者出院后营养情况。待患者恢复经口进食满足机体需要量后停止肠内营养，拔除鼻肠营养管。

三、诊疗效果

（一）症状评价

2023年7月15日小肠碘水造影未见明显异常，肠液引流量＜20ml，体力明显恢复，自理能力ADL评分70分，顺利出院。

（二）营养指标评价

出院时，患者体重增加1kg，PG-SGA分值由入院时的16分降至9分，显著改善。握力由16.4kg升至正常21.2kg，6m步速上升至1.0m/s。人体成分分析显示骨骼肌、蛋白质分别增加0.5kg、0.4kg；血红蛋白、白蛋白、前白蛋白、视黄醇蛋白呈上升趋势（表3-11-4）。患者和家属对此次营养治疗效果满意。

表3-11-4 营养指标

项目	入院第1天	入院第5天	出院时	出院20d
血红蛋白（g/L）	90.0	92.2	101.5	128.0
白蛋白（g/L）	29.0	30.0	35.4	40.0
前白蛋白（mg/L）	68.5	72.7	187.0	220.0
视黄醇蛋白（mg/L）	20.0	24.3	25.8	34.7

四、总结与反思

（一）病例成效

本例患者通过规范化营养管理，显著改善营养状况，有效促进肠瘘愈合。出院后继续家庭肠内营养支持，缩短住院时间，减轻患者经济负担，提升患者生活质量。

（二）病例创新

高位肠瘘可尝试内镜经鼻空肠营养管置管术，营养管过瘘口，一方面起到支撑肠管，引流肠液，减少肠外瘘的量；另一方面，建立肠内营养通道给予营养支持治疗，改善营养状态，促进瘘口愈合。

（三）病例反思

规范化的全程营养管理有利于改善肠瘘患者的营养状况。营养管理的同时需做好患者的瘘口皮肤护理和管道护理，提升患者的身心健康水平，营养问题才能得到根本解决。此外在临床实践中，患者住院期间营养管理时间往往非常有限，院外延续护理是院内营养支持的重要延伸。

知 识 拓 展

再喂养综合征风险评估

再喂养综合征（refeeding syndrome，RFS）是机体在饥饿或营养不良状态下经口服、肠内或肠外重新摄入营养物质所致的急性代谢障碍，表现为以低磷血症为主的电解质紊乱。

ASPEN再喂养综合征风险评估

	中度风险： 满足以下2项——1分	重度风险： 满足以下一项——2分
BMI（kg/m²）	16～18.5	＜16
体重丢失	1个月内下降5%	3个月内下降7.5%或6个月内下降＞10%
能量摄入	5～6d没有或很少经口进食或疾病急性期能量摄入＜能量需求的75%超过7d或能量摄入＜能量需求的75%超过1个月	＞7d没有或很少经口进食或在疾病急性期或急性损伤时，能量摄入＜能量需求的50%超过5d或能量摄入＜能量需求的50%超过1个月
喂养之前血钾、血磷、血镁的异常	目前正常或轻度降低，需要小剂量补充	中到重度低水平，需要大剂量补充
皮下脂肪的丢失	中度丢失	重度丢失
肌肉丢失	轻到中度丢失	重度丢失
高风险并发症	中度疾病	严重疾病

针对RFS中重度风险患者，营养治疗应该从减少热量目标开始，个体化慢慢增量，营养治疗后每天评估短期和长期的营养护理目标。ASPEN专家共识建议开始营养治疗前就应监测血清钾、镁和磷，高危患者开始营养治疗后前3天，每12小时监测1次，视临床情况增加监测频率。

第十二节 一例直肠癌术后并发乳糜漏患者的营养管理

一、病史简介

（一）主诉

患者王某，男，69岁。因"便血1周余"入院。

（二）现病史

患者1周前无明显诱因出现便血，呈鲜红色，量时多时少。2023年11月2日外院电子肠镜检查显示：肛缘外观可见皮赘，指检距肛缘6cm处可触及占位包块，结节样，活动差，指套染暗红色血，循腔进镜5cm，镜下可见肠腔内大量暗红色黏液血，肠黏膜堆积不可见肠腔。2023年11月5日外院CT检查提示：直肠中段肠壁增厚，直肠周围系膜淋巴结增多，肝多发囊肿可能，左肾囊性病变可能，胆囊结石，脾脏增大，动脉粥样硬化表现。2023年11月8日外院MRI检查提示：直肠中下段肿瘤，影像分期mrT3aN1，MRF（-），EMVI（-），为进一步诊治就诊，门诊以"直肠肿瘤"收入院。自发病以来，患者睡眠欠佳，体重下降不明显，大便稀，小便色量正常。

（三）既往史

既往2021年因"心肌梗死"行冠状动脉旁路移植术，口服阿司匹林、波立维治疗，已停药8d。另患2型糖尿病，口服格列美脲，血糖控制良好。否认肝炎、结核、血吸虫等传染病史，无输血史。

（四）体格检查

体温36.5℃，脉搏80次/分，呼吸20次/分，血压125/62mmHg，身高170cm，体重55kg，BMI 19.03kg/m^2。腹软，无压痛及反跳痛，皮肤干燥，双下肢无明显水肿。

（五）主要治疗

2023年11月15日在全身麻醉腹腔镜辅助下行直肠癌根治性切除术。

（六）日常生活与饮食习惯

患者平素饮食规律，但喜食辛辣刺激性食物。行直肠肿瘤切除术后，饮食清淡，以米汤、鱼汤等流食为主，日常进食量少，结构不合理。

（七）疾病与营养认知

患者及其家属均认为刚做完直肠手术，只能喝少量水、喝汤等，主观认为鱼汤、肉汤能够很好地滋补身体，促进康复，目前饮食尚未恢复至正常饮食。

（八）疾病初步诊断

直肠肿瘤，糖尿病，心肌梗死。

二、诊疗经过

（一）营养三级诊断

1.一级诊断——营养筛查　2023年11月18日患者发生病情变化，腹腔引流管引流出乳白色样积液，引流量约600ml/d，考虑乳糜漏。采用NRS2002对患者重新进行营养风险筛查，该患者NRS2002评分5分（表3-12-1），存在营养风险。

表3-12-1　营养风险筛查

评估项目	0分	1分	2分	3分	得分
疾病严重程度			腹部大手术		2分
营养状态受损				近一周的食物摄入量比正常需要量减少75%～100%	3分
年龄		＜70岁			0分
总分					5分

2.二级诊断——营养评估

（1）使用PG-SGA进行营养不良评估，患者评分为14分（表3-12-2），提示患者为重度营养不良，需急切改善患者症状和营养支持治疗。

（2）膳食调查：患者行直肠癌根治术后围手术期，肠鸣音弱，经口进食鱼汤，本例患者因出现乳糜漏后，暂需要禁食，不能满足肿瘤患者每日所需的目标能量和推荐蛋白质摄入量，存在蛋白质、能量摄入不足。

（3）肌肉力量功能评估：握力为19.6kg，6m步速0.8m/s。

表3-12-2　营养不良评估

评估项目	患者情况				得分
A.患者自评	A1（2分） 最近2周内体重有下降	A2（3分） 流食	A3（3分） 疼痛	A4（3分） 活动很少，一天多数时间卧床或坐着	11
B.疾病状态	恶性肿瘤、创伤				2
C.代谢应激					
D.肌肉消耗	轻度消耗				1
总分					14

3.三级诊断——综合评价

（1）实验室检查，腹水乳糜试验阳性，检查结果显示白细胞计数、血红蛋白、总蛋白、白蛋白、钙离子均低于正常水平，尿酸高于正常水平（表3-12-3）。

（2）心理状况：心理痛苦温度计评分2分。

（3）健康相关生活质量：采用EORTCQLQ-C30测量，该患者躯体功能53分，角色功能64分，情绪功能55分，认知功能60分，社会功能58分。

表3-12-3　检验结果

项目	实验室检查	结果判断
白细胞	$3.27 \times 10^9/L$	↓
中性粒细胞	$2.12 \times 10^9/L$	
红细胞	$3.77 \times 10^{12}/L$	↓
血红蛋白	77g/L	↓
总蛋白	54.7g/L	↓
白蛋白	31.9g/L	↓
钙	1.94mmol/L	↓
磷	0.8mmol/L	↓
尿酸	548μmol/L	↑

4.营养诊断　复杂性重度营养不良。

（二）营养治疗

1.多学科团队，阶段性营养支持　营养团队分阶段拟定营养治疗方案。考虑本例患者腹腔乳糜漏的量为600ml，优先考虑肠外营养。提供足够的能量和蛋白质是乳糜漏患者全肠外营养的首要目标。根据中国肿瘤营养治疗指南建议，能量需要量推荐25～30kcal/（kg·d），而蛋白质需要量推荐1.2～2.0g/（kg·d），因此该患者目标能量1375～1650kcal/d，目标蛋白质66.0～110.0g/d。

（1）第一阶段（2023.11-18～2023.11-21）：全肠外营养阶段，本例患者在术后第3天，医师查房后进食鱼汤，突发腹腔引流管乳白色液体600ml。营养支持采用全肠外营养，选取的是结构脂肪乳（20%）氨基酸（16）葡萄糖（13%）注射液1904ml＋谷氨酰胺注射液20g＋ω-3鱼油脂肪乳100ml＋脂溶性维生素1支＋水溶性维生素1支＋门冬氨酸钾注射液20ml＋氯化钾注射液2g＋微量元素1支＋葡萄糖酸钙20ml＋氯化钠4g＋胰岛素25U（持续静脉泵入胰岛素）。乳糜淋巴液的漏出可丢失大量的脂肪、蛋白质、水、电解质和维生素，患者可能会出现消瘦、营养不良、低蛋白血症；淋巴液中含大量淋巴细胞，大量丢失可增加乳糜漏患者术后感染风险；TPN可为机体提供蛋白质、维生素和电解质等营养，提高血浆胶体渗透压，促进乳糜漏的恢复。故早期给予全胃肠外营养支持是治疗的关键。同时给予谷氨酰胺制剂可维持黏膜屏障功能的完整性。禁食亦是非手术治疗的基本措施，禁食状态淋巴流量为0.93ml/min，而餐后则为225ml/min，禁食可保证胃肠道的充分休息而减少淋巴液的产生和丢失，缩短淋巴漏口的自愈时间。

联合应用生长抑素。在营养支持治疗的基础上，给予生长抑素泵4.1ml/h静脉泵入。肠外营养支持联合生长抑素是治疗乳糜腹水的有效方法之一，本例患者在术后第3天出现乳糜漏，予以醋酸奥曲肽注射液0.6mg持续静脉泵入；生长抑素可以诱导血管平滑肌细胞收缩，抑制胃液、胰液和肠道系统的分泌和吸收，减少淋巴生成，降低内脏血流量，用于淋巴漏的治疗，尤其在控制流量方面有较为明显的效果。目前一般认为，当乳糜漏超过100 ml/d时，可常规应用生长抑素及其类似物，一方面，可以明显减少肠道对脂类物质的摄入、降低胸导管三酰甘油含量及减弱淋巴管道流动；另一方面，通过减少胃肠及胰腺分泌、抑制肠道肌肉活动、延缓肠道吸收、减少内脏血流，进一步减少淋巴液产生，但其机制缺少相关研究证实。一般来说，应用生长抑素及其类似物后，乳糜液量在 24～72h 会进行性减少。

（2）第二阶段（2023.11-22～2023.11-23）：在术后第 7 天到第 8 天，过渡至肠内营养。腹腔引流液明显减少，每日腹腔引流液约 50ml 乳白色液体，停用生长抑素，进低脂流食（小米粥）＋口服营养补充（ONS），停用静脉营养支持。本例患者选用的口服营养补充剂是富含中链三酰甘油（MCT，占总脂肪 51%）的等渗短肽制剂 1000ml/d。重症患者早期肠内营养临床实践专家共识中提出，对于胃肠功能受损的患者，建议给予短肽配方进行肠内营养。食糜中长链脂肪酸经历第 2 次酯化反应，然后以乳糜微粒的形式进入淋巴系统，所以乳糜漏患者应避免进食长链脂肪酸；而中链脂肪酸可直接进入门静脉系统，并与白蛋白偶联，从而减少肠道对脂肪的吸收。此外本案例患者合并 2 型糖尿病，此类 ONS 制剂糖类供能比为 57%，符合中国糖尿病医学营养治疗指南中推荐的每日糖类供能比 45%～60%，有利于控制患者血糖。患者于 2023 年 11 月 23 日拔除腹腔引流管，对于拔管时机的选择，如果引流量几乎为零，B 超腹腔及引流管周围无积液，患者一般情况良好，无感染表现，即可拔管。如果乳糜引流量小，＜250 ml/24 h，乳糜不并发感染，引流管中乳糜量每日渐减少，通常术后 14d 以内可拔除引流管。

（3）第三阶段（2023.11-24～2023.11-25）：进食以半流质饮食＋ONS 为主，并逐渐向自然饮食过渡。嘱进食低脂半流食（面条、稀饭、蒸鸡蛋）等，无不适。患者出院后，为患者制订居家饮食计划，中国抗癌协会肿瘤营养专业委员会制订了 3 次正餐加 3 次 ONS 的"3＋3 模式"，建议一日三餐之间和晚餐后加用 ONS，研究发现"3＋3"模式可以显著提高患者的依从性和营养达标率，饮食计划见表 3-12-4。

表 3-12-4　居家饮食计划

餐次	食物种类和数量
早餐　07：00	油菜鸡肉包（小麦粉 60g、鸡脯肉 25g、油菜 100g）＋鸡蛋羹（鸡蛋 60g）＋大米粥（粳米 15g）
ONS　09：30	ONS 制剂 100ml（100kcal）
午餐 12：00	冬瓜虾仁面（小麦粉 75g、虾仁 65g、冬瓜 200g）
ONS　15：00	ONS 制剂 200ml（200kcal）
晚餐 18：00	软米饭（粳米 75g）＋素炒丝瓜（丝瓜 200g）＋清蒸鱼（鱼 60g）
ONS　21：00	ONS 制剂 100ml（100kcal）
全天	全天植物油 20g，盐 5g

随访情况：患者出院半个月，饮食已恢复正常饮食，体重无明显变化。

2. 腹腔引流管的有效管理　在营养支持治疗的基础上，同时进行引流管理，以减少淋巴液在腹腔内聚集，从而减少腹腔感染的发生。本例患者行直肠癌根治术后，已常规留置腹腔引流管，可持续引流，注意保持引流管通畅，观察引流液颜色、量等相关信息。尽管腹腔引流并不能减少漏出液，也没有明确腹腔引流可促进漏口愈合，但如果引流不畅，常导致患者出现腹胀、恶心、消化不良等不适症状，严重时甚至引发腹腔感染，故需保持引流通畅。有文献报道，持续低压引流效果更好，其机制可能为引流管保持持续低压既可以避免反流也可以使腹腔保持负压促进漏口闭合，但文献报道少，有待今后进一步验证。在治疗过程中，密切监测患者的症状和引流情况，引流液的性状和量是临床上评估疾病进展的有效证据。及时调整治疗计划，是确保患者安全和康复的关键。

（三）疾病治疗

在患者住院治疗的第9天，直肠癌术后并发的腹腔乳糜漏情况较前明显好转，拔管出院。

三、诊疗效果

（一）症状评价

患者经过营养干预后，进食量较前明显好转，引流液量明显减少，2023年11月23日拔除引流管，2023年11月25日顺利出院。出院继续服用ONS制剂至复查。

（二）营养指标评价

出院时，患者体重增加0.5kg，PG-SGA分值由入院时的14分减至6分，显著下降。而握力由19.6kg升至正常33kg，6m步速上升至1.0m/s。前白蛋白、白蛋白、血红蛋白、总蛋白均上升，指标如表3-12-5所示，患者和家属对直肠癌术后并发乳糜漏处理及营养治疗满意。

表3-12-5　营养指标

项目	11月9日	11月15日	11月20日	12月14日
前白蛋白（mg/L）	109.0	95.0	102.0	145.0
白蛋白（g/L）	37.9	31.9	34.7	46.5
血红蛋白（g/L）	83.0	77.0	83.0	102.0
总蛋白	57.9	54.7	60.5	72.0

四、总结与反思

（一）病例成效

采用"禁食＋TPN支持＋口服肠内营养制剂＋生长抑素治疗"的方式运用于直肠癌术后乳糜漏患者效果显著，可将此非手术治疗的措施延伸至直肠癌以外其他疾病相关的乳糜漏管理中。

（二）病例创新

腹腔乳糜漏是直肠癌术后较为少见的一种并发症，但是乳糜漏会影响直肠癌患者的术后快速康复及预后，应积极治疗。乳糜漏非手术治疗的效果良好，治愈率接近100%。对于确诊病例早期采用禁食＋TPN支持＋口服肠内营养制剂＋生长抑素治疗的方式处理，治疗效果良好。

（三）病例反思

规范化的全程营养管理有利于改善直肠癌术后乳糜漏患者的营养状况，且营养管理的同时需要联合生长抑素治疗及监测腹腔引流情况，掌握拔管指征，改善患者营养状况，促进患者康复。此外在临床实践中，患者住院期间营养管理时间往往非常有限，院外延续护理是院内营养支持的重要延伸。

知 识 拓 展

蛋白质预消化短肽型肠内营养制剂

蛋白质预消化短肽多型配方（short peptide，SP）是要素型配方，制剂中的氨基酸主要以多肽（含2～50个氨基酸的肽段）形式提供，部分脂肪以中链三酰甘油形式提供，糖类较少由多聚物组成，不含纤维素。因此SP比其他配方更易于吸收。然而，较少患者必须使用SP。SP适用于整蛋白型不能耐受，但仍需使用肠内营养；胃肠吸收功能严重损伤；长期饥饿后的起始阶段；空肠给予肠内营养（重症监护或重症急性胰腺炎患者）和某些短肠综合征、肠瘘患者。此外，由于短肽较氨基酸吸收更好，渗透压更低，因此游离氨基酸型配方在成人中不常用。中链三酰甘油的吸收不需要胆盐和胰脂肪酶消化，不经淋巴系统而直接进入门静脉循环，因此含MCT配方的肠内营养制剂适用于脂肪代谢障碍的患者。

第十三节　一例老年癌性肠梗阻患者围手术期综合营养管理

一、病史简介

（一）主诉

患者杨某，男，75岁。因"右中下腹痛2个月，停止排便5d"于2020年12月23日入院。

（二）现病史

患者自述2个月前无明显诱因出现右中下腹隐痛伴腹胀，无恶心呕吐及腹泻，无其他部位放射痛，因症状可耐受，患者未行诊治。后疼痛及腹胀逐渐加重，自行口服镇痛药物治疗，疼痛无缓解，腹胀逐渐加重。5d前，患者仍腹痛、腹胀；停止排便5d，伴有少量排气；伴呕吐、发热，最高体温38.1℃；就诊于急诊外科。行胸腹部CT示升结肠近肝曲占位，伴肠系膜淋巴结、大网膜及腹膜转移可能，双肺转移不除外，肝转移不除外，肺部感染。此次患者为求进一步治疗入院，门诊以"结肠肿瘤伴不全性肠梗阻"

收入院。

自患病以来；患者神志清楚，精神可，饮食减少，睡眠尚可，小便正常，近6个月体重下降12kg（体重下降＞20%），近1个月体重下降2kg。

（三）既往史

既往"慢性支气管炎、慢性阻塞性肺气肿、冠心病"20年，未行正规诊治。两年前因"胆囊结石、胆总管结石"在外院行"腹腔镜胆囊切除、胆总管探查、T管引流术"。否认肝炎、高血压及糖尿病史，否认外伤史，否认血制品输注史，否认药物及食物过敏史。

（四）体格检查及辅助检查

体温36.8℃，脉搏101次/分，呼吸20次/分，血压101/71mmHg，身高170cm，体重46kg，BMI 15.9kg/m²；腹部膨隆，可见肠型及蠕动波，右中上腹压痛，无反跳痛；腹部未触及包块，肝脾肋下未扪及。肝浊音界存在，全腹叩诊呈鼓音，移动性浊音阴性，Murphy征（－）。肠鸣音5次/分，无气过水声。双肾区无叩痛，双下肢无水肿。结肠镜提示：升结肠占位伴肠管狭窄，活检病理示：腺癌。手术病理确定诊断：升结肠腺癌伴不全性肠梗阻（临床分期ⅢC期T4bN1Mx）。

（五）日常生活与饮食习惯

吸烟史40余年，20支/日，未戒烟；饮酒史40余年，白酒250g/d，未戒酒。

（六）疾病与营养认知

患者及其家属均认为老年人以清淡饮食为主，行腹腔镜胆囊切除＋胆总管探查T管引流术后，应忌食油腻饮食。

（七）家庭及经济状况

育有一子，丧偶，与儿子共同居住，无固定经济来源。

（八）疾病初步诊断

升结肠腺癌，不完全性肠梗阻，低蛋白血症，慢性阻塞性肺疾病，肺部感染，心功能不全，胆囊术后。

二、诊疗经过

（一）营养三级诊断

1.一级诊断——营养筛查　入院24h内采用营养风险筛查（nutritional risk screening2002，NRS-2002）对患者进行营养风险筛查，该患者NRS2002评分5分（有营养风险）（表3-13-1）。

表3-13-1 营养风险筛查

评估项目	0分	1分	2分	3分	得分
疾病严重程度		恶性肿瘤			1分
营养状态受损		近1周进食量减少30%		1个月内体重下降＞5%	3分
年龄		1分			1分
总分					5分

2.二级诊断——营养评估

（1）使用PG-SGA进行营养不良评估，患者评分为19分（表3-13-2），提示患者为重度营养不良，需急切改善患者症状和营养支持治疗。

（2）膳食调查：采用24h膳食调查法记录营养摄入情况，患者因停止排便，腹胀，仅进食少量米汤。未达到肿瘤患者每日所需的目标能量和推荐蛋白质摄入量，存在蛋白质、能量摄入不足。

（3）人体测量：握力为19.7kg，小腿围为25cm。通过人体成分分析估算显示，基础能量消耗为1230kcal。

表3-13-2 营养不良评估

评估项目	患者情况				得分
A.患者自评	A1（3分） 1个月下降4%；2周 内有下降	A2（4分） 各种食物都很少	A3（4分） 疼痛、便秘	A4（3分） 活动很少，一天多数 时间卧床或坐着	14
B.疾病状态/年龄	恶性肿瘤/75岁				2
C.代谢应激					
D.肌肉消耗	多部位肌肉消耗				3
总分					19

3.三级诊断——综合评价 患者无食物过敏史及食物不耐受史，发病以来主要通过口服途径摄入营养。

（1）体力体能评估：步行速度0.8m/s。

（2）人体成分分析：患者BMI为15.9kg/m²，人体成分分析提示肌肉减少，水肿。

（3）实验室检查：检验结果显示炎症反应指标高、贫血、低蛋白血症（表3-13-3）。改良格拉斯哥预后评分为2分（表3-13-4）。

（4）影像学检查：双肺肺纹理粗。

表 3-13-3　实验室检查

项目	检验结果	结果判断
白细胞	18.05×10^9/L	↑
淋巴细胞	4.1×10^9/L	↑
中性粒细胞	13.1×10^9/L	↑
红细胞	2.38×10^{12}/L	↓
血红蛋白	74g/L	↓
总蛋白	56.7g/L	↓
白蛋白	30.5g/L	↓
前白蛋白	120mg/L	↓
总胆红素	14.1μmol/L	
直接胆红素	5.8μmol/L	
丙氨酸氨基转移酶	27U/L	
天冬氨酸氨基转移酶	31U/L	
C反应蛋白	141.2mg/L	↑

表 3-13-4　改良格拉斯哥预后评分

内容	分值/分	得分
CRP ≤ 10mg/L	0	
CRP > 10mg/L ＋白蛋白 ≥ 35g/L	1	
CRP > 10mg/L ＋白蛋白 < 35g/L	2	2

4.营养诊断　复杂性重度营养不良；肌肉减少症。

5.诊疗方案　经MDT讨论，于入院后第2天行内镜下结肠支架置入术，术后肠梗阻症状缓解。

患者重度营养不良应积极改善营养状况，予以营养支持治疗，营养状况改善后，给予4个周期"Capeox＋贝伐珠单抗"化疗联合靶向治疗。

患者及其家属本人有强烈意愿行手术治疗，给予预康复指导，限期手术。

（二）营养治疗方案

患者入院当日：因患者肠道未解除梗阻，故给予完全胃肠外营养治疗。脂肪乳氨基酸（17）葡萄糖（11%）注射液（1440ml/袋）静脉输注泵泵入，提供1000kcal能量，氨基酸约34g。该肠外营养制剂渗透压为750mOsm/L，pH 5.6，可经外周静脉输注短期输注，并每日监测评估穿刺输液部位血管情况。输注速度按患者体重不宜超过一小时3.7ml/kg，推荐输注时间为12 ～ 24h。

入院后第1天：维持原肠外营养治疗方案，患者对经口饮食有强烈需求。

入院后第2天：行内镜下结肠支架置入术，术后肠梗阻症状缓解。肠道梗阻后，肠黏膜不同程度的水肿，因此经NST小组讨论，给予滋养型肠内营养治疗，逐步过渡至全肠内营养治疗。遵循中国抗癌协会肿瘤营养专业委员会提出的五阶梯营养治疗原则，给予第四阶梯营养治疗：部分肠内营养＋部分肠外营养治疗。该患者目标能量计算按照中国肿瘤营养治疗指南推荐，活动患者为25～30kcal/（kg·d），计算出目标能量为1150～1380kcal/d，考虑该患者为老年患者，炎症负荷水平高，蛋白合成能力下降，面临接受限期外科大手术、需要更多蛋白质摄入，参照1.2～2g/（kg·d）摄入量，计算目标蛋白质摄入为55～92g/d。方案：患者经口服用肠内营养粉剂（TP）1勺＋温水50ml每日5次，提供250kcal能量，蛋白质约8.6g，肠内营养粉剂（TP）呈等渗性，指导患者正确配制及服用；维持原肠外营养治疗方案。该患者实际能量摄入达标，蛋白质摄入达标率为77%。

入院后第3～4天：继续增加肠内营养摄入量，肠内营养粉剂（TP）6勺＋温水200ml每日3次，肠内营养能量摄入750kcal，蛋白质25.8g。维持原肠外营养治疗方案。总能量摄入1750kcal，蛋白质59.8g。实际摄入能量、蛋白质均达标。

入院后第5天：继续增加肠内营养摄入量，肠内营养治疗无不适主诉，患者排气排便，黄稀便2～3次/天。停止肠外营养治疗。降阶梯营养治疗：饮食＋口服营养补充。具体方案：肠内营养粉剂（TP）6勺＋温水200ml每日6次。饮食医嘱：半流食。

入院后第6～7天：制订家庭肠内营养计划（表3-13-5），根据食物交换份计算实际能量摄入1770kcal，蛋白质62g。制订预康复运动方案，包括改善心肺功能、纠正营养不良，以有氧运动，抗阻运动训练及吸气肌功能训练为核心的一系列优化措施。建立家庭营养档案，给予营养教育，嘱营养门诊随诊，根据饮食、实验室检查、人体成分分析、体能等情况综合调整口服营养补充方案。准备出院。

入院后第8天，患者恢复良好，出院。

表3-13-5　家庭肠内营养计划

时间段	食物
7：00～8：00	主食50g＋鸡蛋1个＋豆腐脑250ml（花卷、馒头等）
9：00～10：00	肠内营养制剂TP 200ml（212kcal）
12：00～13：00	主食50～75g＋精瘦肉50g＋蔬菜150g＋亚麻籽油10ml
15：00～16：00	肠内营养制剂TP 200ml
18：00～19：00	主食50g＋白肉50g＋蔬菜150g＋亚麻籽油10ml＋盐3g
20：30～21：30	肠内营养制剂TP 200ml

三、诊疗效果

该患者家庭肠内营养1月余，于2021年1月门诊随诊。患者体重增加4kg，PG-SGA分值由入院时的19分减至10分，显著下降。小腿围增加1.5cm，握力由19.7kg升至25kg，步行速度0.9m/s。白蛋白上升、血红蛋白上升，白细胞计数和C反应蛋白炎症指标则呈下降趋势。实验室指标对比见表3-13-6，改良格拉斯哥预后评分对比见表3-13-7。

表3-13-6 实验室指标对比

项目	检验结果（营养治疗前）	检验结果（营养治疗后）	趋势判断
白细胞	18.5×10^9/L	4.49×10^9/L	↓
淋巴细胞	4.1×10^9/L	2.02×10^9/L	↓
中性粒细胞	13.1×10^9/L	2.67×10^9/L	↓
红细胞	2.38×10^{12}/L	3.68×10^{12}/L	↑
血红蛋白	74g/L	109g/L	↑
总蛋白	56.7g/L	64g/L	↑
白蛋白	30.5g/L	34g/L	↑
前白蛋白	120mg/L	189mg/L	↑
总胆红素	14.1μmol/L	10.3μmol/L	
直接胆红素	5.8μmol/L	3.8μmol/L	
丙氨酸氨基转移酶	27/L	13U/L	
天冬氨酸氨基转移酶	31/L	191U/L	
C反应蛋白	141.2mg/L	4.69mg/L	↓

表3-13-7 改良格拉斯哥预后评分

内容	分值/分	营养治疗前得分	营养治疗后得分
CRP ≤ 10mg/L	0		0
CRP > 10mg/L + 白蛋白 ≥ 35g/L	1		
CRP > 10mg/L + 白蛋白 < 35g/L	2	2	

患者体重55kg，BMI 19kg/m²。收入院，行"Capeox＋贝伐珠单抗"化疗联合靶向治疗4个周期。回顾患者饮食情况，每日能量摄入约为1300kcal，但仍存在贫血及低蛋白血症，考虑后期抗肿瘤手术治疗，调整患者口服营养补充肠内营养乳剂（TPF-T）每日750kcal，口服铁剂，乳清蛋白25g，益生菌2条，膳食纤维15g，水溶性维生素及脂溶性维生素各1支。

"Capeox＋贝伐珠单抗"化疗结束后，门诊随访，NRS2002评分3分（有营养风险），身高170cm，体重55kg，BMI 19kg/m²；PG-SGA 8分（中度营养不良）。实验室指标提示，贫血及低蛋白血症纠正，收入院在全身麻醉下行根治性右半结肠切除术＋肝部分切除术＋肠粘连松解术，术后恢复良好，术后第9天顺利出院。建议继续以口服营养补充为主进行家庭营养治疗。

四、总结与反思

结直肠癌是我国最常见的恶性肿瘤之一，受摄入减少、肠梗阻和吸收不良的影响，营养不良在结直肠癌患者中比其他肿瘤更常见。恶性肠梗阻（malignant bowel obstruction，MBO）是结直肠癌中晚期最常见的并发症之一。随着我国老年人口数量大幅增加，健康问题更加显著。为了更长的生存时间和更好的生活质量，许多合并有较多基础病的高龄结直肠癌患者也有了手术需求，但术后并发症发生率较高。有研究显示，营养不良是结直肠癌患者术后吻合口瘘的独立危险因素，与术后30d死亡率、总住院时间显著相关。因此，应积极纠正患者营养不良状态。恶性肠梗阻相关性营养不良的病理生理基础为肠道梗阻和肠功能障碍，主要表现为肠腔内液体积聚、肠管狭窄导致肠道持续不协调蠕动、肠道菌群失调、肠功能障碍和肠源性感染。阻断上述3个病理生理基础是恶性肠梗阻营养治疗的前提。鉴于MBO（恶性肠梗阻）发生原因、病理生理和整体治疗的复杂性，建议由NST小组联合多学科（包括普外科、消化内科、内镜室、影像科、泌尿外科、妇科、肿瘤内科、病理科等）合作，对MBO营养不良患者实施营养干预，以确定MBO患者营养治疗的途径、方法、配方和剂量等。其营养治疗的途径包括肠内营养（口服、管饲）及肠外营养（周围静脉和深静脉）。肠外营养治疗是多数MBO患者营养治疗的主要选择，但是否进行肠内营养治疗仍需要根据病情具体分析。不完全性肠梗阻患者，采用适量肠内营养治疗可以让患者获得经口进食的满足感，减少肠外营养需求量，改善胃肠功能和免疫功能，提高生活质量和延长生存期。也可为后续肿瘤手术或放化疗创造条件。应鼓励这部分患者经口或口服营养补充，不足部分可经部分肠外营养或补充性肠外营养供给。尽管完全饮食或全肠内营养是理想的方法，但是在临床实际工作中部分肠内营养＋部分肠外营养是更现实的选择。部分肠内营养＋部分肠外营养两者提供的能量比例没有一个固定值，主要取决于患者肠内营养的耐受情况，肠内营养耐受越好，需要肠外营养提供的能量就越少，反之则越多。

该案例中，患者胃肠道梗阻近1周，主诉腹胀明显。长时间肠道梗阻损伤了胃肠道的正常生理功能，使肠黏膜屏障受损。多数营养不良患者肠道炎性水肿未完全恢复，仍存在肠内容物通过缓慢，小肠的消化、吸收及代谢功能受损，如果过快过多进食，会导致消化液大量分泌，可能再次诱发肠梗阻。因此，患者在内镜下结肠支架置入术后解除肠道梗阻的早期，NST小组建议使用肠内营养粉剂（TP）给予滋养型喂养，维持肠道黏膜屏障的完整性，预防肠道菌群易位，激活肠道分泌系统，通过神经－内分泌系统调理胃肠蠕动功能。该制剂口感好，适口性强，等渗性配方，正确配制及服用可避免引起因渗透压导致的腹泻。患者化疗联合靶向治疗期间，居家营养处方给予肠内营养乳剂（TPF-T）。肠内营养乳剂（TPF-T）是一种高脂肪、高能量、低糖类含量的肠内全营养制剂，特别适合于肿瘤患者的代谢需要。所含ω-3脂肪酸以及维生素A、维生素C和维生素E能够促进免疫功能，降低炎症反应，增强机体抵抗力。该案例患者，高龄，虽经积极营养支持治疗，但低蛋白血症仍未纠正。为积极准备抗肿瘤手术治疗，每日增加乳清蛋白粉25g。乳清蛋白富含支链氨基酸，可促进蛋白的合成。近年来认为益生菌主要通过改善菌群结构、抑制致病菌生长、降解致癌代谢物、抑制酪氨酸激酶信号转导及增强宿主免疫力等方面来达到防治肿瘤效果。研究表明鼠李糖乳杆菌、双歧杆菌等可有效降低结直肠癌的发病风险，并在一定程度上延缓肿瘤的扩散。保护肠道黏膜，降低肠道pH，提高肠道免疫功能水平。还可以调节肠道的神经肌肉活性，从而调节肠道蠕动，改善肠道功能，维持体内微生态平衡，调节免疫等积极作用。

2007年美国运动医学学会提出"运动是良医"（exercise is medicine，EIM）理念。研究表明，运动可以显著提高肿瘤患者生活质量、身体功能，减轻疲劳。循序渐进的呼吸肌训练可改善阻塞性肺气肿患者呼吸模式，提高呼吸效率。运动方案包括有氧运动及抗阻运动。建议患者有氧运动选择步行运动。心率应维持在最大心率（最大心率＝220-年龄）的60%～80%。每天至少步行20min，不超过1h，每周至少训练5次。运动能够促进肠蠕动，有利于营养吸收、营养代谢，利于维持肌肉保有量，缓解和降低肿瘤患者的心理压力。此案例中患者居家使用呼吸训练器，增加呼吸肌的力量，借此增加呼吸肌强度与耐受度。通过使用弹力带（4.5kg）、2.5kg哑铃进行力量训练，维持肌肉质量，每周锻炼2～3d。

这例老年癌性肠梗阻患者围手术期综合营养管理案例，展示了非手术治疗及化疗期间居家营养及运动方案。通过对重度营养不良患者实施降阶梯营养治疗，为后续肿瘤转化治疗及手术治疗奠定了坚实的基础，取得较好的临床效果。对临床工作具有可借鉴性。

知 识 拓 展

膳食纤维的作用

2009年，食品法典委员会将膳食纤维定义为：不能被人体小肠内生酶水解的具有10个或以上单体链节的糖类。目前，膳食纤维通常是指不能被人类内源消化酶消化和吸收的糖类，包括可食用的非淀粉多糖、低聚糖、纤维素、木质素、果胶和其他相关物质，被誉为"第七营养素"。膳食纤维具有很多生理功能。世界卫生组织建议每人每天摄入25～30g膳食纤维，当食用的膳食纤维含量增加后，如高血压、高血脂、肥胖、糖尿病等慢性病的发病率明显下降。因此，适量摄入膳食纤维有益身体健康。

1.可使肠内营养制剂胃内排空速度减慢及小肠内转运时间延长，延缓葡萄糖的吸收；控制餐后血糖浓度。

2.有研究表明：膳食纤维可以提高患者的免疫功能，纠正患者肠道菌群失衡，减少胃肠道并发症的发生。

3.结肠癌发病的主要原因与高脂和低纤维素饮食有关。肠道中的益生菌能降解膳食纤维中的低聚糖，产生短链脂肪酸，益生菌分解膳食纤维还可以产生丁酸，能有效抑制肿瘤细胞的生长增殖，控制致癌基因的表达。

第十四节 一例卵巢癌患者合并术后早期肠梗阻的营养管理

一、病史简介

（一）主诉

患者刘某，女，46岁。主因"反复腹痛腹胀7月余"入院。

（二）现病史

7个月前患者无明显诱因出现下腹胀痛，2023年8月16日当地医院超声检查提示腹水。2023年10月23日患者就诊于当地医院，胸部＋盆腔＋上腹部CT示：左侧附件区见混杂密度团块影，考虑肿瘤性病变。腹盆腔散在积液，腹腔及腹膜后多发淋巴结显示，部分饱满，腹腔脂肪间隙模糊并可见小结节影，性质?不排除转移。子宫附件MRI：考虑左侧附件肿瘤性病变，卵巢癌可能并腹膜转移?其他?腹盆腔积液。患者为求进一步诊治入院。自发病以来，患者精神、食欲较差，进食量较前减少，大小便无明显改变，近1个月体重下降1.5kg。

（三）既往史

2020年8月行胃息肉切除术，具体不详。否认肝炎、冠心病、高血压及糖尿病史，无输血史。

（四）体格检查

体温36.5℃，脉搏87次/分，呼吸20次/分，血压114/81mmHg，NRS2002评分3分，身高162cm，体重60.0kg，BMI 22.8kg/m²。

（五）婚育史

孕1胎产1胎，初潮12岁，绝经3⁺个月。

（六）日常生活与饮食习惯

无吸烟、饮酒史；平素喜食辛辣油腻食物。

（七）疾病与营养认知

患者因腹胀、大便难解，饮食减少，认为喝汤有营养，故饮食以稀粥、肉汤为主。

（八）家庭及经济状况

父母已故，弟健在，否认家族传染病史，遗传性病史，肿瘤病史。

（九）疾病初步诊断

卵巢恶性肿瘤伴腹膜转移?腹、盆腔积液。

二、诊疗经过

（一）疾病诊疗

患者入院后完善相关检查，排除手术禁忌后，在2023年11月7日在全身麻醉下行卵巢肿瘤细胞减灭术（全子宫切除＋双附件切除＋大网膜切除＋阑尾切除＋盆腔淋巴结切除），术后予以对症支持治疗。术后3d，患者开始进少量清流食，术后4d，患者进食后腹痛、呕吐，急查腹部X线片显示：腹部不全性肠梗阻征象。行禁食、胃肠减压，抑酸治疗，肠外营养支持等对症治疗。术后9d，复查X线片显示肠梗阻较前减轻，拔除胃肠减压管，少量多次口服清流质，逐渐过渡至流食饮食，肠外营养逐渐减量。术后13d，好转出院，予以出院后饮食指导。

（二）营养三级诊断

1.一级诊断——营养筛查 营养专科护士在患者入院24h内采用NRS2002对患者进行营养风险筛查，该患者NRS2002评分3分（表3-14-1），有营养风险。

表3-14-1 营养风险筛查

评估项目	0分	1分	2分	3分	得分
疾病严重程度		恶性肿瘤			1分
营养状态受损			一周的食物摄入量为正常食物需求量的45%		2分
年龄	＜70岁				0分
总分					3分

2.二级诊断——营养评估

（1）膳食调查：采用24h膳食调查法记录营养摄入情况，根据进食情况计算膳食摄入量。经计算和分析，本例患者每日经口膳食摄入量约为850kcal，每日蛋白质摄入量约为40g，能量达标率为48%，蛋白质达标率为44%，未达到肿瘤患者每日所需的目标能量和推荐蛋白质摄入量，存在蛋白质、能量摄入不足。

（2）人体学测量：患者身高162cm，体重60.0kg，BMI 22.8kg/m²，小腿围为32cm。

（3）使用PG-SGA进行营养不良评估，患者评分为12分（表3-14-2），提示患者为重度营养不良。

表3-14-2 营养不良评估

评估项目	患者情况				得分
A.患者自评	A1（2分） 1个月体重下降2.4%；2周 内体重有下降	A2（2分） 饮食少量固体	A3（4分） 疼痛、早饱	A4（3分） 活动很少，一天多数 时间卧床或坐着	11
B.疾病状态	恶性肿瘤				1
C.代谢应激					0
D.肌肉消耗					0
总分					12

3.三级诊断——综合评价

（1）实验室检查指标：见表3-14-3。

（2）影像学检查：子宫附件MRI平扫＋增强，考虑左侧附件肿瘤性病变，卵巢癌可能并腹膜转移?腹、盆腔积液。盆腔肿块局部与子宫底分界欠清。

（3）体力体能评估：握力为22.1kg，6m步速1.0m/s。

表3-14-3　实验室检验

项目	检验结果	结果判断
白细胞	$10.57×10^9$/L	↑
中性粒细胞	$8.56×10^9$/L	↑
红细胞	$4.38×10^{12}$/L	
血红蛋白	133g/L	
总蛋白	72.2g/L	
白蛋白	40.0g/L	
前白蛋白	214.0mg/L	
C反应蛋白	5.67mg/L	↑

4.营养诊断　复杂性重度混合型营养不良。

（三）营养治疗

1.术前营养　患者术前因食欲减退、便秘、腹胀等症状，进食量较前减少，考虑患者具备一定胃肠道功能，优先选择饮食＋ONS，能量需要量选择25 ～ 30kcal/（kg·d），蛋白质需要量选择1.2 ～ 2.0g/（kg·d），患者目标能量为1800kcal/d，目标蛋白质72/dg。经膳食调查评估患者饮食情况，予以甲地孕酮改善食欲、乳果糖通便等对症处理，对患者进行饮食教育，调整饮食结构，同时予以口服肿瘤型肠内营养制剂200ml，每日2次，乳清蛋白10g，每日3次。

2.术后营养　术后及肠梗阻后饮食恢复，主要遵循由少到多、由稀到稠、少食多餐，从清流食—流食—半流食—软食的顺序逐级过渡。患者手术范围较大，术后予以禁食，考虑术后3 ～ 5d，患者无法恢复60%的饮食量，予以全肠外营养，给予能量约1600kcal/d，蛋白约78g/d，见表3-14-4。

表3-14-4　肠外营养方案

成分	含量/ml
脂肪乳氨基酸葡萄糖注射液	1026
鱼油脂肪乳	100
丙氨酰谷氨酰胺	100
18AA氨基酸	250
10%葡萄糖	500
50%葡萄糖	160
水溶性维生素	10

成分	含量/ml
脂溶性维生素	10
10%氯化钾	20
10%氯化钠	40

术后第3天，患者有排气、未排便，少量清流（菜汤、米汤）启动肠道功能，2～3次/日。

术后第4天，患者进食流食，晚间进食较多稀粥、蒸蛋后出现腹痛、呕吐。腹部X线片显示为不全性肠梗阻。

术后第5～9天，予以禁食、胃肠减压，生长抑素减少消化液分泌，西甲硅油、灌肠、中医敷贴、针灸等对症治疗，继续全肠外营养。同时补充液体量。

术后第10天，患者排气增加，肠鸣音活跃，复查腹部X线片显示肠梗阻较前缓解，予以拔除胃肠减压管，少量饮水。

术后第11天，患者进食清流食（米汤、菜汤），1次/小时，50ml/次。

术后第12天，患者已排便，为糊状。患者进食少量低渣流食（稀米糊），2～3次/日，同时补充少量整蛋白型肠内营养制剂20g，每日2次，加入饮食中。

术后第13天，患者进食量增加，以低渣流食为主，每日4～5次，增加肠内营养制剂为30g，每日3次，逐渐减少肠外营养。

术后第14天，患者可进食低渣半流食（软面条、肉粥），肠内营养制剂为40g，每日3次，肠内营养以达到目标营养的60%，停止肠外营养，予以出院后饮食指导。

在此过程中，密切监测患者血糖、肝肾功能情况，每日根据患者饮食情况评估胃肠道功能，以指导进一步饮食方案。

3.居家营养计划 出院前为患者制订个体化的居家营养食谱（表3-14-5），对患者进行居家饮食指导，少食多餐，细嚼慢咽，避免过饱，前期以低渣半流质食饮食为主，逐渐过渡至软食，同时继续口服整蛋白型肠内营养制剂55g，每日3次，目标能量约1800kcal/d，蛋白质约75g/d。

表3-14-5 居家营养食谱

时间段	食物
7：00～8：00	蒸蛋1个＋酸奶200ml＋米粉50g
9：30～10：30	整蛋白营养粉55g
12：00～13：00	软面条50g＋碎肉末50g＋蔬菜100g＋植物油10ml＋盐3g
15：00～16：00	整蛋白营养粉55g
18：00～19：00	主食50g＋鱼肉50g＋蔬菜100g＋植物油10ml＋盐2g
20：30～21：30	整蛋白营养粉55g

三、诊疗效果

（一）症状评价

患者术前腹胀、食欲减退症状有所缓解，进食量增加。术后不全性肠梗阻情况逐渐缓解，肠道功能逐渐恢复，饮食情况由清流食逐渐过渡至半流食，进食量逐步增加，肠外营养逐步减量，过渡到全肠内营养。

（二）营养指标评价

出院时，患者体重无明显变化，患者营养指标在住院期间呈现先降低后升高的趋势，术后由于应激、肠梗阻等原因，白蛋白、前白蛋白等指标明显降低。在进行禁食、营养支持等治疗后，逐渐恢复肠道功能，饮食逐渐增加后，各项指标均有所恢复（表3-14-6），顺利出院逐步恢复正常饮食。

表3-14-6　营养指标

项目	术前	术后1d	术后7d	术后13d
前白蛋白（mg/L）	214.0	149.5	69.3	172.4
白蛋白（g/L）	43.0	34.9	25.0	34.2
血红蛋白（g/L）	133.0	127.0	110.0	112.0
C反应蛋白（mg/L）	5.60	47.39	175.37	35.18

四、总结与反思

卵巢癌晚期患者肠梗阻的发生率约50%。卵巢癌术后早期并发的肠梗阻多为炎性肠梗阻，需要医护人员在术前进行相关风险评估，合理规范的手术方式，术后出现肠梗阻后及时进行鉴别诊断和处理。规范化的全程营养管理不仅有利于改善患者的营养状况，对于肠梗阻治疗过程中胃肠道功能的恢复也起到重要的作用。

知 识 拓 展

术后早期炎性肠梗阻

术后早期炎性肠梗阻（early postoperative inflammatory small bowel obstruction，EPISBO）是腹部手术后肠梗阻的一种特殊类型，是腹部手术创伤或腹腔内炎症等原因引起肠壁水肿和渗出，形成的一种机械性与动力性并存的粘连性肠梗阻，若处理不及时或不当，可并发肠瘘、肠坏死、腹腔感染等。有研究表明，术后30 d内出现的伴肠道严重炎症的肠梗阻均可定义为EPISBO，约占术后早期肠梗阻的90%。EPISBO常发生在术后1～2周，部分患者可能在术后4周内。

卵巢癌术后EPISBO发生率高达30.3%。有研究表明，临床-病理分期为Ⅲ～Ⅳ期、手术时间超过350min行肿瘤细胞减灭术的晚期卵巢癌患者术后容易发生EPISBO。主要原因为病变累及范围大，手术切除组织多，出血渗血多，创面大，手术时间长，肠管暴露时间较长。另外，术后患者由于应激和禁食状态，常合并低蛋白血症，盆腹腔内渗血渗液增多，加重肠壁水肿和渗出，影响肠道功能恢复，也使其成为EPISBO发生的高危因素。

1. EPISBO的诊断　　EPISBO需要与其他肠梗阻类型进行鉴别，如术后麻痹性肠梗阻、假性肠梗阻、术后早期机械性肠梗阻等。其诊断特点如下。

（1）发生于术后早期，肠蠕动一度恢复又出现梗阻症状。

（2）临床症状以腹胀、停止排气、排便为主，而同时可能会伴有腹痛、恶心、呕吐等症状。

（3）梗阻症状及体征均典型但肠音减弱或消失，而机械性肠梗阻肠音活跃，可闻及气过水声及高调等。

（4）虽有肠管粘连等机械性因素存在，但非手术治疗症状均能好转，并且这类梗阻很少合并肠绞窄发生。

（5）X线透视或拍片：肠管积气较多见，又是可伴有小气液平面，可呈散在分布，而机械性肠梗阻往往是大的气液平面，且往往局限于某一部位。

（6）随时间推移梗阻的气液平面可有一定变化，而粘连性机械性肠梗阻梗阻面往往无明显改变。

（7）腹部CT扫描，可见肠壁增厚，肠袢成团，但腹腔内无渗液，而粘连性机械性肠梗阻可合并腹水发生。

（8）炎性指标，在这一过程中，往往伴随着炎症因子的特异性升高，有研究表明，癌术后早期CRP显著升高是诊断EPISBO的良好性能指标。

2. EPISBO的治疗　　一般采用非手术治疗。其非手术治疗措施包括以下几个方面。

（1）禁食、水，持续肠胃减压。给予胃肠道充分休息恢复时间。中期予以胃肠动力药物及液状石蜡润滑肠道，促进肠功能恢复。

（2）营养支持。由于EPISBO病程时间较长，需要肠外营养予以支持。营养支持不但是一种手段，使患者有时间等待并且逐步缓解，更是一种治疗措施，可以减轻低蛋白血症，促进肠壁水肿消退，使肠管早日恢复通畅，肠外营养应在患者能正常进食后逐步停用。

（3）应用肾上腺皮质激素。其能促进肠道炎症和水肿的消退，应早期使用，但术后应根据患者的手术情况酌情考虑。

（4）控制消化液的分泌，如质子泵抑制剂、生长抑素等。

（5）纠正水、电解质、酸碱平衡紊乱。

（6）抗生素的使用可以促进炎症吸收，减轻炎症反应。

（7）灌肠是刺激肠蠕动恢复的一项有效治疗手段。但术后应根据患者手术情况、腹腔炎症刺激程度、年龄、身体情况等酌情考虑。

第十五节　一例心肺复苏术后患者的营养管理

一、病史简介

（一）主诉

患者王某，女，60岁。因反复咯血入院。

（二）现病史

患者于2023年7月30日因反复咯血1周，急性加重4h入ICU。行CT检查及床旁超声提示胸腔大量积液。立即行左侧胸腔穿刺引流出暗血性液800ml，考虑胸腔大量出血。经多学科会诊后于当日紧急行开胸探查止血＋左全肺切除术，术中出现两次心搏骤停，行胸内心脏按压及电除颤后恢复窦性心律。经抢救后入ICU继续治疗，静脉泵入异丙肾上腺素稀释液和去甲肾上腺素稀释液维持血压，予以亚低温治疗、预防及控制感染，营养治疗。

（三）既往史

外阴鳞癌术后1年，骨转移放化疗后3月余入院。患者有高血压史2年，口服硝苯地平缓释片，血压控制可。偶有咯血症状，量不多，每日2～3次。右臀部疼痛，口服镇痛药可控制。

（四）体格检查

体温36.0℃，脉搏87次/分，呼吸15次/分，血压73/39mmHg，CPOT评分0分，身高155cm，体重57kg，BMI 23.7kg/m²。

（五）日常生活与饮食习惯

患者无吸烟及饮酒史，饮食清淡。最近1周因疼痛及咯血的情况导致进食量有所下降。

（六）疾病与营养认知

患者对饮食及营养比较关注，长期口服营养制剂补充营养。

（七）家庭及经济状况

育有1子，配偶及子女体健，无特殊。

（八）疾病初步诊断

外阴鳞癌术后肺转移、骨转移，胸腔大出血，高血压。

二、诊疗经过

（一）营养三级诊断

1.一级诊断——营养筛查　护士在患者入科24h内使用危重患者营养风险筛查工具NUTRIC评分表进行营养风险筛查，患者评分为5分（表3-15-1），提示患者存在营养风险。

表3-15-1　营养风险筛查

评估项目	0分	1分	2分	3分	得分
年龄		50～75岁			1分
APACHE Ⅱ		18分			1分
SOFA		6～10分			1分
并发症个数		2个			1分
医院至ICU时间		3d			1分
总分					5分

2.二级诊断——营养评估

（1）人体学测量：身高155cm，体重57kg，BMI 23.7kg/m^2，1周内体重下降1.5kg，测得患者小腿围38.5cm，三头肌皮褶厚度为16.4cm，上臂肌围23.5cm。

（2）膳食调查：采用24h膳食调查法记录营养摄入情况，根据进食情况计算膳食摄入量。经计算及分析，本例患者每日经口膳食能量达标率为62%，蛋白质达标率为65%，存在蛋白质、能量摄入不足。

（3）采用GLIM营养不良诊断标准进行营养不良诊断（表3-15-2）包括3个表现型标准和2个病因型标准，至少符合1项表现型和1项病因型标准可诊断为营养不良。通过评估，该患者存在营养不良。

（4）采用GLIM标准进行营养不良分级（表3-15-3）。经过评估，该患者为中度营养不良，需改善患者症状，给予营养支持治疗。

表3-15-2　GLIM营养不良诊断

表型标准			病因标准		结论
非自主体重丢失	低BMI	肌肉减少	摄食减少或消化吸收障碍	炎症或疾病负担	营养不良
√			√	√	

表3-15-3　GLIM营养不良分级

中度营养不良（至少符合1个标准）			重度营养不良（至少符合1个标准）			结论
体重丢失 6个月内丢失5%～10%或6个月以上丢失10%～20%	低BMI 70岁以下＜20kg/m²，或70岁及以上＜22kg/m²	肌肉减少 轻至中度减少	体重丢失 6个月内丢失＞10%或6个月以上丢失＞20%	低BMI 70岁以下＜18.5 kg/m²，或70岁及以上＜20 kg/m²	肌肉减少 重度减少	中度营养不良
√						

3.三级诊断——综合评价

（1）实验室检查（表3-15-4），白细胞计数13.95×10⁹/L、中性粒细胞计数87.3×10⁹/L、红细胞计数2.48×10¹²/L、血红蛋白78g/L。生化检查结果显示总蛋白59.9g/L、白蛋白22.0g/L、前白蛋白112.7mg/L，C反应蛋白96.35mg/L，降钙素原14.76ng/ml，肌酐为96μmol/L。

（2）影像学检查：左全肺术后，左侧胸腔大量积液、积血及少量积气。

表3-15-4　实验室检查

项目	检验结果	结果判断
白细胞	13.95×10⁹/L	↑
中性粒细胞	87.3×10⁹/L	↑
红细胞	2.48×10¹²/L	↓
血红蛋白	78.0g/L	↓
总蛋白	59.9g/L	↓
白蛋白	22.0g/L	↓
前白蛋白	112.7mg/L	↓
肌酐	96μmol/L	↑
C反应蛋白	96.35mg/L	↑
降钙素原	14.76ng/ml	↑

4.营养诊断　复杂性中度营养不良。

（二）营养治疗

1.营养开始时机　ESPEN指南提出对于休克尚未控制、血流动力学不稳定及组织灌注目标尚未达标者可延迟启动营养治疗。对于血流动力学稳定患者［MAP≥65mmHg，去甲肾上腺素≤1μg/（kg·min）并在减量中］，可在24～48h尽早启动低剂量肠内营养（EN）。针对该患者于术后4d去甲肾上腺素用量≤1μg/（kg·min），并且逐渐减量中，床旁超声连续性心排血量监测结果提示单次心排血量、心排血指数、血管外肺水指数、肺毛细血管通透性指数等指标均呈好转趋势，提示患者呼吸、循环、酸碱平衡状态改善，此时开始启动肠内营养治疗。

2. 营养途径的选择 ESPEN指南提出针对危重患者应早期启动营养治疗，如无法经口进食，应执行早期EN。与早期肠外营养（PN）相比，早期EN可降低感染并发症发生率、缩短住ICU时间。该患者心肺复苏后，选择为患者安置鼻胃管开始行肠内营养治疗。

3. 营养制剂选择 对该患者使用急性胃肠功能损伤（AGI）进行评估，由于在心肺复苏过程中存在肠道缺血症状，听诊肠鸣音减弱，床旁超声评估提示：胃窦运动减弱，肠蠕动差。评估AGI为Ⅱ级。而短肽型肠内营养制剂不需要消化即可吸收，对胃肠道负担小，是肠道功能障碍患者首选制剂。所以针对该患者，选择使用短肽型肠内营养制剂进行营养支持。

4. 目标能量及蛋白质的确定

（1）根据重症患者早期肠内营养目标喂养量管理方案护理执行流程标准，以及肠内营养耐受性评估与管理工具，为保持患者肠道黏膜屏障功能，考虑为患者提供滋养型喂养。滋养型喂养是指喂养能量在10～20kcal/h或不超过500kcal/d。针对该患者为术后4d，给予5%葡萄糖250ml经鼻胃管进行管饲，通过肠内营养泵连续匀速输注营养液，以20ml/h速度进行，其间患者耐受良好，达到了滋养型喂养的目标。

（2）在滋养型喂养给予1d后，患者在管饲的过程中出现一系列肠内营养并发症，根据对患者实施胃肠耐受性评估，动态调整营养治疗方案。患者术后5d出现明显的腹胀及胃潴留情况，行胃肠耐受性评估为4分，予以继续肠内营养，维持原滋养型喂养。经过一系列处理（详见肠内营养并发症管理），患者腹胀情况缓解，胃肠耐受性评估为1分，调整营养方案，开始采用允许性低热量喂养量10～20kcal/（kg·d）。采用短肽型肠内营养制剂进行管饲，实际给予能量为500kcal，以20ml/h开始管饲，每4小时评估胃肠耐受性，8h后调整为80ml/h，严密监测患者胃肠道功能。术后8d患者开始出现腹泻，术后9d患者进展为Ⅲ度腹泻，调整营养治疗方案，减少肠内营养液的使用，降低管喂速度。考虑患者肠内营养治疗不能达到目标喂养量，开始加用肠外营养治疗，中心静脉给予全合一营养液制剂，实际能量为1500kcal。

（3）在术后15d患者胃肠道并发症逐渐好转，肠道功能逐渐恢复，病情趋于稳定。因此调整营养治疗方案，改用整蛋白型肠内营养制剂，逐渐减少肠外营养液的剂量，患者实际摄入能量为2000kcal，最终实现完全肠内营养治疗。

5. 肠内营养并发症管理

（1）胃潴留：ICU患者若肠道功能完好，首选鼻胃管进行EN。由于重症患者常伴随不同程度的胃肠道功能障碍，EN过程中常出现过高的胃残余量（gastric residual volume，GRV），而运用超声监测患者GRV能显著降低肠内营养患者并发症的发生率。患者于术后4d开始启动肠内营养，以20ml/h速度开始经鼻胃管管饲。于4h后启动胃肠耐受性评估。通过床旁超声测量胃残余量，具体为测量出胃窦前后径和头尾直径，计算胃窦面积（胃窦面积＝胃窦头尾直径×胃窦前后直径×π），再通过胃窦面积计算GRV[GRV（ml）＝27.0＋胃窦面积（cm²）×14.6－1.28×年龄]。经过测量发现该患者胃肠蠕动弱，GRV＞500ml，予以暂停管饲。ESPEN指南指出，对于高水平GRV的重症肠内营养支持者，推荐使用胃肠动力药，应优先考虑静脉注射红霉素。所以针对该患者加用红霉素促进胃肠蠕动。2017年欧洲危重病学会（ESICM）指南指出，如果患者持续高GRV，应该考虑使用幽门后喂养。为预防误吸的发生，当日下午于床旁盲视下安置鼻空肠营养管。安置营养管后行腹部X线检查，确定鼻肠管尖端位置位于十二指肠降部，继续为患者进行肠内营养。经过干预，患者未发生误吸。

（2）腹胀：术后5d为患者行体格检查可见腹部膨隆，叩诊呈鼓音，腹围较鼻饲前增加3cm，腹部触诊较硬、移动度降低、紧张度增高，听诊肠鸣音弱。明确患者发生腹胀，遵医嘱予以促胃肠动力药，予开塞露灌肠。有文献指出通过监测腹腔内压力（IAP）来指导肠内营养可以降低腹胀的发生率。故在当日为患者行腹腔内压力监测，采用的方式为经膀胱测压反映腹压，每4小时测量1次。当日测得腹腔压力在15～18mmHg，出现明显的腹胀，予以减慢肠内营养速度，灌肠等处理。术后6d腹腔压力12～14mmHg，予以维持原速度继续肠内营养。患者在术后7d测得腹腔压力8mmHg，予以增加肠内营养管饲速度，保证每日能量达标。

（3）腹泻

1）评估。当患者使用肠内营养并发腹泻时，推荐采用Hart腹泻计分法来进行腹泻评估。该患者24h内Hart评分＞12分，判断该患者发生腹泻。

2）留取大便培养送检，查找发生腹泻相关原因。经过查找原因以下几点。①低蛋白血症（白蛋白＜25.0 g/L）是危重患者腹泻的一个危险因素。发生低蛋白血症时血浆渗透压降低，导致小肠黏膜水肿引起吸收障碍。该患者白蛋白为22.0 g/L，需纠正低蛋白，所以为该患者增加白蛋白的输注。②行应用大剂量抗生素，且抗生素种类达两种及以上时极易破坏胃肠道屏障，引起肠道功能紊乱，导致菌群失调而诱发抗生素相关性腹泻。该患者大便培养提示球杆比为1：2，提示肠道菌群失调。使用"药物警示卡"，将患者应用抗生素的名称、剂量、应用总时间、细菌培养及药敏结果、大便次数记录在卡片上，提醒医师特别关注该患者抗生素的应用情况，以便对抗生素及时减量或停用，做好用药监护。同时采用药物治疗，使用蒙脱石散收敛止泻，双歧杆菌调节肠道菌群，减少肠源性毒素的产生和吸收。③减轻肠道负担，减少肠内营养液的使用，降低管喂速度。④安置肛管，防止肛周浸渍样皮肤损伤。

6.康复指导　患者格拉斯哥昏迷评分（Glasgow coma scale，GCS）为8分，属于重度意识障碍。颅脑损伤患者的肢体功能障碍表现是多方面的，患者由于长期卧床和关节制动，肌力每周降低10%～15%，3～5周肌力降低50%，因此早期会有软瘫、肌无力、关节挛缩或关节炎症等。随着病情的进展，晚期会出现肌肉萎缩、痉挛、异常运动模式。在运动方面，常遗留躯体运动障碍，严重影响患者躯体的协调、平衡及运动功能。护士在对患者进行肢体功能的康复护理时，应掌握良肢位的正确摆放方法，能正确选择辅助工具，采取正确运动肌肉关节的被动运动方法和感觉功能的锻炼方法为患者进行康复护理，同时护士需要给照顾者提供适当的培训，监督其协助患者进行康复锻炼。

（三）疾病治疗

在疾病前期以维持患者循环稳定为主，患者为心肺复苏后，行亚低温治疗，积极保护各个脏器功能。疾病中期以促进神经功能恢复，维持呼吸功能，积极预防感染为主。

疾病后期以促进康复，功能锻炼为主。

三、诊疗效果

（一）症状评价

经过以上措施的实施，患者GCS评分由3分增加为8分，胃肠道功能均有所好转。患者气管切开后，能停用呼吸机，经喉罩吸氧，顺利转出ICU。

（二）营养指标评价

转科时，患者NUTRIC评分分值由入科时的5分减至4分，显著下降。检验指标示患者总蛋白、白蛋白水平恢复正常，前白蛋白有所上升（表3-15-5）。患者和家属对疾病治疗及营养治疗满意。

表3-15-5　营养指标

项目	入院第1天	入院第5天	出院10d	出院20d
前白蛋白（mg/L）	112.7	120.0	142.0	168.0
白蛋白（g/L）	22.0	28.0	35.8	42.0
血红蛋白（g/L）	78.0	85.0	90.0	105.0
C反应蛋白（mg/L）	96.35	108.98	58.83	23.51

四、总结与反思

（一）病例成效

对心肺复苏术后患者实施全程的营养管理，积极预防及治疗肠内营养并发症，提升患者胃肠道耐受性，为以后心肺复苏后患者的营养治疗提供依据。

（二）病例特点

该患者为心肺复苏后，胃肠道功能薄弱，在整个营养治疗过程中出现了多种并发症，需要对患者进行急性胃肠道损伤分级来指导营养方案的制订，在营养治疗的过程中需全程使用胃肠耐受性评估表对患者进行评估，动态调整患者营养治疗方案。

（三）病例反思

规范化的全程营养管理有利于改善危重患者的营养指标，但危重患者病情复杂，同时存在多个矛盾点，有容量过多或不足的矛盾点，有肝、肾功能等脏器功能障碍等，需要我们不断评估，不断探索来调整营养治疗方案。

⬤知⬤识⬤拓⬤展

腹腔内压力

即腹腔封闭腔隙内稳定状态下的压力，主要由腹腔内脏器的静水压产生。一般正常成人腹腔内压力（IAP）可保持在 0 ～ 5mmHg，重症患者 IAP 则可达到 5 ～ 7mmHg。ICU 患者受感染、脓毒血症、腹膜炎及脏器衰竭等因素影响，其 IAP 可升至 12mmHg 及以上，若进一步升高至 25mmHg，可引发多脏器功能紊乱，形成腹腔间隙综合征（ACS），危及患者生命安全。

1. 临床监测　腹压的方法有直接测压法和间接测压法。直接测压法是将传导测压装置通过腹腔内置管测量，有发生腹腔感染和腹腔脏器损伤的可能而较少采用。间接测压法通过监测腹腔内脏器的压力来反映腹腔压力，包括胃内压测定、下腔静脉压测定、膀胱压（UBP）测定。因膀胱压测定创伤小、应用简便、相关性好等特点而成为间接测定腹内压的金标准。

2. 腹压标准化监测方法　患者取平卧位，排空膀胱，注入无菌生理盐水 25ml，30 ～ 60s 后保持导尿管与测压管相通，以腋中线髂嵴水平为零点测水柱高度，在患者呼气末读数，测量结果以 mmHg 为单位。

3. IAP 分级　Ⅰ级 IAP 为 12 ～ 15mmHg；Ⅱ级 IAP 为 16 ～ 20mmHg；Ⅲ级 IAP 为 21 ～ 25mmHg；Ⅳ级 IAP 为 > 25mmHg。

4. 腹压监测对肠内营养的指导　IAP ≤ 15mmHg 时，正常开展肠内营养。IAP 在 16 ～ 20mmHg 时，减慢肠内营养速度。IAP > 20mmHg 时，暂停肠内营养。

第十六节　一例恶性胸腺瘤合并重症肌无力患者围手术期的营养管理

一、病史简介

（一）主诉

患者万某，女，27岁。全身无力、眼睑下垂、声音嘶哑、呼吸困难、活动耐力下降20d。

（二）现病史

患者20d前出现全身无力，眼睑下垂、声音嘶哑、呼吸困难、活动耐力下降，无胸痛、咳嗽、咳痰、咯血、发热，到当地医院就诊，诊断为胸腺瘤。为明确诊断，行胸部CT检查示：前纵隔右侧不规则囊实性肿块，结合病史，考虑恶性胸腺瘤可能，门诊以"恶性胸腺瘤合并重症肌无力"收入院行进一步治疗。患者神志清楚，步入病房，全身乏力，眼睑下垂，声音嘶哑，饮水偶有呛咳，进食少，睡眠差，焦虑，近2周体重下降3.0kg，大小便正常，语言沟通正常。

（三）既往史

无糖尿病、高血压、冠心病、精神病、传染病史，6年前因妊娠行剖宫产手术，无外伤、输血及药物过敏史。

（四）体格检查

体温36.5℃、脉搏65次/分、呼吸20次/分、血压93/62mmHg，NRS2002评分4分，PG-SGA评分13分。身高160cm，体重49.0kg，BMI 19.1kg/m²，心理痛苦温度计评分8分，四肢肌力4级，吞咽功能评分22分，有误吸风险。

（五）日常生活及饮食行为习惯

患者生活规律，睡眠、饮食正常，无吸烟、饮酒史。

（六）疾病与营养认知

患者年轻女性，担心疾病预后及对生活质量、夫妻关系和子女照护的影响，患者焦虑不安、睡眠和食欲差；饮水有呛咳症状，对饮水、进食恐惧，目前三餐仅进食少量干饭和炒菜类。

（七）家庭及经济状况

育有一女，本人及配偶无固定工作。

（八）疾病初步诊断

恶性胸腺瘤合并重症肌无力。

二、术前营养诊疗

（一）营养三级诊断

1. 一级诊断——营养筛查　在入院24h内采用NRS2002对患者进行营养风险筛查，该患者NRS2002评分4分（表3-16-1），有营养风险。

表3-16-1　营养风险筛查

评估项目	0分	1分	2分	3分	得分
疾病严重程度		恶性肿瘤			1分
营养状态受损			一周的食物摄入量为正常食物需求量的40%	1个月内体重减少7.5%	3分
年龄	<70岁				0分
总分					4分

2.二级诊断——营养评估

（1）使用PG-SGA进行营养不良评估，评分为13分（表3-16-2），提示为重度营养不良，急需改善患者的症状和营养支持治疗。

（2）膳食调查：采用24h膳食调查法记录营养摄入情况，根据进食情况计算膳食摄入量。患者每日膳食能量摄入为300～600kcal，蛋白质摄入为15.0～30.0g，仅为肿瘤患者每日所需的目标能量和推荐蛋白质摄入量的1/3，存在能量、蛋白质摄入不足。

（3）人体学测量：握力为16.8kg，四肢肌力4级，小腿围29.0cm。

表3-16-2　营养不良评估

评估项目	患者情况				得分
A.患者自评	A1（4分） 1个月体重下降7.5%；2周内体重有下降	A2（2分） 饮食只能摄入少量固体	A3（4分） 没有食欲，不想吃饭，其他	A4（1分） 活动与平常相比稍差，但尚能正常活动	11
B.疾病状态	恶性肿瘤				1
C.代谢应激					
D.肌肉消耗	轻度肌肉消耗				1
总分					13

3.三级诊断——综合评价

（1）实验室检查：未见异常。

（2）心理痛苦评估：采用美国国立综合癌症网（NCCN）推荐的心理痛苦温度计（DT）评估患者的心理痛苦：8分。心理痛苦相关因素为实际问题：无时间和精力照顾孩子；情绪问题：担忧、睡眠问题；躯体问题：疲乏、进食。

（3）吞咽功能评估：采用标准吞咽功能评价量表（SSA）评估患者的吞咽功能22分，误吸风险Ⅱ级。进一步采用V-VST对患者进食安全性和有效性评估，选择的容积分别为5ml、10ml、20ml，依次按照中稠（糖浆稠度：可以在吸管的帮助下吸入，倾倒时呈细流状）、低稠（水状）、高稠（布丁状稠度液体：无法在吸管的帮助下吸入，倾倒时呈块状）液体进行测试，患者糖浆稠度测试阴性，吞咽20ml水时出现咳嗽、音质变化，布丁状稠度测试阴性，评估结果：患者存在口咽性吞咽障碍并伴有安全性受损，有误吸风险。

4.营养诊断　复杂性重度营养不良。

（二）营养治疗

1.营养方案制订　心理咨询师、吞咽专科护士加入的营养多学科团队共同为患者制订营养治疗方案。根据肿瘤患者营养治疗指南：目标能量25～30kcal/（kg·d），目标蛋白质1.2～2.0g/（kg·d）。计算患者能量需要量1300～1500kcal/d；蛋白质需要量60.0～100.0g/d。患者因有声音嘶哑、呛咳症状及进食相关知识缺乏，对进食恐惧；同时，因疾病预后的不确定性和对未来生活质量、夫妻关系、孩子照护的担忧，睡眠困扰及疲乏症状等因素导致患者心理痛苦，影响食欲，出现进食减少和营养不良，因此，心理治疗与营养教育必须高度重视。患者胃肠道结构与功能正常，首选肠内营养。根据中国抗癌协会肿瘤营养专业委员会制定的五阶梯营养治疗原则，对营养不良的肿瘤患者强化咨询联合ONS对患者的疗效更确切，因此，选择具有增强免疫功能的富含ω-3脂肪酸的肿瘤专用型肠内营养乳剂对该患者进行营养补充。患者因存在口咽性吞咽障碍伴误吸风险，故应限制水的饮用，并根据《吞咽障碍膳食营养管理中国专家共识（2019版）》中吞咽功能与不同分级食物的选择原则，使用增稠剂将水和液体食物增稠致中稠型，固体食物选择布丁状软食，保证进食的安全性与有效性。患者四肢无力及活动后心慌气短而运动量减少，从而影响其消化吸收和呼吸功能，增加手术风险。进行合理的运动训练不但是营养支持治疗手段，也是手术成功的保障措施。综上所述，患者的营养治疗方案为心理干预＋营养教育＋饮食＋ONS＋运动训练。

2.营养方案实施

（1）专业化心理干预：由心理咨询师对患者进行面对面心理疏导，鼓励患者表达自己的感受，对患者表现出的担忧予以理解，耐心倾听患者的心理困扰及相关因素。向患者介绍胸腺瘤综合治疗团队，讲解疾病的发生发展过程、治疗、预后和手术、麻醉方式，向患者介绍治疗成功案例，使患者认识到只要积极配合治疗，疾病就可能达到临床治愈，重症肌无力症状会得到缓解和控制，从而增强患者战胜疾病的信心。与患者的丈夫交谈，告知家庭支持对病情恢复的重要性，鼓励家属予以患者照顾和关心，让患者有被重视、被关爱的感觉，发挥家庭支持的作用。指导患者深呼吸、有效咳嗽排痰等，改善重症肌无力的症状，提高安全感，消除恐惧心理。

（2）个体化营养教育：床旁一对一讲解及利用各种营养宣教平台让患者了解营养对机体康复的重要性、营养素搭配等；播放视频讲解食物吞咽过程及声音嘶哑、呛咳症状对进食的影响，从而理解食物性状的选择、进食方法及如何预防误吸等，消除患者对经口进食的顾虑，提高经口进食的依从性。

（3）精准化进食管理：基于吞咽功能评估和容积黏度吞咽试验结果制订详细饮食计划，严格进食管理，督促饮食＋ONS方案落实。现阶段饮食＋ONS方案按供能1300～1500kcal/d、蛋白质60.0～100.0g/d计划，从目标量50%开始供给，每日饮水1200～1500ml（表3-16-3）。进食前清洁口腔；环境安静，注意力集中；坐位进食；将饮用水和液体状食物按增稠剂说明配制成糖浆型稠度，使用量勺，每口量从5ml开始逐渐增加；布丁状软食每次5g开始逐渐加量，确保食物下咽后再喂下一口；指导患者采用点头吞咽动作，提高吞咽有效性；服用抗胆碱酯酶药物后60min进餐，进食时间控制在40min内；建立饮食落实单，监测管理患者进食情况；床旁备吸引器，做好应急准备。

表3-16-3 术前饮食＋ONS方案

时间	食物
07：30～08：00	鸡蛋羹100g、蛋糕/米糊50g、老酸奶180g（果冻状）
09：30～10：00	肿瘤专用型肠内营养乳剂200ml（糖浆型）
11：30～12：00	米饭50g、瘦肉100g、蔬菜100g
14：30～15：00	水果100g
17：30～18：00	米饭50g、瘦肉100g、蔬菜100g
20：00～20：30	肿瘤专用型肠内营养乳剂200ml（糖浆型）

（4）三联运动训练：研究表明，对患者进行合理的运动训练如有氧训练、力量训练、呼吸训练等对于病情稳定的重症肌无力患者是安全、可行、有益的。因此，根据患者肌力与耐受力情况，制订个性化的运动训练方案（表3-16-4），注意动态评估，严格在护士指导下进行，循序渐进，保证训练的安全和有效。

表3-16-4 运动训练方案

项目	方法
有氧训练	步行1000～1200m/20min，3～4次/日
力量训练	上肢1kg哑铃锻炼20次/组，3～4组/日
呼吸训练	呼吸运动操2组/日；呼吸训练器训练15分/次，3～4次/日

（三）效果评价

入院4d后，患者心理痛苦温度计评分5分，睡眠得到改善。饮食量逐渐达目标量，体重50.0kg，PG-SGA评分9分，未发生误吸。四肢肌力4级。经多学科会诊后实施胸腺肿瘤切除术，术后病理为B 3型。

三、术后营养治疗

1.第一阶段（术后1～3d） 患者术后眼睑下垂、四肢无力、声音嘶哑较术前缓解，四肢肌力5级，口齿清楚，经评估无吞咽障碍，麻醉清醒6h后经口进食流食逐渐过渡至半流食、软食，无呛咳、误吸发生。咳痰力量欠佳，给予机械辅助排痰和必要时鼻导管吸痰，生命体征正常，协助患者下床活动。

2.第二阶段（术后4～6d） 术后第4天，患者自感胸闷、呼吸困难，端坐位，神志清楚，口齿不清，咽部异物感，眼睑下垂加重，四肢肌力3级，心率116次/分、呼吸42次/分、血压167/109mmHg，SpO_2 92%。血气分析结果：pH 7.41，PO_2 86.5mmHg，PCO_2 51.8mmHg，考虑合并重症肌无力危象，给予床旁纤维支气管镜吸痰，无创呼吸机辅助呼吸、大剂量免疫球蛋白冲击治疗、抗胆碱酯酶药物及抗炎、营养支持治疗。经综合评估患者不宜经口进食，安置经鼻胃管，营养泵持续滴入肿瘤专用型肠内营养剂。速度从20ml/h逐渐过渡至80ml/h，量从400ml/d逐渐过渡至1200ml/d，供能520～1560kcal/d，蛋白质23.4～70.2g/d。同时静脉补充水、电解质溶液，维持内环境稳定。做好沟通与心理干预，增强运动、呼吸、吞咽功能评估与训练，预防并发症发生。

3.第三阶段（术后7～11d）　术后第7天停用无创呼吸机，自主呼吸规则，无胸闷气紧、胸痛、腹痛、腹泻等，言语清楚，无声音嘶哑，咳嗽、咳痰有力。血气分析结果：pH 7.48，PO_2 103.2mmHg，PCO_2 37.4mmHg，评估肌力、吞咽功能正常后按目标量50%经口按术前方案渐进性过渡到普食，饮水无呛咳，拔除胃管。静脉补充水、电解质溶液量随着饮食量增加逐渐减少。术后11d生命体征正常，双肺呼吸音清楚，伤口愈合好，四肢活动自如，眼睑无下垂，无声音嘶哑，四肢肌力5级，吞咽功能18分，进普食，饮水无呛咳，睡眠好，心理痛苦温度计评分3分，体重51kg，PG-SGA 3分，患者出院居家康复。

4.第四阶段（居家营养）　根据患者出院时营养状态及重症肌无力症状控制情况，为患者制订居家营养计划（表3-16-5），总供能1500～1600kcal/d，蛋白质80.0～100.0g/d，饮水量1200～1500ml/d。确保患者营养供给的同时制订家庭康复运动计划，为后续抗肿瘤治疗做准备。通过电话随访持续追踪患者营养及康复锻炼情况，患者对术后康复效果满意，准备进行下一步抗肿瘤治疗。

表3-16-5　居家营养计划

时间	食物
07：30～08：00	鸡蛋2个、牛奶250ml、主食100g
10：00～10：30	水果100g
12：00～12：30	主食100g、瘦肉150g、蔬菜150g
15：00～15：30	水果100g
17：30～18：00	主食100g、瘦肉150g、蔬菜150g
20：00～20：30	牛奶250ml

四、总结与反思

重症肌无力是胸腺瘤最常见的副肿瘤性疾病，有30%～60%的胸腺瘤患者同时伴有重症肌无力症状，出现眼睑下垂、构音障碍和吞咽困难、四肢无力、呼吸困难等疾病相关症状，同时因疾病复发或加重的恐惧、治疗风险的不可预测性等使患者承受着巨大的精神压力，从而引起进食减少或营养不良。胸腺扩大切除术是治疗恶性胸腺瘤伴重症肌无力的首选治疗方法，而手术治疗更加重了负氮平衡，不仅延长患者恢复时间，而且容易导致各种并发症的发生。本例患者术前给予"三化＋三联"（专业化心理干预、个体化营养教育、精准化饮食管理和三联运动训练）营养管理及术后动态化营养支持模式，有效改善了患者围手术期营养不良状态和呼吸功能，促进术后康复，提升患者生活质量。

重症肌无力的发病与胸腺组织异常，特别是胸腺瘤有密切的关系，而胸腺是T细胞发育成熟的主要场所，也是免疫系统维持自身内环境稳定及自身免疫耐受的主要器官，重症肌无力可引起机体免疫紊乱。研究表明，免疫营养治疗应用于重症肌无力围手术期，可以有效升高 CD4$^+$/CD8$^+$ 的比值，改善患者的免疫功能，还能使蛋白合成增加，调节T细胞亚群分布，推荐对重症肌无力患者围手术期常规使用免疫营养支持治疗。因此，本例患者选用具有免疫功能的富含ω-3脂肪酸的肿瘤专用型肠内营养乳剂进行口服营养补充。但目前局限于医护人员对免疫营养支持治疗相关知识与经验不足，免疫营养制剂的选择及最佳使用剂量、治疗时间等缺乏指南支持，特别是用于治疗胸腺瘤合并重症肌无力方面的研究和应用较少，免疫营养在该类患者治疗中的研究任重而道远。

第十七节 一例肺癌支气管胸膜瘘修补术患者的居家营养管理

一、病史简介

（一）主诉

患者付某，男，57岁。气喘、咳嗽、咳痰1个月，头痛、发热2d。

（二）现病史

患者1个月前因右肺下叶癌根治术后气喘、咳嗽、咳痰就诊于外院，行胸部CT检查示右侧中量胸腔积液，其内少量积气，局部包裹，安置右胸腔闭式引流管。现患者咳嗽、气喘、头痛、发热，为求进一步治疗收入院治疗。带入右胸腔闭式引流管，引流出白色浑浊液体20～100ml/d，大量气体溢出，扪及右侧背部皮下积气。自发病以来，患者精神、食欲差，三餐仅进食稀饭。体重下降明显，大小便正常，睡眠尚可。入院后行胸部CT及电子支气管镜检查，诊断"肺恶性肿瘤术后、右支气管胸膜瘘、右侧胸腔积液"。

（三）既往史

否认肝炎、结核、冠心病、高血压及糖尿病史，6个月前行右肺下叶癌化疗联合免疫治疗4个周期，2个月前行右肺下叶癌根治术。

（四）体格检查

体温38.1℃，脉搏114次/分，呼吸20次/分，血压130/60mmHg，NRS2002评分4分，PG-SGA 18分，身高170cm，体重70kg，BMI 24.2kg/m^2。

（五）日常生活与饮食习惯

有吸烟、饮酒史；2个月前右肺下叶癌根治术后出院居家康复，因饮食无味、无食欲、疲乏等原因三餐只进食稀饭。

（六）居家照护与管理

妻子上班，每周回家1～2次；女儿忙于家庭与工作，每周看望1次。患者居家无专人照护。医院、社区等机构未实施居家延续管理。

（七）疾病诊断

肺恶性肿瘤术后；右支气管胸膜瘘；右侧胸腔积液。

二、术前营养诊疗

（一）营养三级诊断

1.一级诊断——营养筛查　在患者入院24h内采用NRS2002对患者进行营养风险筛查，该患者NRS2002评分4分（表3-17-1），有营养风险。

表3-17-1　营养风险筛查

评估项目	0分	1分	2分	3分	得分
疾病严重程度		恶性肿瘤			1分
营养状态受损				1个月内体重减少12.5%	3分
年龄	＜70岁				0分
总分					4分

2.二级诊断——营养评估

（1）评估量表：使用肿瘤患者营养不良评估工具-患者主观整体评估表（patient-generated subjective nutrition assessment，PG-SGA）进行营养不良评估，该患者评分为18分（表3-17-2），提示为重度营养不良，需急切改善患者的症状并给予营养支持治疗。

（2）膳食调查：采用丛明华简明膳食自评工具对患者过去24h饮食摄入情况进行调查，患者一天膳食摄入均为半流食，能量摄入为400～500kcal/d，蛋白质摄入量为20.0～30.0g/d，结果显示，患者膳食结构不合理，能量和蛋白质达标率仅为30%左右，存在能量、蛋白质严重摄入不足（表3-17-3）。

（3）人体学测量：握力29kg。

表3-17-2　营养不良评估

评估项目	患者情况				得分
A.患者自评	A1（4分） 1个月下降12.5%	A2（3分） 流食	A3（4分） 食品无味，无食欲、 不想吃饭	A4（2分） 多数事情不能胜任，但卧床或坐 着的时间不超过12h	13
B.疾病状态	恶性肿瘤＋瘘				2
C.代谢应激	发热38.1℃ 发热时间2d				2
D.肌肉消耗	轻度消耗				1
总分					18

表3-17-3　膳食调查情况

时间	食物
07：30～08：00	稀饭100g
12：00～12：30	冬瓜肉丸汤50g、稀饭100g
15：30～18：00	稀饭100g
20：00～20：30	牛奶250ml

3.三级诊断——综合评价

（1）实验室检查：血红蛋白100g/L，白蛋白36.1g/L，前白蛋白245.4mg/L，C反应蛋白62.39mg/L。

（2）电子支气管镜及胸部CT检查：右肺下叶支气管残端约0.6cm瘘口，右侧胸腔积液、积气，患者存在胸腔感染。

4.营养诊断　复杂性重度营养不良。

（二）营养治疗

1.营养方案制订　根据肺癌患者的营养治疗专家共识：目标需要量为25～30kcal/（kg·d），目标蛋白质1.2～2.0g/（kg·d）。按标准体重计算患者能量需要量1600～1900kcal/d；蛋白质需要量80.0～130.0g/d。该患者消化道结构、功能正常，能经口进食，但因无食欲、摄入不足、膳食搭配不合理，予以营养教育和口服刺激食欲的药物后进食仍不足目标量的60%，因此，在三餐间加用整蛋白营养制剂进行口服营养补充（表3-17-4）。同时进行抗感染治疗和胸腔持续负压引流。

表3-17-4 术前饮食＋ONS方案

时间段	食物
07：30～08：00	鸡蛋1个、主食100g、牛奶250ml
10：00～10：30	整蛋白营养制剂200ml
12：00～12：30	主食100g、瘦肉100g、果蔬150g
15：00～15：30	整蛋白营养制剂200ml
18：00～18：30	主食100g、瘦肉100g、果蔬150g
20：00～20：30	整蛋白营养制剂200ml

2.营养方案实施 通过一对一床旁指导、集中营养患教、营养平台等患教方式，使患者及其家属知晓营养对机体康复的重要性，并消除饮食误区。与营养中心沟通，依据饮食计划和患者喜好，食物的色、香、味等配制营养餐，每餐床旁查看患者的饮食及ONS落实情况，以保证口服营养按计划完成。右胸腔闭式引流管负压吸引压力为$-8cmH_2O$，保持引流通畅，促进积液、积气的排出。对患者进行深呼吸和有效咳嗽、咳痰等训练。遵医嘱准确输入止咳、化痰及抗生素，减轻炎症，缓解患者不适症状。

（三）效果评价

经过10d治疗，患者情况好转，体温正常。胸腔引流量20ml，少量气体引出，体重70kg，PG-SGA12分。血红蛋白120g/L，白蛋白41g/L，前白蛋白182.5mg/L，C反应蛋白40.75mg/L，多学科会诊后行支气管胸膜瘘修补手术。

三、术后营养治疗

患者经历二次手术创伤，其能量需求在肿瘤患者的基础上增加20%～40%，计算患者目标能量为2000～2300kcal/d。术后补充蛋白质有利于缓解肌肉流失，加快创口愈合，提高机体免疫力，进而促进康复。患者目标蛋白质需要量以1.5～2.0g/（kg·d）计算，总量为100.0～130.0g/d。患者能经口进食，但麻醉、切口疼痛影响，可能导致饮食摄入不足，而修补术后瘘口及伤口愈合对营养需求量大，因此，术后仍采取"饮食＋ONS"方案进行营养支持。

由于手术、麻醉影响，患者胃肠道功能需要逐渐恢复，为避免加重胃肠功能负担，术后采取阶梯供给的方式进行营养支持，从目标需要量的50%开始喂养。同时，采取加速康复的措施，如麻醉清醒2h后行床上四肢功能锻炼；术后12h逐渐下床活动；早晚热水泡足；小茴香热敷腹部每日2次等促进胃肠功能康复。患者感腹胀不适，未排气、排便，腹部叩诊呈鼓音，床旁拍片腹部少许积气影，进食少于计划量。给予多酶片2片/次，每日3次，以促进胃肠动力。患者术后3d肛门排气排便，腹胀症状缓解，进食量逐渐增加至目标量60%～80%。术后第7天患者体温36.5℃，无胸闷、气喘等不适。复查胸部CT示胸腔无积液积气，予以拔出胸引管。体重71kg，复评PG-SGA 13分，血红蛋白108g/L，白蛋白39.5g/L，前白蛋白204.9mg/L，C反应蛋白29.39mg/L，进食达目标量80%～100%。术后第9天出院居家康复。

四、居家营养管理

(一)出院前准备

目前临床上对肺癌术后出院患者的营养支持主要以饮食指导为主,未充分考虑居家营养落实的依从性,患者及其家属往往难以严格遵守医护人员制订的饮食计划。基于该患者2个月前肺癌术后居家营养不良的影响因素,从修补手术后即开始从患者依从性和家庭功能两方面进行出院准备,注重以患者为中心,家庭照护成员的参与,以期提高家庭营养的依从性,改善患者营养状况。

1.遵医行为指导 对患者和家属进行营养宣教,教育内容包括:每日摄入蛋白质、热量、油盐及液体量;每餐的膳食种类、数量、食物标签识别;如何利用小型食物秤、带刻度的水杯进行固体食物、液体食物的称量及食物交换份计算方法、食品烹饪方法、如何进行饮食日记记录;呼吸训练方式、方法;营养、症状监测指标和方法等。出院前用开放提问和演示的方法对患者或家属进行考核,针对问题进行不断强化培训,确保在出院前将获得的知识运用到患者的营养管理中,提升家庭遵医行为。

2.制订居家营养方案及肺康复计划 根据出院前病情、营养状况和肺癌患者营养治疗专家共识推荐,为患者制订个体化的居家营养方案(表3-17-5),并将营养方案制订成周食谱(表3-17-6),便于患者居家初期饮食制作参考,后期根据患者喜好和食物交换份法调整每日食谱。

表3-17-5 居家营养方案

时间	食物
07:30 ~ 08:00	鸡蛋2个、主食100g、牛奶/豆浆250ml
10:00 ~ 10:30	整蛋白营养制剂200ml
12:00 ~ 12:30	主食100g、蔬菜150g、瘦肉100g、油15g、水果100g
15:00 ~ 15:30	整蛋白营养制剂200ml
18:00 ~ 18:30	主食100g、蔬菜150g、瘦肉100g、油15g、水果100g
20:30 ~ 21:00	整蛋白营养制剂200ml

备注:以上食物为生重,同食物可以互换,主食类:主食包括米饭、馒头、花卷、面条、抄手、面包;蔬菜类:瓜类及各种深色蔬菜;肉类:以优质蛋白为主,如鱼、虾,其次选鸡、鸭、鹅肉,最后选猪、牛、羊肉。饮水量1400 ~ 1600ml/d,盐<5g/d

表3-17-6　居家周食谱

	早餐	中餐	晚餐	加餐
周一	纯牛奶250ml 鸡蛋2个/100g 白面馒头1个/100g	米饭100g 黄瓜肉片（瘦猪肉100g，黄瓜100g，油15g） 番茄小白菜汤（番茄100g，小白菜100g） 香蕉100g	米饭100g 大米50g 豆腐鱼（草鱼100g，豆腐50g，油15g） 丝瓜汤（丝瓜100g） 梨100g	三餐后各200ml 整蛋白营养制剂
周二	全麦面包100g 鸡蛋2个/100g 豆浆（黄豆50g）	米饭100g 烂肉芹菜（瘦牛肉100g，芹菜100g，油15g） 炒豆角（豆角100g） 苹果100g	面条100g 莴笋肉丁（鸡肉100g，莴笋100g，油15g） 素炒油麦菜（油麦菜100g） 圣女果100g	三餐后各200ml 整蛋白营养制剂
周三	包子100g 鸡蛋2个/100g 纯牛奶250ml	米饭100g 豆腐干炒肉（瘦猪肉100g，豆腐干50g，油15g） 素炒胡萝卜（胡萝卜150g） 梨100g	米饭100g 蘑菇烧兔（兔肉100g，鲜蘑菇100g，油15g） 炒豆角（豆角100g） 橙子100g	三餐后各200ml 整蛋白营养制剂
周四	花卷100g 鸡蛋2个/100g 纯牛奶250ml	米饭100g 海带排骨汤（猪小排100g，海带50g） 炒紫甘蓝（紫甘蓝100g，油15g） 苹果100g	米饭100g 甜椒肉丝（瘦猪肉100g，甜椒100g，油10g） 菜瓜汤（菜瓜100g） 梨100g	三餐后各200ml 整蛋白营养制剂
周五	红薯粥100g 鸡蛋2个/100g 纯牛奶250ml	米饭100g 白灼虾（基围虾150g） 冬瓜汤（冬瓜150g） 葡萄100g	米饭100g 木耳肉片（瘦猪肉100g，木耳100g，油15g） 白水茄子（茄子100g） 橙子100g	三餐后各200ml 整蛋白营养制剂
周六	南瓜粥100g 白面馒头1个/100g 鸡蛋2个/100g	米饭100g 青豆烧鸭（鸭肉100g，青豆50g，油15g） 水煮娃娃菜（娃娃菜100g） 橙子100g	面条100g 番茄鱼（草鱼100g，番茄100g，油15g） 素炒西蓝花（西蓝花100g） 苹果100g	三餐后各200ml 整蛋白营养制剂
周日	豆浆（黄豆50g） 鸡蛋2个/100g 白面馒头1个/100g	米饭100g 蘑菇肉片（瘦猪肉100g，鲜蘑菇100g，油15g） 素炒卷心菜100g 葡萄100g	米饭100g 胡萝卜烧鸡（胡萝卜100g，鸡肉100g，油15g） 豌豆苗汤（豌豆苗100g） 圣女果100g	三餐后各200ml 整蛋白营养制剂

研究显示，个体化营养干预联合肺康复训练可使肺癌患者术后肺功能及运动能力恢复更快，营养状况也更好，肺部并发症发生率更低。为患者制订详细的肺康复计划，包括呼吸训练和步行训练，以加快患者术后康复：采用呼吸训练器行呼吸训练，每次10～15min，每2小时1次，以患者能耐受、不引起疲劳为宜；步行训练选择在平路上进行，先慢走5min后逐渐加快步行速度，以自身可耐受情况下维持较快步行速度行走20～40min，每日3次。

3.症状管理　肿瘤患者因疾病本身和疾病治疗过程中出现一系例症状可影响患者的营养状况、饮食、体重及机体功能，症状干预重要而迫切，及时发现和评估是干预的前提。患者出院前PG-SGA的症状模块评估存在伤口疼痛、食品无味、没有食欲3种影响进食的症状，可能与患者前期化疗、免疫治疗及二次手术、麻醉相关。首先使用药物治疗缓解患者不适症状，如口服镇痛药物、促进食欲药物等，并严密监测用药安全。其次在饮食内容和进食方式上给予指导，引导患者积极探索适合自己味觉特点的食物类别，以增强食欲。另外，社会心理支持被证明是营养影响症状多模式治疗的一个有效组成部分，因此，教会患者自我护理技巧，鼓励其表达自我看法和感受，并与家庭照护者形成合作关系，共同帮助患者减轻痛苦、提升自我效能感及增强治疗信心。

（二）居家营养管理

1.方式　由营养专科护士专人负责患者的居家延续管理，采取与患者或照护者建立一对一微信、电话随访及门诊预约检查三者相结合的方式进行。

2.内容与频次　出院后1个月内，患者每天记录进食时间、食物种类、摄入量、烹饪方法和营养制剂摄入；呼吸训练情况及症状等，并以文字、图片和视频方式每3天用微信反馈给护士。每周反馈体重、握力及电话随访评估PG-SGA1次；每2周门诊检查血液学指标及胸部CT；根据对饮食行为及饮食相关症状、营养状态的评估和瘘口愈合情况，与患者及其家属共同探讨、调整营养方案；如出现任何预警值，护士立即协助联系启动多学科会诊处理。出院后第2、3、6个月评估监测1次。

（三）效果评价

出院后1个月居家营养方案依从性好，患者能完成饮食及口服营养制剂全量，膳食结构合理，目标能量、蛋白双达标，按计划完成呼吸训练，能独立进行食物制作和从事简单的家务劳动。体重72kg，血红蛋白、白蛋白、前白蛋白、C反应蛋白趋于正常。肺功能及胸部CT无异常。

五、总结与反思

（一）病例成效

胸部外科手术创伤造成患者应激反应，加之手术麻醉、术中出血、术后食欲不佳等因素，围手术期肺癌患者更加容易出现营养不良的状态，增加患者手术风险和术后并发症发生率，影响患者预后。该患者肺叶切除术后回家因饮食无味、无食欲、疲乏等原因，三餐只进食稀饭，出现重度营养不良、贫血和低蛋白血症，增加其发生支气管胸膜瘘的风险。患者再次入院后，通过精准的营养诊治，为修补手术赢得了时机。修补术后针对前期居家营养问题及患者病情、营养状态等实施个体化居家营养管理，注重患者营养计划依从性及家庭照护有效性、保障性的同时，由专人跟进式居家营养指导、督促、监测等管理，有效改善了患者的营养状况，促进患者顺利康复。

（二）病例反思

目前临床医护人员更多关注消化道肿瘤患者全程营养管理策略，现虽已有肺癌营养支持指南及规范，但对于肺癌围手术期具体的、可操作的营养支持与护理措施缺乏规范，尤其对手术后居家营养管理方式研究较少。本案例二次手术后实施专人居家营养干预成效显著，但在当今医护人力不足的情况下难以普及，居家营养管理流程的优化、模式的智能化有待进一步探索，使其具有科学性与推广性。

参考文献

阿提古·阿布都外力，徐新建. 胰腺癌营养支持治疗的研究现状与进展［J］. 中国普外基础与临床杂志，2021，28（4）：556-560.

常晓栋. 腹腔镜胰十二指肠切除术后胰瘘的危险因素分析及防治策略［D］. 承德：承德医学院，2023.

陈建宇，刘志，钟扬，等. 结构脂肪乳或中/长链脂肪乳在肝癌术前营养支持中的应用及对临床结局的影响［J］. 现代消化及介入诊疗，2020，7：932-936.

丛明华，石汉平. 中国恶性肿瘤患者运动治疗专家共识［J］. 中国科学：生命科学，2022，52（4）：587-602.

董蕊，张莹. 重症肌无力与运动［J］. 中国临床神经科学，2021，29（1）：116-120.

樊代明，石汉平，崔久嵬。营养疗法-中国肿瘤整合诊疗技术指南（CACA）［M］. 天津：天津科学技术出版社，2023.

樊晓燕，戴向华，施锦芳，等. 胃癌术后吻合口瘘8例临床治疗和护理［J］. 吉林医学，2015，36（9）：1875-1876.

冯彩云，于恺英，石汉平. 营养影响症状［J］. 肿瘤代谢与营养电子杂志，2023，10（2）：172-176.

付裕，张钰琪，李蒙娜. 肠梗阻患儿肠内营养联合消化液回输的护理［J］. 中华护理杂志，2019，54（5）：736-738.

何静婷，喻姣花，杨晓霞，等.《成人患者经皮内镜胃造瘘及空肠造瘘护理管理的临床实践指南》解读［J］. 中国实用护理杂志，2019，35（24）：1841-1845.

贺青卿，田文，朱精强，等. 甲状腺癌颈淋巴结清扫术后乳糜漏防治中国专家共识（2022版）［J］. 中国实用外科杂志，2022，42（6）：616-620.

李建军，郑婧. 肺康复训练联合个体化营养干预对非小细胞肺癌患者术后康复的影响［J］. 重庆医学，2023，52（10）：1515-1519.

李庭，江华，刘明.《中国成年患者营养治疗通路指南》解读：鼻肠管［J］. 肿瘤代谢与营养电子杂志，2022，9（3）：287-292.

李子禹，闫超，李沈. 胃癌围手术期营养治疗中国专家共识（2019版）［J］. 中国实用外科杂志，2020，40（2）：145-151.

梁树华. Logistic回归分析影响胃癌患者术后吻合口瘘发生的因素［J］. 中外医学研究，2022，20（3）：155-158.

刘翠，唐建华，汤木翠，等. 3例食管癌并发气管食管瘘及气管憩室患者的护理［J］. 护理学报，2022，29（2）：68-70.

刘辉，刘明，江华. 《中国成年患者营养治疗通路指南》解读：食管支架［J］. 肿瘤代谢与营养电子杂志，2022，9（4）：414-417.

孟鑫，孙龙凤，张晓春，等. 中华护理学会《老年人误吸的预防》团体标准解读［J］. 中国护理管理，2023，23（11）：1642-1646.

米元元，黄海燕，尚游，等. 中国危重症患者肠内营养支持常见并发症预防管理专家共识（2021版）［J］. 中华危重病急救医学，2021，33（8）：897-912.

沈硕，赵雪成，宗厚琴，等. 重症急性胰腺炎合并肠瘘病人早期营养支持治疗单中心回顾性研究［J］. 肠外与肠内营养，2023，30（5）：270-273.

宋静，左政，刘杏，等. 肿瘤患者营养知识健康教育临床技术路径［J］. 肿瘤学杂志，2023，29（4）：285-288.

孙仁华，江荣林，黄曼，等. 重症患者早期肠内营养临床实践专家共识［J］. 中华危重病急救医学，2018，30（8）：715-721.

谈巧玲，黄敬. NMES对脑卒中急性期吞咽障碍的临床疗效观察［J］. 卒中与神经疾病，2018，25（4）：401-404.

汪丹丹. 胃癌术后患者参与饮食管理对其营养状况影响的研究［J］. 中华护理杂志，2017，4（52）：389-393.

王凯，江华. 《中国成年患者营养治疗通路指南》解读：外周中心静脉导管［J］. 肿瘤代谢与营养电子杂志，2022，9（5）：561-565.

王珊珊，孙嘉蔚，王晓光. 等差递增肠内营养输注对老年胰腺癌患者营养状况及早期肠内营养喂养耐受性的影响［J］. 国际老年医学杂志，2022，43（2）：175-178，252.

王毅，杨振华，许俊，等. 不同营养支持途径对胃肠道肿瘤患者围术期营养状况及疾病恢复的作用［J］. 中国全科医学，2017，7（20）：73-74.

肖雪，顾璐璐，杨洋. 1例胃间质瘤术后继发胃瘫病人的肠内营养联合自体胃液回输的护理［J］. 肠外与肠内营养，2022，29（1）：62-64.

熊普，张尊月，王昆华. 营养治疗在胰腺癌患者围术期的应用研究进展［J］. 重庆医学，2021，50（2）：328-332.

徐欣瑶，赵琦睿，管靓，等. 胸腺瘤伴重症肌无力外科治疗的研究进展［J］. 中国临床新医学，2023，16（6）：564-568.

薛敏. 成人家庭肠内管饲营养管理方案的构建［D］. 济南：山东大学，2021.

姚庆，高海蓉，徐蓓，等. 恶性肿瘤患者及家属营养健康教育现状和需求调查［J］. 同济大学学报（医学版），2022，43（2）：267-271.

曾定芬，蒋曼，范玉霞，等. 中链脂肪酸在头颈肿瘤行颈淋巴结清扫术后合并乳糜漏患者中应用的可行性研究［J］. 中国耳鼻咽喉头颈外科，2021，28（6）：362-365.

张曼，罗洋，代艺. 2018年欧洲加速康复外科协会《食管切除术围术期护理指南》解读［J］. 护理研究，2019，33（7）：1093-1096.

张泽勇，查梦培，石倩. 辣椒素联合不同黏稠度食团在桥小脑角肿瘤术后吞咽功能障碍病人中应用的效果研究［J］. 护理研究，2022，36（6）：1117-1121.

赵海舟，支巧明，昝新全，等. 9例左半结肠癌根治术后乳糜漏的临床分析［J］. 江苏大学学报（医学版），2023，33（5）：437-439.

中国抗癌协会胰腺癌专业委员会. 中国胰腺癌综合诊治指南（2020版）［J］. 中华外科杂志，2021，59（2）：81-100.

中国抗癌协会肿瘤营养专业委员会，中国肠外肠内营养学分会，石汉平．肿瘤患者再喂养综合征专家共识［J］．肿瘤代谢与营养电子杂志，2023，10（5）：616-618.

中国抗癌协会肿瘤营养专业委员会，中华医学会肠外肠内营养学分会，中国医师协会放射肿瘤治疗医师分会营养与支持治疗学组．食管癌患者营养治疗指南［J］．中国肿瘤临床，2020，47（1）：1-6.

中国抗癌协会肿瘤营养专业委员会，中华医学会肠外肠内营养学分会．肺癌患者的营养治疗专家共识［J］．肿瘤代谢与营养电子杂志，2023，10（3）：336-341.

中国抗癌协会肿瘤营养专业委员会，中华医学会肠外肠内营养学分会．胰腺癌患者的营养治疗专家共识［J］．肿瘤代谢与营养电子杂志，2022，9（1）：35-38.

中国吞咽障碍膳食营养管理专家共识组．吞咽障碍膳食营养管理中国专家共识（2019版）［J］．中华物理医学与康复杂志，2019，41（12）：881-888.

中华医学会地方病学分会，中国营养学会，中华医学会内分泌学会．中国居民补碘指南［M］．北京：人民卫生出版社，2018.

中华医学会外科学分会，中华医学会麻醉学分会．中国加速康复外科临床实践指南（2021）（一）［J］．协和医学杂志，2021，12（5）：624-631.

中华医学会外科学分会胃肠外科学组，中华医学会外科学分会结直肠外科学组，中国医师协会外科医师分会上消化道外科医师委员会．胃肠外科病人围手术期全程营养管理中国专家共识（2021版）［J］，2021，41（10）：1111-1125.

Alçin G，Gündoğan C，Mutlu İN，et al. ^{68}Ga-prostate-specific membrane antigen-11 PET/CT: incidental finding of a vestibular schwannoma［J］. Clin Nucl Med，2019，44（11）：883-885.

Da S J，Seres D S，Sabino K，et al. ASPEN consensus recommendations for refeeding syndrome［J］. Nutr Clin Pract，2020，35（2）：178-195.

Díaz-Pizarro Graf JI，Kumpf VJ，de Aguilar-Nascimento JE，et al. GuíasClínicas ASPEN-FELANPE：Terapia Nutricionalen Pacientes Adultos con Fístulas Enterocutáneas［ASPEN-FELANPE Clinical Guidelines：Nutrition Support of Adult Patients with Enterocutaneous Fistula］［J］. Nutr Hosp，2020，37（4）：875-885.

Palli C，Fandler S，Doppelhofer K，et al. Early dysphagia screening by trained nurses reduces pneumonia rate instroke patients：A clinical intervention study［J］. Stroke，2017，48（9）：2583-2585.

Pisegna JM，Kaneoka A，Pearson WG，et al. Effects of non-invasive brain stimulation on post-stroke dysphagia：a systematic review and meta-analysis of randomized controlled trials［J］. Clin Neurophysiol，2016，127（1）：956-968.

第四章

肿瘤放疗患者典型案例

第一节　一例舌癌患者围放疗期的营养管理

一、病史简介

（一）主诉

患者娄某，男，52岁。右侧舌缘鳞癌4月余，舌部疼痛，为行放疗入院。

（二）现病史

患者2023年4月17日因"右侧舌溃烂性肿物"入口腔科就诊，诊断为舌恶性肿瘤（全舌鳞癌cT4aN1M0），4月23日、5月28日分别行2个周期的帕博利珠单抗注射液免疫治疗。6月24日患者右侧舌缘癌灶出血，门诊以"口腔出血"收治口腔科，对比影像学检查及专科检查结果，右侧舌缘鳞癌进展较快，无手术指征。经全院会诊，拟行靶向治疗联合诱导化疗后行同步放化疗。因肿瘤生长迅速，可能出现局部大出血导致窒息，6月28日在局部麻醉下行气管切开术，6月30日、7月10日、7月21日、7月27日、8月6日分别行第1至第5周期靶向治疗西妥昔单抗0.45g d1，7月1日、7月22日行第1至第2周期诱导化疗，具体为：白蛋白紫杉醇400mg d1，顺铂注射液50mg d1，40mg d2-3，现为行进一步治疗收治入院。患者精神状态一般，体力情况一般，食欲、食量差，睡眠情况一般，体重无明显变化，大小便正常。

（三）既往史

直肠癌术后2年复发。2020年7月24日行腹腔镜直肠癌根治＋回肠造口术；2020年10月23日、11月25日行2个周期术后奥沙利铂＋卡培他滨片化疗，2021年12月27日全身麻醉下行回肠造口还纳术；2022年8月23日、9月15日、10月20日、11月14日、12月8日行第1至第5周期CAPEOX化疗，具体为：卡培他滨1.5g bid d1-14＋奥沙利铂200mg d1，q3W。2022年8月29日针对直肠局部行姑息放疗，具体剂量为PGTV 50Gy/25F，PGTVnd 50Gy/25F，PCTV 45Gy/25F。每日1次，每周5d，放疗总次数25次。2022年10月13日完成放疗。10年于前外院行阑尾切除术（具体不详）。2023年3月27日行腹腔镜下盆腔肿物切除术。无输血史，无药物过敏史。无痢疾、病毒性肝炎、结核等传染病史。

（四）体格检查

体温36.2℃，脉搏87次/分，呼吸20次/分，血压114/74mmHg，身高165cm，体重67.5kg，BMI 24.8kg/m²。NRS2002评分4分，患者颈部气管套管固定在位，口腔卫生尚可，可闻及癌臭，右侧舌缘见一溃疡面，凹坑状，大小约3.5cm×1.5cm，基底硬，局部溃烂，表面血凝块覆盖，边界不清，边缘隆起处见白色斑块。全舌体仅左侧舌尖约1.0cm×2.0cm范围质软，剩余4/5舌体质地硬，触痛，NRS评分5分，舌活动差，前伸、侧伸、上抬运动障碍，舌较固定，无麻木。

（五）日常生活与饮食习惯

患者有吸烟、饮酒史，已戒烟、戒酒5月余。既往喜食重口味食物，平素生活较为规律。

（六）疾病与营养认知

患者及其家属均认为营养治疗的重要性不及抗肿瘤治疗重要，应立即针对舌部肿瘤进行治疗。

（七）家庭及经济状况

育有2子，均已工作，配偶无固定工作，患者有职工医保和商业保险，经济负担较小。

（八）疾病初步诊断

舌恶性肿瘤（全舌鳞癌cT4aN1M0），直肠癌术后，气管切开术后。

二、诊疗经过

（一）营养三级诊断

1.一级诊断——营养筛查　护士在患者入院24h内采用NRS2002对患者进行营养风险筛查，该患者NRS2002评分4分（表4-1-1），有营养风险。

表4-1-1　营养风险筛查

评估项目	0分	1分	2分	3分	得分
疾病严重程度		恶性肿瘤			1分
营养状态受损				1周的食物摄入量为正常食物需求量的25%	3分
年龄	＜70岁				0分
总分					4分

2.二级诊断——营养评估

（1）使用PG-SGA进行营养不良评估，患者评分为13分（表4-1-2），提示患者为重

度营养不良，需急切改善患者症状和营养支持治疗。

（2）膳食调查：采用24h膳食调查法记录营养摄入情况，根据进食情况计算膳食摄入量。经计算和分析，本例患者每日经口膳食摄入量为396kcal，每日蛋白质摄入量为30g，能量达标率为22%，蛋白质达标率为41.7%，未达到肿瘤患者每日所需的目标能量和推荐蛋白质摄入量，存在蛋白质、能量摄入不足。

（3）人体学测量：身高165cm，体重67.5kg，BMI 24.8kg/m²，三角肌皮褶厚度11.5mm。

表4-1-2 营养不良评估

评估项目					得分
		患者情况			
A.患者自评	A1（0分）	A2（3分） 流食	A3（6分） 无食欲，不想吃饭、口腔疼痛、情绪低落	A4（1分） 与平常相比稍差，但尚能正常活动	10
B.疾病状态	恶性肿瘤、开放性伤口				2
C.代谢应激					
D.肌肉消耗	轻度消耗				1
总分					13

3.三级诊断——综合评价

（1）病史采集：患者体重变化不明显；日常生活活动能力量表评分100分；心理评分GAD-7 14分，PHQ-9 13分，中度焦虑、抑郁。

（2）体力、体能评估：握力为23.6kg，小腿围为38cm，6m步速1.2m/s。

（3）实验室检查：检验结果显示血红蛋白、白蛋白低、降钙素原稍高（表4-1-3）。

表4-1-3 实验室检查

项目	检验结果	结果判断
血红蛋白	116.0g/L	↓
白蛋白	36.1g/L	↓
降钙素原	0.056ng/ml	↑

4.营养诊断 单纯性重度营养不良。

（二）营养治疗

1.第一阶段放疗前

（1）明确营养治疗方案：根据ESPEN指南、《恶性肿瘤放疗患者营养治疗专家共识》推荐，放疗患者能量给予应为25～30kcal/（kg·d），蛋白质需要量为1.2～2.0g/（kg·d），患者目标能量为1675～2000kcal/d，目标蛋白质为80～134g/d。结合患者身体状况，设定全天能量1800kcal，蛋白质90g，通过肠内营养补充，方案具体为：整蛋白制剂5勺加温开水冲调至100ml，每日6次，患者无恶心、呕吐、腹泻等不适，增加至14勺加温开水至300ml，每日6次。考虑患者需长期肠内营养，于7月13日内镜下行经皮胃造瘘术，营养方案同前。对患者及其家属进行营养宣教，明确营养治疗在抗肿瘤过程中的重要作用，提高营养治疗依从性。

（2）症状管理：患者述口腔疼痛，进食少、食欲减退，给予多瑞吉4.2mg锁骨下外用，72h更换1次。根据患者心理评估结果进行跟踪，患者直肠癌综合治疗后，又罹患舌癌，心理负担大，担心预后不佳，也害怕身体承受不了再次的抗肿瘤治疗，基于此，医护联合为患者及其家属进行疾病相关知识宣教，向其详细讲解治疗的必要性，鼓励患者积极配合，促进恢复。

营养治疗2周后，患者体重69.0kg，PG-SGA评分8分，NRS评分2分，行放疗。

2.第二阶段放疗中　放疗中使用PG-SGA联合RTOG急性放射损伤分级对患者进行营养管理。因患者仍存在中度营养不良，患者述进食过多易腹胀，经多学科团队讨论，对患者实行部分肠内营养＋部分肠外营养。具体为：饮食＋整蛋白制剂肠内营养（表4-1-4），肠外营养方案为：10%葡萄糖注射液250ml、中长链脂肪乳250ml、复方氨基酸注射液（14AA-SF）250ml，提供非蛋白能量600kcal，氨基酸21.2g。根据患者进食情况动态调整肠外营养方案。

表4-1-4　肠内营养方案

时间段	食物
7：00～8：00	南瓜鸡蛋匀浆膳100g
9：30～10：30	肠内营养制剂TP 200ml
12：00～13：00	番茄牛肉匀浆膳150g
15：00～16：00	肠内营养制剂TP 200ml
18：00～19：00	鱼肉青菜匀浆膳150g
20：30～21：30	肠内营养制剂TP 200ml

康复新液含漱后吞服可明显降低放射性口腔黏膜炎（radiotherapy-induced oral mucositis，RIOM）的发生率和严重程度。从放疗开始，指导患者使用康复新液20ml含漱每日3次。放疗1周评估，患者PG-SGA 8分，RTOG 0级，人工营养干预同时继续行放疗；放疗2周，患者PG-SGA 7分，RTOG 2级，给予0.9%氯化钠注射液500ml＋利多卡因注射液0.8g＋康复新液20ml含漱，口腔护理每日2次，人工营养干预同时继续放疗。放疗3周，PG-SGA 8分，RTOG 2级，治疗方案同前，同时加用0.9%氯化钠注射液500ml＋制霉素400万U含漱预防口腔感染，10月13日患者顺利完成放疗。

3.第三阶段放疗后

（1）居家营养计划：患者出院前，体重65.6kg，PG-SGA 8分，RTOG 2级。握力为26.3kg，小腿围为38.0cm，6m步速1.5m/s。指导患者继续按住院期间的肠内营养计划执行。

（2）健康教育：出院前对患者及其家属的护理能力进行评估，并对胃造瘘的护理进行重点宣教，主要内容如下：用记号笔在造瘘管距离身体0.5cm的地方进行标注，每次喂养前查看管道位置，如有异常，联系医护人员；避免过度牵拉、挤压造瘘管，避免锐器刺损造瘘管，每次使用后更换调节器的夹闭位置，防止长期在同一位置夹闭，导致局部耗损、断裂；每天用稀释的肥皂水清洁管道出口部位及周边皮肤1次，并在两次清洁之间保持该部位干燥。不需要特殊的敷料或遮盖物；每日观察管出口部位和周围皮肤，是否有水肿、红斑（发红）、疼痛、难闻的脓液或引流物；每次管饲量最大不超过300ml，每次喂食前回抽胃残余量，超过50ml，表明胃排空延迟，可暂缓喂食；喂食过程中注意控制速度，总量过大、速度过快时易出现腹泻；即使不经过口腔进食，仍需保持口腔清洁，每天用柔软的牙刷刷牙两次；在喂食后的1h内保持床头抬高30°～45°，不能耐受半卧位时可采取头低足高位；使用过程中出现阻塞，不可暴力操作，需寻求医务人员帮忙。

舌部癌灶出血时，保持冷静，头部稍前倾，及时吐出口腔内血液，或采取侧卧姿势，防止舌体后坠。同时禁食、禁水，出现呼吸困难、疼痛加重或不能缓解时应立即就近治疗。

（3）营养随访：使用PG-SGA和RTOG晚期放射性损伤分级标准对患者进行门诊随访，1次/2周，持续3个月。患者胃造瘘和气管套管自我护理能力较好，未出现感染迹象，居家期间未发生出血，饮食计划依从性好，患者体重逐步增加（表4-1-5）。

三、诊疗效果

（一）症状评价

患者治疗期间，口腔部癌灶未出现出血，口腔疼痛控制。通过心理干预，患者焦虑、抑郁虽未明显减轻（GAD-7 12分、PHQ-9 13分，），但治疗积极性增加。

（二）营养指标评价

患者围放疗期，体重减少3.4kg，放疗结束后体重逐渐恢复。PG-SGA分值由入院时的13分减至8分。患者小腿围未减少，握力由23.6kg升至26.3kg。6m步速较入院前有所增长。放疗结束后营养相关实验室指标好转（表4-1-5），患者及其家属对治疗效果非常满意。

表4-1-5　营养相关指标

项目	入院第1天	放疗前2d	放疗第13天	放疗结束	放疗后1个月	放疗后3个月
体重（kg）	67.5	69.0	67.7	65.6	66.2	67.3
白蛋白（g/L）	36.1	36.4	36.9	35.9	40.4	41.1
血红蛋白（g/L）	116	106	98	99	107	120
降钙素原（ng/ml）	0.061	0.056	0.086	0.053	0.030	0.034

四、总结与反思

（一）病例成效

通过规范化营养治疗，患者顺利完成抗肿瘤治疗，且未发生严重不良反应。

（二）病例创新

该病例患者直肠癌术后2年复发，综合治疗后确诊舌恶性肿瘤，属于多原发恶性肿瘤。多原发恶性肿瘤指同一个患者的单个或多个器官同时或先后发生2个或2个以上原发恶性肿瘤。我国发病率为0.4%～2.4%，近年呈上升趋势，主要集中在50～60岁。本案例结合多原发恶性肿瘤患者疾病特征和心理特征，制订个体化的营养方案，并进行全病程管理，取得了良好成效。

（三）病例反思

本案例中虽关注患者心理状况，并进行干预，但效果不明显。多原发恶性肿瘤发病率虽低，但患者疾病负担、经济负担、心理负担大，有效的心理干预措施为临床所亟须。

正念认知疗法是基于正念思想开发的一种团体治疗方案，是预防抑郁症复发的一线治疗方式，被指南所推荐。近年来，正念认知疗法在肿瘤患者、糖尿病患者中取得良好疗效。研究显示，通过4周正念认知疗法的干预，恶性肿瘤放疗患者焦虑、抑郁情绪显著减少，同时正念觉知能力增强。因此，可尝试通过正念认知疗法对多原发恶性肿瘤患者进行心理疏导。

第二节　一例鼻咽癌根治性放化疗患者的全程营养管理

一、病史简介

（一）主诉

患者吴某，男，45岁。发现右颈部包块1月余。

（二）现病史

2023年5月患者无意间发现右侧颈部包块，大小约3cm×2cm，间断有回吸性涕血，伴右耳闷堵感，无压痛、鼻塞、头痛、视物模糊等不适。7月于外院鼻咽＋颈部CT示鼻咽右侧顶后壁轻度增厚，局部鼻咽腔稍变窄，右侧隐窝变窄、变浅，咽旁间隙略显外移，强化明显，考虑鼻咽新生物可能大，伴右侧颈部多发淋巴结肿大/转移，建议结合鼻咽镜活检明确。鼻咽镜示右侧鼻咽部新生物，咽隐窝消失，局部大量黄色黏稠分泌物，舌根及咽后壁淋巴滤泡增生，会厌无明显充血、水肿，双侧声带未见新生物，声带活动度好，咽喉部黏膜下小血管增生明显。活检示右鼻咽部肿物，符合低分化癌，病理会诊（7月18日）提示非角化性鳞状细胞癌（未分化型）。现患者为求进一步诊治入院，门诊以鼻咽癌收入院。

（三）既往史

既往于外院行阑尾切除术及痔手术，具体不详。否认肝炎、冠心病、高血压及糖尿病史，无输血史。

（四）体格检查

体温36.4℃，脉搏78次/分，呼吸20次/分，血压134/75mmHg，身高170cm，体重67kg，BMI 23.2kg/m^2。

（五）日常生活与饮食习惯

无吸烟、饮酒史，生活规律。

（六）家庭及经济状况

育有1子，配偶健在，有固定经济来源。

（七）疾病初步诊断

鼻咽癌。

二、诊疗经过

（一）治疗经过

排除化疗禁忌后，于7月21日、8月16日、9月8日行第1、2、3周期化疗，化疗方案：紫杉醇240mg ivgtt d1＋奈达铂140mg ivgtt d1，q3W。于10月19日开始第4周期化疗，化疗方案：奈达铂140mg ivgtt d1，q3W。于2023年7月24日起给予替雷利珠单抗免疫治疗，具体：替雷利珠单抗200mg，q3W。于2023年11月10日予以卡瑞利珠单抗200mg免疫治疗。于2023年11月17日开始行第5周期化疗，化疗方案：奈达铂140mg ivgtt d1，q3W。排除禁忌后，于第三周期化疗后（2023年9月18日）起针对鼻咽部病灶行IMRT放疗，具体：GTV 2.2Gy/F，CTV1 2.05Gy/F，CTV2 1.9Gy/F，CTVLN 1.8Gy/F，GTV1nL2.2Gy/F，GTVlnR 2.2Gy/F，共32F。

（二）营养三级诊断

1.一级诊断——营养筛查　患者多次入院，护士在患者每次入院24h内采用NRS2002对患者进行营养风险筛查见表4-2-1。

2.二级诊断——营养评估　NRS2002筛查≥3分时，使用PG-SGA进行营养不良评估，及时发现并改善患者症状和进行营养支持治疗，评估情况见表4-2-1。

表4-2-1 阶段性营养诊断

入院次数	体重（kg）	治疗	NRS2002	PG-SGA	营养诊断
7月17日 第一次入院	67	紫杉醇＋奈达铂化疗	1分（恶性肿瘤）		无营养风险
8月14日 第二次入院	68	紫杉醇＋奈达铂化疗	1分（恶性肿瘤）		无营养风险
9月6日第三次入院	68	紫杉醇＋奈达铂化疗	1分（恶性肿瘤）		无营养风险
10月7日 第四次入院	70	替雷利珠单抗；放疗14次	2分（恶性肿瘤、食物摄入比正常需要量低25%～50%）	6分［体重72～70kg（1）、最近两周体重下降（1）、普食但少于正常饭量（1）、口干（1）、味觉异常（1）、恶性肿瘤（1）］	中度营养不良
10月18日 第五次入院	69	奈达铂化疗；放疗21次	3分（恶性肿瘤、食物摄入比正常需要量低51%～75%）	10分［体重72～69kg（2）、最近两周体重下降（1）、固体食物很少（2）、口干（1）、味觉异常（1）、口腔溃疡（2）、恶性肿瘤（1）］	重度营养不良
11月10日 第六次入院	65	奈达铂化疗；放疗结束	3分恶性肿瘤，近2个月体重下降＞5%	8分［体重70～65kg（3）、最近两周体重下降（1）、普食但少于正常饭量（1）、口干（1）、味觉异常（1）、恶性肿瘤（1）］	中度营养不良
12月11日 第七次入院	65	紫杉醇＋奈达铂化疗	3分恶性肿瘤，近2个月体重下降＞5%	3分［口干（1）、味觉异常（1）、恶性肿瘤（1）］	可疑营养不良

膳食调查见营养治疗各阶段。能量需求估算：中度营养不良时，患者每日所需热量＝体重（kg）×（25～30）kcal/（kg·d）约2000kcal/d，蛋白质＝理想体重×（1.2～1.5）g/（kg·d）＝80～100g/d；重度营养不良时，患者每日所需热量＝体重（kg）×（25～30）kcal/（kg·d）约2000kcal/d，蛋白质＝理想体重×（1.5～2）g/（kg·d）＝100～134g/d。

3.营养诊断 根据不同住院时间，均有不同的营养诊断（表4-2-1）。

（三）营养治疗

根据放疗营养规范化管理专家共识，组建多学科营养团队，实施阶段性喂养模式，改善患者营养状况。营养不良的治疗遵循五阶梯治疗原则，包括营养教育、口服营养补充、全肠内营养、部分肠外营养、全肠外营养，阶梯依次递增。对于具有完全或部分胃肠道功能的患者，肠内营养是首选的营养和能量供给方式。

1.第一阶段（开始治疗至放疗前） 由护士采用NRS2002对该患者进行营养风险筛查。患者NRS-2002＜3分，无营养风险，每周筛查1次。同时根据营养治疗的五阶梯原则对患者行饮食宣教：提前告知患者在放、化疗过程中会出现口腔黏膜炎，口腔破溃疼痛，吞咽困难，影响进食，强调营养的重要性，改变不良饮食习惯，提高认识；增加食物多样化，以高热量（面包、馒头等）、高蛋白（瘦肉、鸡蛋等）、高维生素食物为主，少食多餐；食物烹调方式以蒸、煮、炖为主；多饮水，每日3000ml以上，并每周体重监测。

2.第二阶段（患者放疗14次） 护士每周1次营养筛查NRS2002，当患者放疗超过1周以上时，即使NRS2002＜3分，仍用PG-SGA进行营养不良评估，此时患者PG-SGA评分6分，主要症状为口干、味觉减退，综合考虑为中度营养不良。患者每日所需热量＝体重（kg）×（25～30）kcal/（kg·d）约2000kcal/d，蛋白质＝理想体重×（1.2～1.5）g/（kg·d）＝80～100g/d。护士采用24h膳食调查法记录其营养摄入情况，根据进食情况计算膳食摄入量。经计算及分析，本例患者每日经口膳食摄入量约为1400kcal，每日蛋白质摄入量为60g，能量和蛋白质均约为需要量的2/3，未达到肿瘤患者每日所需的目标能量和推荐蛋白质摄入量，存在能量、蛋白质摄入不足。

营养科医师对患者及其家属行床旁饮食指导：嘱患者少食多餐，进食充足能量及优质蛋白均衡饮食，全天主食4两，以精白米面为主，蔬菜300g，以瓜茄类、嫩叶菜为主，鸡蛋1～2个，牛奶2盒，肉类4两，以精瘦肉、去皮鸡鸭肉、鱼虾肉为主，吃肉不喝汤；豆腐200g；植物油25～30g，盐＜6g；适量运动，定期监测体重，以达到或维持理想体重为宜。

3.第三阶段（患者放疗21次） 此时患者PG-SGA评分10分，主要症状为口干、味觉减退、口腔溃疡，综合考虑为重度营养不良。患者考虑放疗将要结束，并能够经口进食，拒绝安置胃管。请营养科医师会诊后采用肠内联合肠外营养支持。肠内：口服肠内营养制剂（TP）5勺＋乳清蛋白5g，兑温水200ml，每日3次；经中心静脉行肠外营养支持方案如下：脂肪乳氨基酸（17）葡萄糖（11%）注射液1440ml＋水溶性维生素1支＋脂溶性维生素1支＋多种微量元素1支＋10%氯化钾注射液25ml＋10%氯化钠注射液30ml；输注时长不低于12h。同时对症缓解患者的营养相关症状。

4.第四阶段（放疗结束） 在本次出院前对患者制订"3＋3"居家营养计划（表4-2-2），在正常三餐饮食的基础上添加3次口服营养制剂，确保患者能量、蛋白双达标。

表4-2-2 "3＋3"居家营养计划

时间段	食物
7：00～8：00	鸡蛋1个＋牛奶1盒＋主食50g
9：30～10：30	肠内营养制剂TP5勺＋乳清蛋白5g，200ml
12：00～13：00	主食75g＋瘦肉100g＋蔬菜150g＋植物油15ml＋盐3g
15：00～16：00	肠内营养制剂TP5勺＋乳清蛋白5g，200ml
18：00～19：00	主食50g＋瘦肉100g＋蔬菜150g＋植物油10ml＋盐3g
20：30～21：30	牛奶1盒＋水果250g

5.营养相关症状的预防及处理

（1）放射性黏膜炎：放疗前2周，检查口腔牙科疾病，处理龋齿，责任护士介绍放射性黏膜炎的概念、分级、常见临床表现、预防与处理方法。指导患者注意口腔卫生，加强口腔护理，使用2.5%碳酸氢钠液含漱，强调每次进食后及睡前勤漱口，清除口腔食物残渣，保持口腔清洁；平时适当多饮水，每天2500～3000ml。康复新液（10ml，漱口10min/次，每日3次）；配制含利多卡因注射液0.5g、维生素 B_{12} 注射液3mg＋0.9%氯化钠溶液500ml的漱口水含漱，每日3～4次，每次含漱3～5min，进食前使用，以减轻口咽疼痛，便于进食。

（2）口干：肿瘤患者接受头颈部放疗时，下颌下腺、腮腺等腺体受到放射线照射后导致上皮细胞唾液分泌减少，可能引起口干。唾液在上消化道的多种功能中发挥重要作用，包括味觉，食物团的形成，促进咀嚼、吞咽和说话，以及润滑口咽和食管黏膜。口干不仅造成患者不适，还可能导致龋齿等并发症，影响食物摄取从而导致营养不良。针对放射性口腔干燥症的营养管理以对症处理手段为主，通过改善口干症状来降低对于营养摄入的影响。目前尚无针对口腔干燥症的有效药物，目前临床干预以对症处理为主，主要处理措施包括：避免摄入蔗糖、碳酸饮料、果汁和含添加剂的饮品；定期啜饮水；避免使用可能加重干燥的药物；使用加湿器等。唾液替代品也是缓解放疗引起的口腔干燥症的最有效措施之一。口腔保湿凝胶是一类可食用的唾液替代品，能够缓解口腔干燥症并改善患者的吞咽能力。

（3）头颈部康复运动：张口困难是头颈部肿瘤患者接受放疗后最常见的晚期并发症之一。张口困难可能造成患者进食难，从而减少营养摄入。因此，张口困难的营养管理的难点在于缓解张口受限程度，降低进食难度。目前张口困难缺乏特异性治疗手段，干预措施以功能训练为主。预防发生严重的、不可逆的挛缩早期干预很重要。通过运动视频播放结合现场讲解方法指导患者进行运动康复，从放疗开始直至放疗结束。包括口腔扩张运动（张口至最大弧度，维持5～10s）、腭关节滑动（腭关节左右滑动，维持5～10s）、叩齿运动（上、下齿相互叩击）、鼓腮运动（鼓气至全口充盈，维持5～10s）、弹舌运动（舌左右上下旋转）、颞颌关节锻炼（双手掌心按摩双侧耳屏前及双侧咬肌）、颈部肌肉锻炼（左右前后旋转头颈）。

三、诊疗效果

通过全程规范化营养支持，该患者顺利完成治疗，在整个治疗期间体重下降较少，总白蛋白，白蛋白，前白蛋白等下降不明显（表4-2-3），未出现Ⅲ级和以上的放射性黏膜炎。

表4-2-3 治疗期间营养指标变化情况

项目	08-15	09-07	09-27	10-08	10-18	11-13	12-12
体重（kg）	68	68	69	70	69	65	65
总白蛋白（g/L）	63.6	66	67.2	64.1	70.4	57.1	60
白蛋白（g/L）	38.3	40.2	40.1	40.8	43.5	36.2	39.4
前白蛋白（g/L）	231.3	228.4	224.7	190.5	183.9	203	170.8

四、总结与反思

在鼻咽癌不同放疗阶段，会有不同的营养相关症状和营养问题，动态地进行营养评估、监测、营养方案的调整及干预对于鼻咽癌放化疗患者的营养筛查评估和干预进行规范化和同质化，值得我们学习。

第三节　一例面部脂肪瘤放化疗后重度口腔黏膜炎患者的营养治疗

一、病史简介

（一）主诉

患者管某，男，49岁。面部脂肪瘤术后2年，复发再程术后化疗后20余天。

（二）现病史

两年前，患者因"发现右面部包块伴渐进性增大7月余"于2021年11月17日在全身麻醉下行"右口颊肿物扩大切除术＋组织筋膜瓣成形术＋腮腺导管改道术"，术后病理提示：右侧口颊脂肪源性肿瘤。4个月前，患者自觉右侧面部肿瘤进行性长大，约鸡蛋大小。2023年4月24日行鼻旁窦CT增强及三维重建示：右侧面部咬肌前方脂肪密度肿块，考虑脂肪瘤可能（大小约5.6cm×1.9cm）。于2023年5月25日在全身麻醉下行右口颊肿物扩大切除＋腮腺导管改道＋邻近皮瓣修复术。术中冷冻病理示：＜右口颊肿物＞冷冻切片中所见以纤维结缔组织为主，可见少许折叠组织，结合病史考虑为脂肪源性病变可能。排除禁忌，于2023年6月27日按计划行复发术后第1周期化疗，方案为：注射用异环磷酰胺2.5g＋多柔比星30mg d1-d3 ivgtt。排除禁忌按计划于2023年7月5日开始行放射治疗，具体为：CTV1 2.2Gy/F；CTV2 2.0Gy/F；CTV3 1.8Gy/F。按计划于2023年7月19日行第二周期化疗，化疗期间同步予以对症护胃、止吐、补液等支持治疗。放疗28次，口腔黏膜多处散在溃疡，疼痛影响经口进食。

（三）既往史

否认高血压、冠心病、糖尿病史，否认输血史，预防接种史不详，无过敏史。

（四）体格检查

体温38.2℃，脉搏98次/分，呼吸19次/分，血压153/93mmHg，NRS2002评分4分，体重48kg，身高160cm，BMI 18.8 kg/m²。

（五）日常生活与饮食习惯

有吸烟史（20年以上、平均20支/日、已戒烟2个月），饮酒史（20年、白酒为主、每天平均半斤、已戒酒2个月），平素喜辛辣油腻食物。

（六）疾病与营养认知

患者及其家属处于焦虑状态，认为患者进食引起疼痛，为避免疼痛可以不进食。

（七）家庭及经济状况

配偶及女均体健，有医保，经济状况尚可。

（八）疾病初步诊断

面部脂肪瘤放、化疗后，口腔黏膜炎。

二、诊疗经过

（一）疾病诊疗

患者按计划于2023年7月19日行第二周期化疗，具体为：注射用异环磷酰胺2.5g＋多柔比星30mg d1-d3 ivgtt q21d。化疗后1周，复查血常规、生化示：化疗后Ⅳ度骨髓抑制，发热，体温最高39.3℃，予以保护性隔离、亚胺培南西司他丁钠抗感染、升白细胞及血小板、人血白蛋白、脂肪乳加强营养支持治疗；肠道菌群失调，予以补充双歧杆菌调节肠道菌群。患者粒细胞缺乏伴发热，严重口腔黏膜炎（CTCAE3级），口腔出血，去甲肾上腺素冰盐水混合利多卡因止血、碳酸氢钠碱化口腔环境，抑制真菌生长，人表皮生长因子外用溶液、云南白药胶囊治疗口腔溃疡；联合氟康唑抗真菌，同时予以镇痛及物理降温，地塞米松磷酸钠注射液5mg治疗。治疗后3d，一般情况可，改抗生素为舒普深3g q8h＋氟康唑0.4g qd，同时纠正营养、改善口腔黏膜炎治疗，患者骨髓抑制较前好转，现患者一般情况较前好转，可进流质饮食，经上级医师查看患者后安排出院。

（二）营养三级诊断

1. 一级诊断——营养筛查　患者入院24h内采用NRS2002进行营养风险筛查，该患者NRS2002评分4分（表4-3-1），有营养风险。

表4-3-1　营养风险筛查表

评估项目	0分	1分	2分	3分	得分
疾病严重程度		恶性肿瘤			1分
营养状态受损			1周的食物摄入量为正常食物需求量的45%	1个月内体重减少14%	3分
年龄	＜70岁				0分
总分					4分

2. 二级诊断——营养评估

（1）使用PG-SGA进行营养不良评估，患者评分为22分（表4-3-2），提示患者为重

度营养不良，急需改善患者症状和营养治疗。

（2）膳食调查：护士采用24h膳食调查法记录其营养摄入情况，经调查分析发现，本例患者几乎不能经口进食。

表4-3-2　营养不良评估表

评估项目	患者情况				得分
A.患者自评	A1（5分） 1个月下降14%； 2周内有下降	A2（1分） 几乎吃不下食物（已建立肠外 营养，目标营养早期未达标）	A3（6分） 无食欲、不想 吃饭、疼痛	A4（3分） 活动很少，一天多数 时间卧床或坐着	15
B.疾病状态	恶性肿瘤				1
C.代谢应激	发热：38.2℃ 1分，（持续时间72h）3分，应用激素（5mg）3分				7
D.肌肉消耗	中度消耗				2
总分					25

3.三级诊断——综合评价

实验室检查：白细胞、中性粒细胞、红细胞、蛋白均低，C反应蛋白、降钙素原高（表4-3-3）。生化、肝肾功能正常。KPS评分80分，心理评分（心理痛苦温度计DT）7分。

表4-3-3　实验室检查

项目	检验结果	结果判断
白细胞	$0.24×10^9/L$	↓
中性粒细胞	$0.09×10^9/L$	↓
红细胞	$3.78×10^{12}/L$	↓
血红蛋白	112g/L	↓
总蛋白	64.6g/L	↓
白蛋白	39.1g/L	↓
前白蛋白	92.6mg/L	↓
C反应蛋白	37.05mg/L	↑
降钙素原	0.60ng/ml	↑

4.营养诊断　重度复杂性营养不良合并重度口腔黏膜炎（CTCAE3级）。

（三）营养治疗

多学科团队会诊，营养师意见：患者一般情况较差，3～7d肠内营养无法满足50%～60%目标需要能量时，应及时启用肠外营养，该患者考虑采用肠外营养为主的营养方案：脂肪乳氨基酸葡萄糖注射液1440ml＋丙氨酰谷氨酰胺50ml＋水溶性维生素1支＋脂溶性维生素1支＋10%氯化钾20ml，输注时间＞12h，密切监测患者血糖、电解质、肝肾功能，根据患者血糖水平调整胰岛素的用量及用法。

药剂师意见：鱼油脂肪乳；考虑到患者具备一定的胃肠功能，后期在多学科讨论后及时逐步增加肠内营养。肠道菌群失调，予以补充双歧杆菌调节肠道菌群。

心理咨询师：对患者进行40min心理咨询。日常护理过程中，护士教会患者及其家属自我护理的技巧，同时鼓励患者表达自我看法和感受，并将家庭照顾者纳入心理支持对象中。

营养专科护士：根据《肠外营养安全性管理中国专家共识》，肠外营养超过10d和（或）输注高渗透浓度（≥900mmol/L）的患者，推荐经中心静脉推进输注，置管路径包括锁骨下静脉、颈内静脉、股静脉和经外周静脉穿刺中心静脉。该例患者选用股静脉。肠外营养实施过程中，一周2次更换导管敷料，必要时增加频次，注意导管固定是否牢固，有无滑脱、扭曲或裂损，注意置管处有无红肿、渗出等炎症表现。动态评估血栓风险，保持静脉导管输液过程中的连续性，输注完毕后用生理盐水冲管。整个过程中，严格无菌技术操作。

肿瘤专科护士意见：患者口腔黏膜炎严重（CTCAE3级），口腔出血，考虑予去甲肾上腺素冰盐水混合利多卡因止血、碳酸氢钠碱化口腔环境，抑制真菌生长，人表皮生长因子外用溶液、云南白药胶囊治疗口腔溃疡。

第一阶段：综合考虑患者的营养状态和心理状态，并拒绝经口进食，多学科讨论后决定患者暂缓肠内营养，主要考虑肠外营养，炎症控制后，逐步过渡到全肠外。能量需要量选择25～30kcal/（kg·d），蛋白质需要量选择1.2～2.0g/（kg·d），患者目标能量为1440kcal/d，目标蛋白质96g/d，患者无明显肝肾功能异常，初步考虑脂肪乳氨基酸葡萄糖注射液1440ml（表4-3-4），选择中心静脉通路输注。

表4-3-4 肠外营养方案

成分	含量（ml）
脂肪乳氨基酸葡萄糖注射液	1440
鱼油脂肪乳	100
丙氨酰谷氨酰胺	100
18AA氨基酸	250
10%葡萄糖	500
50%葡萄糖	160
水溶性维生素	10
脂溶性维生素	10
10%氯化钾	20
10%氯化钠	40

第二阶段：考虑患者胃肠道功能存在，第2天及时与患者及其家属沟通启动肠内营养，安置肠内营养管，肠内营养制剂（肿瘤专用型）联合肠外营养。肠内营养，按体重一日20～25ml约30kcal（/kg·d），鼻胃管给予，应逐渐增加剂量，第1天的速度约为

20ml/h。以后逐日增加20ml/h，最大滴速为100ml/h，通过重力或泵调整输注速度。

第三阶段：第5天逐步过渡到全肠内营养，部分经口，采用自制代金氏管（图4-3-1）跨过口腔溃疡区域进食，部分经鼻胃管，逐步过渡。

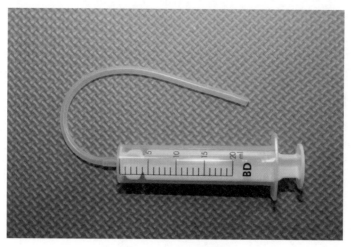

图4-3-1　自制代金氏管

为患者制订居家3＋3营养方案单（表4-3-5）。

表4-3-5　居家3＋3营养模式

早餐	鸡蛋2个＋豆浆粉20g＋麦片25g
10：00加餐	肠内营养乳剂（TPF-T）250ml
午餐	主食50g＋瘦肉50g＋蔬菜150g＋植物油10ml＋盐3g
15：00加餐	肠内营养乳剂（TPF-T）250ml
晚餐	主食50g＋瘦肉50g＋蔬菜150g＋植物油10ml＋盐3g
20：00加餐	肠内营养乳剂（TPF-T）250ml
能量摄入1640kcal/d，蛋白质摄入81g/d	

三、诊疗效果

（一）症状评价

患者疼痛控制较好，口腔溃疡改善（CTCAE1级），可进流质及半流质饮食。

（二）营养指标评价

出院时，患者体重增加0.7kg，PG-SGA分值由入院时的22分减至10分，显著下降。白蛋白上升、血红蛋白上升，白细胞计数和超敏C反应蛋白炎症指标则呈下降趋势（表4-3-6）。患者及其家属对口腔黏膜炎处理、疼痛控制及营养治疗满意。

表4-3-6　营养指标

项目	入院第1天	入院第3天	入院第5天	出院时
前白蛋白（mg/L）	92.6	102.1	157.7	234.4
白蛋白（g/L）	39.1	31.1	38.7	42.1
血红蛋白（g/L）	112	81	87	96
C反应蛋白（mg/L）	37.05	270.63	113.52	38.71

四、总结与反思

（一）病例成效

该例面部脂肪瘤术后复发再程术后放化疗后骨髓抑制患者的营养支持效果较好，提示及时的肠外＋肠内营养对于重度口腔黏膜炎患者营养治疗的必要性。规范多学科处理，5d后黏膜炎好转，1周左右营养状态改善。

（二）病例创新

头颈癌患者在接受放、化疗过程中会出现明显的黏膜炎、疼痛，使得患者极易放弃经口进食。口腔黏膜炎在头颈部肿瘤放化疗患者中发生率较高，及时予以合适的肠内联合肠外营养非常重要。症状导航下的多学科、多维度精准干预及代金氏管技术对于头颈癌放疗合并重度口腔黏膜炎患者的营养改善效果较好。

（三）病例反思

头颈癌放、化疗患者营养影响症状较重，及时有效地控制对于该类患者的营养管理十分重要。放疗长期的影响和症状，以预防为主，预见性重点关注该类人群，避免严重情况发生。该例患者出院时PG-SGA评分仍然为10分，应给予患者详细可执行的居家方案，并实时追踪患者的落实情况。

知 识 拓 展

营养对放射治疗的影响

约有70%的肿瘤患者在肿瘤治疗过程中需放射治疗，但在患者放射治疗过程中和治疗后伴随的多种急性和慢性反应，容易导致患者营养不良，引起治疗中断或延迟；由于治疗过程中体重下降，增加放射治疗摆位误差，影响肿瘤患者生活质量和治疗效果，进而对预后产生不利影响。放射治疗过程中，良好的营养治疗可以帮助放疗患者度过不良反应期、降低放疗引起的毒性反应、改善患者机体状况、降低治疗不良事件的发生。下面是营养对放射治疗主要影响的几个方面。

1.营养对放射治疗精确度的影响　营养不良使患者体重下降、身体轮廓发生变化，可导致患者治疗区域发生变化，发生摆位误差，影响放射治疗精准性，主要包括精确靶区、精确计划、精确实施。

2.营养对放射治疗敏感性的影响　肿瘤患者抗肿瘤过程中长期进食减少和饥饿导致患者体内构成肌肉或器官的结构蛋白分解，长期发展造成体内蛋白质代谢异常和快速肌肉萎缩，形成机体恶病质状态，进而影响机体对放射治疗的敏感性，降低放射治疗的疗效。其机制可能是：①营养支持治疗能够促进肿瘤细胞从静止期进入分裂期，因而使处于染色体复制期的细胞增多，而处于染色体复制期的细胞对放疗的敏感性要高于处于静止期的细胞，从而使患者的辐射敏感性大大提高，促进放射治疗的效果，改善肿瘤患者的预后；②由于乏氧诱导的凋亡和放疗诱导的凋亡基因相同，因此乏氧导致的基因表达变化，可作用于潜能细胞，减少凋亡，从而引起细胞对放射线的抵抗性，营养支持治疗改善了体内血红蛋白、红细胞的营养，增加了组织携带氧及输送氧的能力，从而减少了机体内乏氧细胞的生成，降低了免疫潜能细胞对放射线的抗拒性作用，提高了肿瘤对放射治疗的敏感性。

3.营养对放射治疗疗效的影响　当肿瘤患者长期处于能量和营养缺乏时，对放射治疗的耐受性、依从性会下降。在放射治疗未达到有效肿瘤杀灭剂量时，机体就已发生明显的放射治疗毒性，如出现严重的放射治疗毒性，患者不得不中断或延迟治疗，影响治疗效果，增加患者治疗的并发症和死亡率。大量研究表明，营养状况较好的肿瘤患者对抗肿瘤治疗的副反应较轻，治疗过程中因不能耐受而暂停或中止治疗发生的概率较小，且治疗后无远处转移生存率、无局部复发生存率，中位生存及总体生活质量均明显高于营养不良的肿瘤患者。

4.营养治疗对放射治疗并发症的影响　放射治疗过程中患者通常会发生急性和慢性并发症，这些除了与放射治疗和化疗相关外，还与患者的营养状况及放疗急性毒性反应密切相关。严重营养不良常导致放疗中断，延误治疗，加重病情，增加患者的痛苦和经济负担，同时放疗引起的不良反应（如口腔黏膜炎、口腔干燥、吞咽困难）也加重了营养不良。临床研究发现，体重减轻10kg以上、血清白蛋白＜28g/L的患者，其治疗效果和患者的耐受性明显低于组织学类型和临床分期相同但营养状况良好的患者。

第四节　一例腮腺癌术后复发放化疗联合免疫治疗伴重度呕吐急诊入院患者的营养治疗

一、病史简介

（一）主诉

患者黄某，男，59岁。发现颈部包块1年余，腮腺癌术后颈部淋巴结转移3周期化疗后1月余，乏力、食欲减退1周，严重呕吐，急诊入院。

（二）现病史

患者1年前（2022年9月）无意间发现右侧上颈部包块，喉镜检查提示（2022年9月21日）：舌根左侧局部黏膜粗糙，NBI模式下呈浅褐色改变，活检质软。排除禁忌后，于2022年9月23日在全身麻醉下行右侧腮腺全切＋右侧颈淋巴结清扫术＋面神经解剖术＋右下颌下腺摘除术。术后建议患者行化疗，患者拒绝。2023年5月患者发现右侧下颌近颏下部包块增大，约蚕豆大小，不伴局部红肿、疼痛，未予以处置。患者2023年7月6日行彩超引导下右侧颏下包块穿刺活检，彩超提示右颈Ⅰ区颏下查见大小约24mm×22mm的低回声团块。病理：＜右颈团块＞查见低分化癌，免疫表型支持为鳞癌。排除禁忌后于2023年7月31日、2023年9月1日行第1、2周期化疗，具体用药：氟尿嘧啶1.64g d1-4＋顺铂45mg d1-3＋卡度尼利单抗600mg，q21d。2个周期后复查MRI，疗效评价为PR。于2023年10月9日行第3周期化疗，具体用药：氟尿嘧啶1.64g d1-4＋顺铂45mg d1-3＋卡度尼利单抗600mg。患者者诉乏力、食欲减退，精神差，全身疼痛等不适。

（三）既往史

有乙型肝炎史，有高血压史，否认冠心病、糖尿病史，否认输血史，否认过敏史。

（四）体格检查

体温36.3℃，脉搏83次/分，呼吸19次/分，血压114/76mmHg，NRS2002评分4分，身高160cm，体重43kg。

（五）日常生活与饮食习惯

否认吸烟史，否认饮酒史，平素生活不规律，熬夜多。

（六）疾病与营养认知

患者喜素食，长期肉类摄入不足，认为只要能吃就不用额外补充。与患者访谈后发现，患者认为此前四联止吐药物中奥氮平为精神类药物，拒绝使用。

（七）家庭及经济状况

与独子关系稍差，家庭支持不足。否认家族传染病史、遗传性疾病史、肿瘤史。

（八）初步诊断

腮腺癌，乙型肝炎，高血压。

二、诊疗经过

（一）疾病诊疗

患者急诊入院后，立即给予奥美拉唑40mg、地塞米松5mg、昂丹司琼8mg、钠钾镁钙等止吐、保胃、补液、平衡电解质对症支持处理。5d后患者一般情况尚可，无不适主诉，查体无阳性体征，阶段治疗结束，办理出院。

（二）营养三级诊断

1.一级诊断——营养筛查 护士在患者入院24h内采用NRS2002进行营养风险筛查，该患者NRS2002评分4分（表4-4-1）。

表4-4-1 营养筛查

评估项目	0分	1分	2分	3分	得分
疾病严重程度		恶性肿瘤			1分
营养状态受损				1周的食物摄入量为正常食物需求量的80%，流质饮食为主，呕吐频繁	3分
年龄	＜70岁				0分
总分					4分

2.二级诊断——营养评估

（1）使用PG-SGA进行营养不良评估，患者评分为21分（表4-4-2），提示患者为重度营养不良，急需改善患者症状和营养支持治疗。

（2）膳食调查：采用24h膳食调查法记录营养摄入情况，根据进食情况计算膳食摄入量。患者因张口受限，吞咽疼痛，仅进食极少量流食，未达到肿瘤患者每日所需的目标能量和推荐蛋白质摄入量，存在蛋白质、能量摄入不足，口服营养依从性低。

（3）BMI 16.8kg/m^2，体型消瘦。

表4-4-2 营养评估

评估项目	患者情况				得分
A.患者自评	A1（5分） 1个月下降14%；2周内有下降	A2（4分） 几乎吃不下食物	A3（10分） 无食欲、不想吃饭疼痛，恶心/呕吐	A4（3分） 活动很少，一天多数时间卧床或坐着	17
B.疾病状态	恶性肿瘤				1
C.代谢应激					
D.肌肉消耗	多处部位肌肉消耗				3
总分					21

3.三级诊断——综合评价

（1）实验室检查：结果示患者血红细胞、白蛋白低、血钠稍低（表4-4-3）。

（2）KPS评分80分。

（3）心理痛苦温度计（DT）评分4分。

表4-4-3　检验结果

项目	实验室检查	结果判断
白细胞	$9.71\times10^9/L$	
中性粒细胞	$5.96\times10^9/L$	
红细胞	$3.24\times10^{12}/L$	↓
血红蛋白	112g/L	↓
总蛋白	54.7g/L	↓
白蛋白	27.7g/L	↓
前白蛋白	90.7mg/L	↓
C反应蛋白	8.20mg/L	↑
钠	135.6mmol/L	↓
镁	0.69 mmol/L	

4.营养诊断　NRS2002评分4分，存在营养风险。PG-SGA营养评估量表评为C级，综合诊断为复杂性重度营养不良。

（三）营养治疗

1.第一阶段　营养科会诊，考虑患者营养状态较差，立即予肠外营养。①患者全天需要能量约1600kcal，蛋白质约80g；②经中心静脉行肠外营养支持方案满足80%能量需求：脂肪乳氨基酸葡萄糖1026ml＋鱼油脂肪乳100ml＋水溶性维生素1支＋脂溶性维生素1支＋10%氯化钾注射液10ml＋10%氯化钠注射液30ml qd，18AA氨基酸250ml qd，10%葡萄糖500ml＋50%葡萄糖40ml＋胰岛素14U＋10%氯化钾10ml qd，输注时间不低于10h；③密切监测患者血糖、电解质、肝肾功能及胃肠道耐受性，根据患者血糖水平调整胰岛素用量及用法。

2.第二阶段　考虑本例患者具备一定胃肠道功能，在第2天开始启动肠内联合肠外营养支持。①肠内营养：多次少量口服清流食，口服肠内营养制剂TP 30g，兑温水100ml，tid；②少量滋养性婴儿米粉，胃肠道滋养，无不适，逐步过渡到肉菜粥、蒸蛋；③若患者肠内营养增加，可逐渐减少肠外营养。每天跟踪胃肠道及大小便情况。

依从性干预方案：深入了解患者的饮食习惯及药物依从性的原因，认为素食更长寿更健康，认为奥氮平止吐药是治疗精神病药物。主管护士向患者解释素食的缺陷，长期素食可引起人体抵抗力、免疫力差、肌肉质量下降，对治疗的耐受性更差；同时说明止吐药物的作用机制，患者表示理解。此外，患者表示化疗后味觉变化，进食时口腔有金属味，建议患者使用多味吸管，改变食物的味道。患者依从性改善。

3.第三阶段　患者能进流质饮食后，为患者制订床旁营养方案见表4-4-4，责任护士每日交接班监督落实并签字记录。目标营养量（能量/蛋白）1400～1700kcal/（80～110）g。

表4-4-4　肠内营养计划

营养时间	三餐饮食	月	日	月	日	月	日	月	日	月	日
7：30～8：00	鸡蛋1个＋杂粮粥50g＋牛奶1盒										
9：30～10：00	肠内营养制剂TP 30g＋温水100ml										
12：30～13：00	杂粮饭100g＋瘦肉100g＋蔬菜100g										
15：00～16：00	肠内营养制剂TP 30g＋温水100ml										
18：00～18：30	杂粮饭100g＋瘦肉100g＋蔬菜100g										
21：00～21：30	肠内营养制剂TP 30g＋温水100ml										
水果100g											
症状（腹胀、呕吐、腹泻、腹痛、食欲减退等）											
睡眠情况											
心理状况											
运动（走路、抗阻运动）											
营养达标率（%）											
如有腹胀等消化不良，可在三餐前服用多酶片3片											

三、诊疗效果

（一）症状评价

患者呕吐4h内控制较好，精神状态较前改善，进食量增加。

（二）营养指标评价

出院时，患者体重增加1 kg，PG-SGA分值由入院时的21分减至8分，显著下降。白蛋白上升、血红蛋白上升，超C反应蛋白炎症指标则呈下降趋势（表4-4-5）。患者及其家属对呕吐处理及营养指导满意。

表4-4-5　营养指标

项目	入院第1天	入院第5天	入院第7天	出院时
前白蛋白（mg/L）	160.7	137.1	183.9	212.1
白蛋白（g/L）	27.7	36.5	38.3	40.5
血红蛋白（g/L）	112	115	118	120
C反应蛋白（mg/L）	8.2	32.9	67.45	16.13

四、总结与反思

（一）病例成效

重度呕吐急诊患者，第一时间给予规范处理，患者症状得以控制，营养状况得以纠正，患者依从性得以提升。20d后再次返院继续进行积极的抗肿瘤治疗，并顺利完成。

（二）病例创新

通过心理咨询师采用动机性访谈，了解患者行为本后真实的原因，进行针对性的指导，改变患者的饮食行为，提高口服止吐药物的依从性。多味吸管的使用让单一的味道多样化，改善化疗味觉异常患者进食感受，增强患者对于口服营养的依从性。

（三）病例反思

使用高致吐化疗药物的患者，关注患者止吐方案的落实及呕吐的情况是有效保证患者营养的重要策略。针对奥氮平有误解服药依从性差的患者，在临床实践过程中应及时向患者及其家属解释其止吐机制，落实CINV的标准用药及管理。此外，对头颈癌放化疗患者的营养管理可重点关注患者出现的营养影响症状、进食行为及治疗依从性的情况，及早启动相关营养管理措施。

知识拓展

化疗药物相关性呕吐方案（CINV）对肿瘤患者营养的影响

化疗既可以通过抗肿瘤作用从根本上改善肿瘤患者的营养不良，又可能因其不良反应引起或加重患者的营养不良。化疗药物可以直接影响新陈代谢，或引起恶心、呕吐、腹泻、口腔炎、味觉改变、胃肠道黏膜损伤、食欲减退及厌食而间接影响营养物质的摄入，在肿瘤代谢异常的基础上进一步加重机体营养不良。

营养不良会降低患者对化疗的耐受程度，影响生活质量、治疗效果及预后。一方面，营养不良影响中性粒细胞的水平。使化疗药物导致的白细胞下降更为明显，甚至导致无法完成化疗计划，从而影响抗肿瘤治疗效果；另一方面，营养不良时，血浆蛋白水平降低，化疗药物的吸收、分布、代谢及排泄出现故障，明显影响化疗药物的药代动力学，化疗药物的不良反应增加，机体对化疗的耐受能力降低，化疗效果显著降低。恶心和呕吐是恶性肿瘤患者临床常见的症状之一。恶心是一种特殊的主观感受，为内脏不适感，表现为胃部不适和胀满感，常为呕吐的前奏，并伴有头晕、心动过速和流涎增多等迷走神经兴奋症状；呕吐是一种胃的反射性强力收缩，通过胃、食管、口腔、膈肌和腹肌等部位的协同作用，迫使胃内容物由胃、食管经口腔急速排出体外。

化疗相关恶性呕吐（CINV）应以预防为主，在肿瘤相关治疗开始前，充分评估呕吐发生风险，制订个体化的防治方案。高度催吐性化疗方案所致呕吐的预防：推荐在化疗前采用三药方案，包括5-HT$_3$受体拮抗剂、地塞米松和NK-1受体拮抗剂。中度催吐性化疗方案所致呕吐的预防：建议使用单一止吐药物，例如地塞米松、5-HT$_3$受体拮抗剂或多巴胺受体拮抗剂（如甲氧氯普胺）预防呕吐。轻微催吐性化疗方案所致恶心呕吐的预防：对于无恶心和呕吐史的患者，不必在化疗前常规给予止吐药物。尽管恶心和呕吐在该类药物治疗中并不常见，但如果患者发生呕吐，后续化疗前仍建议给予高一个级别的止吐治疗方案。多日化疗所致恶心呕吐的预防：5-HT$_3$受体拮抗剂联合地塞米松是预防多日CINV的标准治疗，通常在化疗期间每日使用第一代5-HT$_3$受体拮抗剂及地塞米松，后者应继续使用至化疗结束后2～3d。

常见成人静脉抗肿瘤药物致吐风险分级

致吐风险等级	药物
高致吐风险（＞90%）	AC联合方案：所有含蒽环类和环磷酰胺的化疗方案，卡铂AUC4，顺铂、环磷酰胺1500mg/m^2
中致吐风险（30%～90%）	伊立替康/伊立替康脂质体、洛铂、奈达铂、奥沙利铂
低致吐风险（10%～30%）	多西他赛、依托泊苷、5-氟尿嘧啶、吉西他滨、紫杉醇、白蛋白结合型紫杉醇、培美曲塞
轻微致吐（＜10%）	博来霉素、长春碱、长春新碱/长春新碱脂质体、长春瑞滨

第五节　一例鼻咽恶性肿瘤伴放射性黏膜炎患者的营养治疗

一、病史简介

（一）主诉

患者格某，男，45岁。发现右侧颈部淋巴结肿大1年余，鼻咽非角化型分化性癌（T3N3Mx Ⅳa期）5个周期化疗联合免疫治疗后放疗中。

（二）现病史

患者1年前（2022年8月）无明显诱因出现右侧颈淋巴结肿大，伴回吸性涕血、双眼视力下降。遂于当地医院就诊未好转。2023年8月22日于西藏某肿瘤医院就诊，行彩超下左颈淋巴结穿刺活检，回示考虑恶性肿瘤。2023年8月29日患者就诊后行相关检查，明确分期为鼻咽非角化性癌（T3N3Mx Ⅳa期）；患者放、化疗综合治疗指征明确，遂排除相关禁忌后，分别于2023年8月30日、2023年9月21日、2023年10月13日行第1～3周期化疗，具体为：紫杉醇210mg ivgtt d1 ＋ 奈达铂 120mg ivgtt d1，q3W，联合卡瑞利珠单抗200mg ivgtt q3W。于2023年11月6日行同步化疗，具体用药：奈达铂120mg ivgtt化疗方案。2023年11月27日行第5周期化疗，予以具体用药：白蛋白紫杉醇0.4g ivgtt d1 ＋ 奈达铂 120mg ivgtt化疗方案。2023年10月26日开始行头颈部图像引导、IMRT放疗，目前累计放疗27次。近日患者感放疗后咽部疼痛，口腔溃疡，进食困难，已进流食1周，现患者为求下一步治疗入院。自上次出院以来，患者饮食差，精神状态一般，体力情况良好，睡眠情况良好，体重近1周下降3kg，大小便正常。

（三）既往史

青霉素、布洛芬过敏。

（四）体格检查

体温36.1℃，脉搏79次/分，呼吸20次/分，血压112/78mmHg，NRS评分2分，身高163cm，体重70kg，BMI 26.3kg/m²。

（五）日常生活与饮食习惯

生于原籍，久居西藏，喜食糌粑、牛肉、甜食、奶茶等奶制品，否认吸烟史，否认饮酒史。

（六）疾病与营养认知

患者及其家属均认为结合自身肿瘤、体重超重原因，要规律清淡饮食，减少饮食以减少肥胖发生。

（七）家庭及经济状况

育有1男1女，子女及配偶体健，患者及其配偶均为公务员，即将退休，有商业保险，无经济压力。

（八）疾病初步诊断

鼻咽非角化性癌（T3N3Mx Ⅳa期），放射性口腔炎。

二、诊疗经过

（一）营养三级诊断

1.一级诊断——营养筛查 护士在患者入院24h内采用NRS2002对患者进行营养风险筛查，该患者NRS2002评分3分（表4-5-1），有营养风险。

表4-5-1 患者营养风险筛查

评估项目	0分	1分	2分	3分	得分
疾病严重程度		恶性肿瘤；糖尿病			1分
营养状态受损			1周的食物摄入量约为正常食物需求量的1/3		2分
年龄	＜70岁				0分
总分					3分

2.二级诊断——营养评估

（1）使用PG-SGA进行营养不良评估，患者评分为14分（表4-5-2），提示患者为重

度营养不良，需急切改善患者症状给予营养支持治疗。

表4-5-2 营养不良评估

评估项目	患者情况				得分
A.体重	A1（3分） 1个月下降4.1%；2周内有下降	A2（3分） 与正常饮食相比上个月饭量小于平常；现在进食流食	A3（7分） 口腔溃疡；吞咽障碍；疼痛	A4（0分） 正常活动，无受限	13
B.疾病状态	恶性肿瘤				1
C.代谢应激					
D.肌肉消耗					
总分					14

（2）膳食调查：采用24h膳食调查法记录营养摄入情况，根据进食情况计算膳食摄入量。该患者每日600ml清稀饭，250ml纯牛奶，蛋白粉3勺，经计算及分析，本例患者每日经口膳食摄入量约为600kcal，每日蛋白质摄入量约为40g，能量达标率不足1/3，蛋白质占需要量的38%，未达到肿瘤放疗患者每日所需的目标能量和推荐蛋白质摄入量，存在蛋白质、能量摄入不足。

（3）能量需求估算：按照《肿瘤放射治疗患者的营养治疗指南》，重度营养不良的患者能量需要量可以选择25～30kcal/（kg·d），而蛋白质需要量推荐选择1.5～2.0g/（kg·d），因此该患者目标能量为1750～2100kcal/d，目标蛋白质为105～140g/d。

3.三级诊断——综合评价

（1）病史采集：现病史中该患者持续放疗中，胃肠道功能完好，但放射性口腔黏膜炎3级导致功能性吞咽障碍，卡氏体力状况评分为90分，能进行正常活动。

（2）实验室检查：血红蛋白、白蛋白、前白蛋白、肌酐、淋巴细胞数目低，C反应蛋白高（表4-5-3）。

表4-5-3 实验室检查

项目	检验结果	结果判断
白细胞计数	5.75×10^9/L	
中性粒细胞数目	0.72×10^9/L	↓
红细胞计数	2.18×10^{12}/L	↓
血红蛋白	106g/L	↓
总蛋白	60g/L	↓
白蛋白	33.7g/L	↓
前白蛋白	170mg/L	↓
淋巴细胞数目	0.27×10^9/L	↓
肌酐	49μmol/L	↓
C反应蛋白	7.0mg/L	↑

（3）影像学检查

1）全腹增强CT：①膀胱内高密度影；②左侧肾上腺体部低密度灶，腺瘤?囊肿?③轻度脂肪肝。

2）鼻咽颈部MRI增强（带膜）：①鼻咽双侧壁及顶后壁软组织占位，累及腭帆张提肌及头长肌，向前与鼻中隔分界不清，斜坡不均强化，请随诊。②双侧咽后间隙、颈部多发增大淋巴结，部分融合，多系转移。

4.营养诊断　复杂性重度营养不良。

（二）营养治疗

1.管饲肠内营养到部分肠外营养，再到完全经口进食

（1）第一阶段：第1～8天，肠内营养。考虑本例患者具备胃肠道功能，是功能性吞咽困难导致的重度营养不良，优先选择肠内营养，并暂停放射治疗，待PG-SGA评分降到9分以下再行放疗。本例患者每日经口膳食摄入量为500kcal，能量达标率为28%，根据《抗肿瘤治疗引起急性口腔黏膜炎的诊断和防治专家共识》及肠内营养"四阶梯原则"（口服、经鼻置管、经皮内镜下胃/空肠造瘘术、外科手术下胃/空肠造瘘），当经口饮食不能达到营养目标时应选择持续或间歇管饲肠内营养，鉴于患者口腔黏膜炎、胃肠功能完好的情况，与营养师及患者沟通后，患者选择在胃镜下安置鼻饲管，结合《中国居民膳食营养素参考摄入量第1部分：宏量营养素》推荐糖类摄入量占总能量的50%～65%，脂肪摄入量占总能量的20%～30%，具体肠内营养计划见表4-5-4。第7天患者PG-SGA评分降到9分以下，口腔黏膜炎2级，继续行放射治疗。

表4-5-4　肠内营养计划

时间	食物
全天食物用量	大米150g，瘦肉250g，蔬菜300g，牛奶1盒，植物油20g，盐6g，用破壁机制成匀浆膳管喂
7：00～8：00	匀浆膳1/3＋肠内营养乳剂（TPF-T）100ml＋蛋白粉1勺
9：30～10：30	肠内营养乳剂（TPF-T）100ml
12：00～12：30	匀浆膳1/3＋肠内营养乳剂（TPF-T）100ml＋蛋白粉1勺
15：00～16：00	肠内营养乳剂（TPF-T）100ml
18：00～19：00	匀浆膳1/3＋肠内营养乳剂（TPF-T）100ml＋蛋白粉1勺

（2）第二阶段：第9～14天，部分肠外营养（拔除鼻饲管、经口营养＋肠外营养支持）。患者放疗周期结束，咽部疼痛及口腔黏膜炎较前减轻，根据五阶梯营养治疗结合肠内营养"四阶梯原则"。该患者目前宜采用口腔营养联合肠外营养支持，如耐受可逐渐增加口腔营养至需要量，去除肠外营养；如不能耐受返回全肠内营养支持（置鼻饲管）。具体营养计划如下：肠内，肠内营养乳剂（TPF-T）500ml，qd；牛奶250ml，tid；经中心静脉行肠外营养支持方案如下：力卡文1206ml＋丙氨酰谷氨酰胺注射液100ml＋鱼油脂肪乳100ml＋水溶性维生素1支＋脂溶性维生素1支＋10%氯化钾注射液15ml＋10%氯化钠注射液30ml；输注时长：不低于12h。密切监测患者血糖、电解质、肝肾功

能、血脂、心功能及胃肠道耐受性。

（3）第三阶段：第15～18天，完全经口进食（口服）。患者口腔黏膜炎1级，逐渐过渡到全肠内营养，停止肠外营养液，口服匀浆膳及蛋白粉、肠内营养乳剂（TPF-T），口腔黏膜炎好转后，再逐渐过渡到正常饮食。

2.运动疗法　在营养治疗的同时进行运动指导。中国恶性肿瘤患者运动治疗专家共识建议，指导患者在有氧运动基础上加抗阻运动，增加肌力、提高体力体能、增强免疫力。

3.加强口腔护理　进餐后，立即行口腔清洁，使用小型、软毛牙刷，刺激性小的牙膏；出血超过2min，指导患者不要使用牙刷，而是使用口腔冲洗；每日3次用盐水漱口、康复新液含漱，放疗前使用黏膜保护剂口腔凝胶（益普舒）和康复新液，益普舒可快速形成一层保护膜，覆盖溃疡表面，减少溃疡面的刺激，促进愈合，还有明显镇痛效果；每天进行口腔功能锻炼，包括鼓腮、下颌关节等处的肌肉锻炼，防止张口受限。

4.疼痛管理　运用三阶梯镇痛原则，芬太尼透皮贴剂外用，2%利多卡因含漱，积极解决口腔及咽部疼痛，改善患者因为疼痛导致的进食心理阴影，提升患者的生活质量。

5.延续营养管理　通过电话随访患者出院后营养情况。患者进食量增加，口腔黏膜炎明显减轻，居家营养方案依从性好。

（三）疾病治疗

第19天，患者住院化疗治疗周期结束，咽部疼痛及口腔黏膜炎较前明显减轻，饮食规律，口服能量摄入达需要量80%，患者遵医嘱出院，回家疗养，营养及疼痛门诊随访，定期复查电解质、肝肾功能。

三、诊疗效果

（一）症状评价

患者进食困难得以解决，摄入能量及蛋白达标。

（二）营养指标评价

出院时，患者PG-SGA分值由入院时的14分减至6分，显著下降。而体重未继续下降，腿围未减少；血红蛋白、血小板、白蛋白、总蛋白、肌酐有所上升（表4-5-5）。患者及其家属对营养治疗满意。

表4-5-5　营养指标

项目	入院第1天	入院第4天	入院第10天	入院第16天
前白蛋白（mg/L）	170	180	205	200
白蛋白（g/L）	33.7	36	40.5	39
血红蛋白（g/L）	106	109	113	109
肌酐（mg/L）	49	58.1	63	60

四、总结与反思

（一）病例成效

"肠内营养制剂管饲法逐步过渡到完全经口进食"解决鼻咽恶性肿瘤放疗后放射性黏膜炎伴糖尿病的营养问题效果可行，满足鼻咽恶性肿瘤放疗后放射性黏膜炎急性期及恢复期营养要求，提示可在临床增加样本量继续加以研究。

（二）病例创新

放、化疗联合治疗鼻咽癌是临床主要的治疗方法，放疗可能会导致严重的并发症，如放射性口腔黏膜炎、疼痛、张口受限等，影响喂养，导致营养摄入不足、水和电解质失衡。如不进行有效的营养管理，将影响治疗的进程。

（三）病例反思

规范化的营养管理有利于改善鼻咽恶性肿瘤放疗后放射性黏膜炎的营养状况。且营养管理的同时需做好口腔黏膜炎护理、疼痛管理和运动指导，以及部分民族饮食习惯的改变，提升患者的身心健康水平，营养问题才能得到根本解决。另外鼻饲管主要适用于短期喂养的患者，一般短于4周，超过4周可考虑经皮内镜下胃造瘘或空肠造瘘术。

第六节　一例食管癌放疗患者的全程营养管理

一、病史简介

（一）主诉

患者扈某，男，60岁。食管胸上段鳞癌根治性放化疗后1年余，肩背部疼痛约4个月，确诊骨转移6d。

（二）现病史

1年前患者因吞咽疼痛就诊于某三甲综合医院，确诊为食管癌早期，于2021年3月8日开始行食管根治性放化疗，共计放疗28次，化疗4个周期后于2021年9月26日行"胸腹腔镜下三切口食管癌根治术、喉返神经探查术、胸导管结扎术"，术后行帕博利珠单抗维持治疗。

（三）既往史

否认肝炎、冠心病、高血压及糖尿病史，无输血史。

（四）体格检查

体温36.4℃，脉搏84次/分，呼吸20次/分，血压116/75mmHg，NRS2002评分4

分，PG-SGA评分10分，心理痛苦温度计DT评分3分，身高165cm，体重49kg，BMI 17.9kg/m^2。

（五）日常生活与饮食习惯

患者饮酒30余年，白酒100g/d，近两年偶有饮酒；平素生活不规律。

（六）疾病与营养认知

患者及其家属均为高知人员，但患者治疗期间副反应较重，家属过度迁就患者，营养摄入严重不足。

（七）家庭及经济状况

患者及家属稳定就业，家庭经济状况尚可。

（八）疾病初步诊断

食管鳞癌。

二、诊疗经过

（一）营养三级诊断

1.一级诊断——营养筛查　护士在患者入院24h内采用NRS2002对患者进行营养风险筛查，该患者NRS2002评分4分（表4-6-1），有营养风险。

表4-6-1　营养风险筛查

评估项目	0分	1分	2分	3分	得分
疾病严重程度		恶性肿瘤			1分
营养状态受损			1周的食物摄入量为正常食物需求量的45%	1个月内体重减少12% BMI: 17.9kg/m^2	3分
年龄	＜70岁				0分
总分					4分

2.二级诊断——营养评估　使用PG-SGA进行营养不良评估，患者评分为17分（表4-6-2），提示患者为重度营养不良，需改善患者症状和给予营养支持治疗。

3.三级诊断——综合评价

（1）膳食调查：采用简明膳食量表评分1分。一日三餐清流食摄入能量＜300kcal，蛋白＜15g，未达到肿瘤患者每日所需的目标能量和推荐蛋白质摄入量，存在蛋白质、能量摄入不足。

（2）人体成分分析：患者BMI为17.9kg/m^2，人体成分分析得分70分，提示骨骼肌不足。

表4-6-2　营养不良评估

评估项目	患者情况				得分
A.患者自评	A1（5分） 1个月下降12%；2周内有 下降	A2（3分） 流食	A3（5分） 疼痛、吞咽 障碍	A4（1分） 与正常活动相比稍差，但能正 常活动	14
B.疾病状态		恶性肿瘤			1
C.代谢应激					
D.肌肉消耗		中度肌肉消耗			2
总分					17

（3）实验室检查：基本正常。

（4）影像学检查：第三腰椎骨骼肌面积93cm^2，SMI为34.16cm^2/m^2，骨骼肌不足。

（5）内镜检查：食管吻合口狭窄。

4.营养诊断　复杂性重度营养不良。

（二）营养治疗

1.营养通路选择（表4-6-3）

表4-6-3　营养通路的选择

入院次数	营养通路	营养通路选择原因
第1次入院	空肠营养管	胸腹腔镜下三切口食管癌根治术后，胃大部切除，食管与残留胃吻合
第2次入院	空肠营养管	胸腹腔镜下三切口食管癌根治术后，胃大部切除，食管与残留胃吻合
第3次入院	胃管	院外换管
第4次入院	空肠造瘘	胃管不耐受，营养状态极差，需要长期营养支持

2.营养干预方案制订

（1）干预前患者饮食24h膳食调查：简明膳食量表评分1分，一日三餐清流食摄入能量＜300kcal，蛋白＜15g。

（2）目标摄入量计算：每日所需热量=体重（kg）×（25～30）kcal（kg·d）=50×30=1500kcal/d。蛋白质=理想体重×（1.2～1.5)/(kg·d）=60～75g/d。

方案一：安置空肠营养管前营养方案（表4-6-4）

表4-6-4　第一次营养支持治疗方案

营养途径	营养制剂	能量（kcal）	蛋白质（g）
肠内营养	肠内营养乳剂200ml bid	520	22
肠外营养	脂肪乳氨基酸（17）葡萄糖（11%）注射液1440ml	1000	33.75
合计		1520	55.75

方案二：安置空肠营养管后，制订营养方案（表4-6-5）

表4-6-5　第二次营养支持治疗方案

营养时间	营养素	能量（kcal）	蛋白质（g）
07：30～08：00	鸡蛋1个＋牛奶1盒＋馒头半个	330	17
09：30～10：00	营养粉1勺＋米粉2勺＋蛋白粉5g，兑温水200ml	140	6
12：00～12：30	主食50g＋瘦肉50g＋豆腐100g＋蔬菜150g＋植物油5g＋食盐3g	431	20
15：30～16：00	营养粉1勺＋米粉2勺＋蛋白粉10g，兑温水200ml	150	11
18：00～18：30	主食50g＋瘦肉50g＋蔬菜150g＋植物油5g＋食盐3g	351	14
21：00～21：30	营养粉1勺＋米粉4勺＋蛋白粉5g，兑温水200ml	160	7
总量		1562	75

方案三：间歇期按计划给予营养支持，体重较前增加，第二次入院时因院外自行更换营养支持途径为胃管，感胀痛不适，摄入量减少，第三次调整营养支持方案为胃肠内肠外营养支持（表4-6-6）。

表4-6-6　第三次营养支持治疗方案

营养途径	营养制剂	能量（kcal）	蛋白质（g）
肠内营养	肠内营养粉剂5勺/次，tid	630	22.5
	肠内营养乳剂200ml，bid	520	22
肠外营养	复方氨基酸注射液（18AA-Ⅱ）250ml	87.5	21.2
	20%脂肪乳注射液250ml	488	
合计		1725.5	65.7

方案四：第三次入院，患者述胃部胀痛难忍，无法耐受胃内管喂，邀请营养科会诊后进行第四次营养方案调整（表4-6-7）。

表4-6-7　第四次营养支持治疗方案

营养途径	营养制剂	能量（kcal）	蛋白质（g）
肠外营养	10%葡萄糖500ml	170	
	脂肪乳氨基酸（17）葡萄糖（11%）注射液1440ml＋水溶性维生素1支＋脂溶性维生素1支＋10%氯化钾注射液20ml＋10%氯化钠注射液30ml＋丙氨酰谷氨酰胺10g	1040	43.75
	复方氨基酸注射液（18AA-Ⅱ）250ml	87.5	21.2
合计		1297.5	64.95

方案五：患者仍述不耐受胃管，5月26日于胃肠外科行空肠造瘘，患者因空肠造瘘术

后预计1周内难以经口进食达到目标需要量，故术后能量蛋白质及液体量逐步增加至目标量，术后1周患者从低浓度、慢速度、小剂量逐步经空肠造瘘口管饲，患者仍述管喂后腹胀不适，管喂量较少，能量及蛋白质不能满足机体需要量，营养会诊方案（表4-6-8）。

表4-6-8　第五次营养支持治疗方案

营养途径	营养制剂	能量（kcal）	蛋白质（g）
肠内营养	管喂肠内营养制剂（TP）-MCT200ml	200	10
肠外营养	10%葡萄糖500ml＋50%葡萄糖60ml	290	
	全合一1026ml＋丙氨酰谷氨酰胺注射液100ml＋10%鱼油脂肪乳100ml＋水溶性维生素1支＋脂溶性维生素·1支＋多种微量元素1支＋10%氯化钾注射液20ml＋10%氯化钠注射液30ml	1040	34
	复方氨基酸注射液（18AA-Ⅱ）250ml	87.5	21.2
合计		1617.5	65.2

方案六：患者腹胀症状较前无明显改善，调整营养方案，加用中药隔山消消饱胀营养方案（表4-6-9）。

表4-6-9　第六次营养支持治疗方案

营养时间	营养途径	营养素	能量（kcal）	蛋白质（g）
07：30～17：30	肠内	肠内营养制剂500ml肠内泵入	750	28
17：30～20：30		乳清蛋白粉30g，兑温水150ml重力滴注	120	24
		隔山消（中药：用于消饱胀）		
全天	肠外	全合一1026ml	900	34
		蔗糖铁		
合计		总量	1770	86

经上述对症处理后，患者病情进展，于2023年6月9日自动带空肠造瘘管出院。

3.疼痛护理

（1）建立患者疼痛评估记录单，患者自觉疼痛＞6分时，遵医嘱给予干预。本案例患者属重度疼痛遵医嘱及时调整镇痛药剂量（表4-6-10）。

表4-6-10　疼痛控制过程

日期	3月7日	3月8日	3月20日	4月14日	5月16日	5月19～26日	5月30日	6月2日
用药	奥施康定	奥施康定	奥施康定	硫酸吗啡缓释片	硫酸吗啡缓释片	吗啡注射液	镇痛泵	芬太尼
剂量	10mg	20mg	30mg	30mg	150mg	10mg	总量200ml	8.4mg
时间	12h	12h	12h	12h	12h	sos	泵入	72h
途径	po	po	po	po	po	ih	iv	贴于胸壁

（2）心理护理：指导患者放松心情，转移注意力。

（3）给予舒适体位，减轻患肢制动痛苦。

（4）松弛疗法：指导患者进行松弛想象训练，放松全身肌肉。

4.腹胀护理措施

（1）遵医嘱灌肠：灌肠后自解黄色软便100g。口服或管饲西甲硅油0.08g, tid；胰酶肠溶胶囊0.45g, tid；双歧杆菌210mg, bid等促进胃肠蠕动。药物饲入时应与肠内营养隔开，以避免两者之间的相互作用导致管道阻塞，或改变药物的吸收速度和起效时间。给药前后用15 ml温水冲洗导管，并等待30 ～ 60 min后重新启动肠内营养。

（2）腹部按摩：顺时针按摩腹部每次20min，每日2 ～ 3次，以增强胃肠蠕动，促进排气、排便，减轻腹胀。

（3）嘱其家属在制作匀浆膳：避免加入可加剧肠胃胀气的食物，如豆类、洋葱、胡萝卜、香蕉、芹菜等，管喂后保持坐位或半卧位1 ～ 2h，避免食物反流。

（4）有氧抗阻运动：每日坚持有氧抗阻运动，每日2次，每次15 ～ 20min。

5.潜在并发症预防措施

（1）预防放射性食管炎：选择营养丰富、易消化的食物，可采用煮、炖、烧的烹饪方法。避免带骨、坚硬、辛辣，嘱按食谱进食。

（2）食管瘘的预防与观察：若突发进食呛咳、胸背疼痛或原有疼痛加重，请及时告知医护人员。

（3）预防放射性肺炎：注意保暖，避免感冒；每次接受照射时，保持稳定的呼吸频率及深度；坚持进行呼吸功能锻炼，如深呼吸、缩唇呼吸、吹气球（每次3 ～ 5min，每日3次）；出现发热、咳嗽、气短，请及时告知医师。

（4）预防血栓形成：鼓励患者每日坚持下床活动或进行踝泵运动，早、中、晚各1次，每次至少30min；睡前温水泡足15 ～ 20min。

（5）预防感染：注意造瘘口周围皮肤有无红肿、出血、糜烂、分泌物，每日或隔日予造瘘口换药，用Y形纱布块外贴，3M胶布固定，外露导管U形固定在腹壁上，防止牵拉引起不适或疼痛；外固定装置应与皮肤保持间距0.5 cm，可避免内外固定装置间张力过大，以减少缺血的风险、坏死、感染和固定器植入综合征（buried bumper syndrome，BBS，又称"包埋综合征"）的发生。

（三）疾病治疗

患者第四次入院后病情、营养状况差，2023年6月29日会诊转科后自动出院。

三、诊疗效果

（一）症状评价

患者疼痛及腹胀情况得到改善，空肠造瘘管维持营养支持。

（二）营养指标评价

出院时，患者营养指标基本趋于稳定（表4-6-11，图4-6-1，表4-6-12），患者和家属对疼痛及营养治疗满意，但患者病情较晚，出院后仍继续姑息治疗。

表4-6-11　营养指标变化

时间	体重（kg）	白蛋白（g）	总蛋白（g）	前白蛋白（g）	血红蛋白（g/L）
3月15日	49	36.2	61.3	229	132
3月22日	52	37.5	64.1	254.5	137
4月14日	50	36.5	62.9	213.6	132
4月23日	50	37.9	63.5	289.6	143
5月17日	50	38.1	66.3	171.6	129
5月23日	48	35.4	61.6	192.2	141
5月29日	48	38.3	69.4	207.3	151
5月31日	48	32	59.4	150.6	138
6月19日	45	32.8	62.1	162.6	124
6月24日	46.5	28.6	55.9	96.8	114
6月29日	48	26.2	53.8	92.8	113

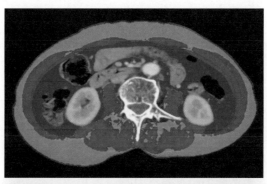
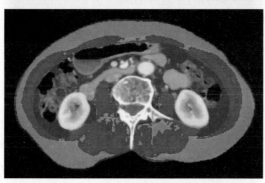

图4-6-1　CT L$_3$骨骼肌和脂肪变化

表 4-6-12　CT L_3 骨骼肌和脂肪变化

时间	肌肉（cm^2）	皮下→脂肪组织（cm^2）	内脏脂肪组织（cm^2）	肌肉间脂肪组织（cm^2）
6月	95	83	36	10
3月	96	90	63	11

四、总结与反思

（一）病例成效

全程规范化营养支持能给患者放、化疗带来获益，提高治疗前营养储备，可减少患者放、化疗的并发症发生且体重维持良好，减少患者体重下降率，加速患者康复。

（二）病例创新

放疗科的肿瘤患者因治疗方案为多周期治疗，患者有反复入院的特点，患者治疗间歇期营养缺乏专人监督，间歇期规范化的营养管理是患者顺利开始和完成下一周期抗肿瘤治疗的重要保障，本案例基于患者全治疗周期包括住院期间-门诊放疗-治疗间歇期管理-出院后常规随访和营养监测全过程进行全程营养管理，为每一位患者建立营养档案，专人负责患者的营养筛查-评估-诊断-干预-调整-检测，以保障患者顺利完成所有的抗肿瘤治疗，降低不良反应，提高患者生活质量和生存预后，可为食管癌患者放疗期间的全程营养管理及其他疾病的全程营养管理提供参考。

肌肉状态是评估患者营养状态的重要指标之一，第三腰椎的CT被认为是评估患者肌肉质量的金标准，本案例利用自主研发的基于CT影像资料的骨骼肌智能分割系统，评估患者肌肉质量，有助于及时精准地对患者实施营养干预和运动干预，有效改善患者的营养状况。

（三）病例反思

规范化的全程营养管理有利于改善患者的营养状况。但营养管理的同时需做好其他症状的观察和治疗，提升患者的身心健康水平，营养问题才能得到根本解决。在全程营养管理中强调整个抗肿瘤期间的全程营养管理，但是如何真正做好居家期间营养管理，值得进一步探索，并且在患者体重维持的情况下，营养指标监测除了包括实验室指标外，是否需要关注其他营养指标，仍需进一步探究。

知 识 拓 展

肿瘤相关性肌肉减少症（CRS）

肿瘤相关性肌肉减少症（CRS）是由于肿瘤或肿瘤治疗相关因素所致的肌肉减少症，通常从肌力、肌量和躯体活动能力三个方面进行评估和诊断，人体成分分析时评价机体骨骼肌肌量的常见方法之一，其中CT是人体成分分析的金标准，研究证明第三腰椎水平（L_3）的骨骼肌质量指数（SMI）可作为诊断肌肉减少症的依据，其计算公式为：骨骼肌面积（cm^2）/身高的平方（m^2），目前国际上统一的肌肉减少症L_3 SMI的临界值标准，国内常用的是余震团队总结的CRSL3SMI临界值：男性40.8cm^2/m^2，女性34.9cm^2/m^2。值得注意的是肌肉减少症诊断的临界值受种族和疾病的影响，需要更多高质量大样本的研究来提出和验证。

第七节 一例食管癌重度营养不良根治性放疗患者的全程营养管理

一、病史简介

（一）现病史

患者黄某，男，59岁。进行性吞咽困难20余天，确诊食管鳞状细胞癌10余天入院。

（二）既往史

高血压、糖尿病史，自用苯磺酸左氨氯地平片、酒石酸美托洛尔片降压，二甲双胍片降糖治疗。

（三）体格检查

体温36.6℃，脉搏101次/分，呼吸20次/分，血压103/75mmHg，NRS评分0分，身高170cm，体重45.8kg，BMI 15.8kg/m^2。

（四）日常生活与饮食习惯

无吸烟、饮酒史，平日不爱活动，生活规律。

（五）疾病与营养认知

患者及其家属对营养认知不全面，存在部分营养误区。

（六）家庭及经济状况

育有1子，配偶健在，有固定经济来源。

（七）疾病初步诊断

食管鳞状细胞癌、高血压、糖尿病。

二、诊疗经过

（一）营养三级诊断

1.一级诊断——营养筛查 护士在患者入院24h内采用NRS2002对患者进行营养风

险筛查，该患者NRS2002评分4分（表4-7-1），有营养风险。

表4-7-1　营养风险筛查

评估项目	0分	1分	2分	3分	得分
疾病严重程度		恶性肿瘤、糖尿病			1分
营养状态受损				1个月内体重减少18%；BMI15.8kg/m²	3分
年龄	＜70岁				0分
总分					4分

2.二级诊断——营养评估

（1）评估表：使用PG-SGA进行营养不良评估，患者评分为18分（表4-7-2），提示患者为重度营养不良，需急切改善患者症状和营养支持治疗。

表4-7-2　营养不良评估

评估项目	患者情况				得分
A.患者自评	A1（5分）1个月下降16%；2周内有下降	A2（3分）进食流质饮食	A3（4分）进食梗阻，恶心，便秘	A4（3分）活动很少，几乎干不了什么，一天多数时间都卧床或坐在椅子上	15
B.疾病状态	恶性肿瘤				1
C.代谢应激					
D.肌肉消耗	中度肌肉消耗				2
总分					18

（2）膳食调查：护士采用24h膳食调查法记录其营养摄入情况，根据进食情况计算膳食摄入量。经计算及分析，本例患者每日经口膳食摄入量为920kcal，每日蛋白质摄入量为40g，能量达标率为57.5%，蛋白质达标率为50%，未达到肿瘤患者每日所需的目标能量和推荐蛋白质摄入量，存在能量、蛋白质摄入不足的情况。

（3）人体学测量：身高170cm，体重45.8kg，BMI为15.8kg/m²，握力为22.7kg（正常成年男性≥26kg），小腿围为29cm（正常成年男性＞34cm），两者均明显低于正常水平，三头肌皮褶厚度8mm（正常成年男性12.5mm）。

（4）能量需求估算：根据食管癌患者营养治疗指南及恶性肿瘤放射治疗患者肠内营养专家共识，计算肿瘤患者的目标能量需求，该患者采用HB公式（Harris-Benedict方程式）计算，即根据身高、体重、年龄及性别来计算人体基础能量消耗的方法。公式计算得出，该患者静息能量消耗（rest energy expenditure，REE）（kcal/d）＝66.473＋13.7516W（W：体重）＋5.0033H（H：身高）-6.755A（A：年龄）（男性），同时考虑营养不良程度、活动系数、疾病应激系数，计算得出本例患者目标能量1600kcal/d，蛋白质需要量推荐选择1.5～2.0g/（kg·d），目标蛋白质：45.8kg×（1.5～2g/d）＝

（80～90）g/d。

3.三级诊断——综合测定

（1）实验室检查：血常规检查结果显示白细胞14.61×10^9/L、中性粒细胞比例78.6%、红细胞4.02×10^{12}/L、血红蛋白111g/L。生化检查结果显示总蛋白、白蛋白、前白蛋白降低，血钙升高，提示高钙血症、低蛋白血症。炎性指标方面：C反应蛋白明显增高（表4-7-3）。

（2）影像学检查显示：胸部＋上下腹部平扫CT提示左肺下叶散在小斑片状、结节状模糊影；考虑感染性病变，慢支炎，肺气肿，双肺少许纤维灶。

表4-7-3　实验室检查

项目	检验结果	结果判断
总蛋白	65.9g/L	↓
白蛋白	32.6g/L	↓
前白蛋白	103.3mg/L	↓
血钙	3.07mmol/L	↑
C反应蛋白	48.21mg/L	↑

4.营养诊断　复杂性重度营养不良。

（二）营养治疗

根据放疗营养规范化管理专家共识指出，重度营养不良的患者需要先进行营养支持治疗1～2周，再进行抗肿瘤治疗。组建多学科营养团队，实施阶段性喂养模式，改善患者营养状况。营养不良的治疗遵循五阶梯治疗原则，包括营养教育、口服营养补充、全肠内营养、部分肠外营养、全肠外营养，阶梯依次递增。对于具有完全或部分肠道功能的患者，肠内营养是首选的营养和能量供给方式。本例患者行内镜检查提示食管胸中下段新生物伴管腔狭窄，患者具备一定的胃肠道功能，遵循营养不良患者营养干预五阶梯模式，选择全肠内营养支持治疗。基于肠内营养四阶梯原则，患者进食梗阻，通过饮食＋口服营养补充（ONS）无法满足目标能量、蛋白质需求，且患者胃肠道功能正常，预计带管时间＜1个月，故遵医嘱在内镜下置入保留胃管。营养制剂的选择，患者既往有糖尿病史，入院前自用一种糖尿病专用营养配方粉口服营养补充，从经济方面考虑，在营养师的指导下更换为糖尿病患者肠内营养乳剂（TPF-D），在保证能量摄入的同时，同时纳入医保报销，从而减轻患者的经济压力。

1.第一阶段　患者入院后第2天，在内镜下置入胃管，入院实验室检查血钙3.07mmol/L，提示高钙血症，牛奶更换为无糖豆浆粉，考虑患者有糖尿病病史，早餐主食选择无糖麦片，午餐及晚餐主食选择无糖麦片或杂粮饭，营养制剂肠内营养乳剂（TPF-D），同时监测患者血糖变化及肠内并发症有无发生（表4-7-4）。

表4-7-4　第一阶段应用方案

早餐	鸡蛋2个＋豆浆粉20g（无糖）＋麦片25g（无糖）
10：00加餐	肠内营养乳剂（TPF-D）250ml
午餐	主食50g＋瘦肉50g＋蔬菜150g＋植物油10ml＋盐3g
15：00加餐	肠内营养乳剂（TPF-D）250ml
晚餐	主食50g＋瘦肉50g＋蔬菜150g＋植物油10ml＋盐2g
20：00加餐	豆浆粉40g（无糖）
能量摄入1640kcal/d，蛋白质摄入81g/d	

2.第二阶段　患者出院后，复查生化、电解质，血钙正常、白蛋白降低，将早餐无糖豆浆粉更换为纯牛奶，同时增加乳清蛋白粉，每日2次（表4-7-5）。

表4-7-5　第二阶段应用方案

早餐	鸡蛋2个＋纯牛奶250ml＋麦片25g（无糖）
10：00加餐	肠内营养乳剂（TPF-D）250ml＋乳清蛋白粉5g
午餐	主食50g＋瘦肉50g＋蔬菜150g＋植物油10ml＋盐3g
15：00加餐	250ml＋乳清蛋白粉5g
晚餐	主食50g＋瘦肉50g＋蔬菜150g＋植物油10ml＋盐3g
20：00加餐	豆浆粉20g（无糖）
能量摄入1645kcal/d，蛋白质摄入83g/d	

3.第三阶段　患者出现腹胀，调整营养计划，餐前30min管喂多酶片，正餐的主食替代为糖尿病专用营养配方粉，每次5勺，不加米饭或者麦片，减少匀浆膳的体积；避免管喂引起或者加重腹胀的食物，例如洋葱、蒜薹、纯牛奶可以换成舒化奶。目的是提高能量摄入的同时，不增加管喂容量，减轻管喂负担（表4-7-6）。

表4-7-6　第三阶段应用方案

早餐	鸡蛋1个＋舒化奶250ml＋糖尿病专用营养配方粉5勺
10：00加餐	250ml＋乳清蛋白粉5g
午餐	糖尿病专用营养配方粉5勺＋瘦肉50g＋蔬菜150g＋植物油10ml＋盐3g
15：00加餐	肠内营养乳剂（TPF-D）250ml＋乳清蛋白粉5g
晚餐	糖尿病专用营养配方粉5勺＋瘦肉50g＋蔬菜150g＋植物油10ml＋盐3g
20：00加餐	加餐豆浆粉20g（无糖）
能量摄入1730kcal/d，蛋白质摄入92g/d	

在营养治疗同时进行运动指导。中国恶性肿瘤患者运动治疗专家共识建议，肿瘤患者每周3～5d进行150min中等强度或75min较大强度有氧运动，抗阻运动每周2～3d，

涉及主要肌群（胸部、肩部、手臂、背部、腹部和腿部）至少1组，8～12次重复。住院期间鼓励患者进行有氧及抗阻运动，增加肌力，提高体力体能，增强免疫力。

出院当天通过微信群为患者推送具体营养方案，微信群由患者及其家属，主管医师、营养师、主管护士组成，跟踪营养情况，做好延续护理。

（三）肿瘤治疗

肿瘤治疗：卡铂＋替吉奥化疗4个周期；食管病灶区行IMRT放疗，具体剂量：GTVt、GTVn1（胸部淋巴结）、GTVn2（腹腔淋巴结），5940cGy/33F。

CTCAE评价：根据常见不良事件评价标准（CTCAE）5.0版，胃肠道反应，患者入院恶心3级，腹胀2级，便秘1级。

放疗RTOG损伤评价：根据RTOG急性放射性损伤分级标准，患者放疗结束，放射野皮肤色素沉着，局部干性脱皮，皮肤反应1级。

（四）其他治疗

患者置入保留胃管，为提高管道舒适性，便于居家维护，降低医疗器械相关压力性损伤发生，在患者出院前，请神经外科会诊，经评估后，行经鼻中隔后缘鼻胃管内固定术。

三、诊疗效果

（一）症状评价

经过以上措施，CTCAE评价：根据常见不良事件评价标准（CTCAE）5.0版，胃肠道反应，患者入院恶心3级，腹胀2级，便秘1级。放疗RTOG损伤评价：根据RTOG急性放射性损伤分级标准，患者放疗结束，放射野皮肤色素沉着，局部干性脱皮，皮肤反应1级。

（二）营养指标评价

经过以上措施的实施，患者出院时体重48.1kg，治疗结束，体重49.3kg，相较初次入院增加3.5kg；PG-SGA分值显著下降。小腿围未减少，握力上升。人体成分分析，骨骼肌、蛋白质呈上升趋势，骨骼肌、蛋白质分别增加2.93kg、0.94kg；实验室检查：白蛋白、前白蛋白也有所上升，炎症指标则呈下降趋势（表4-7-7）。患者和家属对营养治疗表示满意。患者第四周期化疗结束，家属反馈患者管喂饮食无异常，大小便正常，无腹胀腹痛，体重无下降，总蛋白、白蛋白、电解质水平恢复正常，血红蛋白上升、炎症指标明显下降，营养状况明显改善。

表4-7-7　实验室检查

项目	入院	出院	趋势判断
前白蛋白（mg/L）	103.3	140.3	↑
白蛋白（g/L）	32.6	40.0	↑
C反应蛋白（mg/L）	48.21	19.6	↓

四、总结与反思

（一）病例成效

本例患者营养治疗成效显著，可推广至食管癌根治性放疗患者的全程营养管理。

（二）病例创新

患者置入保留胃管，为提高管道舒适性，便于居家护理，降低医疗器械相关压力性损伤发生，在常规鼻贴、系带固定方式的基础上，请神经外科专家会诊，采用经鼻中隔后缘鼻胃管固定技术（图4-7-1）。

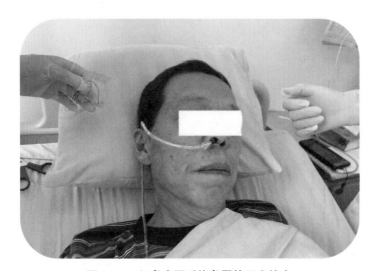

图4-7-1　经鼻中隔后缘鼻胃管固定技术

（三）病例反思

食管癌是全球特别是我国高发的恶性肿瘤之一，中国食管癌的死亡率居男性恶性肿瘤第四位，女性第六位。由于食管特殊的解剖位置和生理功能，食管癌患者营养不良的发生率高，营养不良会对食管癌产生许多不利影响，包括降低患者对手术、放疗、化疗等治疗敏感性和精确性，增加治疗不良反应，延长住院时间，延缓患者身体恢复，进而降低近远期治疗效果。

规范化的全程营养管理有利于改善食管癌根治性放疗患者的营养指标，且营养管理的同时需做好心理护理和运动指导，提升患者的身心健康水平。营养全程管理方面，需要我们做到以下四点：①赢在起点，重视每一位患者的营养问题，及时干预，这是基础；②需要我们步步为赢，制订个体化、精准化的营养方案，在方案执行的过程中，及时观察患者的耐受性，以便动态调整营养方案，这是核心；③需要我们合力共赢，利用多学科合作，为治疗提供更全方位的支持，是关键；④营养防线，居家营养是院内营养支持的延伸，是保障，需要我们将每一步都细化落实。以上四点缺一不可，才能真正让患者赢在终点，营焕新生。

知识拓展

营养管内固定技术

营养管内固定技术系目前正在开展的一项创新性营养管固定术，通过利用人体鼻部犁骨后方形成的一个自然的孔，以吸痰管作为引导，利用鼻腔的自然通道，安置胃管固定绳，从而形成鼻笼头环，再将固定绳与营养管用手术线绑定，达到固定营养管的目的。营养管内固定术可有效防止鼻翼部皮肤压疮，提高患者舒适度，美观且便于清洁，减少并发症的发生；减少护理成本和异位脱管风险及额外成本，不增加患者耗材负担，以技术解决临床问题，为患者带来较好的体验，节约资源，具有良好的患者获益；同时技术安全，培训后医务人员容易掌握，应用推广可行性高。

第八节　一例肺癌伴食管管腔狭窄患者的全程营养管理

一、病史简介

（一）主诉

患者李某，男，61岁。吞咽梗阻2个月，加重10d。

（二）现病史

左肺小细胞癌（局限期），4个周期化疗后免疫治疗后进展，出现吞咽梗阻进行性加重，无法进食，就诊于我院。入院后积极给予营养支持、头孢曲松抗感染等对症治疗，由于患者不能进食，予以内镜下行胃造瘘术。定位CT检查示患者肺部感染加重，予以改用头孢哌酮钠舒巴坦钠抗感染治疗。排除禁忌后于2023年4月4日开始冲击放疗，2023年6月16日起行第一周期化疗：长春瑞滨60mg d1、d8 po。

（三）既往史

无。

（四）体格检查

体温36.5℃，脉搏71次/分，呼吸20次/分，血压114/67mmHg，NRS疼痛评分3分，胸部胀痛，外院带入芬太尼贴剂4.2mg贴于胸壁，持续镇痛治疗，身高157cm，体重52kg，BMI 21.09kg/m²。

（五）日常生活与饮食习惯

生于四川省广安市武胜县，久居本地，饮酒40年，以饮白酒为主，平均8两（400ml）/日，已戒酒1年。吸烟40年，平均40支/日，已戒烟1年。饮食习惯：无特殊。

（六）疾病与营养认知

患者及其家属对营养认知不全面，部分存在营养误区。

（七）家庭及经济状况

育有1儿1女，子女及配偶健在。经济状况较差。

（八）疾病初步诊断

左肺小细胞癌，食管管腔狭窄。

二、诊疗经过

（一）营养三级诊断

1.一级诊断——营养筛查　护士在患者入院24h内采用NRS2002对患者进行营养风险筛查，该患者NRS2002评分4分（表4-8-1），有营养风险。

表4-8-1　营养风险筛查

评估项目	0分	1分	2分	3分	得分
疾病严重程度		恶性肿瘤			1分
营养状态受损				1个月内体重减少6.9%，1周内进食量较前减少 75%～100%	3分
年龄	＜70岁				0分
总分					4分

2.二级诊断——营养评估

（1）评估量表：使用PG-SGA进行营养不良评估，患者评分为15分（表4-8-2），提示患者为重度营养不良，需急切改善患者症状和营养支持治疗。

表4-8-2　营养不良评估

评估项目	患者情况				得分
A.患者自评	A1（4分） 1个月下降6.9%；2周内有下降	A2（4分） 我现在进食几乎吃不下什么东西	A3（3分） 吞咽困难，其他（情绪）	A4（1分） 不像往常，但尚能正常活动	12
B.疾病状态	恶性肿瘤				1
C.代谢应激					
D.肌肉消耗	中度肌肉消耗				2
总分					15

（2）膳食调查：护士采用24h膳食调查法记录其营养摄入情况，根据进食情况计算膳食摄入量。患者吞咽梗阻进行性加重，几乎无法进食10余天，于外院行1周余营养干预，经计算及分析，患者每日摄入能量约为600kcal，每日蛋白质摄入量为20g，能量达标率为38.5%，蛋白质达标率为25.6%，未达到肿瘤患者每日所需的目标能量和推荐蛋白质摄入量，存在能量、蛋白质摄入不足。

（3）人体学测量：身高157cm，体重52kg，BMI 21.09kg/m²，握力17.2kg（正常成年男性≥26kg），小腿围32cm（正常成年男性>34cm），均低于正常水平，提示肌肉缺乏。

（4）能量需求估算：依据恶性肿瘤放射治疗患者肠内营养专家共识，计算肿瘤患者的目标能量需求，该患者采用拇指法则，计算得出患者的目标能量及目标蛋白需求。本例患者目标能量：52kg×（25～30）kcal/d＝（1300～1560）kcal/d，蛋白质需要量推荐选择1.5～2.0g/（kg·d），目标蛋白质：52kg×（1.5～2）g/d＝（78～104）g/d。

3.三级诊断——综合测定　人体成分分析仪检测报告显示：患者蛋白质缺乏，体重、骨骼肌、体脂肪构成一个C形，属于正常体重虚弱型。实验室检查：血常规检查结果显示白细胞、中性粒细胞比例、红细胞、血红蛋白均正常。生化检查结果显示总蛋白57.2g/L，白蛋白30.6/L，前白蛋白186.3mg/L，血钾3.35mmol/L，血磷0.76mmol/L。炎性指标方面：C反应蛋白37.43mg/L（表4-8-3）。影像学检查胸部CT增强显示双肺散在炎症。

表4-8-3　实验室检查

项目	检验结果	结果判断
总蛋白	57.2g/L	↓
白蛋白	30.6g/L	↓
前白蛋白	186.3mg/L	↓
钾	3.35mmol/L	↓
磷	0.76mmol/L	↓
C反应蛋白	37.43mg/L	↑

4.营养诊断　复杂性重度营养不良。

（二）营养治疗

根据放疗营养规范化管理专家共识指出，重度营养不良的患者需要先进行营养支持治疗1～2周，再进行抗肿瘤治疗。组建多学科营养团队，实施阶段性喂养模式，改善患者营养状况。营养不良的治疗遵循五阶梯治疗原则，包括营养教育、口服营养补充、全肠内营养、部分肠外营养、全肠外营养，阶梯依次递增。对于具有完全或部分胃肠道功能的患者，肠内营养是首选的营养和能量供给方式。该患者进食梗阻明显，几乎无法进食；患者行上消化道内镜检查提示：食管胸段外压改变至管腔狭窄（食管距门齿21～32cm外压性狭窄），营养管无法通过，遵循营养不良患者营养干预五阶梯模式，虽然患者具备一定胃肠道功能，但由于肠内营养的通路无法实现，无法通过饮食＋营养教育或饮食＋口服营养补充（ONS）或全肠内营养来达到目标能量、目标蛋白需求，故而暂时选择全肠外营养支持。尽管肠外营养暂时能够满足患者的基本营养需求，但我们最终目的是"肠道有功能就利用它"。基于肠内营养四阶梯原则，患者因进食梗阻，无法进食，胃肠道功能正常，且预计带管时间＞1个月，在现有条件下选择了经皮内镜下胃造瘘术。但由于患者食管管腔狭窄内镜无法正常通过，故先行冲击放疗，为胃造瘘提供条件。根据NICE指南提出在实施再喂养前应该进行再喂养综合征的风险评估，该患者没有或很少的营养摄入时间达20余天，为再喂养综合征的高危人群。为预防再喂养综合征的发生，目前更多的证据支持，采用限制性能量喂养≤20 kcal/（kg·d）。在营养师的指导下选择婴儿米粉进行肠内营养过渡，营养米粉细腻、不含粗纤维及乳糖，便于肠道吸收，待患者耐受，再逐渐过渡到正常饮食。

1. 第一阶段　患者因长时间未进食且院外营养严重不达标，入院实验室检查提示低钾、低磷血症，为避免再喂养综合征的发生，首先纠正电解质紊乱，起始能量以10～15kcal/（kg·d）开始。根据《中华护理学会静脉治疗护理专业委员会输液治疗护理实践指南与实施细则》及《中国成人患者肠内肠外应用临床应用指南》：外周静脉输注肠外营养液渗透压≤900mOsm/L。考虑液体容积渗透压及患者治疗方案（入院第1天，治疗方案待定）、预计输注时间（1～2周），故而选择外周静脉留置针输注（表4-8-4）。

表4-8-4　第一阶段的肠外营养处方

制剂	含量
葡萄糖	90g
氨基酸	31g
20%中长链脂肪乳	40g
10%氯化钾注射液	3g
10%浓氯化钠	3g
甘油磷酸钠	10ml
脂溶性维生素	10ml
水溶性维生素	1支
多种微量元素	10ml
25%硫酸镁	2.5g
10%葡萄糖酸钙	1g
液体量	1200ml（渗透压871mOsm/L）
能量830kcal	能氮比141：1

2. 第二阶段　患者入院的第3天，出现发热，最高体温38.5℃，复查实验室指标示血钾、血糖、血镁、血磷正常，血钠136.0mmol/L，依据生理病理状况下的能量校正，在高代谢的状态下，多学科营养团队调整了肠外营养方案，以保证能量、蛋白的摄入。

同时在输注途径上也进行相应的选择，治疗方案：患者此次入院单纯放疗，不进行化疗，暂不考虑置入PICC及输液港；血管条件：患者双侧颈部淋巴结有转移，经评估，双上肢血管过细，故而排除颈内、锁骨下CVC及PICC置管；最后是液体容积渗透压：目前全肠外营养液渗透压已达到871 mOsm/L。综合考虑下，患者置入了股静脉CVC导管，在确保肠外营养充分给予的同时，也通过日常精心的导管维护及相关功能锻炼，预防导管感染和静脉血栓的发生，保证了通路的安全（表4-8-5，表4-8-6）。

表4-8-5　生理病理状况下的能量校正

因素		校正量
年龄		-10%
营养不良		-10%～50%
活动情况	自由活动	+30%
应激	发热>37℃，每1℃	+10%
	放、化疗	+10%
	重度疼痛（疼痛）	+10%
	小手术	+0%～10%
	长骨骨折	+15%～30%
	恶性肿瘤	+10%～30%
	腹膜炎/脓毒症	+10%～30%
	严重感染/多发创伤	+20%～40%
	多器官功能衰竭综合征	+20%～40%
	烧伤	+20%～200

表4-8-6　第二阶段的肠外营养处方

制剂	含量
葡萄糖	150g
氨基酸（含丙氨酰谷氨酰胺）	67g
20%中长链脂肪乳	50g
鱼油脂肪乳	10g
10%氯化钾注射液	4g
10%浓氯化钠	4g
甘油磷酸钠	10ml
脂溶性维生素	10ml
水溶性维生素	10ml
多种微量元素	10ml
25%硫酸镁	2.5g
10%葡萄糖酸钙	1g
液体量	1480ml（渗透压1138mOsm/L）
能量1378kcal	能氮比104∶1

3.第三阶段　尽管肠外营养暂时能够满足患者的基本营养需求，但最终目的是"肠道有功能就利用它"。遵循肠内营养四阶梯原则，患者因进食梗阻，无法进食且需要长期喂养（＞30d）。在现有条件下选择了经皮内镜下胃造瘘术，但由于患者食管管腔狭窄，上消化道内镜提示营养管无法正常通过，故先行冲击放疗，为胃造瘘提供条件。患者经过3次冲击放疗后，食管管腔狭窄程度改善，在内镜下行经皮胃造瘘术。为降低术后感染、出血并发症，促进伤口愈合，术后3d，患者每日于我院内镜室复查，并继续维持原有的全肠外营养方案。内镜下行经皮胃造瘘术后的第4天，正式启动肠内营养，但由于患者长时间未进食，需逐步恢复胃肠功能，选择了低剂量、低浓度、低速度的喂养方式。按10～15kcal/（kg·d）开始能量喂养，第1天只用温水和婴儿米粉；第2天选择婴儿米粉管饲的基础上，增加肠内营养混悬液（TP-MCT）200ml，初始泵入速度：20 ml/h，如耐受，每2～4小时上调10ml，逐渐递增；第3天增加乳清蛋白粉，同时调整肠内营养混悬液（TP-MCT）的起始泵速为60ml/h。经过3d的部分肠内营养支持，患者胃肠道功能及耐受性可，无并发症发生。术后第7天，采用"3＋3"营养模式，即三餐匀浆膳＋3次肠内营养制剂。具体方案如下：管喂匀浆膳＋肠内营养制剂，250～500ml/次，每日6次，全天能量摄入1560kcal/d，蛋白质摄入80g/d，总液体量2000ml。匀浆膳：主食可选择米饭、馒头、米粉等；肉类可选择瘦猪肉、鱼虾肉、牛羊肉等；蔬菜可选择冬瓜、黄瓜、苦瓜、胡萝卜、番茄、茄子等，蛋白粉选择乳清蛋白粉，蛋白质含量80%。

4.第四阶段　患者体重增加至54kg，出院行居家营养，多学科营养团队再次调整营养计划，能量、蛋白质逐渐达到目标需求。管喂匀浆膳＋肠内营养制剂，每日6次，全天能量摄入1730 kcal/d，蛋白质摄入81g/d，总液体量1700ml。

5.第五阶段　患者治疗结束，进食梗阻的症状明显缓解，行上消化道内镜提示：患者食管通畅，根据营养不良患者营养干预五阶梯模式，患者于内镜直视下拔除胃造瘘管，创面予以外科消毒。采用饮食＋口服营养补充的方式来达到目标能量、目标蛋白需求。具体方案如下：普食＋肠内营养制剂，每日6次，全天能量摄入1800kcal/d，蛋白质摄入85g/d。

运动疗法：中国恶性肿瘤患者运动治疗专家共识建议，肿瘤患者每周3～5d进行150min中等强度或75min较大强度有氧运动，抗阻运动每周2～3d，涉及主要肌群（胸部、肩部、手臂、背部、腹部和腿部）至少1组，8～12次重复。住院期间鼓励患者进行有氧及抗阻运动，增加肌力，提高体力体能，增强免疫力。

居家营养计划：出院当天通过微信群为患者推送具体营养方案，微信群由患者及其家属，主管医师、营养师、主管护士组成，跟踪营养情况，做好延续护理。

（三）疾病治疗

1.肿瘤诊疗　采用VAMT放疗技术，分割剂量：GTV 3Gy/F，共3F。常规放疗：GTV_1：2Gy/F，共30F。

2.其他治疗　患者在局部麻醉下行经皮内镜下胃造瘘术，为提高管道舒适性，同时便于居家维护，胃造瘘管带管期间，为预防并发症的发生，在循证的基础上：根据《2018年成人经皮内镜胃造瘘术与空肠造口术的护理管理》《2022年中国成人患者营养治疗通路指南》《老年人经皮胃造瘘术中国专家共识2022版》推荐，护理团队制订了一系列胃造瘘相关的护理措施，包括感染的预防及导管的固定。造瘘口常规护理：造瘘口周围皮肤每天用2%碘伏消毒，置管后1周内每天更换敷料1～2次，1周后每周更换1次，将两块无菌纱布剪一豁口，下面一层口朝下，上面一层口朝上；妥善处理腹壁和胃内留置的固定盘片的距离，外固定器装置与皮肤保持间距0.5cm，保证在护理造瘘管的同时每天可以旋转，有助于防止包埋综合征的发生；患者着宽松的衣服，避免压迫造瘘处；预防非计划性拔管，可采用魔术贴、3M胶布、腰带进行固定。住院期间，在护理团队精心护理下，患者胃造瘘没有发生任何并发症（图4-8-1）。

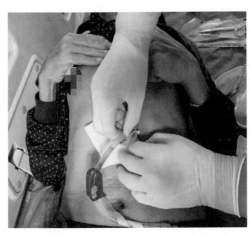
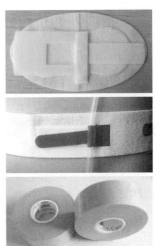
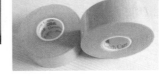

图 4-8-1　胃造瘘管的维护及导管的固定方式

然而，患者携胃造瘘管出院行居家营养期间，出现了并发症：造瘘口肉芽肿形成及周围皮肤感染。医护团队在与患者及其家属沟通后，发现以下几点是导致并发症出现的可能原因。一方面，外固定器的松动与造瘘管未妥善固定，导致腹壁皮肤过度牵拉；另一方面，未及时清理造瘘口分泌物，同时采用错误的清洁消毒方式（采用碘伏消毒液喷雾型），使皮肤长时间处于潮湿状态。面对并发症的出现，医护人员积极处理。因为患者在门诊放疗，首先联系了护理专科伤口门诊工作人员处理造瘘口的并发症；常规消毒造瘘口及周围皮肤，局部修剪增生肉芽组织，造口护肤粉喷洒于造瘘口周围，无菌纱布覆盖，弹性绷带妥善固定导管，包扎伤口。另一方面，由于患者和家属对于电子设备的使用不够熟练，随访方式采用了线上电话、微信，线下面对面沟通的方式来加强落实居家管路维护的指导。经过处理，患者造瘘口周围皮肤感染及肉芽肿的情况明显改善。

三、诊疗效果

（一）症状评价

经过以上措施，患者疼痛缓解，NRS疼痛评分0分。根据RTOG急性放射性损伤分级标准，患者放疗结束，放射野皮肤色素沉着，局部干性脱皮，皮肤反应1级。

（二）营养指标评价

经过以上措施的实施，患者入院体重52kg，治疗结束体重58kg，体重上升6kg；

PG-SGA分值由入院时的15分减至3分，显著下降。小腿围、握力增加。人体成分分析：骨骼肌、蛋白质呈上升趋势，骨骼肌、蛋白质分别增加2.25kg、0.75kg；实验室检查：白蛋白、前白蛋白上升，分别由30.6g/L、186.3mg/L增加至42.1g/L、258.5mg/L。炎症指标：C反应蛋白显著下降，由37.43mg/L降至8.68mg/L。家属反馈患者胃造瘘管固定妥当，管喂饮食无异常，大小便正常，无腹胀腹痛，营养状况明显改善。

四、总结与反思

（一）病例成效

本例患者营养治疗成效显著，可推广至肺癌放疗患者及经皮内镜下胃造瘘术患者的全程营养管理。

（二）病例创新

患者置入胃造瘘管，为提高管道舒适性，便于居家维护，在常规胶布固定方式的基础上，采取了多形式的固定。

（三）病例反思

肺癌是全球特别是我国高发的恶性肿瘤之一，中国肺癌新发及死亡人数均居我国恶性肿瘤之首。研究数据表明，肺癌患者在不同的治疗方式下，也都存在不同程度的营养不良。营养不良会产生许多不利影响，包括降低患者对手术、放疗、化疗等治疗的敏感性和精确性，增加治疗不良反应，延长住院时间，延缓患者身体恢复，进而降低近远期治疗疗效。规范化的全程营养管理有利于改善肺癌放疗患者的营养指标，且营养管理的同时需做好心理护理和运动指导，提升患者的身心健康水平。营养全程管理方面，营养通路选择肠内营养相对于肠外营养更具优势，因此只要患者存在或部分存在胃肠道消化吸收功能，就应尽可能考虑肠内营养。同时还需要做到以下4点：①重视每位患者的营养问题，及时干预，这是基础；②制订个体化、精准化的营养方案，在方案执行的过程中，及时观察患者的耐受性，以便动态调整营养方案，这是核心；③合力共赢，利用多学科合作，为治疗提供更全方位的支持，这是关键；④营养防线，居家营养是院内营养支持的延伸，是保障，需要将每一步都细化落实，才能真正地让患者赢在终点，营焕新生。患者出院后并不意味着治疗的结束，由于放化疗等副反应的持续存在，部分患者出院后仍会出现进食困难，进而导致营养不良，直接影响疾病的康复和预后。医护人员可通过门诊、电话、网络等方式对患者进行营养指导及监测，提高患者的生活质量。

第九节　一例胃癌放疗伴幽门梗阻患者的营养管理

一、病史简介

（一）主诉

患者何某，女，57岁。上腹胀，进食后出现呕吐。

（二）现病史

2019年2月患者无明显诱因出现上腹部不适，进普食后出现呕吐，于外院就诊胃镜提示慢性胃炎，胃窦病变并幽门梗阻。病理示低分化腺癌，含印戒细胞癌成分。于2019年3月12日在全身麻醉下行"腹腔探查，腹盆壁结节活检，胃空肠吻合术，腹腔肿瘤特殊治疗术"，2019年3月21日开始第1周期化疗：奥沙利铂180mg ivgtt d1＋雷替曲塞4mg腹腔灌注，q3W。2019年4月12日、2019年5月5日、2019年5月27日行第2～4周期化疗：希罗达1.5g bid1-14＋奥沙利铂180mg d1。2019年6月18日更换化疗方案：多西他赛80mg d1＋顺铂30mg d1-3。后一直规律服用卡培他滨化疗，2023年2月13日胸腹部CT提示：胃肠吻合术后改变，吻合口壁稍厚，较前稍明显；胃窦部及邻近幽门部胃壁增厚，较前明显；病灶周围、肝胃间隙数个增大及稍大淋巴结，考虑转移可能，2023年2月28日、2023年3月23日、2023年4月15日、2023年5月10日再次行1～4个周期化疗：奥沙利铂180mg ivgtt d1＋卡培他滨1.50g bid po d1-14；于2023年6月13日开始行第5周期化疗联合免疫治疗，因患者既往化疗副反应较大，本周期减量，具体：奥沙利铂160mg ivgtt d1＋卡培他滨1.50g bid po d1-14＋信迪利单抗200mg ivgtt d1 q21。2023年7月5日全腹MRI平扫＋增强：胃空肠吻合术后，胃窦及吻合术区肿块，考虑肿瘤性病变，伴胃潴留征象。腹膜、网膜及肠系膜广泛增厚伴多发结节，考虑腹膜转移。2023年7月17日行贝伐珠单抗联合mFOLFIRINOX方案化疗（贝伐珠单抗200mg＋奥沙利铂120mg＋伊立替康200mg＋氟尿嘧啶3g civ 46h q2W）。于2023年7月24日开始针对膀胱、盆腔种植病灶、胃部病灶行磁共振引导下放疗（Unity技术）（GTV（膀胱前壁）2.5Gy/qd×5d，GTV2（膀胱后壁）1.8Gy/qd×5d，GTV（肠道左侧网膜）1.8Gy/qd×5d，CTV（肠道右侧网膜）1.8Gy/qd×5d，GTV（胃部病灶）1.8Gy/qd×5d。于2023年8月15日给予mFOLFIRINOX方案化疗（奥沙利铂120mg＋伊立替康160mg＋氟尿嘧啶2.5g civ 46h q2W），化疗期间辅以止吐、护胃、补液等对症支持治疗。近日出现进食后呕吐、腹胀，磁共振检查提示幽门梗阻入院。患者自发病以来，精神、食欲、睡眠差，近期体重减轻3kg，大小便正常。

（三）既往史

9年前曾患萎缩性胃炎，因"上腹疼痛不适半月余，伴恶心呕吐"去当地医院就诊具体不详，无高血压、糖尿病史。

（四）体格检查

体温36.4℃，脉搏80次/分，呼吸20次/分，血压102/74mmHg，NRS评分1分，心理痛苦温度计（DT）评分5分，身高158cm，体重45kg，BMI 18.0kg/m^2。

（五）日常生活及饮食习惯

患者喜食辛辣油腻食物，平素生活不规律。

（六）疾病与营养认知

患者及其家属均认为恶心、呕吐的原因是吃多了，只能吃少量饮食，目前以清流质饮食（米汤、鱼汤）为主。

（七）家庭及经济状况

育有1女，在外省打工，配偶无工作，无固定经济来源。

（八）疾病初步诊断

胃恶性肿瘤，慢性胃炎，胃窦病变伴幽门梗阻。

二、诊疗经过

（一）营养三级诊断

1.一级诊断——营养筛查　护士在患者入院24h内采用NRS2002对患者进行营养风险筛查。该患者NRS2002评分4分（表4-9-1），有营养风险。

表4-9-1　营养风险筛查

评估项目	0分	1分	2分	3分	得分
疾病严重程度		恶性肿瘤			1分
营养状态受损				1个月内体重减少6.25%	3分
年龄	＜70岁				0分
总分					4分

2.二级诊断——营养评估

（1）使用PG-SGA进行营养不良评估，该患者评分为17分（表4-9-2）。

（2）膳食调查：护士采用24h膳食调查法记录其营养摄入情况，根据进食情况计算膳食摄入量。经计算及分析，本例患者每日经口膳食摄入量为600kcal，每日蛋白质摄入量为32g，能量达标率为44%，蛋白质达标率为47%。

（3）人体学测量：身高158cm，体重45kg，BMI 18.0kg/m^2，握力为14kg（正常成年女性≥18kg），小腿围为28cm（正常成年女性＞30cm），两者均明显低于正常水平。

（4）能量需求估算：根据拇指法则计算该患者能量消耗需求为45kg×30kcal/kg＝1350kcal/d，蛋白需求为45kg×1.5g/d＝67.5g/d，通过膳食调查显示该患者未达到肿瘤患者每日所需的目标能量和推荐蛋白质摄入量，存在蛋白质、能量摄入不足，提示患者为重度营养不良，需急切改善不适症状和（或）营养支持治疗。

表4-9-2　营养不良评估

评估项目	患者情况				得分
A.患者自评	A1（4分） 1个月下降6.25%；2 周内有下降	A2（2分） 进食固体食物 很少	A3（7分） 恶心、呕吐、无 食欲	A4（3分） 活动很少，一天多数 时间卧床或坐着	16分
B.疾病状态	恶性肿瘤				1分
C.代谢应激					0分
D.肌肉消耗					0分
总分					17分

3.三级诊断——综合评价

（1）健康状况自我评分：KPS评分为40分，生活不能自理，需要特别照顾和帮助，生活质量较差。

（2）心理评估：心理痛苦温度计（DT）评分5分，心理痛苦程度为中度。

（3）人体成分分析：患者BMI为18kg/m^2，骨骼肌26.36kg；体脂率14.7%，提示体重、骨骼肌、体脂肪均显著偏低。

（4）实验室检查：检验结果显示白细胞计数、C反应蛋白、降钙素原高，蛋白低（表4-9-3）。综合以上评定，该患者为重度混合型复杂性营养不良。

表4-9-3　实验室检查

项目	检验结果	结果判断
白细胞	6.15×10^9/L	
中性粒细胞	5.03×10^9/L	
红细胞	2.18×10^{12}/L	↓
血红蛋白	93g/L	↓
总蛋白	63.7g/L	↓
白蛋白	34.5g/L	↓
前白蛋白	103mg/L	↓
总胆红素	74.5μmol/L	↑
直接胆红素	48.1μmol/L	↑
谷氨基转移酶	98U/L	↑
天冬氨酸氨基转移酶	1006U/L	↑
C反应蛋白	108.98mg/L	↑
降钙素原	0.57ng/ml	↑

4.营养诊断　重度混合型营养不良。

（二）营养治疗

1.多学科团队，阶段性喂养　组建多学科营养团队，实施阶段性喂养模式，改善患者营养状况。营养不良的治疗遵循五阶梯治疗原则，包括营养教育、口服营养补充、全肠内营养、部分肠外营养、全肠外营养，阶梯依次递增。对于具有完全或部分胃肠道功能的患者，肠内营养是首选的营养和能量供给方式。该患者具备部分胃肠道功能，最优选择肠内营养。该患者首先选择ONS。按照肿瘤放疗患者的营养治疗专家共识，有并发症的肿瘤患者：能量需要量可以选择30～35kcal/（kg·d），而蛋白质需要量推荐选择1.2～2.0g/（kg·d），因此该患者目标能量45kg×30kcal/（kg·d）＝1350kcal/d，目标蛋白质45kg×1.5g/（kg·d）＝67.5g/d。

（1）第一阶段：由于患者检查显示患者胃大量潴留，并出现幽门梗阻，予以禁食、安置胃管进行胃肠减压。为预防电解质失衡、保证营养充分供给，营养方案为全肠外营养，选择添加脂肪乳氨基酸（17）葡萄糖（19%）注射液（卡全1026ml），同时搭配了稳定肠黏膜屏障作用的丙氨酰谷氨酰胺100ml，并且添加10%氯化钾注射液1g、10%浓氯化钠20ml、脂溶性/水溶性维生素各1支，共提供热量980kcal和蛋白质54g。该肠外营养液渗透压高（1373mOsm/L），所以在输注途径上，根据《中国成人患者肠外肠内营养临床应用指南（2023版）》为患者常规置入CVC导管。

（2）第二阶段：随着放、化疗的开始，采用间断进食、间断胃肠减压的方式给予营养供给，因此在与营养师及药师沟通后，确定营养方案为部分肠内与部分肠外，按15 kcal/（kg·d）开始能量喂养，采取的是低剂量、低浓度、低速度进行肠内喂养模式。在原来的肠外营养方案基础上增加肠内营养粉剂TP6勺配制成200ml进行管喂，每日2次，供能504kcal，蛋白质18g，观察患者腹胀、恶心呕吐情况。

（3）第三阶段：通过放射线对胃部病灶的照射，患者幽门梗阻的症状减轻，拔掉胃管，为患者制订了少食多餐制营养计划进行适应，在三餐基础上增加3～4次加餐，可以选择牛奶、营养制剂、婴儿米粉等。"3＋3"营养计划就是在正常三餐饮食的基础上添加3次口服营养制剂，满足能量蛋白质需求（表4-9-4）。

表4-9-4　"3＋3"居家营养计划

时间段	食物
7：00～8：00	鸡蛋1个＋牛奶250ml＋主食50g（馒头、包子等）
9：30～10：30	肠内营养制剂（TP）6勺＋乳清蛋白粉10g
12：00～13：00	主食25g＋瘦肉25g＋蔬菜50g＋植物油10ml＋盐3g
15：00～16：00	肠内营养制剂（TP）6勺＋乳清蛋白粉10g
18：00～19：00	主食25g＋瘦肉25g＋蔬菜50g＋植物油10ml＋盐2g
20：30～21：30	牛奶250ml＋米粉250g

2.运动疗法　在营养治疗的同时进行运动指导。《中国恶性肿瘤患者运动治疗专家共识》建议，肿瘤患者每周3～5d进行150min中等强度或75min较大强度有氧运动，

抗阻运动每周 2 ~ 3d，涉及主要肌群（胸部、肩部、手臂、背部、腹部和腿部）至少 1 组，8 ~ 12 次重复。住院期间鼓励患者进行有氧及抗阻运动，增加肌力，提高体力体能，增强免疫力。

3.居家营养计划 在出院当天为患者推送具体少食多餐营养方案，同时在每周一、四电话跟踪营养情况，积极做好延续护理。

（三）疾病治疗

患者住院期间治疗方案为：奥沙利铂＋伊立替康＋氟尿嘧啶化疗，并联合贝伐珠单抗 200mg 靶向治疗，同时于 2023 年 8 月 31 日针对胃部病灶采用核磁引导下放疗（Unity）技术，剂量为：PTV 1.1Gy/F bid 共 2F。于 2023 年 9 月 5 日针对右侧盆腔病灶采用磁共振引导下放疗（Unity）技术，剂量为：GTV_R：1.8Gy/F，GTV-R（HR）：4Gy/F，共 1F。于 2023 年 9 月 6 日针对右侧盆腔病灶采用磁共振引导下放疗（Unity）技术，剂量为：GTV-R 1.8Gy/F，GTV-R（HR）4Gy/F，共 1F。于 2023 年 9 月 7 日继续针对胃部病灶采用磁共振引导下放疗（Unity）技术，剂量为：GTV-S2 2.2Gy/F，GTV2 1.8Gy/F，GTV3 1.8Gy/F，qd，共 5F，均已完成。

三、诊疗效果

（一）症状评价

经过以上措施的实施，患者上腹胀痛、恶心、呕吐情况好转，通过放疗、化疗，幽门梗阻情况好转，腹胀缓解，进食量增加。

（二）营养指标好转

出院时，患者体重增加 1kg，PG-SGA 分值由入院时的 17 分减至 6 分，显著下降。白蛋白、前白蛋白也有所上升，分别由 34.5g/L、103mg/L 增加至 35.4g/L、135mg/L。炎症指标则呈下降趋势，C 反应蛋白由 108.98mg/L 降至 76.9mg/L。患者和家属对营养治疗表示满意。出院后采用电话进行随访时，家属反馈患者进食量恢复正常水平，体重无下降，总蛋白、白蛋白水平恢复正常，血红蛋白上升、炎症指标明显下降，营养状况明显改善（表 4-9-5）。

表 4-9-5 营养指标

项目	入院第 1 天	入院第 4 天	出院当天	出院 5d	出院 15d
前白蛋白（mg/L）	103	101.2	135	145	166
白蛋白（g/L）	34.5	31.4	35.4	37.6	42.5
血红蛋白（g/L）	93.0	90.1	99.5	106.3	118.5
C 反应蛋白（mg/L）	108.98	105.3	76.9	45.8	12.7

四、总结与反思

（一）病例成效

对胃癌伴幽门梗阻的患者出现胃大部潴留时实施胃肠减压，采用肠外营养，在幽门梗阻逐步缓解过程中采用间断进食、间断胃肠减压，肠内肠外联合营养方式保证营养供给的效果显著。

（二）病例特点

胃癌患者治疗过程中易出现幽门梗阻，其机制可能与胃窦或邻近幽门管产生一定的压迫占位，从而引起幽门管狭窄，导致梗阻有关。治疗中出现胃大部潴留予以禁食、进行胃肠减压，使用肠外营养保证患者的营养供给。再通过放、化疗，逐步缓解幽门梗阻症状，采用间断进食、间断胃肠减压，肠内肠外联合营养方式保证营养供给，直到梗阻完全缓解，恢复饮食。

（三）病例反思

该病例中患者营养不良的原因是由于幽门梗阻导致无法进食引起的治疗过程中通过放射线对胃部病灶照射，减轻幽门梗阻的情况，恢复进食，改善营养状况，从而提示放射治疗既可以引起营养不良，也可以缓解营养不良，改善饮食。规范化的全程营养管理有利于改善患者的营养指标，且营养管理的同时需做好心理护理和运动指导，提升患者的身心健康水平，营养问题才能得到根本解决。

（知）（识）（拓）（展）

胃癌患者的营养治疗专家共识（针对放化疗患者的推荐意见）

1. 营养治疗不常规推荐用于所有放疗患者或化疗患者，因为它对治疗反应或不良反应没有影响。（A）

2. 因摄入不足导致体重丢失的患者，肠内营养（经口或管饲）可改善和维持营养状态。（B）

3. 接受放疗和（或）化疗的患者，可经鼻置管或造瘘建立喂养管道，经皮造瘘术似乎更合适。（C）

4. 肠内营养使用标准配方。（C）

5. 富含ω-3多不饱和脂肪酸配方对恶病质有积极作用，但能否改善患者的营养状况或者一般状况仍有争议，它对于生存率没有明确改善。（C）

6. 家居患者遵循肿瘤营养治疗通则里面的饮食指导及家庭康复指导原则。（D）

7. 胃癌患者要特别重视医院门诊营养咨询，至少每3个月1次。

第十节 一例直肠肛管恶性肿瘤患者围放疗期的营养管理

一、病史简介

（一）主诉

患者曾某，男，57岁。腹泻伴消瘦、乏力，确诊直肠肛管恶性肿瘤3月余。

（二）现病史

患者3月前因"大肠多发息肉32年余"入院，超声肠镜检查，提示直肠CA（uT4N0），MRI（盆腔）回报：①直肠下段-肛管癌直肠癌，MR分期：T4bN2b及Stage4，MRF阳性，EMVI阳性，伴癌结节形成；②左侧坐骨斑片状异常信号影，考虑为骨转移瘤。经疑难病理会诊与显微摄影（直肠肛管肿块）中至低分化腺癌。多学科疑难病例会诊后，为直肠肛管恶性肿瘤（T4bN2bMx），建议行新辅助放化疗后行手术治疗。详细告知患者病情及治疗方案后，患者拒绝行放疗、化疗等后续治疗，签署拒绝医学治疗告知书后出院。现患者腹泻严重伴体重下降明显、乏力，为进一步治疗来院就诊，门诊以"直肠肛管恶性肿瘤"收治入院，自发病以来，患者体力差，半流食，食欲、睡眠一般，体重3个月内减轻8kg，大便稀，小便正常。

（三）既往史

2013年发现丙型肝炎，自述经抗病毒治疗，已治愈。1999年因"大肠多发息肉"于外院行"大肠全切术＋回肠肛管吻合术"，否认高血压、糖尿病、冠心病等慢性病史，否认疾病及外伤史，否认乙型肝炎、结核、痢疾等传染病史。无输血史，无药物过敏史。

（四）体格检查

体温36.0℃，脉搏98次/分，呼吸17次/分，血压134/90mmHg，身高165cm，体重46kg，BMI16.9kg/m²，NRS2002评分4分，心理评分GAD-7评分4分、PHQ-9评分4分。

（五）日常生活与饮食习惯

患者吸烟30余年，约20支/日，饮酒20余年，53度白酒150～200ml/d；既往喜食辛辣重口味食物；平素生活不规律。

（六）疾病与营养认知

腹泻期间患者主要进食汤水和粥，家属表示腹泻时不能多吃，会增加胃肠负担。

（七）家庭及经济状况

育有2子，均已工作，配偶无工作，患者曾为部队人员，转业后下海经商，经济状况良好。

（八）疾病初步诊断

直肠肛管恶性肿瘤，丙型肝炎史，腹泻。

二、诊疗经过

（一）营养三级诊断

1.一级诊断——营养筛查　护士在患者入院24h内采用NRS2002对患者进行营养风险筛查，该患者NRS2002评分4分（表4-10-1），有营养风险。

表4-10-1　营养风险筛查

评估项目	0分	1分	2分	3分	得分
疾病严重程度		恶性肿瘤			1分
营养状态受损				BMI＜18.5、一般情况差	3分
年龄	＜70岁				0分
总分					4分

2.二级诊断——营养评估

（1）使用PG-SGA量表进行营养不良评估，患者评分为14分（表4-10-2），提示患者为重度营养不良，不可直接放疗，需立即给予营养治疗，改善患者营养状况。

（2）膳食调查：采用24h膳食调查法记录营养摄入情况，根据进食情况计算膳食摄入量。经计算及分析，患者每日经口膳食摄入量为519kcal，每日蛋白质摄入量为30g，能量达标率为35%，蛋白质达标率为54%，未达到每日所需的目标能量和推荐蛋白质摄入量，蛋白质、能量均摄入不足。

（3）人体学测量：身高165cm，体重46kg，BMI 16.9kg/m^2，三角肌皮褶厚度：9.6mm。

表4-10-2　营养不良评估

评估项目	患者情况				得分
A.患者自评	A1（4分） 1个月下降10%；2周内有下降	A2（2分） 少量固体	A3（3分） 腹泻	A4（1分） 与平常相比稍差，但尚 能正常活动	10
B.疾病状态	恶性肿瘤				1
C.代谢应激					
D.肌肉消耗	多处部位肌肉消耗				3
总分					14

3.三级诊断——综合评价

（1）病史采集：患者体重下降明显，近6个月体重下降8kg；日常生活活动能力量表评分100分；心理评分GAD-7 4分、PHQ-9 4分，无焦虑、抑郁。

（2）体力、体能评估：握力为23.8kg，小腿围为31cm，6m步速0.7m/s。

（3）实验室检查：检验结果提示患者营养状态差、Ⅰ度白细胞减少、低蛋白血症、低钠血症（表4-10-3）。

（4）影像学检查：骶前区、直肠周围系膜、双侧髂内血管旁、右侧髂外血管旁及右侧腹股沟区多发淋巴结转移灶。左侧坐骨见类圆形稍低密度影考虑为骨转移灶。

表4-10-3 实验室检查

项目	检验结果	结果判断
白细胞	3.31×10^9/L	↓
中性粒细胞	1.73×10^9/L	↓
红细胞	2.87×10^{12}/L	↓
血红蛋白	83.0g/L	↓
钠离子	132.0mmol/L	↓
白蛋白	29.5g/L	↓
C反应蛋白	10.46mg/L	↑

4.营养诊断 重度复杂性营养不良伴炎症水平增高。

（二）营养治疗

围放疗期包含放疗前、放疗中、放疗后3个阶段，多学科营养团队根据患者营养状况，阶段性制订营养方案。

1.第一阶段 放疗前。

（1）此阶段以营养治疗和止泻为重点。根据欧洲肠内肠外营养学会（ESPEN）指南、《恶性肿瘤放疗患者营养治疗专家共识》推荐，放疗患者能量给予应为25～30kcal/（kg·d），蛋白质需要量为1.2～2.0g/（kg·d），结合患者理想体重计算，患者目标能量为1500～1800kcal/d，目标蛋白质为55.2～92g/d。经多学科团队评估，患者可经口摄食，但大便次数较多，平均每小时3～5次，设定全天能量1800kcal，蛋白质90g，通过部分肠内营养＋部分肠外营养补充。其中肠内营养方案为：正常饮食＋整蛋白制剂口服营养补充，首次使用6勺营养粉加温水到200ml，每次4～6次，提供能量533～800kcal，蛋白质21～32g，根据患者情况逐渐增加剂量；肠外营养选择脂肪乳氨基酸（17）葡萄糖（11%）注射液1440ml，搭配18种氨基酸注射液250ml、注射用多种维生素（12）5ml、多种微量元素（Ⅱ）注射液10ml，提供能量约1000kcal，氨基酸55g，蛋白质20g，经外周静脉补充。患者腹泻，考虑与肿瘤部位相关，给予枯草杆菌二联活菌肠溶胶囊0.25g口服，每日2次，调节肠道菌群，缓解腹泻。5d后患者腹泻好转，每日10～13次，为糊状。根据患者膳食调查结果，每日经口摄入少，能量达标率为

58%，蛋白质达标率为45%，未达到每日所需目标能量和推荐蛋白质摄入量的60%。

经多学科团队讨论，为尽快改善营养状况，预防电解质紊乱，右侧锁骨下留置输液港，肠外营养液组方案更改为：脂肪乳氨基酸（17）葡萄糖（11%）注射液1440ml，同时添加50%葡萄糖250ml、多种油脂肪乳200ml、复方氨基酸（15）双肽（2）注射液300ml、注射液用多种维生素（12）5ml、多种微量元素（Ⅱ）注射液10ml、10%氯化钠注射液30ml、10%氯化钾注射液20ml、10%葡萄糖酸钙注射液5ml、人胰岛素注射液10U，提供非蛋白热量1800kcal，氨基酸74.2g。

（2）入院第12天，患者述腹胀、腹痛，肛门停止排便、排气，腹部X线片提示不全性肠梗阻，立即对症处理，予以禁食、禁水，启动全肠外营养（方案同前），1周后患者排便恢复，腹胀未见明显缓解，复查腹部X线片提示气体较前稍减少，小肠梗阻仍存在，转普外科行腹腔粘连松解＋回肠造口术。

（3）手术后半月余，患者腹部伤口恢复，拟行放疗。放疗前评估：患者体重51.5kg、BMI 18.9kg/m^2、PG-SGA 5分，根据《恶性肿瘤放疗患者营养治疗专家共识》，中度营养不良的患者（PG-SGA＝4～8分），可在营养治疗的同时，实施放疗。因回肠造口排出物多为液体，量大且无规律性，此阶段主要以饮食教育为主，同时关注患者心理变化。指导患者注重营养均衡，细嚼慢咽，选择柔软、易消化的食物；可摄入根茎类蔬菜如萝卜、南瓜、山药等，以增加粪便厚度；减少芹菜、芦笋等粗纤维食物的摄入，防止粗纤维食物堵塞。如出现疼痛、排便量减少、呕吐等症状，可能为回肠造口阻塞，应立即报告医护人员。避免食用洋葱、大蒜等产生味道的食物；减少豆类摄入，以免造口排气增加；适当增加食盐的摄入，每日饮水量保持在2000～3000ml。若出现头晕、头痛、口干、视物模糊，为脱水症状，未及时治疗可能导致急性肾衰竭；减少高渗液体（如咖啡、茶、碳酸饮料等）的摄入。

2.第二阶段　放疗中。

放疗中使用PG-SGA联合RTOG急性放射损伤分级对患者进行营养管理。因患者仍存在中度营养不良，经多学科团队讨论，对患者实行部分肠内营养＋部分肠外营养。具体为：饮食＋整蛋白制剂肠内营养（表4-10-4），同时联合多种油脂肪乳（C6-24）250ml、复方氨基酸注射液（14AA-SF）250ml补充。

表4-10-4　肠内营养方案

时间段	食物
7：00～8：00	南瓜粥120g
9：30～10：30	肠内营养制剂（TP）250ml
12：00～13：00	海鲜面100g＋青菜150g
15：00～16：00	肠内营养制剂（TP）250ml
18：00～19：00	山药排骨汤100g＋软烂白米饭50g＋青菜150g
20：30～21：30	肠内营养制剂（TP）250ml

益生菌在防治放射性肠损伤方面具有积极作用，故继续沿用枯草杆菌二联活菌肠溶胶囊0.25g口服，每日2次。第5次放疗后，患者述排便增多伴全腹隐痛，考虑为放疗引

起肠道改变，RTOG分级2级，给予蒙脱石散3g口服，每日3次，止泻同时修复肠道黏膜，继续行放疗。放疗1周评估，PG-SGA 6分，RTOG 2级，人工营养干预同时继续行放疗。放疗2周，PG-SGA 3分，RTOG 2级，继续行放疗，10月15日顺利完成放疗。

3. 第三阶段　放疗后。

（1）居家营养计划：患者出院前，体重51.9kg，PG-SGA 4分，RTOG 2级。握力为27.3kg，小腿围为31.2cm，6m步速1.0m/s。指导患者继续按住院期间的肠内营养计划执行。

（2）健康教育：因患者吸烟、饮酒多为工作应酬需要，劝解患者正确认识疾病，详细说明戒烟、戒酒对生理和心理的益处，破除"我已经患癌症了，现在戒烟、戒酒没意义了"的认知误区，指导家属监督，尽量避免进入吸烟、饮酒的诱发环境中；规律作息，早睡早起，根据患者身体情况，以不疲劳或不适为宜，动态调整运动时间和强度；告知患者定期复查的重要性，嘱咐患者及其家属居家期间不可自行用药。

（3）营养随访：使用PG-SGA和RTOG晚期放射性损伤分级标准对患者进行门诊随访，1次/2周，持续3个月。患者回肠造口自我护理能力较好，大便次数基本稳定，饮食计划依从性好，患者体重逐步增加见表4-10-5。

三、诊疗效果

（一）症状评价

因回肠造口本身具有排泄频密等特点，患者大便次数多，但随着正常饮食的恢复，大便性状已转为糊状。患者进食、体重增加，乏力感消退。

（二）营养指标评价

患者出院后，体重持续增加，PG-SGA由入院时14分降至4分，握力、小腿围、6m步速较入院前有所增长。营养相关实验室指标上升，炎症指标逐步下降（表4-10-5），患者及其家属对治疗效果非常满意。

表4-10-5　营养相关指标

项目	入院第1天	放疗前2天	放疗第13天	放疗结束	放疗后1个月	放疗后3个月
体重（kg）	46.0	51.5	50.8	52.7	55.0	58.7
白蛋白（g/L）	29.5	40.1	35.7	35.4	38.5	39.9
血红蛋白（g/L）	83.0	83.0	89.0	101.0	106.0	113.0
钠离子（mmol/L）	132.0	137.0	136.0	138.0	136.0	139.0
C反应蛋白（mg/L）	10.46	3.14				

四、总结与反思

（一）病例成效

放射性肠损伤是盆腔恶性肿瘤患者放疗导致的直肠放射性物理损伤，目前无标准化的防治流程。本病例中使用益生菌联合蒙脱石散，放射性肠损伤控制良好。

（二）病例创新

本病例患者直肠-肛管伴发恶性肿瘤，发生率低；围放疗期实施规范化营养管理，取得良好成效。

（三）病例反思

患者确诊后，经反复沟通，仍选择出院，后续病情变化，再次入院。一项 Meta 分析结果显示，新辅助化疗的结直肠癌患者，延误治疗4周，死亡风险增加9%。国外一项横断面研究结果显示，教育程度低、临床症状少、无周围神经侵犯、未筛查的直肠癌患者延误治疗率更高。国内一项回顾性队列研究揭示了认知错误是导致乳腺癌患者延误诊疗的首要负面心理。本案例患者为高中学历，临床症状明显，无周围神经侵犯，1999年行大肠全切术＋回肠肛管吻合术后，患者定期行肠镜检查，但疾病认知不足，导致医疗延误。为有效减少或杜绝此类医疗延误的发生，医疗机构和医护人员应积极与患者及其家属沟通，阐述疾病的危害和治疗方案的必要性。了解患者治疗延误的原因，关注患者的心理需求，使患者在就诊过程中感受到关爱和尊重；同时，加强医护人员的业务培训，提高沟通和服务水平。

知识拓展

诊疗延误

诊疗延误是指患者发现病症到确诊为癌症的时间，可分为就诊延误和医疗延误。就诊延误指患者首次病症发作或发现到去医疗机构检查的时间间隔超过3个月。医疗延误指从病理诊断到首次治疗的时间间隔超过1个月。首次治疗包括手术、化疗、放疗、生物治疗或最佳支持治疗。

第十一节　一例宫颈癌放射性直肠炎伴脓毒血症患者的营养管理

一、病史简介

（一）主诉

患者严某，女，67岁。宫颈腺癌伴盆腔淋巴结转移术后2个周期化疗后放疗中，发热伴腹泻3d。

（二）现病史

患者于2023年6月出现无明显诱因阴道分泌物增多，伴接触性出血，于2023年7月13日行宫颈活检术，病检提示："送检血块组织见上皮样细胞在纤维组织中呈腺管样、乳头样生长，考虑为腺癌。结合查体及辅助检查，考虑为宫颈腺癌 IB2 期。"于2023年

7月17日在全身麻醉下行腔镜下广泛全子宫切除术（免举宫）＋双侧附件切除术＋盆腔淋巴结清扫术＋盆腔粘连松解术。术后于2023年8月25日行第一周期TP方案（紫杉醇180mg d1＋顺铂30mg d1-3 q3W）。于2023年9月6日开始针对吻合口、淋巴引流区采用VMAT技术（CTV 1.8Gy/F，CTVln 1.8Gy/F，已行24F）。于2023年9月21日行第二周期同步化疗（顺铂30mg d1-3 q3W）。入院前3d出现发热，体温最高38.8℃，伴腹泻，每日8～9次黏液便，无便血、腹痛、里急后重等不适。现为进一步治疗入院。近1个月，患者精神状态良好，食欲和食量降低，睡眠情况欠佳，大便如上述，小便正常。

入院后给予哌拉西林他唑巴坦抗感染、保肝、保肾、纠正电解质紊乱等对症治疗。患者出现神志淡漠，四肢肌张力增高，黏液性大便9～10次，感染指标持续升高，考虑放射性直肠炎，经对症支持治疗2d后患者情况未见明显缓解，遂于转入ICU继续治疗。血培养及导管血培养均查见革兰阴性杆菌，且高热达39.2℃，PCT明显升高，考虑脓毒血症，给予亚胺培南西司他丁抗感染治疗，患者仍意识淡漠，不排除脓毒性脑病，安置胃管防误吸；患者白蛋白低，输注白蛋白对症处理；患者意识障碍无法进食，管喂营养液行肠内营养支持治疗。经过治疗后，患者恢复意识，未再高热，转回普通病房，继续对症治疗后，并进行三维腔内后装＋外照射IGR，HRCTV 500cGy/F，IRCTV：400cGy/F，治疗过程顺利，治疗结束后出院。

（三）既往史

有高血压史4年，血压最高为156/96 mmHg，口服吲达帕胺降压，血压控制良好，否认冠心病史，否认糖尿病史，否认食物、药物过敏史。

（四）体格检查

体温38.8℃，脉搏118次/分，呼吸20次/分，血压137/67mmHg，NRS评分2分，心理痛苦评分（DT）：5分，身高155cm，体重46 kg，BMI 19.15kg/m²。

（五）日常生活及饮食习惯

无疫区、疫情、疫水接触史，否认吸烟史，否认饮酒史；饮食清淡，生活规律。

（六）疾病与营养认知

患者及其家属均认为发热、腹泻只能吃清淡饮食，目前以半流质饮食（面条、稀饭）为主。

（七）家庭及经济状况

育有1子，已工作，配偶退休，无固定经济来源。

（八）疾病初步诊断

宫颈腺癌IB2期，放射性直肠炎，脓毒血症。

二、诊疗经过

（一）营养三级诊断

1. 一级诊断——营养筛查　护士在患者入院24h内采用NRS2002对患者进行营养风险筛查。该患者NRS2002评分4分（表4-11-1），有营养风险。

表4-11-1　营养风险筛查

评估项目	0分	1分	2分	3分	得分
疾病严重程度		恶性肿瘤			1分
营养状态受损				1个月内体重减少8%	3分
年龄	＜70岁				0分
总分					4分

2. 二级诊断——营养评估

（1）使用PG-SGA进行营养不良评估，该患者评分为20分（表4-11-2）。

表4-11-2　营养不良评估

评估项目	患者情况				得分
A.患者自评	A1（4分） 1个月下降8%；2周内有 下降	A2（3分） 进食流食	A3（3分） 腹泻	A4（3分） 活动很少，一天多数时间卧床 或坐着	13分
B.疾病状态		恶性肿瘤			1分
C.代谢应激		发热38.8℃，持续时间＞72h			5分
D.肌肉消耗		肌肉轻度消耗			1分
总分					20分

（2）膳食调查：护士采用24h膳食调查法记录其营养摄入情况，根据进食情况计算膳食摄入量。经计算及分析，本例患者每日经口膳食摄入量为712kcal，每日蛋白质摄入量为49g，能量达标率为51.6%，蛋白质达标率为53.3%。

（3）人体学测量：身高155cm，体重46kg，BMI 19.15kg/m²，握力15kg（正常成年女性≥18kg），小腿围为27cm（正常成年女性＞30cm），两者均明显低于正常水平。

（4）能量需求估算：根据拇指法则计算该患者能量消耗需求为46kg×30kcal/（kg·d）＝1380kcal/d，蛋白质需求为46kg×2g/（kg·d）＝92g/d，通过膳食调查显示该患者未达到肿瘤患者每日所需的目标能量和推荐蛋白质摄入量，存在蛋白质、能量摄入不足，提示患者为重度营养不良，需急切改善不适症状和（或）营养支持治疗。

3. 三级诊断——综合评价

（1）健康状况自我评分：KPS评分为60分，生活有时需他人协助，但大多数时间可自理。

（2）心理痛苦评分：DT评分5分，心理痛苦程度为中度。

（3）体格体能检查：使用PG-SGA进行营养不良评估，该患者评分为20分（表4-11-2），握力为15kg（正常成年女性≥18kg），小腿围为27cm（正常成年女性>30cm），两者均明显低于正常水平。6m步速1.05m/s提示中度心肺功能不全。

（4）人体成分分析：患者BMI为19.15kg/m²，骨骼肌26.86kg；体脂率14.8%，提示体重、骨骼肌、体脂肪均偏低。

（5）实验室检查：白细胞、C反应蛋白、降钙素原高，蛋白低（表4-11-3）。

表4-11-3 实验室检查

项目	检验结果	结果判断
白细胞	$11.55\times\times10^9$/L	↑
中性粒细胞	10.82×10^9/L	↑
红细胞	2.68×10^{12}/L	↓
血红蛋白	78g/L	↓
总蛋白	49.7g/L	↓
白蛋白	23.3g/L	↓
前白蛋白	62.8mg/L	↓
总胆红素	73.5μmol/L	↑
直接胆红素	48.5μmol/L	↑
谷氨基转移酶	109U/L	↑
天冬氨酸氨基转移酶	1003U/L	↑
C反应蛋白	196.37mg/L	↑
降钙素原	25.98ng/ml	↑

4.营养诊断 复杂型重度营养不良。

（二）脓毒血症期间的营养支持

1.第一阶段 低热量/滋养型喂养。2020年《中国呼吸危重症患者营养支持治疗专家共识》建议无肠内营养禁忌证的脓毒症患者应早期（48h内）启动肠内营养，2021年国际脓毒症管理指南对于可以进行肠内营养的成人脓毒症/脓毒症休克患者，建议早期（72 h以内）启动肠内营养。目前欧洲肠内肠外营养学会（ESPEN）、美国肠内肠外营养学会（ASPEN）等指南均已意识到急性代谢改变及热量和蛋白质缺乏在患者预后中的问题，一致推荐肠内营养作为一线治疗，在转入ICU后24～48 h应尽早启动。由于脓毒症患者早期存在内源性功能，对于无肠内营养禁忌的脓毒症患者建议早期给予10～20 kcal/h或不超过500 kcal/d低热量或滋养型喂养，喂养耐受性更佳，住ICU时间和机械通气时间更短，且误吸、肠坏死等并发症发生率显著降低。该患者在脓毒血症早期（入住 ICU 8h）使用营养泵进行管喂，按 15～20 kcal/h 开始能量喂养，采取的是低剂量、低浓度、低速度喂养模式。由于该患者腹泻存在胃肠不耐受，考虑使用短肽配方。所以第 1～3 天使用营养泵泵入百普力肠内营养混悬液（SP）360～480ml/d，速度分别为 15ml/h、18ml/h、20ml/h。提供能量 360～480kcal，蛋白质 14.4～19.2 g。同时搭配了稳定肠黏膜屏障作用的复方谷氨酰胺肠溶胶囊 2 粒（含 L- 谷氨酰胺 240mg）。

2. 第二阶段　过渡喂养。当前国际脓毒症管理指南推荐 1 周内达到目标喂养量的 60%～70%。2018 年《重症患者早期肠内营养临床实践专家共识》指出，重症患者的目标喂养量为 25～30 kcal/（kg·d），目标蛋白需求量为 1.2～2.0 g/（kg·d）。2016 年《SCCM/ASPEN 指南：成人危重患者营养支持疗法的评估和规定》中建议为成人危重症患者提供充足的（大剂量）蛋白质，每日蛋白质需求量预计为 1.2～2.0 g/（kg·d）。该患者继续使用营养泵进行百普力管喂，每天泵入百普力肠内营养混悬液（SP）828～966ml/d，速度分别为 35～40ml/h。提供能量 828～966kcal，蛋白 33.1～38.6g。能量蛋白均达到 60%～70% 目标喂养量。

3. 第三阶段　足量喂养。

《中国呼吸危重症患者营养支持治疗专家共识》指出，ARDS 患者需要在一定时间内达到能量供需平衡，建议 1 周内给予滋养型喂养，1 周后过渡至足量喂养。能量负平衡与 ICU 住院期间并发症的发生，尤其是与感染显著相关。持续能量负平衡将增加危重症患者的并发症风险。由于滋养型喂养的能量相对较低，长期使用可能会发生能量负平衡。因此，需要在一段时间后逐步过渡至足量喂养。该患者经过 1 周治疗后，在原来的营养方案基础上增加肠内营养比例。①继续当前原发疾病治疗。②嘱患者少食多餐，进食低脂低渣饮食，逐渐增加肉蛋奶类优质蛋白质的摄入，匀浆膳管喂：全天主食 4 两，以精白米面为主，低渣蔬菜 300g，以瓜茄类、嫩叶菜为主，鸡蛋 1 个，牛奶 200～400ml，肉类 4 两，以精瘦肉、去皮鸡鸭肉、鱼虾肉为主，吃肉不喝汤；豆腐、豆花适量；植物油 25～30g，盐＜5g；添加 ONS（TP）600ml/d ＋乳清蛋白粉 10g，将能量提升至 1500kcal（已达到目标能量），蛋白质是 80g（已接近达到目标需要量）。③适量运动，定期监测体重，以逐渐增加体重为宜，已对患者及其家属行床旁饮食指导。

（三）疾病治疗

患者因抗感染治疗有效后，继续行放疗，放射性反应较重，给予以蒙脱石散止泻、抗辐喷灌肠等对症处理，大便控制在每日 3～4 次。由于血红蛋白 78g/L，给予输注 AB型 Rh（D）阳性去白悬浮红细胞 1U 纠正贫血，输血过程顺利，患者无特殊不适，输血后复查血红蛋白为 80g/L，患者精神较前好转。

三、诊疗效果

（一）症状评价

经过以上措施的实施，患者腹泻症状停止，运用亚胺培南西司他丁抗感染治疗联合脓毒血症期间三阶段营养支持治疗基础，患者大便次数由每日 8～9 次黏液状稀便减少为 1～2 次软便。

（二）营养指标好转

出院时，患者体重增加了1.1kg，PG-SGA分值由入院时的20分减至9分，显著下降。握力由15kg升至正常19kg，小腿围由27cm升至27.8cm。白蛋白、前白蛋白也有所上升，分别由23.3g/L、62.8mg/L增加至31.4g/L、68.1mg/L。炎症指标则呈下降趋势，C反应蛋白（CRP）由196.37mg/L降至77.9mg/L。患者和家属对止泻处理及营养治疗表示满意。完成宫颈癌术后放疗，2023年11月13日采用电话进行随访时，家属反馈患者大便维持正常状态，进食量恢复正常水平，体重无下降，总蛋白、白蛋白水平恢复正常，血红蛋白上升、炎症指标明显下降，营养状况明显改善（表4-11-4）。

表4-11-4　营养指标

项目	入院第1天	入院第4天	出院当天	出院5d	出院15d
前白蛋白（mg/L）	62.8	65.6	68.1	78.5	135.0
白蛋白（g/L）	23.3	25.0	31.4	35.6	39.8
血红蛋白（g/L）	78.0	80.1	82.5	84.3	86.8
C反应蛋白（mg/L）	196.37	114.3	77.9	56.8	25.7

四、总结与反思

（一）病例成效

脓毒血症的早期低热量/滋养型喂养、中期过渡喂养、后期的足量喂养分段式营养支持治疗是脓毒血症营养支持的基础，值得推广。

（二）病例创新

脓毒血症是指感染引起的宿主反应失调导致的危及生命的器官功能障碍。这是一种全身炎症反应综合征（SIRS），严重损害人体健康。脓毒血症的特点是早期大量分解代谢、瘦体重损失和持续数月的高代谢状态。脓毒血症代谢反应导致体内储存的蛋白质、糖类和脂肪迅速分解，伴有胰岛素抵抗的高血糖、严重的负氮平衡及蛋白质从骨骼肌转移到内脏组织。感染引发了一个复杂的相互交织的反应网络，在过度炎症和免疫抑制引起细胞代谢改变和器官功能障碍的背景下，脓毒血症患者的营养治疗非常重要。

对于耐受肠内营养的患者，早期启动肠内营养，肠内营养除了可以提供所需营养外，还可以提供各种非营养的作用，包括维持肠道结构和功能的完整性，以及保持肠道微生物多样性，防止细菌易位和应激性溃疡，同时刺激酶促过程，增强全身免疫反应。因此，肠内营养更加符合生理性，为危重患者早期建立肠内营养提供了理论依据。当危重患者无法耐受肠道营养，可能出现腹泻、恶心和呕吐等不良反应，另外，在脓毒血症休克患者中，肠内营养也可能通过给低灌注的肠道施加过多的消化负荷而增加肠缺血的风险。因此，营养摄入应根据患者的需要，并基于对能量和蛋白质的需求仔细评估，为患者接受最佳的热量和蛋白质治疗，并补充足够剂量的免疫佐剂、维生素和微量元素，提供个性化营养需求。

（三）病例反思

脓毒血症依据严重程度可分为脓毒血症和脓毒血症休克。脓毒血症不同阶段，患者对营养物质和能量的需求不尽相同。脓毒血症患者早期可出现大量分解代谢、瘦组织质量下降及不断持续的高代谢状态，其肠内及肠外营养应积极纠正营养素、维生素的缺乏并提供最佳低蛋白质递送及适量非蛋白质热量；其恢复期应增加蛋白质和能量的摄入，促进患者恢复。尽管肠内营养较肠外营养更符合生理、更安全，若脓毒血症患者由于肠道功能受损严重而无法耐受肠道喂养时（如中毒性肠麻痹和严重消化道出血等），也尽量考虑短期全肠外营养（total parenteral nutrition，TPN）支持。如果较长时间禁食（超过2周），仅给予TPN将会造成肠黏膜萎缩，肠内细菌及内毒素易位导致肠源性败血症、胆汁淤积和肝功能损害等，更不利于临床结局的改善。因此，一旦胃肠道可以利用，就应尽一切条件尽早采取肠内营养。营养支持治疗对于脓毒血症患者的预后转归具有深刻的影响。因此，掌握脓毒血症营养支持治疗策略对改善患者预后至关重要。

知识拓展

脓毒血症患者营养管理

1.营养代谢障碍机制　脓毒症患者往往处于强烈的应激高分解代谢状态，多种炎症介质释放产生一系列神经内分泌改变，出现儿茶酚胺、糖皮质激素、生长激素和胰高血糖素分泌增加，伴有胰岛素抵抗的高血糖症、脂肪分解加速和净蛋白分解，基础代谢率增加50%～150%。临床主要表现为负能量平衡和负氮平衡、低蛋白血症及应激性高血糖等。机体的代谢改变实际上是全身炎症反应的一部分。能量消耗与需求增加是代谢改变的特点。能量消耗与代谢紊乱的程度、持续时间及危重症程度密切相关。由于应激状态下持续的分解代谢、卧床和营养摄入减少，导致体内无脂组织群的迅速消耗。

2.营养配方选择　对于脓毒血症危重症患者营养配方选择，根据《中国呼吸危重症患者营养支持治疗专家共识》（以下简称"共识"）推荐，首选标准整蛋白配方EN；存在胃肠不耐受患者，在排除其他EN不耐受原因后，可考虑使用短肽配方；需要限制容量的患者，建议采用高密度营养配方制剂；存在应激性高血糖的患者，建议采用糖尿病特异性配方；不建议常规应用富含纤维的配方制剂。共识指出，与标准配方相比，免疫调节配方不能使脓毒症患者额外获益；且目前证据尚不能对脓毒症患者常规使用益生菌做出推荐。

参考文献

巴福华，钟鸣，陈影，等. 再喂养综合征的临床防治进展［J］. 诊断学理论与实践，2023，22（1）：80-84.

冯彩云，于恺英，石汉平．营养影响症状［J］．肿瘤代谢与营养电子杂志，2023，10（2）：172-176．

李涛，吕家华，郎锦义，等．恶性肿瘤放疗患者营养治疗专家共识［J］．肿瘤代谢与营养电子杂志，2018，5（4）：358-365．

李幼生．放射性肠损伤的诊治现状与展望［J］．中华胃肠外科杂志，2020，23（8）：5．

卢中秋，倪菁晶．重视脓毒症营养治疗［J］．浙江医学，2022，44（4）：339-344，354．

吕家华，李涛，朱广迎，等．肠内营养对食管癌同步放化疗患者营养状况、不良反应和近期疗效影响——前瞻性、多中心、随机对照临床研究（NCT02399306）［J］．中华放射肿瘤学杂志，2018，1：44-48．

孙仁华，江荣林，黄曼，等．重症患者早期肠内营养临床实践专家共识［J］．中华危重病急救医学，2018，30（8）：715-721．

吴蓓雯，叶向红，李素云，等．提高口服营养补充依从性临床管理实践的专家共识［J］．肿瘤代谢与营养电子杂志，2021，8（5）：487-494．

于跃，史恒，白国霞．2018年西藏自治区恶性肿瘤死亡流行病学特征分析［J］．中国健康教育，2021，37（7）：662-664．

余嘉文，程进，姚文娟，等．规范化营养干预下食管癌患者放化疗营养状况分析［J］．重庆医学，2022，51（11）：1841-1845，1851．

张娟娟，达彬琳，汪志明．《中国成年患者营养治疗通路指南》解读：经皮内镜下胃/空肠造口术［J］．肿瘤代谢与营养电子杂志，2022，9（4）：408-413．

张莉娟，江勇，刘炳华，等．成年人慢性腹泻病因的研究进展［J］．中国全科医学，2019，22（22）：2760-2765．

张叶环，林娟，左菊萍，等．系统康复训练对鼻咽癌放疗患者张口困难的改善作用［J］．海军医学杂志，2023，44（3）：256-259．

中国抗癌协会肿瘤营养专业委员会，中华医学会肠外肠内营养学分会．中国肿瘤营养治疗指南2020［M］．北京：人民卫生出版社，2020．

中国抗癌协会肿瘤营养专业委员会，中华医学会放射肿瘤治疗学分会，中国医师协会放射肿瘤治疗医师分会．肿瘤放射治疗患者营养治疗指南（2022年）［J］．肿瘤代谢与营养电子杂志，2023，10（2）：199-207．

中国临床肿瘤学会抗肿瘤药物安全管理专家委员会，中国临床肿瘤学会肿瘤支持与康复治疗专家委员会．抗肿瘤治疗引起急性口腔黏膜炎的诊断和防治专家共识［J］．临床肿瘤学杂志，2021，26（5）：449-459．

中国吞咽障碍膳食营养管理专家共识组．吞咽障碍膳食营养管理中国专家共识（2019版）［J］．中华物理医学与康复杂志，2019，41（12）：881-888．

中华医学会肠外肠内营养学分会．中国成人患者肠外肠内营养临床应用指南（2023版）［J］．中华医学杂志，2023，103（13）：946-974．

中华医学会外科学分会结直肠外科学组，中国医师协会外科医师分会结直肠外科医师委员会，中国抗癌协会大肠癌专业委员会．中国放射性直肠损伤多学科诊治专家共识（2021版）［J］．中华胃肠外科杂志，2021，24（11）：13．

朱毓，张丽娟，张志红，等．正念认知疗法对恶性肿瘤放疗患者心理状态及生命质量的效果评价［J］．中国实用护理杂志，2023，39（24）：1873-1880．

Arends J, Bachmann P, BaracosV, et al. ESPEN guidelines on nutrition in cancer patients［J］. Clinical Nutrition, 2017, 36（1）：11-48.

Breton MJO, Perez I. ML, Virizuela JA, et al. Nutritional support and parenteral nutrition in cancer patients: An expert consensus report［J］. Clin Transl Oncol, 2018, 65（1）：17-23.

Evans L，Rhodes A，Alhazzani W，et al. Surviving sepsis campaign：international guidelines for management of sepsis and septic shock 2021［J］. Crit Care Med，2021，49（11）：e1063-e1143.

Farrag K，Shastri YM，Beilenhoff U，et al. Percutaneous endoscopic gastrostomy（PEG）：a practical approach for long term management［J］. BMJ，2019，364：k5311.

Luo Y，Feng M，Fan Z，et al. Effect of kangfuxin solution on chemo/radiotherapy-induced mucositis in nasopharyngeal carcinoma patients：a multicenter，prospective randomized phase Ⅲ clinical study［J］. Evid Based Complement Alternat Med，2016，2016：8692343.

第五章

肿瘤化疗及姑息治疗患者典型案例

第一节　一例延迟性、暴发性恶心呕吐患者的症状控制与营养管理

一、病史简介

（一）主诉

患者朱某，女，45岁。左肺下叶腺癌根治术后7月余，化学免疫治疗后，恶心呕吐半月余。

（二）现病史

2023年4月患者体检时发现左肺占位，行左肺癌根治术，术后病理提示腺癌，术后分期ⅡB期。之后入组临床试验，进行静脉化疗和免疫治疗4个周期，化疗方案为培美曲塞＋卡铂＋QL1706/安慰剂，q21d。试验用药QL1706为抗PD-1单克隆抗体和抗CTLA-4单克隆抗体两种抗体组成。因为是双盲试验，至今未揭盲。之后单用4次试验用药。期间出现全身、四肢轻微疼痛，口干口臭症状，无进食习惯改变。末次用药后20d出现胃胀气，呕吐平均每日2～3次，未用药，半个月前恶心、呕吐、胃灼热感逐渐加重。入院前1日上消化道内镜显示胃底黏膜撕裂伴出血，慢性非萎缩性胃炎。内镜下予止血治疗。颅脑CT显示无颅内占位。患者食欲差，进食少，近1个月体重下降约3kg，睡眠一般。近几日大便减少，2～3日1次，量少；小便量减少，每日800～1000ml，尿色深黄。自述口干、口渴。

（三）既往史

否认肝炎、结核、冠心病、高血压及糖尿病史，无输血史。

（四）体格检查

体温36.5℃，脉搏100次/分，呼吸20次/分，血压107/78mmHg，NRS2002评分4分，心理痛苦温度计评分5分，身高149cm，体重54kg，BMI 24.3kg/m²。口唇干燥，舌淡，苔白厚，脉沉弦。

（五）日常生活与饮食习惯

患者否认吸烟史、否认饮酒史；饮食无特殊偏好；平素生活规律。

（六）疾病与营养认知

患者和家属能正确认识疾病，积极配合治疗。患者虽然频繁恶心、呕吐，但是仍坚持少量多餐进食。营养认知存在认识误区。

（七）家庭及经济状况

育有1子1女，均在求学阶段，配偶和子女体健。患者在工厂上班，有固定经济来源。

（八）疾病初步诊断

左肺下叶腺癌ⅡB期。

二、诊疗经过

（一）营养三级诊断

1.一级诊断——营养筛查　护士在患者入院24h内采用NRS2002对患者进行营养风险筛查，该患者NRS2002评分4分（表5-1-1），有营养风险。

表5-1-1　营养风险筛查

评估项目	0分	1分	2分	3分	得分
疾病严重程度		恶性肿瘤			1分
营养状态受损				1个月内体重减少5.3% 1周的食物摄入量为正常食 物需求量的20%	3分
年龄	＜70岁				0分
总分					4分

2.二级诊断——营养评估

（1）使用PG-SGA进行营养不良评估，患者评分为C级。

（2）膳食调查：采用24h膳食回顾法记录营养摄入情况，本例患者因为频繁呕吐，几乎不能进食进水，存在蛋白质、能量摄入严重不足。

（3）人体学测量：患者身高149cm，体重54kg，BMI 24.3kg/m²；双小腿最大周径为32cm。患者营养评估结果显示为营养不良。

3.三级诊断——综合评价

（1）病史采集：该患者由于恶心、呕吐，较长时间进食饮水减少；由于活动加重呕吐，患者被迫处于卧床状态，活动受限，感恶心、头晕，心理痛苦温度计评分5分。

（2）体格体能检查：患者口唇干燥，皮肤弹性降低，无水肿；握力21.5kg，6m步速1.0m/s。

（3）实验室检查：红细胞、血红蛋白、总蛋白、白蛋白、前白蛋白、钾、镁低于正常值，肌酐、天冬氨酸氨基转移酶、尿酸、磷、C反应蛋白高于正常值（表5-1-2）。患者已出现脱水和电解质紊乱。

（4）人体成分分析：蛋白质7.57kg，骨骼肌肉量32.64kg，体脂肪18.34kg。

（5）影像学检查：上消化道内镜检查显示胃底浅表黏膜广泛撕裂，鲜红色血液渗出；胃体中上段浅表黏膜散在撕裂伴鲜红色血液渗出；胃窦红疹样变。

表5-1-2 实验室检查

项目	检验结果	结果判断
红细胞	3.68×10^{12}/L	↓
血红蛋白	119g/L	↓
总蛋白	61.7g/L	↓
白蛋白	35.2g/L	↓
前白蛋白	49.3mg/L	↓
天冬氨酸氨基转移酶	57U/L	↑
尿素	2.11mmol/L	↓
尿酸	438μmol/L	↑
肌酐	82μmol/L	↑
磷	1.76mmol/L	↑
镁	0.58mmol/L	↓
钾	3.48mmol/L	↓
C反应蛋白	8.71mg/L	↑

4.营养诊断 复杂性营养不良。

（二）营养治疗

1.多科讨论，控制症状，纠正失衡 入院后经多学科会诊，多学科团队由中医医师、西医医师、临床营养医师、营养专科护士、中医专科护士、临床药师、心理咨询师等组成，多学科团队拟定阶段性营养治疗方案。考虑本例患者虽然具备胃肠道功能，但是由于严重恶心呕吐引起胃部急性损伤，不适宜进食，因此给予禁食、禁饮，采取全肠外营养供应。中国临床肿瘤学会（CSCO）肿瘤营养治疗专家委员会制定的《恶性肿瘤患者的营养治疗专家共识》、欧洲肠外肠内营养学会（ESPEN）指南及中国抗癌协会肿瘤营养专业委员会，中华医学会肠外肠内营养学分会制定的《肺癌患者的营养治疗专家共识》均推荐应给予25 ~ 30kcal/（kg·d）的能量，蛋白质需要量推荐给予

1.2～2.0g/（kg·d）。该患者中年女性，由于活动会引发呕吐，基本处于卧床状态。能量供给主要目标是稳定目前体重；因此现阶段目标能量按照25kcal/（kg·d）计算，为1350kcal/d，目标蛋白质按照1.5 g/（kg·d）计算，为80g/d。

（1）第一阶段：患者进食、饮水或者活动后立即出现呕吐，每日＞6次，呕吐物中带有少量鲜红色血液。根据美国卫生与公众服务部美国国立卫生研究院的国家癌症研究所不良事件的常用术语标准《NCI-CTCAE 4.03版》的标准，该患者呕吐程度为4级；持续感恶心，恶心程度为3级。不宜进食。给予暂禁饮、禁食，全肠外营养治疗。患者入院时有脱水症状，实验室检查显示肝肾功能和电解质异常，以补液和纠正水、电解质紊乱为主。患者恶心、呕吐，进食减少近20d，存在再喂养综合征的风险，因此起始能量给予15kcal/（kg·d）全合一营养液输注，逐渐增加能量和蛋白质供应达目标能量及蛋白质。

（2）第二阶段：第8～11天，患者恶心、呕吐症状稍有好转，呕吐物中无血液，尝试肠内营养失败，继续肠外营养。

（3）第三阶段：第12天至出院，患者恶心、呕吐明显改善。开始进食流质或半流质饮食。患者进食量逐渐增加到目标能量的50%以后，逐渐停用肠外营养，继续指导患者经口进食。

2.恶心呕吐症状控制　患者因恶心呕吐严重影响进食进饮，进而影响患者的营养状态，因此该患者急需控制恶心呕吐。医护团队采取了中西医结合的方式改善患者症状。①西医治疗：先后使用昂丹司琼、奈妥匹坦帕洛诺司琼止吐治疗，奥美拉唑、生长抑素抑酸护胃治疗，氨甲环酸、蛇毒血凝酶止血治疗。患者恶心呕吐有所好转，但是未达到理想效果。②中医治疗：盐酸甲氧氯普胺注射液足三里穴位注射，每天1次。止吐中药膏穴位贴敷，每天1次，选择内关、足三里、中脘、大椎、膻中、神阙8个穴位；中药膏成分有姜半夏、吴茱萸、丁香、柿蒂、生姜汁等，具有降逆止呕、开胃健脾的功效。耳穴贴压选择胃、贲门、食管、脾、神门、心、皮质下、十二指肠8个耳穴，每次贴压的耳豆留置3d，双耳交替进行，并指导患者每日自行按压3～5次，每次每穴1～2min。实施足三里、内关穴位按摩每日2次，每个穴位施术1～2min，以局部穴位透热为度。③中医情志护理：通过说理开导法指导患者自觉调摄情志；移情易性法让患者聆听五行音乐、看电视等转移注意力；顺情从欲法尽量满足患者合理需求，患者丈夫全程陪伴，细心照护。④芳香疗法：让患者闻嗅新鲜橘皮的气味，缓解恶心感觉。

3.居家营养计划　在出院前，评估患者PG-SGA 7分，握力23.2kg。考虑患者出院后活动量增加，目标能量按照30kcal/（kg·d）来计算，为1620 kcal；目标蛋白质按照1.5 g/（kg·d）计算，为80g/d。因患者进食量尚未达到正常量，且只能进食软烂饮食，三餐进食不能满足目标能量和目标蛋白量，因此制订"3＋2"居家营养计划：在三餐软烂饮食的基础上添加2次口服营养制剂，居家营养计划内容（表5-1-3），确保患者能量、蛋白双达标。出院1周后三餐软食改为三餐正常饮食，继续添加2次口服营养制剂。

表5-1-3　"3＋2"居家营养计划

时间段	食物
7∶00～8∶00	鸡蛋2个＋牛奶250ml＋主食50g（馒头、包子等）
9∶30～10∶30	整蛋白型肠内营养粉50g（能量225kcal）
12∶00～13∶00	主食50g＋瘦肉100g＋蔬菜200g＋植物油10ml＋盐3g
15∶00～16∶00	整蛋白型肠内营养粉50g（能量225kcal），水果200g
18∶00～19∶00	主食50g＋瘦肉50g＋蔬菜200g＋植物油10ml＋盐2g

注：以上重量为生重的量

4.延续营养管理　通过智慧营养管理平台跟踪患者出院后营养情况。患者居家营养方案依从性好，出院半个月后进食量恢复至生病前，完全恢复正常饮食，停止口服营养制剂。

（三）疾病治疗

患者出院后定期门诊随访，等待复查后再决定下一步治疗方案。

三、诊疗效果

（一）症状评价

患者呕吐得以控制，呕吐次数由每日＞6次减少为0次；出血控制，呕吐物中没有血液；恶心感由持续恶心减轻至0～1次/天。饮食由流质饮食过渡到软烂饮食再到普通饮食，进食量逐步增加，出院半个月后恢复正常。心理痛苦温度计评分入院时5分，出院时降为2分。

（二）实验室检验指标评价

出院时，患者体重未下降，PG-SGA分值由入院时C级降至B级，显著下降。握力由21.5kg升至23.2kg。小腿围、骨骼肌、蛋白质未降低；白蛋白、前白蛋白上升，电解质恢复正常，C反应蛋白炎症指标则呈下降趋势（表5-1-4）。患者和家属对治疗满意。

表5-1-4　实验室检验指标

项目	入院第1天	入院第5天	入院第9天	出院当天	出院后第7天
总蛋白（g/L）	61.7	58.3	59.5	61.5	65.7
前白蛋白（mg/L）	49.3	63.9	110.9	187.4	212.6
白蛋白（g/L）	35.2	31.5	36.8	39.3	41.5
血红蛋白（g/L）	119	118	114	118	123
钾（mmol/L）	3.48	3.69	3.94	4.12	4.52
镁（mmol/L）	0.58	0.77	0.70	0.81	0.83

项目	入院第1天	入院第5天	入院第9天	出院当天	出院后第7天
C反应蛋白（mg/L）	8.71	9.85	8.24	5.1	1.25
天冬氨酸氨基转移酶（U/L）	57	25	24	27	25
尿素（mmol/L）	2.11	5.71	6.44	5.38	4.28
尿酸（μmol/L）	438	108	128	171	183
肌酐（μmol/L）	82	58	63	59	61

四、总结与反思

（一）病例成效

中西医结合模式运用于肺癌化疗患者延迟性、暴发性恶心呕吐治疗效果明显，该患者呕吐反应由4级降为完全消失，恶心反应由3级降为完全消失。提示可在临床增加样本量继续加以研究，有推广至所有化疗和放疗患者消化道反应的预防与治疗的可能性。

（二）病例特点

化疗所致的恶心呕吐（chemo-therapyinduced nausea and vomiting，CINV）是临床常见化疗副反应。该患者所用化疗药物卡铂剂量使用药物血药浓度下的曲线下面积（area under the curve at blood concentration of the drug，AUC）为5，AUC ≥ 4属于高度致吐药物，延迟性恶心和呕吐发生率分别为60%和50%；培美曲塞二钠是低度致吐药物，延迟性CINV发生率为11.5% ～ 27.3%。延迟性CINV由于其多发生于院外，患者并不能及时报告，常被忽视。一旦处理不及时，容易引起患者脱水、电解质紊乱、营养不良，甚至抗肿瘤治疗延迟或终止，增加额外医疗费用等，给患者带来严重的生理和心理痛苦。中西医结合的模式可以为患者提供更多控制恶心、呕吐的方法，并且互相起到协同增效的作用，更利于患者延迟性恶心呕吐的及时控制。

（三）病例反思

化疗患者因严重恶心、呕吐会影响进食导致营养不良。因此需要提高患者和家属对CINV，尤其延迟性CINV的认识，化疗间歇期出现延迟性CINV需要及时就医。护理人员需要在患者住院期间加强相关知识宣教，纠正患者和家属的认识误区。做好症状管理，才能落实营养管理，而良好的营养状态则是完成全程抗肿瘤治疗的根本保障。在临床实践中，患者住院时间非常有限，因此延续护理必须高度重视，督促患者严格落实，促进患者全面康复。

知　识　拓　展

延迟性CINV防治中国专家共识（2022年）

延迟性CINV发生在给予化疗药物24h之后，且48～72h达到最高峰，可持续6～7d。在有止吐药物预防的情况下，接受高度致吐风险药物化疗（highly emetogenic chemotherapy，HEC）患者的延迟性恶心和呕吐的发生率分别约为60%和50%，接受中度致吐风险药物化疗（moderately emetogenic chemotherapy，MEC）患者的延迟性恶心和呕吐发生率分别为52%和28%，接受低度致吐风险药物化疗（low emetogenic chemotherapy，LEC）患者延迟性CINV发生率为11.5%～27.3%。

中国抗癌协会肿瘤支持治疗专业委员会形成并推荐的专家共识主要有以下6条。

1. 急性CINV是延迟性CINV的危险因素，急性CINV的有效预防能够显著降低延迟性CINV的发生。（证据质量：高质量；推荐强度：推荐）

2. HEC人群的预防方案：奈妥匹坦帕洛诺司琼胶囊＋地塞米松，阿瑞匹坦＋5-HT3受体拮抗剂＋地塞米松或福沙匹坦＋5-HT3受体拮抗剂＋地塞米松均为标准方案；若患者在接受上述标准方案后仍出现明显恶心或呕吐，可考虑在上述方案基础上添加奥氮平或采用沙利度胺＋帕洛诺司琼＋地塞米松方案。（证据质量：高质量；推荐强度：推荐）

3. MEC人群预防方案：推荐使用5-HT3受体拮抗剂＋地塞米松±NK-1受体拮抗剂方案，对于MEC且合并CINV高危风险因素的人群推荐采用三联方案：NK-1受体拮抗剂＋5-HT3受体拮抗剂＋地塞米松。三联方案较两联方案更能有效防控MEC所致的延迟性CINV，两联方案中使用第二代5-HT3受体拮抗剂较第一代5-HT3受体拮抗剂对延迟性CINV防控效果更佳。（证据质量：高质量；推荐强度：推荐）

4. 对于合并高血压、糖尿病及不宜联合激素或需减量激素的肿瘤患者，如需要使用HEC方案，推荐使用奈妥匹坦帕洛诺司琼胶囊±地塞米松1d方案，也可采用阿瑞匹坦＋帕洛诺司琼胶囊＋地塞米松1d方案。若其化疗方案为mFOLFOX6，也可考虑使用阿瑞匹坦＋帕洛诺司琼胶囊方案。（证据质量：高质量；推荐强度：推荐）

5. 由于住院时间较短、门诊或日间化疗患者的延迟性CINV多发生在院外，对于该类患者的CINV预防方案的制订，推荐采用长效的口服制剂，如预防方案含NK-1受体拮抗剂则推荐采用奈妥匹坦帕洛诺司琼胶囊；如预防方案含5-HT3受体拮抗剂则推荐采用帕洛诺司琼胶囊或格拉司琼透皮贴剂。（证据质量：高质量；推荐强度：推荐）

6. 对于初始化疗患者，应根据化疗药物致吐风险及个人高危因素等综合考虑，选择最有效的止吐方案是预防预期性CINV最有效的办法；对已经出现预期性CINV的患者，可给予苯二氮䓬类抗焦虑药物并选择更有效的止吐方案。（证据质量：中质量；推荐强度：推荐）

穴位贴敷技术与耳穴贴压技术

穴位贴敷技术也称穴位敷贴技术，是将药物制成一定剂型，敷贴到人体穴位，通过刺激穴位，激发经气，达到通经活络、清热解毒、活血化瘀、消肿止痛、行气消痞、扶正强身等作用的一种操作方法。适用于恶性肿瘤、各种疮疡及跌打损伤等疾病引起的疼痛；消化系统疾病引起的腹胀、腹泻、便秘、恶心、呕吐；呼吸系统疾病引起的咳喘等症状。现代研究显示穴位贴敷技术被广泛用于肿瘤患者化疗所致恶心、呕吐的预防与治疗。

耳穴贴压技术是采用王不留行籽、莱菔籽等丸状物贴压于耳郭上的穴位或反应点，通过其疏通经络，调整脏腑气血功能，促进机体的阴阳平衡，达到防治疾病、改善症状的一种操作方法，属于耳针技术范畴。适用于减轻各种疾病及术后所致的疼痛、恶心、呕吐、失眠、焦虑、眩晕、便秘、腹泻等症状。现代研究显示耳穴贴压技术被广泛用于肿瘤患者化疗所致恶心、呕吐的预防与治疗。

第二节　一例下咽癌合并晚期倾倒综合征患者的营养管理

一、病史简介

（一）主诉

患者杨某，男，55岁。食管癌术后3年余，下咽癌多程治疗后6月余，发现舌转移4月余，深静脉血栓形成10余天。

（二）现病史

患者3年前出现进食后轻度吞咽梗阻伴疼痛，外院诊断为食管癌，行新辅助放化疗后于2021年1月9日在全身麻醉下行胸腹腔镜及颈部三切口食管癌切除术。2021年8月17日鼻咽镜提示咽部肿物。病理提示鳞癌。2021年10月15日行第1周期尼妥珠单抗靶向治疗。2021年10月19日～2021年12月9日针对局部肿瘤及亚临床病灶行图像引导调强放射治疗。2021年11月18日行第1周期顺铂化疗。2021年12月18日行第2周期顺铂＋氟尿嘧啶化疗。2021年12月～2023年7月行信迪利单抗免疫治疗。2022年11月28日～2023年5月4日输注贝伐珠单抗治疗6次。2023年7月11日颌面磁共振提示舌转移。2023年7月12日予以西妥昔单抗靶向治疗，同时口服替吉奥化疗。2023年7月28日行西妥昔单抗靶向治疗。2023年8月15日开始针对舌转移病灶行放射治疗。2023年11月6日患者在当地医院因营养不良住院，左大腿置入CVC管行肠外营养治疗，患者自述2023年11月18日发现左下肢肿胀，行下肢静脉超声检查提示左下肢股总静脉留置管附壁血栓形成。患者为求进一步治疗，收治入院，现患者精神食欲差、便秘、小便量少，近1个月体重增加8kg。

（三）既往史

肝炎史，30年前诊断甲型肝炎，予以治疗后治愈；30年前诊断肾炎，予以治疗后治愈。手术史：2年前食管癌辅助放化疗后行"胸腹腔镜及颈部三切口食管癌切除＋胸膜粘连烙断，双侧喉返神经探查，胸导管结扎，肠粘连松解，胃食管颈部端侧分层套入吻合，胃减容术"。

（四）体格检查

体温36.5℃，脉搏92次/分，呼吸18次/分，血压94/73mmHg，NRS2002评分4分，PG-SGA评分16分，身高162.0cm，体重43.0kg，BMI16.4kg/m²。

（五）日常生活与饮食习惯

患者吸烟30支/日，已戒烟；饮酒30余年，白酒6两/日，已戒酒。饮食习惯无特殊。

（六）疾病与营养认知

患者因吞咽困难、腹胀等不适症状，经口进食较少，且患者既往安置空肠营养管，现拒绝管饲，自述选择输注肠外营养。

（七）家庭及经济状况

父母健在，已退休；配偶体健，无业；育有1子，已工作，经济情况一般。

（八）疾病初步诊断

食管癌，下咽癌，深静脉血栓。

二、诊疗经过

（一）营养三级诊断

1.一级诊断——营养筛查 护士在患者入院24h内采用NRS2002对患者进行营养风险筛查，该患者NRS2002评分4分（表5-2-1），有营养风险。

表5-2-1 营养风险筛查

评估项目	0分	1分	2分	3分	得分
疾病严重程度		恶性肿瘤			1分
营养状态受损			前一周进食量较正常需要量减少约60%	BMI 16.4kg/m²，且一般情况差	3分
年龄	＜70岁				0分
总分					4分

2.二级诊断——营养评估

（1）评估量表：使用PG-SGA进行营养评估，患者评分为16分（表5-2-2），提示患者为重度营养不良，急需改善患者症状和营养治疗。

（2）膳食调查：采用24h膳食回顾法评估患者进食情况。经计算及分析，本例患者每日经口能量摄入量约600kcal，蛋白质摄入约40g，能量、蛋白质摄入量不足。

（3）人体学测量：身高162.0cm，体重43.0kg，BMI16.4kg/m²；握力23.4kg，小腿围22.5cm，上臂围17.8cm。

（4）能量需求估算：使用The Miffline-St Jeor公式计算患者静息能量消耗1179kcal，结合患者活动系数、疾病应激系数，估算患者总能量消耗约1500kcal。

表5-2-2 营养不良评估

评估项目	患者情况				得分
A.患者自评	A1（0分）	A2（3分） 进食减少，流质饮食	A3（6分） 食欲不佳、早饱、吞咽困难	A4（3分） 活动很少，一天多数时间卧床或坐着	12
B.疾病状态	恶性肿瘤				1
C.代谢应激					0
D.肌肉消耗	多部位肌肉、皮下脂肪重度消耗，双下肢轻度水肿				3
总分					16

3.三级诊断——综合评价

（1）卡氏体力状况评分50分。

（2）实验室检查（表5-2-3）：轻度贫血、电解质紊乱、炎症感染指标高，肝、肾功能正常。

（3）器械检查：人体成分分析：低体重虚弱型（体重、骨骼肌、体脂肪均显著偏低）、水肿指数0.406、身体细胞量19.5kg、基础代谢率1041kcal；临床检查：双下肢静脉，左侧股总静脉及股浅静脉内血栓形成；颈胸部CT，食管癌术后，吻合口壁增厚，双侧胸腔大量积液。

表5-2-3 实验室检查

项目	检验结果	结果判断
中性粒细胞比例	85.5%	↑
红细胞	3.4×10^{12}/L	↓
血红蛋白	104g/L	↓
总蛋白	49.9g/L	↓
白蛋白	23.0g/L	↓
前白蛋白	88.3mg/L	↓

续表

项目	检验结果	结果判断
钾	3.02mmol/L	↓
钠	136.0mmol/L	↓
钙	2.03mmol/L	↓
磷	0.60mmol/L	↓
镁	0.51mmol/L	↓
C反应蛋白	120.96mg/L	↑
降钙素原	0.29ng/ml	↑

4.营养诊断　复杂性营养不良。

（二）营养治疗

1.多学科营养治疗团队综合制订营养治疗方案　患者系食管癌术后合并下咽癌、舌转移，因吞咽梗阻、腹胀，进食困难，现患者饮食＋ONS摄入量仅目标量40%左右。根据肿瘤营养治疗的基本原则，应遵循五阶梯营养治疗规范：建议患者安置营养管，行肠内营养治疗。患者完善相关检查后安置营养管，前期暂采用部分肠内营养＋部分肠外营养治疗，根据患者胃肠道耐受性，逐渐过渡为全肠内营养。根据食管癌患者营养治疗指南及肿瘤放射治疗患者营养治疗指南，计算患者的目标能量需求25～30kcal/（kg·d），目标蛋白需求1.5～2.0g/（kg·d），患者现阶段目标能量为1500kcal，蛋白质约75g。

（1）第一阶段入院第2～3天：饮食＋ONS＋部分肠外营养。

因患者拒绝管饲，故暂予以经口进食＋ONS＋部分肠外营养治疗。患者院外已行肠外营养治疗，再喂养综合征风险相对较低，可给予足量营养治疗。

嘱患者流质饮食，口服补充整蛋白型肠内营养制剂＋乳清蛋白粉（蛋白质含量≥80%）。

肠外营养：根据肠外营养安全输注专家共识：患者行补充性肠外营养治疗，同时预计肠外营养时间不足2周，暂经外周静脉行肠外营养支持。患者实验室检查提示：电解质紊乱，遂予以电解质补充；由于该患者炎症指标高，肌肉衰减，机体处于恶病质状态，而既往的研究表明，鱼油脂肪乳中的ω-3多不饱和脂肪酸可以竞争性抑制具有促炎作用的ω-6PUFAs的代谢，参与炎症反应调控；同时产生具有特异性促炎症消退介质，下调炎症反应；ω-3PUFAs可通过过氧化物酶体增殖物激活受体抑制核因子κB，减少促炎细胞因子的产生；ω-3PUFAs还可以影响细胞膜的流动性，从而改变信号传导，抑制促炎介质的形成，起到调节炎症和免疫反应的作用。因此，为了改善该患者的炎症状态和免疫功能，促进患者的食欲以及维持体重和骨骼肌质量，发挥缓解恶病质的作用，参考鱼油脂肪乳临床应用中国专家共识，补充ω-3鱼油脂肪乳。肠外方案：脂肪乳氨基酸（17）葡萄糖（11%）注射液1440ml＋水溶性维生素1支＋脂溶性维生素1支＋复合磷酸氢钾2ml＋10%氯化钾注射液20ml＋10%氯化钠注射液30ml＋10%鱼油脂肪乳100ml。

全天能量约1520kcal，蛋白质约60g。患者置管后出现静脉血栓，积极建议患者安置营养管，尽快过渡为全肠内营养。

（2）第二阶段入院第4～6天：空肠营养管管饲＋部分肠外营养（肠外营养为主）。

入院后第4天，患者行胃镜检查，提示食管癌术后吻合口狭窄，胃潴留，遂安置空肠营养管。暂停经口进食，管饲整蛋白型肠内营养制剂剂＋乳清蛋白粉，根据胃肠道耐受性逐渐加量，继续当前肠外营养。

（3）第三阶段入院第7～13天：空肠营养管管饲＋部分肠外营养。

入院第7天，患者全天管饲能量约800kcal，蛋白质约40g，达目标需要量50%左右，肠外营养开始减量，逐渐过渡到停用。

患者管饲第4天出现餐后乏力、心悸、大汗，测血糖2.8mmol/L，提示餐后低血糖。结合患者既往食管癌手术病史及血糖情况，根据倾倒综合征诊断和管理2020国际共识：低于2.8mmol/L的自发性低血糖提示晚期倾倒综合征；因此，考虑该患者存在晚期倾倒综合征的可能。为了更好地监测患者的血糖情况，采用了动态血糖监测系统，连续监测患者血糖。

饮食干预——减少饮食中可快速吸收的糖类，是倾倒综合征的一线治疗方法。根据共识和相关病案报道，调整患者饮食结构，嘱患者少食多餐，减少精制糖类，选择复杂糖类；增加膳食纤维和蛋白质类食物；进食前后30min避免摄入液体；餐后平卧30min；同时调整肠内营养制剂类型及给予方式：经肠内营养泵连续泵入，富含缓释淀粉的肠内营养制剂（表5-2-4）。经饮食和肠内营养调整后，患者餐后血糖维持在4.2～8.0mmol/L（表5-2-5），提示饮食干预有效。

入院第14天，患者全天管饲能量约1400kcal，蛋白质约70g。

表5-2-4　调整后管饲计划

时间段	食物
6：30～7：00	鸡蛋半个＋舒化奶110ml＋麦片15g＋乳清蛋白粉5g，约250ml
8：30～9：00	鸡蛋半个＋舒化奶110ml＋麦片15g＋乳清蛋白粉5g，约250ml
10：00～17：00	肠内营养制剂500ml，连续泵入，速度：50～75ml/h
19：00～19：30	杂粮25g＋瘦肉25g＋蔬菜100g＋植物油5ml＋盐3g＋乳清蛋白粉5g，约300ml
21：00～21：30	杂粮25g＋瘦肉25g＋蔬菜100g＋植物油5ml＋盐2g＋乳清蛋白粉5g，约300ml
	能量1200kcal，蛋白质60g

表5-2-5　入院第7～15天血糖监测情况

日期	血糖（mmol/L）				
	空腹	早餐后2h	午餐后2h	晚餐后2h	睡前
入院第7天	4.5	8.1	2.8	4.6	
入院第8天	4.6	4.5	5.7	3.9	
入院第9天	4.6	4.3	4.7	5.2	
入院第10天	4.3	5.6	5.2	6.5	

续表

日期	血糖（mmol/L）				
	空腹	早餐后2h	午餐后2h	晚餐后2h	睡前
入院第11天	未测	5.4	6.2	4.3	
入院第12天	5.3	5.2	4.2	4.9	
入院第13天	5.6	5.1	5.5	4.3	7.8
入院第14天	4.9	4.6	7.3	5.7	8.0
入院第15天	4.6	5.9	出院		

2.居家营养计划　在出院前，为患者制订居家营养计划（表5-2-6），根据患者肠道耐受情况适当增加了每餐主食及蛋白质量，达到总能量1600kcal，蛋白质80g。

表5-2-6　"3＋3"居家营养计划

时间段	食物
7：00～8：00	鸡蛋1个＋舒化奶220ml＋麦片25g
9：30～10：30	肠内营养制剂200ml＋乳清蛋白粉5g
12：00～13：00	杂粮25g＋瘦肉50g＋蔬菜150g＋植物油10ml＋盐3g
15：00～16：00	肠内营养制剂200ml＋乳清蛋白粉5g
18：00～19：00	杂粮25g＋瘦肉50g＋蔬菜150g＋植物油10ml＋盐3g
20：30～21：30	肠内营养制剂200ml＋乳清蛋白粉5g
	能量1600kcal，蛋白质80g

3.延续营养管理　通过微信跟踪患者出院后管饲及血糖情况。患者大便每日1次、管饲量可，餐后血糖维持在4.0～7.0mmol/L，居家营养方案依从性好。

（三）疾病治疗

入院后，予以抗炎、抗凝、补蛋白、胸腔积液引流等对症处理。入院第15天，患者病情稳定出院。

三、诊疗效果

（一）症状评价

患者血糖情况趋于稳定，双下肢水肿消退，早饱症状较前好转。

（二）营养指标评价

出院时，患者体重37kg，较入院时下降，考虑与患者水肿消退和胸腔引流相关。PG-SGA分值由入院时的16分减至11分，显著下降。总蛋白、白蛋白、前白蛋白较前明显上升，C反应蛋白较入院时下降（表5-2-7）。患者和家属对营养治疗满意。

表5-2-7　营养指标

项目	入院 第2天	入院 第6天	入院 第11天	入院 第13天
前白蛋白（mg/L）	88.3	103.8	119.3	–
白蛋白（g/L）	23.0	32.4	29.7	30.3
总蛋白（g/L）	49.9	57.9	60.2	–
C反应蛋白（mg/L）	120.96	74.91	84.66	97.71

四、总结与反思

（一）病例成效

该患者通过营养治疗，不仅显著提高了患者的蛋白水平，还缓解了患者水肿情况。通过饮食管理，明显改善了该患者晚期倾倒综合征导致的低血糖反应。

（二）病例特点

该患者系食管癌术后合并下咽癌、舌转移，安置空肠营养管行肠内营养治疗，使食物快速进入肠道，导致了倾倒综合征的发生。在考虑患者存在晚期倾倒综合征可能后，多学科营养诊疗团队从晚期倾倒综合征的发病机制出发，采用了调整饮食结构和进餐体位、更换富含缓释淀粉的肠内营养制剂、持续肠内营养等多种方式相结合，以减少饮食和肠内营养制剂对肠道的刺激，使患者低血糖反应得到有效控制。虽然饮食调整是晚期倾倒综合征的一线治疗，但是现有的晚期倾倒综合征的个案报道，以药物治疗为主，少有关于饮食干预的个案报道。

（三）病例反思

倾倒综合征是胃和食管手术的常见但并未得到充分诊断的并发症，包括早期和晚期倾倒综合征。在临床工作中，医务人员更多关注胃部手术后的早期倾倒综合征，往往忽略了晚期倾倒综合征的发生。空肠喂养是食管癌和胃癌患者常用的营养治疗途径，经空肠营养管管饲饮食和肠内营养制剂，导致未消化的食物快速进入肠道，刺激肠液和激素的分泌，需特别警惕这类患者倾倒综合征的发生。此外，若将晚期倾倒综合征导致的低血糖反应按照一般低血糖予以口服高糖的处理，短时间内可能会升高血糖，但口服葡萄糖刺激胰岛素大量分泌，可能最终导致更为严重的低血糖，因此早期识别和正确处理晚期倾倒综合征对患者至关重要。

知 识 拓 展

倾倒综合征

倾倒综合征（dumping syndrome，DS）是食管、胃或减重手术的并发症，由一系列症状组成，分为早期和晚期倾倒综合征。早期倾倒综合征出现在餐后1h内，由于高渗内容物进入肠道，刺激液体从血管内转移到肠腔，导致循环血容量减少、肠道扩张以及胃肠肽激素的释放。早期倾倒综合征的症状，包括胃肠道症状（腹痛、腹胀、腹泻、恶心）和心血管系统症状（面红、心悸、出汗、心动过速、低血压，以及少见的晕厥）。晚期倾倒综合征通常发生在餐后1～3h，主要表现为低血糖，是由糖类快速进入肠道，导致高葡萄糖浓度，引发肠促胰岛素驱动高胰岛素血症反应，在糖类吸收后，引起的低血糖反应。

倾倒综合征的诊断：改良的葡萄糖耐量试验是首选诊断方法，早期倾倒综合征的诊断：30min时血细胞比容增加＞3%，或30min后脉率增加＞10次/分。自发血糖水平＜2.8mmol/L是晚期倾倒综合征的标志。

饮食调整是倾倒综合征的一线治疗，增加食物黏稠度的膳食补充剂是二线治疗。对于饮食干预无效的患者，需进行药物干预。阿卡波糖的"削峰填谷"作用可用于治疗晚期倾倒综合征。生长抑素类似物能够减缓胃排空和肠道转运，抑制胃肠激素和胰岛素分泌，抑制餐后血管舒张，对早期和晚期倾倒综合征都有益处。

第三节 一例前纵隔神经内分泌癌上腔静脉人工血管置换患者的营养管理

一、病史简介

（一）主诉

患者颜某，男，53岁。前纵隔神经内分泌癌术后4年余，复发1周。

（二）现病史

4年前，患者因前纵隔神经内分泌癌侵及上腔静脉、左右头臂静脉、心包，行正中开胸前纵隔肿瘤切除＋淋巴结清扫术＋左右头臂静脉切除＋上腔静脉部分切除＋心包部分切除＋人工血管置换术。术后口服华法林2.5mg qn抗凝治疗，紫杉醇210mg ivggt d1＋卡铂500mg ivgtt d1，q3W化疗（共4个周期），行胸部放疗25次。于1个月前因胸痛检查示右侧胸腔积液，行胸腔穿刺送检，考虑不典型类癌累及。完善PET/CT检查示：①右侧心包膜局部增厚并与右侧纵隔膜分界不清，代谢增高，倾向肿瘤局部复发。②右侧锁骨上、胸骨右旁横膈后组多个淋巴结肿大，最大的约5cm×5cm大小，压迫食管，右侧第7～8前肋数个淋巴结，倾向肿瘤转移。③右侧胸腔积液。④腹水。胸部疼痛考虑为癌痛，目前口服普瑞巴林75mg qn＋塞来昔布0.2g qn＋曲马多缓释片0.1g qd镇痛，效果尚可。为进一步治疗收入院。近1个月，患者睡眠欠佳，行走后感气喘，进食偶有梗阻感，大小便正常，近6个月体重下降约7kg。

（三）既往史

否认肝炎、冠心病、高血压及糖尿病史，无输血史，4年前治疗过程中共经股静脉置入中心静脉导管4次。

（四）体格检查

体温36.4℃，脉搏92次/分，呼吸20次/分，血压100/69mmHg，NRS2002评分4分，NRS评分2分，Caprini评分4分，身高160cm，体重51kg，BMI 19.9kg/m^2。

（五）日常生活与饮食习惯

患者否认吸烟、饮酒史；自患病的4年多以来喜食清淡饮食；平素大便、小便正常。

（六）疾病与营养认知

自开始抗肿瘤治疗以来，患者及其家属均认为饮食应清淡、富含高蛋白、高热量饮食，近1个月因进食后偶有梗阻感，目前饮食以面条、稀饭等流质及半流质饮食为主。

（七）家庭及经济状况

育有2女，均在求学阶段，配偶无工作，无固定经济来源。

（八）疾病初步诊断

前纵隔神经内分泌癌，癌性疼痛。

二、诊疗经过

（一）营养三级诊断

1.一级诊断——营养筛查　护士在患者入院24h内采用NRS2002对患者进行营养风险筛查，该患者NRS2002评分4分（表5-3-1），存在营养风险。

表5-3-1　营养风险筛查

评估项目	0分	1分	2分	3分	得分
疾病严重程度		恶性肿瘤			1分
营养状态受损			1周的食物摄入量为正常食物需求量的65%	6个月内体重减少12%（1个月体重下降约5%）	3分
年龄	＜70岁				0分
总分					4分

2.二级诊断——营养评估

（1）使用PG-SGA进行营养不良评估，患者评分为11分（表5-3-2），提示患者为重度营养不良，急需改善患者症状和进行营养干预。

（2）膳食调查：采用24h膳食调查法记录营养摄入情况（表5-3-3），根据进食情况计算膳食摄入量。计算本例患者每日经口膳食摄入量为765kcal，每日蛋白质摄入量为26g，能量达标率为50%，蛋白质达标率为34%，未达到肿瘤患者每日所需的目标能量和推荐蛋白质摄入量，存在蛋白质、能量摄入不足。

（3）人体学测量：患者BMI为19.5kg/m^2，小腿围为28cm。

表5-3-2　营养不良评估

评估项目	患者情况				得分
A.患者自评	A1（4分） 6个月下降12%，近2周体重下降	A2（2分） 固体食物很少	A3（5分） 无食欲，吞咽障碍	A4（0分） 正常，无限制	11
B.疾病状态	恶性肿瘤				1
C.代谢应激					
D.肌肉消耗	轻度消耗				1
总分					13

表5-3-3　入院时膳食记录表

类别	量
早餐	小米粥100g（46kcal/1.4g）＋鸡蛋黄1个（56kcal/2.6g）
午餐	瘦肉粥200g（176kcal/6g）＋鱼汤100ml（145kcal/2.8g）
晚餐	杂酱面100g（176kcal/5.7g）
晚加餐	牛奶250ml（166kcal/7.5g）
共摄入能量	765kcal
共摄入蛋白质	26g
目标能量	1530kcal
目标蛋白质	77g

3.三级诊断——综合评价　①体能测定：握力为21.4kg，6m步速1.0m/s。②人体成分分析：人体成分分析分值未见显示，提示可能有水肿。③实验室检查：检验结果显示白细胞计数、C反应蛋白、降钙素原高，蛋白低（表5-3-4）。④影像学检查：双肺散在炎症。

表5-3-4　实验室检查

项目	检验结果	结果判断
白细胞计数	$14.58 \times 10^9/L$	↑
中性粒细胞计数	$11.84 \times 10^9/L$	↑
红细胞计数	$3.94 \times 10^{12}/L$	
血红蛋白	108g/L	↓
总蛋白	57.6g/L	↓
白蛋白	27.5g/L	↓
前白蛋白	59.5mg/L	↓
总胆红素	74.5μmol/L	↑
直接胆红素	48.1μmol/L	↑
谷氨基转移酶	283U/L	↑
天冬氨酸氨基转移酶	1006U/L	↑
C反应蛋白	228.48mg/L	↑
降钙素原	0.30ng/ml	↑

4.营养诊断　复杂性营养不良。

（二）营养治疗

营养团队拟定阶段性营养治疗方案。考虑本例患者具备一定胃肠道功能，优先选择肠内营养。按照有并发症的肿瘤患者：能量需要量选择30～35kcal/（kg·d），蛋白质需要量选择1.2～2.0g/（kg·d），该患者目标能量1530～1785kcal/（kg·d），目标蛋白质61.5～102g/（kg·d）。

根据营养不良患者营养干预五阶梯模式，加之患者长期服用华法林治疗，尽量避免患者饮食习惯的剧烈变化，特别是绿叶蔬菜的大量食用，为该患者进行饮食指导＋肠内营养治疗，调整饮食方案见表5-3-5。

表5-3-5　饮食方案

类别	量
早餐	小米粥100g＋鸡蛋1个
早加餐	全营养素3勺＋乳清蛋白1/2袋
午餐	什锦牛肉粥150g＋鱼汤100ml
晚餐	杂酱面100g
晚加餐	全营养素3勺＋乳清蛋白1/2袋
共摄入能量	1350kcal
共摄入蛋白质	75g
目标能量	1530kcal
目标蛋白质	77g

第3天，患者述口服肠内营养制剂后便秘、食欲差，为尽快纠正患者营养不良，预防电解质失衡，将营养方案调整为部分肠内营养＋部分肠外营养。全营养素＋乳清蛋白减少为每日晚加餐1次，指导患者按照计划落实好营养至少70%以上，同时给予双歧杆菌乳杆菌＋多酶片；肠外营养选择添加脂肪乳氨基酸葡萄糖注射液，并提供热量900kcal，该肠外营养液渗透压高（1230mOsm/L）。

3d后，患者体重增长为52kg，未再便秘，营养师及药师沟通后，按营养计划继续落实。在原来的方案基础上增加肠内营养比例，全营养素＋乳清蛋白增加为每日午加餐和晚加餐1次，同时继续给予双歧杆菌乳杆菌＋多酶片口服，停止肠外营养的输注，行EP方案（依托泊苷＋卡铂）化疗。

（三）疾病治疗

1. 口服普瑞巴林75mg qn＋塞来昔布0.2g qn＋曲马多缓释片0.1g qd镇痛治疗。
2. EP方案（依托泊苷＋卡铂）化疗，同时补液、预防呕吐、护胃支持治疗。
3. 香菇多糖胸腔灌注。
4. 唑来膦酸预防骨不良事件。

（四）血管通路的评估与选择

1. 治疗方案评估

（1）肠外营养治疗：脂肪乳氨基酸葡萄糖注射液，渗透压1230 mOsm/L，根据患者营养检查指标进行调整，预期治疗1周，治疗时间不确定。《肠外营养安全输注专家共识》指出：若预计肠外营养渗透压≥900 mOsm/L，治疗时间＞7d，应采用CVC或PICC进行输注。

（2）化疗：EP方案（依托泊苷＋卡铂）化疗，4～6个周期，预计治疗时间4～5个月。《WS/T433-2023静脉治疗护理技术操作标准》指出：外周静脉留置针宜用于短期静脉输液治疗，不宜持续静脉输注具有刺激性和发泡性的药物。《INS输液治疗实践指南2021版》指出：中心血管通路装置（CVAD）适用于不适合外周静脉输液规定的持续性输液治疗（如发泡剂、PN、电解质和其他药物）。《肠外营养安全输注专家共识》指出：需进行肠外营养支持的化疗患者宜使用静脉输液港（implantable venous access port，PORT）输注肠外营养。

从患者治疗方案可以看出，患者适合选择中心静脉导管（CVC、PICC或PORT）进行药物的输注。

2. 患者情况评估

（1）血管：患者长时间的抗肿瘤治疗，外周血管条件差，使用留置针输注普通药液，平均留置时间不足2d。股静脉曾置入过4次CVC导管，其中右侧3次，左侧1次。经血管超声评估，患者双侧贵要静脉、肱静脉、颈内静脉、股静脉血管管径、弹性、走向均满足中心静脉置入条件。

（2）患者偏好：患者因有4年前股静脉置管史，述置管时疼痛不适，并在第三次拔除股静脉置管时，局部发生大出血并发症，因此拒绝股静脉置管。

从患者情况可以看出，虽然患者的血管条件均满足置管条件，但患者偏好于上肢

PICC或PORT。

3.影响中心静脉置管的因素

（1）人工血管置换术对中心静脉导管置入的影响：患者的左右头臂静脉＋部分上腔静脉为人工血管，而经上肢置入的PICC、经颈内静脉置入的CVC及输液港，从解剖上来看，均需要从头臂静脉经过并到达上腔静脉。人工血管部位能否置入导管呢？《WS/T433-2023静脉治疗护理技术操作标准》指出：有血栓史、血管手术史的静脉及放疗部位不宜进行置管。也就是说，血管手术史的患者不是置管的绝对禁忌证。文献也指出：人工血管的血流速度慢、静脉压低，易形成血栓，置入中心静脉导管后会导致导管相关性血栓发生率增高，但提前干预，采取以下应对措施：选择导管/血管直径比率＜45%的导管，注意送管动作需轻柔，避免损伤人工血管，可以预防并发症的发生。综上所述，人工血管置换术后的患者可以置入中心静脉导管。

（2）右锁骨上、胸骨右旁淋巴结增大是否影响置管：经影像科医师会诊，增大的淋巴结未对行进于该部位的置管血管造成压迫，不影响导管的置入。但经颈内静脉置入输液港建立隧道时有损伤右颈淋巴结的可能。

（3）口服华法林对置入导管后并发症发生的影响：人工血管置换后抗凝治疗不当，会增加血栓或出血风险。置管后应定期监测国际标准化比值（INR），及时调整华法林用量，使国际标准化比值维持于2.0～3.0（INR太低说明抗凝不达标，INR过高说明有出血的风险），从而预防并发症的发生。

综上所述，该患者可以经上肢置入PICC，不建议经右颈内置入输液港，置管后严密监测INR，预防并发症的发生。

4.血管通路的选择与建立　经该患者充分的知情同意后，在B超引导下经左侧贵要静脉置入PICC导管，置管顺利，置入长度42cm，臂围24cm，导管尖端位于第7后肋。

（五）延续管理

居家营养计划：在出院前，评估患者体重53kg，PG-SGA评分8分，握力26.2kg。制订居家营养计划（表5-3-6），确保患者能量、蛋白双达标。

表5-3-6　居家营养计划

时间段	食物
7：00～8：00	小米粥100g＋鸡蛋黄1个
9：30～10：30	全营养素3勺＋乳清蛋白1/2袋
12：00～13：00	什锦牛肉粥150g＋鱼汤100ml
15：00～16：00	全营养素3勺＋乳清蛋白1/2袋
18：00～19：00	杂酱面100g

运动疗法：在居家营养管理同时进行运动指导。根据中国恶性肿瘤患者运动治疗专家共识建议，指导患者在有氧运动基础上加抗阻运动，增加肌力、提高体力体能、增强免疫力。

PICC导管维护：指导患者每天自我检查PICC导管局部情况，如有不适及时就诊，每周至少进行导管维护1次，每周监测INR 1次，及时调整华法林用量。

三、诊疗效果

（一）营养指标评价

出院时，患者体重增加2kg，PG-SGA分值由入院时的11分减至8分，显著下降。腿围未减少，握力由21.4kg升至正常26.2kg。Inbody人体成分分析虽仍未显示分数，但体重、骨骼肌、蛋白质呈上升趋势，骨骼肌、蛋白质分别增加0.5kg、0.2kg；白蛋白上升、血红蛋白上升，白细胞计数和C反应蛋白炎症指标则呈下降趋势（表5-3-7）。患者和家属对营养治疗满意。通过智慧营养管理平台跟踪患者出院后营养情况。患者大便每日1～2次、进食量达到目标量的80%，居家营养方案依从性好。

表5-3-7　营养指标

项目	入院第1天	入院第6天	出院7d	出院14d
前白蛋白（mg/L）	59.5	123	162	188
白蛋白（g/L）	27.5	26	32.5	36.8
总蛋白（g/L）	57.6	65	71.2	82
C反应蛋白（mg/L）	228.48	105.3	75.6	24.3

（二）血管通路结局评价

患者住院期间及居家随访两个周期间，INR一直维持在目标水平，PICC导管功能良好，无血栓、出血等并发症的发生。

四、总结与反思

（一）病例成效

在为该患者建立肠外营养输注通路前，经充分评估患者的治疗方案、治疗时间、液体渗透压、液体酸碱度及药物的性质并结合患者偏好、生理状况、血管条件及患者疾病的特殊性，选择最适合患者的个体化通路，并分析并发症风险，提前采取干预措施，预防并发症的发生，保证了通路的安全性和有效性。

（二）病例创新

人工血管置换术患者血管通路的选择具有高个体性，该案例在进行层层分析后，选择置入PICC导管，术后落实有效的干预措施，预防并发症的发生，减少患者的痛苦，保证营养治疗的顺利进行。

（三）病例反思

虽然经外周静脉置管可以短暂（＜7d）作为肠外营养支持途径，但临床上往往因为肠外营养输注治疗时间长短的不确定性，普遍在治疗的初期选择外周静脉留置针作为静脉通路，直至外周缺乏血管条件或发生严重的静脉炎才会考虑建立中心静脉通路。如何在治疗的初期就结合患者的病情、治疗、血管条件等，为患者建立一条安全、有效的血管通路，值得我们进一步探讨。

第四节　一例食管癌胃造瘘术后感染患者的营养管理

一、病史简介

（一）主诉

患者沈某，女，72岁。食管癌放疗后1年，吞咽梗阻2月余。

（二）现病史

1年前患者无明显诱因出现进行吞咽困难，伴呕吐、体重下降，不伴呃逆、反酸，胸骨后疼痛等不适，就诊于当地医院行病理活检，结果提示：食管腺癌。后为求进一步治疗入医院放疗科，放疗后定期复查，病情基本稳定。2个月前，患者出现吞咽梗阻，进固体食物困难，吞咽后胸下段隐痛，不伴有烧灼感、呃逆、腹痛等不适。2023年5月16日在门诊行颈、胸、上腹部CT平扫＋增强检查，检查结果与2022年11月7日片对比示：食管胸中下段壁不均稍厚，较前减轻；双侧锁骨上窝、纵隔、食管旁数枚稍大及增大淋巴结，纵隔内大者较前稍缩小，余较前类似。2023年9月7日上消化道内镜显示食管癌治疗后改变伴食管狭窄（患者拒绝行食管扩张治疗）、慢性非萎缩性胃炎。患者为求进一步治疗于2023年9月12日来诊，门诊以"食管恶性肿瘤放疗后"收入院，入院时一般情况差，述进食困难，偶伴有吞咽疼痛，仅能进少量流质饮食，活动下降，睡眠差，伴便秘，小便正常，近1个月体重下降3kg。

（三）既往史

患者2004年因风湿病行二尖瓣膜置换术，现服用华法林，心房颤动1年余，服用酒石酸美托洛尔，既往有高脂血症，口服瑞舒伐他汀后低密度脂蛋白和三酰甘油均正常，否认肝炎、结核、外伤、高血压、糖尿病及输血史，否认食物、药物过敏史，有家族史，弟弟结肠癌，父亲肺癌。

（四）体格检查

体温36.8℃，脉搏58次/分，呼吸20次/分，血压100/58mmHg，NRS2002评分5分，身高153cm，体重48.5kg，BMI 20.7kg/m²。

（五）日常生活与饮食习惯

患者无不良嗜好，喜吃稀饭，平素生活不规律。

（六）疾病与营养认知

患者及其家属均认为稀饭、汤类有营养，目前饮食以流质饮食为主。

（七）家庭及经济状况

育有1子，配偶无工作，农村，无退休金，经济不稳定。

（八）疾病初步诊断

食管腺癌、风湿病、心房颤动。

二、诊疗经过

（一）营养三级诊断

1.一级诊断——营养筛查　护士在患者入院24h内采用NRS2002对患者进行营养风险筛查，该患者NRS2002评分5分（表5-4-1），有营养风险。

表5-4-1　营养风险筛查

评估项目	0分	1分	2分	3分	得分
疾病严重程度		恶性肿瘤			1分
营养状态受损			1周的食物摄入量为正常食物需求量的40%	1个月体重下降＞5%	3分
年龄		＞70岁			1分
总分					5分

2.二级诊断——营养评估

（1）使用PG-SGA进行营养不良评估，患者评分为16分（表5-4-2）。

（2）膳食调查：采用24h膳食调查法记录营养摄入情况，根据进食情况计算膳食摄入量，经计算及分析，本例患者每日经口膳食能量及蛋白质达标率均不足50%，未达到肿瘤患者每日所需的目标能量和推荐蛋白质摄入量，存在蛋白质、能量摄入不足。

（3）人体学测量：患者身高153cm，体重48.5kg，BMI 20.7kg/m^2，三头肌皮褶厚度14.5mm，小腿围29.1cm。营养评估提示患者为重度营养不良，需急切改善患者症状和营养支持治疗。

表5-4-2　营养不良评估

评估项目	患者情况				得分
A.患者自评	A1（4分） 1个月内体重下降5.8% 近2周体重有下降	A2（3分） 流质饮食	A3（3分） 吞咽困难、便秘	A4（3分） 活动很少，一天多数时间卧床	13
B.疾病状态	恶性肿瘤、年龄＞65岁				2
C.代谢应激					
D.肌肉消耗	多处部位肌肉轻度消耗				1
总分					16

3.三级诊断——综合评价

（1）体力体能评估：握力为14.7kg，基本卧床，乏力。

（2）实验室检查：入院时检查白细胞计数、中性粒细胞计数均正常，白蛋白低，胃造瘘口感染后检验结果显示白细胞计数、C反应蛋白高，白蛋白低（表5-4-3）。

（3）辅助检查：食管癌治疗后改变伴食管狭窄（患者拒绝行食管扩张术），慢性非萎缩性胃炎；12导联心电图示心房颤动伴缓慢心室率，不定型室内阻滞。

（4）患者行胃造瘘术后第3天造瘘管左侧皮肤开始发红疼痛，第4天管道向右拉移时可见大量黄色褐色恶臭脓性液体溢出，造瘘口感染严重。

表5-4-3　实验室检查

项目	入院时	结果判断	胃造瘘口感染后	结果判断
白细胞	3.66×10^9/L		12.27×10^9/L	↑
中性粒细胞	2.38×10^9/L		9.14×10^9/L	↑
红细胞	2.97×10^{12}/L	↓	3.25×10^{12}/L	↓
血红蛋白	87g/L	↓	97g/L	↓
总蛋白	56.5g/L	↓	62.5g/L	↓
白蛋白	29g/L	↓	35.8g/L	↓
前白蛋白	78.7mg/L	↓	168.6mg/L	↓
C反应蛋白			200.80mg/L	↑

4.营养诊断　复杂性重度营养不良。

（二）营养治疗

第一阶段：患者入院时进食困难，不能满足每日能量及蛋白需求，制订营养方案。根据恶性肿瘤患者营养治疗专家共识，能量需要量可以选择25～30kcal/（kg·d），而蛋白质需要量推荐选择1.2～2.0g/（kg·d），因此该患者目标能量1212～1455kcal/d，目标蛋白质58～97g/d，考虑本例患者具备一定的胃肠道功能，应优先选择肠内营养，但患者拒绝置入肠内营养管，考虑患者年龄大，有再喂养综合征风险，因此以肠外营养为主，肠外营养选择全合一，肠内营养进食部分流质饮食，同时纠正水电解质紊乱，补充维生素，预防再喂养综合征的发生。

第二阶段：再次与患者及其家属沟通，行上消化道内镜检查示距齿约17cm见黏膜粗糙似瘢痕样改变，距齿约31cm食管狭窄，直径约0.4cm，鼻胃镜可通过，经医师评估患者梗阻暂时无法解除，预计生存时间较长，遂行内镜下经皮胃造瘘（PEG）术，术后第2天开始管喂流质饮食，仍然是PEN＋PPN营养治疗。

第三阶段：术后第3天造瘘口周围皮肤发红，渗液，第4天管道向右拉移时可见大量黄色褐色恶臭脓性液体溢出，行细菌培养示大量α-溶血性链球菌，经多学科会诊后停止管喂，禁食禁饮，予以全肠外营养治疗。补充诊断：造瘘口皮肤软组织感染。多学科处理方式：经药敏试验选择敏感抗生素抗感染治疗，造瘘口予以伤口门诊换药，营养科指导逐渐增加全肠外营养量，入院开始1周内达到目标能量和蛋白。

第四阶段：患者造瘘口周围无脓性分泌物，无红肿、热、痛等不适，感染得到控制，开始PEN管饲匀浆膳，逐渐增加肠内营养，减少肠外营养，肠内营养达50%以上逐渐停肠外营养。

第五阶段：患者经口及胃造瘘管喂能满足每日能量需求，行全肠内营养，制订居家膳食计划（表5-4-4），因患者既往有高脂血症，胃造瘘术后又出现感染，因此选择易排空、易消化吸收、富含优质蛋白的高能量密度食品，适当增加富含维生素、纤维素的食物，均衡饮食。

表5-4-4　居家营养计划

时间段	食物
7：00～8：00	鸡蛋1个＋牛奶250ml＋主食50g（馒头、包子、米粉等）
9：30～10：30	营养粉200ml（250 kcal）
12：00～13：00	主食50g＋瘦肉50g＋蔬菜300g＋植物油10ml＋盐3g
15：00～16：00	营养粉200ml（250 kcal）
18：00～19：00	主食50g＋鱼肉50g＋豆腐75g＋植物油10ml＋盐2g
20：30～21：30	水果250g

第六阶段：患者为老年人，达到目标能量后，后期定期随访，适当增加饮食摄入量，可使BMI进一步增加。

1.胃造瘘管喂期间的护理要点

（1）管喂营养液时戴手套，管喂营养的装置24h更换1次。

（2）每天行两次口腔护理，保持口腔清洁。

（3）每天使用无菌0.9%氯化钠和纱布清洁胃造瘘管的穿刺点及周围皮肤，清除瘘口周围的分泌物和污渍。

（4）外固定装置和皮肤的距离至少保持0.5cm，用无菌纱布覆盖造瘘口以吸收渗出物。

（5）将床头抬高床头30°～45°，防止胃内容物反流或误吸，在管喂结束后保持1 h以上。

（6）每次管喂营养液后用纯净水冲洗管道。

（7）每次管喂前抽吸胃内容物，判断有无胃潴留，若抽出的液体量大于200ml考虑胃潴留，就暂停管喂1次。

（8）给药和管喂营养液分开，且管喂药液后用纯净水冲洗管道后再喂营养液。

（9）术后前1～3d给予半量管饲，第4天开始按照患者的能量需求及胃排空的情况确定，根据体重及病情计算每日总量。

（10）每次喂养间隔2～4h，可采用可调节输注速度的喂养泵行连续管饲。

2.延续营养管理　通过微信、电话联系患者，了解患者出院后营养情况，患者造瘘管情况良好，管喂及经口进食情况较好，每天行走4000步，大便每日1～2次，居家依从性很好。

（三）疾病治疗

患者住院30d，通过营养科营养支持、伤口造口门诊换药、内科抗感染等对症治疗及护理团队精心护理，解决了患者进食困难问题，活动能力明显提高，体重增加，掌握了胃造瘘管的护理，病情明显好转后出院。

三、诊疗效果

（一）症状评价

患者大便正常，胃造瘘口皮肤感染痊愈，每日营养需求均能满足，掌握了管喂的注意事项，依从性好。

（二）营养指标评价

出院时，患者体重增加2.5kg，PG-SGA分值由入院时的16分减至4分，显著下降。腿围由入院时的29.1cm升至29.3cm，握力由14.7kg升至正常16.5kg，皮褶厚度由14.5mm升至15.8mm，步速从卧床到0.8m/s。白蛋白上升、血红蛋白上升，白细胞计数和C反应蛋白炎症指标则呈下降趋势（表5-4-5）。患者和家属对治疗效果很满意。

表5-4-5　营养指标

项目	入院时	第2周	第3周	出院时
体重（kg）	48.5	48.0	49.0	51.0
握力（kg）	14.7	14.6	15.8	16.5
腿围（cm）	29.1	29.1	29.1	29.3
皮褶厚度（mm）	14.5	14.5	15.3	15.8
6m步数测定（m/s）	卧床	卧床	0.75	0.8
NRS2002（分）	5	5	3	2

续表

项目	入院时	第2周	第3周	出院时
PG-SGA（分）	16	12	8	4
前白蛋白（mg/L）	78.7	168.6	213.1	257.5
白蛋白（g/L）	29.0	35.8	41.2	47.4
血红蛋白（g/L）	87	97	98	105
C反应蛋白（mg/L）		200.80	49.15	

四、总结与反思

（一）病例成效

胃造瘘管感染后采取的营养计划及护理要点效果显著，提示可在临床中借鉴与推广，为预防胃肠造瘘口感染及感染后的处理提供参考。

（二）病例特点

PEG是指在胃镜指导下，经过腹部皮肤穿刺引导放置胃造瘘管，进而行胃肠营养，提高不能经口进食患者生活质量的一种手术。研究显示PEG术后的急性或慢性并发症分别为23.9%和26.2%，其中瘘口周围感染是PEG置管后最常见的并发症，发病率在4%～30%。造瘘护理具有一定的专业性，重视造瘘管护理，认真做好PEG管饲的护理、营养计划，加强并发症的观察和处理，能有效改善患者的营养状况，提高生存质量。

具有实践指导意义的操作及营养建议尤其重要，而该病例从护理到营养治疗较规范，可为临床工作提供一定的参考。

（三）病例反思

规范化护理及营养治疗可以改善食管癌造瘘口感染患者的状况。

1.严密观察造瘘口情况，规范换药　每日观察术后情况，如有无发热、局部有无红肿、皮下有无波动感，每日换药，外固定装置和皮肤的距离至少保持0.5cm，用无菌纱布覆盖造瘘口以吸收渗出物，可以有效预防造瘘口感染的发生。

2.重视口腔护理　术后瘘口局部感染绝大部分出现在术后1～3d，属于急性并发症。口咽部分泌物较多，瘘管通过口咽部时极易携带病菌至术口，感染发生率较高，因此注意口腔卫生有利于预防造瘘口感染的发生。

3.术前营养干预　患者入院前因吞咽困难进食严重不足，入院时能量与蛋白均不达标，PG-SGA评估为重度营养不良，因患者具备一定的胃肠道功能，应优先选择肠内营养，但患者拒绝置入肠内营养管，因此以肠外营养为主，肠内营养进食部分流质饮食，1周内逐渐达到目标能量及蛋白。

4.标记导管外露长度　首次置管后标记导管外露刻度或使用不可擦除的记号作为参考点，有利于识别导管的移位，并每天检查PEG管的位置。

5.把握术后管喂时机 PEG置入4 h后，即可进行肠内营养，先注入50ml纯净水，随后1 h内评估患者是否出现严重疼痛、冲封管时疼痛加剧、活动性出血、瘘口处有胃液/营养液流出、生命体征发生变化等现象，若出现以上症状时应停止肠内营养并报告医师，查找原因，及时处理。

6.术后造瘘口感染的多学科管理

（1）营养科给予营养方案的制订：造瘘口出现大量黄色褐色恶臭脓性液体溢出、感染严重时予以禁食、禁饮，感染稍好转后予以PEN＋PPN营养干预，其中匀浆膳选择易排空、易消化吸收、富含优质蛋白的高能量密度食品，均衡饮食。

（2）营养专科护士指导管喂的注意事项，不仅从管喂的"五度"（温度、速度、角度、清洁度、浓度）——指导，每次管喂时均应戴手套，管喂营养液后用纯净水冲洗管道，观察造瘘口周围有无渗出液等。

（3）造瘘前期喂饲速度不可太快，一次管喂量不宜过大，遵守从小剂量到大剂量的原则，一次不超过300 ml，速度在100 ml/h以内，否则胃内容物容易从造瘘口渗出，导致造瘘口及周围皮肤受刺激而发生炎症反应。造瘘后期根据患者耐受情况调整管喂速度及管喂量。

（4）伤口门诊换药，进行细菌培养，为内科医师使用抗生素提供参考依据。

（5）造瘘口感染好转后恢复管喂时给予循序渐进的肠内营养治疗。

（6）内科医师给予抗感染、护胃等对症治疗。

（7）因是老年患者，逐渐达到目标能量、蛋白后可适当增加进食量，使体重进一步增加。

该患者在整个住院期间纠正了营养误区，养成了良好的饮食习惯，掌握了胃造瘘管的护理，这为院外延续性护理打好了基础。

第五节　一例晚期食管癌伴发难治性恶病质患者的全程营养管理

一、病史简介

（一）主诉

患者劳某，男，65岁。食管癌放化疗后肺转移治疗后，末次免疫治疗后1个月，咳嗽、咳痰、进食梗阻进行性加重1周。

（二）现病史

2020年10月8日因"进食梗阻"首次入院，胃镜检查活检及病理结果示：食管距门齿20～24cm见一溃疡性病灶占据管腔约1/2，（食管）鳞状细胞癌。诊断：颈胸段食管癌（cT3N1M0，Ⅲ期），于2020年10月27日起行放疗，同步FP（顺铂115mg＋氟尿嘧啶6160mg）方案化疗，放疗靶区包括食管原发灶及双侧锁骨上区、纵隔2、4、5、7区及食管周围淋巴引流区，采用6MV-X线照射，PTV5000cGy/25F/5W。2021年1月21日患者再次出现进食梗阻。2021年1月26日胸部CT示上段食管癌，病灶较前缩小，两肺多发结节灶，较前新发，肺转移瘤考虑。胃镜检查：食管距门齿20cm见狭窄，管壁僵硬，内镜无法通过，内镜引导下放置营养管，予以短肽肠内营养支持治疗。2021年2月7日单药化疗；2021年3月8日起行PD-1联合化疗，期间患者出现低钠低氯血症、低蛋白血症，肺部感染，予以补充浓氯化钠等纠正电解质紊乱治疗，以及补充白蛋白对症和抗炎、营养治疗后好转。治疗4个周期后梗阻情况好转可进流质饮食，无呛咳，2021年3月26日复查食管造影未见明显外漏征象。予以拔除胃营养管，后给予PD-1维持用药。2021年9月13日复查胸部CT：上段食管癌，病灶较前明显增大。2021年9月15日胃镜治疗：食管上段异物梗阻，完成内镜取异物。2021年10月8日因"肺部感染、进食梗阻进行性加重1周"入院。

（三）既往史

过去体质好，无疾病史，否认手术、外伤、输血史。预防接种史不详。

（四）体格检查

体温36.9℃，脉搏71次/分，呼吸18次/分，血压106/60mmHg，身高165cm，体重40kg。NRS2002评分4分，BMI 14.6kg/m^2。患者神志清楚，搀扶入院，面色饥黄，消瘦及乏力明显，呈恶病质样貌；声音嘶哑，感咽喉部及胸骨后刺痛，NRS评分2～3分，改变体位费力，勉强配合查体。

专科体检：双肺呼吸音粗，可闻及少量湿啰音，腹平软，无压痛反跳痛，未触及异常包块，移动性浊音阴性。尾骶部皮肤薄，臀裂顶点处有干性脱皮，余全身皮肤完整。

（五）日常生活与饮食习惯

患者吸烟20支/日，已戒烟半年；饮酒20余年，黄酒＋白酒共约250ml/d，已戒酒1年；喜食腌制品；平素生活不规律。

（六）疾病与营养认知

患者及其家属在出现梗阻严重的情况下，仍给予经口米汤、鱼汤等流质饮食来提供营养。目前饮食以进食少量汤水类流食为主。

（七）家庭及经济状况

育有1子，已成家，配偶对患者照顾周到，经济状况较好。

（八）疾病初步诊断

食管癌放化疗后，肺部继发肿瘤。

二、诊疗经过

（一）营养三级诊断

1.一级诊断——营养筛查　护士在患者入院24h内采用NRS2002对患者进行营养风

险筛查，该患者NRS2002评分4分（表5-5-1），有营养风险。

表5-5-1　营养风险筛查

评估项目	0分	1分	2分	3分	得分
疾病严重程度		恶性肿瘤			1分
营养状态受损			1周的食物摄入量为正常食物需求量的35%	1个月内体重减少10% BMI 14.6kg/m²，一般情况差	3分
年龄	< 70岁				0分
总分					4分

2.二级诊断——营养评估

（1）使用PG-SGA进行营养不良评估，患者评分为23分（表5-5-2），提示患者为重度营养不良，迫切需要改善患者症状和营养支持治疗。

（2）膳食调查：采用24h膳食调查法记录营养摄入情况，根据进食情况计算膳食摄入量。经计算及分析，本例患者入院时仅每日经口摄入各类低热量流食，能量约为380kcal，每日蛋白质摄入量为10g，能量达标率为32%，蛋白质达标率为17%，未达到肿瘤患者每日所需的目标能量和推荐蛋白质摄入量，存在严重蛋白质、能量摄入不足。

（3）人体学测量：身高165cm，体重40kg，BMI 14.6kg/m²，小腿围为19.1cm。

表5-5-2　营养不良评估

评估项目	患者情况				得分
A.患者自评	A1（5分） 1个月下降10%；2周内有下降	A2（3分） 流质	A3（8分） 吞咽困难、疼痛、无食欲及饥饿感	A4（3分） 无法起床，几乎完全卧床	19
B.疾病状态	恶性肿瘤				1
C.代谢应激					
D.肌肉消耗	多处部位肌肉消耗				3
总分					23

3.三级诊断——综合评价

（1）体力体能评估：握力为21.kg，小腿围19.1cm，因无法独立站立，6m步速无法测得。

（2）人体成分分析：无法完成；检验结果显示白细胞计数、C反应蛋白、降钙素原高，蛋白低（表5-5-3）。

（3）影像学检查：两肺多发炎症及纤维灶，怀疑气管食管瘘。

（4）生活质量评估：使用QLQ-C30进行评估，躯体功能、角色功能、社会均为0分，认知功能66.7分，情绪功能66.77分，总体健康水平33.3分；PS评分4分。

表5-5-3　实验室检查

项目	检验结果	结果判断
白细胞	$25.2 \times 10^9/L$	↑
中性粒细胞	$23.6 \times 10^9/L$	↑
血红蛋白	92.0g/L	↓
总蛋白	58.5g/L	↓
白蛋白	29.0g/L	↓
前白蛋白	81.0mg/L	↓
视黄醇结合蛋白	12.0mg/L	↑
C反应蛋白	192.3mg/L	↑

4.营养诊断　复杂性营养不良、肿瘤恶病质难治期（表5-5-4）。

表5-5-4　恶病质诊断结果

评估项目	0分　1分	2分	3分	4分	得分
6个月内体重丢失			16%		3分
SARC-F			$7 \sim 10$分		3分
ECOG-PS		4分			2分
食欲减退（$0 \sim 10$分）		$7 \sim 10$分			2分
实验室检查异常：		白细胞计数$> 25.2 \times 10^9/L$，			2分
白细胞$> 10 \times 10^9/L$		白蛋白$< 29.0g/L$			
白蛋白$< 35g/L$					
血红蛋白$< 120g/L$（男）或$< 110g/L$（女）					
总分					12分

（二）营养治疗

1.多学科团队营养管理　组建由营养专科护士、临床医师、护士、营养师、康复师共同组成的营养管理团队。根据多学科团队意见，首先明确该患者恶病质分期。针对该患者运用于世英教授团队快速诊断恶病质的分期评分表（CSS）进行评估，得分为12分，诊断该患者为恶病质难治期。

营养治疗途径选择：患者入院时进食梗阻明显，且有呛咳，怀疑食管气管漏。经多学科讨论后给予行外科空肠造瘘术，术后行肠内营养治疗。

营养物质能量供给及制剂的选择：根据《肿瘤恶液质临床诊断与治疗指南（2020

版)》，恶病质营养干预的最终目标是逆转患者体质量减轻和肌肉丢失，且需要增加能量及营养素摄入。因此，对于该患者选择总能量为 30 ～ 35kcal/（kg·d），蛋白质需要量达 2.0g/（kg·d），故该患者目标能量为 1200 ～ 1400kcal/d，目标蛋白质为 80g/d。此外该患者没有或很少的营养摄入时间达 2 周以上，既往有酗酒史，为再喂养综合征的高危人群。为了预防再喂养综合征发生，初始热量按＜ 50% 总目标量给予。同时该患者为空肠置管，并且处于难治性恶病质期、低蛋白血症，肠黏膜存在水肿可能，故给予选用短肽制剂更易改善氮平衡。

肠内营养过程实施及动态调整：采用匀速泵控，在预防再喂养综合征和制剂高渗透压（440mOsm/L）易导致腹泻等情况的考虑下，制订 5d 达到目标量的计划。

第 1 天，经空肠造瘘管以 25ml/h 持续泵控输注短肽制剂，输入总量 500kcal。

第 2 天，评估患者耐受性，患者 24h 排状糊便两次，耐受性良好。调整速度 50ml/h，输入总量 1000kcal。

第 3 天，评估患者 24h 排糊状便 1 次，有饥饿感，调整速度 75ml/h 后患者出现腹泻 3 ～ 4 次，为水样便伴有腹痛。予减慢速度至 60ml/h，后患者逐渐耐受，并每日增速 5ml/h。

第 7 天，评估患者短肽肠内营养制剂耐受良好，速度为 75ml/h，热量达 33kcal/（kg·d），为尽快改善患者的负氮平衡及蛋白质吸收利用率，给予加用乳清蛋白粉 20g，均匀分布在 1500kcal 短肽制剂中，蛋白质达 2.0g/（kg·d）。

2. 导管护理　本例患者置入空肠造瘘管，易出现相关并发症；故置管后的护理至关重要。术后 1 周每日清洁空肠营养管固定器底部，及时清理造口旁分泌物，减少刺激。1 周后拆除固定器，使用 3M 胶带裁剪"爪形"固定贴固定导管。

3. 运动管理　运动联合营养干预或其他干预模式可能成为治疗恶病质的有效手段。本例患者入院时重度营养不良，无法站立。多学科团队中的康复师根据患者的身体状况、身体活动水平来制订一套个体化运动处方（表 5-5-5）。

表 5-5-5　个体化运动方案

时间	内容
上午 9：00 ～ 9：30	向患者介绍多模态运动理论知识和类型，指导全身性热身训练操：头部旋转、膝关节伸展 下肢及腹部核心肌肉锻炼：空中蹬车
中午 13：00 ～ 13：30	热身训练操：头部旋转、膝关节伸展 抗阻运动：脚踝屈伸（弹力带），每次 3 组，每组 12 ～ 15 次，每组间隔 3min
下午 18：00 ～ 18：30	热身训练操：头部旋转、膝关节伸展 抗阻运动：足踝屈伸（弹力带），每次 3 组，每组 12 ～ 15 次，每组间隔 3min

4. 家庭肠内营养　晚期肿瘤恶病质患者，家庭肠内营养的规范化实施对改善和维持患者的体重及肌肉状况至关重要。因此，给予制订家庭肠内营养实施教育策略（表 5-5-6）。

表5-5-6　家庭肠内营养教育路径

时间	患者及照顾者健康教育内容	教育方式
HEN实施前4d	心理评估（对带管出院接受度及依从性） 造瘘管固定方法及家庭营养输注技术做操作演示	讲解、示范
HEN实施前3d	评估（心理、知识及技能掌握情况）纠正不足 讲解管道及局部皮肤护理技术演示	督查、讲解、示范
HEN实施前2d	评估，对前一天宣教内容巩固，纠正错误 常见并发症的预防和处理	讲解、现场演示
HEN实施前1天	评估；肠内营养液的配制与保持	演示
出院第1天	强化造瘘管营养管固定方法及胶带更换频率，造瘘管冲洗方法	微信小程序视频指导
出院第3天	强化鼻饲营养管使用过程中，观察患者是否出院恶心、呕吐、腹痛、腹胀、腹泻等不适症状	微信小程序文字材料科普
出院第5天	强化管饲肠内营养制剂的方法	微信小程序视频
出院第6天	告知患者数据上传方法	电子文字资料

5.延续性护理　在患者出院后，利用微信群、互联网＋等形式在线及时答疑解惑，解决在家庭肠内营养实施过程中的问题；出院后继续按能量33kcal/（kg·d）、蛋白质达2.0g/（kg·d）给予实施家庭肠内营养1个月。从开始营养治疗到家庭肠内营养治疗1个月，患者总体重增加20%。

（三）疾病治疗

患者因生活起居等原因，继续在当地医院行姑息治疗。

三、诊疗效果

（一）症状评价

患者入院时极度消瘦，无法站立。使用肠内营养初期出现不耐受，后给予动态评估，缓慢加量到完全耐受。家庭肠内期间无不耐受，患者生活质量明显改善，能下床独立行走。

（二）营养指标及恶病质状态评价

出院时，患者体重增加1.3kg，PG-SGA分值由入院时的23分减至14分，显著下降。握力由21.4kg升至正常26.2kg，小腿围从19.1cm升至20.0cm。人体成分分析BMI 15.6kg/m^2，骨骼肌指数4.2kg/m^2；白蛋白、前白蛋白、视黄醇结合蛋白上升，白细胞、C反应蛋白炎症指标则呈下降趋势（表5-5-7）。恶病质诊断评分下降至10分，PS评分3分，患者及其家属对营养治疗及恶病质状态的改善满意。

表 5-5-7 营养指标

项目	入院第1天	入院第7天	入院17d	入院25d
白蛋白（g/L）	29.0	27.5	37.2	36.6
前白蛋白（mg/L）	81.0	43.0	87.0	149.0
视黄醇结合蛋白（mg/L）	12.0	17.0	28.0	36.0
白细胞（×10^9/L）	25.2	20.3	12.6	11.5
C反应蛋白（mg/L）	192.3	94.3	83.0	34.7

四、总结与反思

（一）病例成效

对于晚期食管癌合并恶病质难治期，伴重度梗阻可疑食管气管瘘的患者，迅速建立空肠造瘘管并给予全肠内营养，使得患者的严重营养不良得以改善，体重缓慢增长，炎症控制有效控制。

（二）病例创新

晚期食管癌合并恶病质难治期及肺部感染伴可疑食管气管瘘患者，经多学科团队讨论给予行外科手术下的空肠造瘘术后实施肠内营养及术后选用短肽制剂尽快改善氮平衡和制订采用匀速泵控，在预防再喂养综合征和制剂高渗透压（440mOsm/L）易导致腹泻等情况的考虑下，制订5d达标计划。实施过程严密监控及动态调整是本案成功的关键。

（三）病例反思

肿瘤恶病质的存在使患者的抗肿瘤治疗难以进行，影响患者生存；同时临床并发症的出现也严重影响了患者的生活质量。临床中，肿瘤患者恶病质的发病率高，死亡率高，而且一旦进入恶病质期难以逆转。因此早期发现、早期规范化的全程营养管理才能改善体重、防止肌肉丢失、减轻恶病质的相关症状，以达到提高生活质量、延长生存、改善预后的治疗目的。家庭肠内营养对恶病质患者的营养状况改善及稳定至关重要。因此，组建以营养专科护士为主导的家庭肠内营养管理团队，为患者提供规范化家庭营养支持确有必要。

知 识 拓 展

肿瘤恶液质临床诊断与治疗指南（2020版）

1.对于患者不能摄入足够食物满足营养需求时，建议补充营养剂，以ONS为首选。（A）

2.对肿瘤恶液质患者需明确诊断，并进行分期及分级，有益于患者的抗癌治疗及营养治疗。（A）

3.对肿瘤恶液质患者进行营养评估，PG-SGA是推荐的评估方法。（A）

4.恶液质患者表现为低摄入量以及代谢异常，均能导致的蛋白及能量负平衡，需要增加能量及营养素摄入以纠正能量及蛋白质的负平衡。（A）

5.密切的营养随访、营养咨询和对患者的营养教育是预防及治疗恶液质的重要措施，仅仅是对食物的不同选择，以及对食物摄入量的认识，就能使患者摄入更多的能量及营养素，从而可能有助于改善患者营养状况。（A）

6.饮食调整及ONS总能量摄入不及标准量的60%达到7天时，建议管饲EN不能增加进食相关的痛苦。（B）

7.对于肠功能衰竭的患者和预计生存期超过2个月，且营养不良可导致生存期缩短的肿瘤患者，推荐应用PN。（B）

8.在饮食、ONS或管饲EN不足的情况下，推荐给予SPN。（B）

9.推荐增加蛋白质摄入，尤其是富含BCAA的必需氨基酸的摄入。（B）

10.对各期恶液质患者，除营养支持外的非药物治疗，推荐包括鼓励适当锻炼、心理干预等。（A）

11.改善肿瘤恶液质可能需要多学科联合的方式和更早开始的干预。（C）

12.恶液质的预防：进展期肿瘤患者，无论恶液质前期或恶液质期的高危人群，均应进行营养、药物及非药物治疗，包括通过营养咨询、营养教育等预防营养不良，以及治疗引起营养不良的原发疾病。（C）

第六节　一例食管癌合并COPD伴发肌少症患者的营养管理

一、病史简介

（一）主诉

患者朱某，男，66岁。进食后梗阻感7个月。

（二）现病史

7个月前出现进食哽噎感，近3周症状稍加重，进食软食，外院医院查胃镜提示：食管距门齿20cm环周新生物，狭窄，无法进镜。病理检查示：（食管）鳞状细胞癌。胸部MRI增强示：食管颈段-胸上段管壁明显增厚，病变累及食管长度约7.2cm；管壁最厚约1.1cm，局部管腔狭窄，管壁正常结构消失。增强后明显强化。病灶紧贴气管后壁，与之分界不清。T分期：T4b；肿瘤侵出外膜，与气管后壁分界不清。N分期：Nx；气管旁数枚小淋巴结，直径0.2~0.4cm，弥散受限。M分期：M0；扫描范围内未见明确远处转移。为行放射治疗来院，门诊以"食管癌"收入院。入院时能进半流食，慢咽时仍有梗阻感，偶有咳嗽，咳少量白痰。

（三）既往史

有慢性阻塞性肺气肿史30余年，使用沙美特罗替卡松吸入粉剂1吸/日、噻托溴铵吸入粉剂1支/日；有高血压史8年余，因血压正常，已停用降压药3个月；有重症COVID-19肺炎史。

（四）体格检查

体温36.9℃，脉搏74次/分，呼吸19次/分，血压119/57mmHg，NRS2002评分3分，血栓风险评分3分，身高166cm，体重49kg，BMI 17.78kg/m²。

（五）日常生活与饮食习惯

患者吸烟30年，20支/日，已戒烟，否认饮酒史。喜食腌制食品及烫食。

（六）疾病与营养认知

患者认为出现进食梗阻，吃一些易消化的糖类更适合目前病情。饮食以半流食为主，如稀饭、面条等。

（七）家庭及经济状况

育有2女，均已就业，配偶对其关心，家庭经济状况良好。

（八）疾病初步诊断

食管癌，慢性阻塞性肺气肿，重度阻塞型肺通气功能减退。

二、诊疗经过

（一）营养三级诊断

1. 一级诊断——营养筛查　护士在患者入院24h内采用NRS2002对患者进行营养风险筛查，该患者NRS2002评分4分（表5-6-1），有营养风险。

表5-6-1　营养风险筛查

评估项目	0分	1分	2分	3分	得分
疾病严重程度		恶性肿瘤			1分
营养状态受损			6个月体重较前减轻12.5%	BMI 17.78kg/m² 一般情况差	3分
年龄	＜70岁				0分
总分					4分

2. 二级诊断——营养评估

（1）使用PG-SGA进行营养不良评估，患者评分为12分（表5-6-2），提示患者为重

度营养不良，需急切改善患者症状和营养支持治疗。

（2）膳食调查：采用24h膳食调查法记录营养摄入情况，根据进食情况计算膳食摄入量。经计算及分析，本例患者每日经口膳食摄入量为1090kcal，每日蛋白质摄入量为40g，能量达标率为74%，蛋白质达标率为54%，未达到食管癌患者每日所需的目标能量和推荐蛋白质摄入量，存在蛋白质、能量摄入不足。

（3）人体学测量：身高166cm，体重49kg，BMI 17.78kg/m²，小腿围28.5cm。

表5-6-2 营养不良评估

评估项目	患者情况				得分
A.患者自评	A1（4分） 近6个月体重下降12.5%，2周内有下降	A2（2分） 软食	A3（2分） 吞咽困难	A4（0分） 正常	8
B.疾病状态	恶性肿瘤，66岁				2
C.代谢应激					
D.肌肉消耗	肌肉中度消耗				2
总分					12

3.三级诊断——综合评价 ①体力体能评估：握力为27.7kg，小腿围28.5cm，6m步速0.97m/s。②人体成分分析：SMI 6.95kg/m²，骨骼肌25.47kg。③实验室检查：总蛋白、白蛋白低，其余指标均正常（表5-6-3）。④肺功能检查：FEV₁ 45%；存在轻度限制型肺通气功能减退，重度阻塞型肺通气功能减退。⑤生活质量评估：使用QLQ-C30进行评估，躯体功能86.7分，角色功能、认知功能、社会功能均为100分，情绪功能83.4分，总体健康水平66.7分。

表5-6-3 实验室检查

项目	检验结果	结果判断
血红蛋白	140g/L	
总蛋白	57.8g/L	↓
白蛋白	38.7g/L	↓
前白蛋白	241.0mg/L	
视黄醇结合蛋白	54.0mg/L	
C反应蛋白	4.74mg/L	

4.营养诊断 单纯性营养不良合并肌少症。

（二）营养治疗

1.建立多学科营养管理团队 团队成员由营养专科护士、临床医师、资深责任护士、营养师、康复师、患者或家属共同参与的多学科团队营养管理小组。临床医师根据指南、专家共识并结合患者的一般情况、病情、治疗计划制订营养管理方案；营养专科护士负责营养治疗方案落实、带领责任护士负责做好营养健康宣教，指导患者/家属共同参与营养管理方案，并每日查看营养计划完成情况，及时与营养师和主治医师沟通，康复师负责营养治疗过程中的运动方案的制订与实施过程中的安全评估。

2.营养筛查评估和途径选择　本例患者为中上段食管癌，同时合并COPD，长期服用吸入性皮质激素类药物，入院时进食梗阻感明显，体重49kg，BMI 17.78kg/m²，近6个月非意愿性体重下降达12.5%，NRS2002营养风险筛查4分，因此，入院后即前瞻性地开展肌少症的筛查与诊断。肌少症的筛查与诊断要素包括肌肉含量或质量、肌肉力量和躯体功能。根据中华医学会老年医学分会推荐的2019年亚洲肌少症工作组标准对本例患者进行肌少症诊断。采用生物抗阻电法人体成分分析、电子握力计、6m步行试验、小腿围测量等方式得出上述3个维度的数据结果，该患者SMI 6.95kg/m²，骨骼肌25.47kg，小腿围28.5cm，握力27.7kg，6m步行试验0.97m/s，符合肌少症的诊断。多项指南及专家共识表明营养管理是防治肌少症的有效手段之一。根据《恶性肿瘤放射治疗患者肠内营养专家共识》意见，对于恶性肿瘤放疗患者若存在以下一种或多种情况：明显体重丢失（1个月内大于5%或6个月内大于10%）、BMI＜18.5kg/m²、严重吞咽梗阻或疼痛、严重厌食、脱水、预期将发生严重放射性口腔或食管黏膜炎，建议在放疗前预防性置入营养管进行肠内营养支持治疗，且患者洼田饮水试验4级，标准吞咽功能评价量表（SSA）评分26分（误吸中风险）。因此，患者入院后通过胃镜下置入鼻饲管开始肠内营养管饲治疗。

3.营养物质能量和制剂的选择　根据《肿瘤放射治疗患者营养治疗指南（2022）》意见：一般推荐能量供给为25～30kcal/（kg·d），普通放疗前患者蛋白质推荐供给量为1.2～1.5g/（kg·d）。当出现放射反应时蛋白质可达2.0g/（kg·d）。故本例患者初始能量供给按30kcal/（kg·d），总能量为1470kcal；蛋白质以1.2g/（kg·d）供给，总量为58.8g/d。后期随着放射性食管炎症状明显时，热量及蛋白质均相应增加，能量达40kcal/（kg·d），蛋白质2.4g/（kg·d）直至出院。另研究表明对于恶性肿瘤放疗患者应提高脂肪和蛋白质的供比例，降低糖类的供给比例。但考虑COPD患者肌肉氧化代谢能力下降、呼吸肌无力，肺通气功能和潮气量下降，活动时呼吸困难更为明显，由此造成的活动减少而造成肌肉进一步萎缩，蛋白合成下降。在选择蛋白质来源时，本例患者胃肠道功能良好，予以选用整蛋白型制剂，其主要成分是酪蛋白，生物利用度高。综合以上两方面考虑后选用整蛋白标准剂型。在放疗期间根据患者出现的放射性食管炎2级，给予调整为富含ω-3多不饱和脂肪酸、L-精氨酸、核苷酸、可溶性膳食纤维等物质的肠内营养制剂，旨在帮助患者降低自身炎症反应，提高免疫力，但由于患者出现肠内营养不耐受情况，且实验室营养指标下降，调整回原方案后患者不耐受症状明显好转，予以持续原方案直至患者出院（表5-6-4）。

4.营养管理的质量控制　营养管理过程中质量控制是保证营养支持治疗效果的前提。本案例在营养专科护士主导下通过建立体重日志，每日监测体重、评估记录肠内营养耐受情况；每周1次营养风险筛查、生物抗阻电法人体成分分析、握力测定、6m步行试验测定；每周1次基于护士长（营养专科护士）-责任组长-责任护士的三级营养护理查房，并有重点分析、干预对策和记录。通过动态监测，及时调整方案，最终取得良好的干预效果。

表5-6-4　营养过程实施调整表

放疗次数	制剂	目标能量	实际量	目标蛋白质	调整原因说明
放疗开始	整蛋白	30kcal/（kg·d）	600kcal	1.2g/（kg·d）	置管
放疗第3次	整蛋白	30kcal/（kg·d）	1200kcal	1.2g/（kg·d）	置管后逐渐加量
放疗第4次	整蛋白	35kcal/（kg·d）	1750kcal	1.4g/（kg·d）	饥饿明显
放疗第16次	整蛋白＋乳清蛋白	40kcal/（kg·d）	2000kcal	2.4g/（kg·d）	实验室营养指标下降
放疗第20次	整蛋白＋乳清蛋白＋富含ω-3不饱和脂肪酸制剂	40kcal/（kg·d）	1850kcal	2.1/（kg·d）	放射性食管炎2级，出现明显腹胀、不耐受
放疗第23～30次	整蛋白＋乳清蛋白	40kcal/（kg·d）	2000kcal	2.4g/（kg·d）	营养指标下降

5.基于共享决策理论的肺康复运动方案　共享决策作为一种医、护、患三方共同参与的新型医疗模式逐渐体现出其优势。越来越多的研究表明共享决策模式对于提高肿瘤患者的生存和生活质量有着明显的正面影响。本案例共享决策临床路径：①责任护士充分评估患者的沟通理解能力、疾病知晓情况、实际需求、决策能力，将评估结果反馈至临床医疗组、营养专科、康复专科、静脉专科等多学科团队，共同讨论评估后制订出以呼吸锻炼、咳嗽锻炼、抗阻锻炼三个维度的肺康复运动干预方案。②责任护士将每一项运动锻炼通过科普视频、图文、演示等方式向患者及其家属解释目的和意义，告知其利弊得失，充分基于患者个人的意愿和喜好，鼓励患者表达和自主选择。③经临床医疗组、康复专科、静脉专科及营养专科与患者再次沟通，达成最终决策。④实施过程中通过建立肺康复功能锻炼日查表鼓励督促患者完成落实，动态监测预后指标，向患者解释各项检查指标好转情况，邀请患者作为嘉宾为其他病友进行演示正确锻炼方法，提高患者依从性。本例患者最终选择吹气球、呼吸功能训练器、有效咳嗽、静止性扩胸运动（双手抬举500ml矿泉水瓶）以及下肢弹力带运动为治疗期间的运动锻炼项目，动态监测指标，患者肺功能检查FEV_1由48%改善至52%，GOLD肺功能分级严重程度由重度转为中度，呼吸道症状也有明显好转（表5-6-5）。

表5-6-5　食管恶性肿瘤并发COPD患者放疗期护理计划表

	计划内容	放疗前	每日评估	每周评估	放疗结束
肺康复评价指标	肺功能	√			√
	6min步行试验				
	Borg呼吸困难自评分	√		√	√
	SpO_2		√		

计划内容			放疗前	每日评估	每周评估	放疗结束
肺康复锻炼内容	呼吸训练	吹气球				
		呼吸训练器		√		√
	咳嗽训练	肺部叩击				
		有效咳嗽		√		√
	运动锻炼	上肢抗阻				
		下肢抗阻		√		√
		有氧（步行）				
营养计划评价内容	洼田饮水试验		√			√
	人体成分分析					
	生活质量评估量表		√		√	√
	6m步行试验					
	误吸风险评估		√			
	肠内营养不耐受评估			√		√
	体重日记管理			√		√
	体重			√		
	握力				√	
	小腿围				√	
	实验室营养指标（Hb、PNI、总蛋白、白蛋白、前白蛋白、视黄醇、C反应蛋白）		√		√	√

6. 家庭肠内营养的延续性护理　家庭肠内营养治疗对于改善和维持食管癌放疗后患者的营养状况至关重要。在营养专科护士主导下责任护士需在患者出院前充分评估患者的接受程度、家属的照顾能力及家庭经济状况；通过科普视频、图文、演示等方式给予患者及其家属全方位、多维度的营养知识和技能指导，确保家庭肠内营养（表5-6-6）的规范实施。在患者出院后，利用电话随访、微信群、互联网＋等形式在线及时答疑解惑，解决患者在家庭肠内营养实施过程中的问题；密切关注患者在出院后的营养状态，动态监测患者的营养指标，若指标异常明显，与临床医师及时沟通后调整营养方案。通过营养专科护士主导实践的营养管理团队对本例患者进行规范管理后，取得了较好的成效。患者出院1个月后体重增加2.8kg，肌肉质量、力量和躯体功能也明显改善，生活质量得到了很大的提升。

表5-6-6 家庭营养计划

时间段	方式	目标量	蛋白量	评价指标
第1~2周	鼻饲泵控	2000kcal/d	2.4g/(kg·d)	体重、实验室营养指标
第3~4周	ONS+膳食	1850kcal/d	2.1g/(kg·d)	体重、肺功能、实验室营养指标、人体成分分析
第5~12周	ONS+膳食	1500kcal/d	1.2~1.5g/(kg·d)	体重、肺功能、实验室营养指标、人体成分分析

（三）疾病治疗

患者入院当天开始食管根治性放疗，放疗总剂量54Gy/30F并同步给予化疗，顺利完成治疗。

三、诊疗效果

（一）症状评价

患者入院后给予制订个体化营养及肺康复运动方案，在实施过程中动态调整，患者肌少症得以纠正，肺功能指标明显改善，提高其生活质量。

（二）营养指标评价

患者在整个放疗期间体重稳定，放疗结束时较开始时略有增加（0.3kg）。实验室营养指标稳定，无明显下降。肺功能FEV_1由45%升至52%。骨骼肌25.1kg，握力35.6kg，6m步行试验1.31m/s，人体成分分析体重、SMI 7.17kg/m²呈上升趋势（表5-6-7）。患者和家属对营养治疗及肺康复运动训练非常满意。

表5-6-7 营养指标

项目	放疗1F	7F	14F	21F	27F	30F
体重（kg）	49.0	48.2	48.3	49.3	49.0	49.3
SMI（kg/m²）	6.95	7.02	7.25	7.17	6.98	7.17
握力（kg）	27.7	24.9	31.9	35.2	36.2	35.6
6m步行试验（m/s）	0.96	0.98	1.05	1.20	1.30	1.31
总蛋白（g/L）	57.8	61.4	58.2	58.1	55.0	56.8
白蛋白（g/L）	38.7	40.0	38.6	39.7	34.8	37.0
前白蛋白（mg/L）	241.0	262.0	213.0	230.0	246.0	269.0
视黄醇结合蛋白（mg/L）	54.0	62.0	48.0	46.0	52.0	71.0

四、总结与反思

（一）病例成效

食管癌合并COPD伴肌少症放疗患者，根据其特点选择合理的制剂，并在放疗过程中根据全面的营养评价，给予及时增加蛋白质及能量，同时严格制订和落实肺康复训练方案是患者顺利完成放疗及纠正肌少症的关键。

（二）病例创新

老年食管癌伴有慢性阻塞性肺疾病的患者，极易合并肌少症。建立由营养专科护士主导的临床医师、护士、康复师、营养师及患者共同参与的多学科团队营养管理小组，制订个体化营养干预方案后，在实施过程中密集、全面监测各项指标，如每日监测体重、每日评估训练计划的执行情况、肠内营养不耐受评估等，干预过程充分体现个体化、动态化、持续化，尤其注重根据患者RTOG放射性损伤程度及营养指标变化给予规范化调整营养干预方案，并动态监测；在治疗结束后继续延续性护理实施家庭肠内营养治疗，保证患者营养储备，提高患者生活质量。结合患者疑虑、选择偏好、看法及价值观，基于共享决策理论落实患者运动锻炼计划，改善患者不适症状，保证了治疗的顺利进行。

（三）病例反思

规范化的全程营养管理有利于老年食管癌放疗患者维持体重及营养指标的稳定，减少并发症的发生或降低程度。COPD患者肺康复运动训练是一项长久持续的工作，应运用信息化辅助设备帮助和督促患者在院外的长期功能锻炼。

知 识 拓 展

老年人肌少症防控干预中国专家共识（2023）

推荐1：双能X线吸收法是测量肌肉质量的金标准，生物电阻抗分析技术相对简单便捷，更适用于社区和医院广泛筛查和诊断。

推荐2：用握力计测定上肢握力是评估肌肉力量最常用的检测方法。

推荐3：使用6m步速测量作为躯体功能最常用的评估方法。

推荐4：对所有在基层医院或综合医院确诊为肌少症且无运动训练禁忌证的60岁及以上老年人进行科学的运动训练，可有效改善四肢骨骼肌质量指数（ASMI）、肌肉力量和步行速度。

推荐5：推荐有氧训练、抗阻训练、平衡训练及祖国传统体育项目等训练方式有机结合，运动干预应当联合营养干预。

推荐6：首次运动训练前应详细询问病史，根据具体情况完善相应的辅助检查，做好病情评估，并记录在患者个人档案中。首次开始运动前应向患者及其家属交代运动干预的获益、风险、禁忌及注意事项，并签署知情同意书。每次运动训练开始前应测量各项生命体征，使用Borg量表对患者运动前呼吸和疲劳情况进行评分，并记录在运动训练日记卡。

推荐 7：运动过程中监测并记录血压、心率、SpO_2以及疲劳情况。

推荐 8：运动后应询问患者的主观疲劳程度，通过Borg量表评估患者的呼吸及疲劳水平，记录血压、心率及SpO_2，根据各项参数及有无不良反应制定个体化运动处方。

推荐 9：推荐老年肌少症患者进行营养风险的筛查，并给予积极的营养补充，尤其是补充充足的蛋白质/必需氨基酸。对存在营养不良的肌少症患者口服营养补充有助于改善肌少症患者的肌肉质量和肌肉力量。

推荐 10：老年肌少症患者蛋白质的推荐摄入量为$1.2 \sim 1.5 g/(kg \cdot d)$，优质蛋白质比例最好能达到50%，并均衡分配到一日三餐中。

推荐 11：老年肌少症患者中不推荐常规补充维生素D，结合患者血清25（OH）D的浓度指导维生素D的补充更有意义，当血清25（OH）D < 50nmol/L时可予以补充。

推荐 12：推荐营养补充与运动干预相结合的综合干预措施。

第七节　一例小细胞肺癌晚期伴低钠血症患者的营养管理

一、病史简介

（一）主诉

患者罗某，男，69岁。确诊小细胞肺癌晚期5月余，化疗联合免疫治疗后，感乏力、腹胀2周。

（二）现病史

5个月前患者在当地医院行胸部CT发现肺部占位，随至我院进一步检查。2023年4月23日胸部增强CT示：右上肺门团块，考虑肺癌伴上叶少许阻塞性炎症，右肺门、纵隔、右锁骨上窝淋巴结转移。2023年4月26日行肺部穿刺活检，病理诊断：查见肿瘤细胞，形态学倾向小细胞癌。相关影像学检查怀疑全身多处转移，故2023年5月11日行PET/CT示：①右肺上叶近肺门处软组织肿块，与纵隔及右肺门增大淋巴结分界不清，代谢增高，倾向于右肺恶性肿瘤；病灶周围及右肺多枚小结节，倾向于肺内播散灶。右肺主支气管及段支气管管壁不均匀增厚；另右肺上叶尖段及后段片状稍高密度斑片、实变，代谢稍增高，存在炎性改变及局部肺实变。右肺下叶背段钙化灶，右侧胸腔少量积液。②右侧中上颈部、右侧锁骨上窝区、纵隔及肺门区、肝胃间隙、腹主动脉旁多发稍大及增大淋巴结影，部分融合，边界不清，代谢增高，系转移性淋巴结。③肝左外叶及肝右前叶数个稍低密度结节，代谢增高，系肝转移。④所扫全身多处骨质异常，代谢增高，系骨转移。结合患者影像学及病理学相关检查，经全科讨论认为患者有全身化疗及免疫治疗指征。排除绝对化疗禁忌，于2023年5月16日、2023年6月7日、2023年7月7日行1～3周期度伐利尤单抗＋卡铂＋依托泊苷免疫联合化疗。2023年8月1日复查PET/CT结果回示：PD，更换方案为：度伐利尤单抗＋伊立替康＋顺铂。于2023年8月3日、2023年8月29日行2个周期该方案治疗。患者述近2周出现乏力，感腹胀不适，食欲欠佳，为求进一步治疗入院。患者近2个月体重减轻约5kg，大便2～3天1次，小便正常。

（三）体格检查

体温36.2℃，脉搏86次/分，呼吸20次/分，血压91/61mmHg。

（四）既往史

2020年因心肌梗死行冠状动脉支架置入手术史，目前口服尼可地尔片、硫酸氢氯吡格雷片、阿托伐他汀钙片、富马酸比索洛尔片。否认肝炎、高血压及糖尿病史，无输血史。

（五）日常生活与饮食习惯

否认吸烟史，否认饮酒史；平素生活较规律。

（六）疾病与营养认知

存在营养误区，患者及其家属认为喝汤、补充保健品能改善营养情况。

（七）家庭及经济状况

适龄婚育，育有1女，子女及配偶体检无特殊疾病；经济状况尚好。

（八）疾病初步诊断

小细胞肺癌多发转移（Ⅳ期，广泛期）。

二、诊疗经过

（一）营养三级诊断

1.一级诊断——营养筛查　护士在患者入院24h内采用NRS2002对患者进行营养风险筛查，该患者NRS2002评分3分（表5-7-1），有营养风险。

表5-7-1　营养风险筛查

评估项目	0分	1分	2分	3分	得分
疾病严重程度		恶性肿瘤			1分
营养状态受损		1周的食物摄入量为正常食物需求量的60%	2个月内体重减少8%		2分
年龄	＜70岁				0分
总分					3分

2.二级诊断——营养评估

（1）使用PG-SGA进行营养不良评估，患者评分为12分（表5-7-2），提示患者为重度营养不良。

（2）膳食调查：采用24h膳食调查法记录营养摄入情况，根据进食情况计算膳食摄入量，经计算及分析，本例患者每日经口膳食摄入量约1100kcal，每日蛋白质摄入量约40g。

（3）人体学测量：身高160cm，体重56kg，BMI 21.9kg/m^2，体型正常，小腿围为30cm，握力为22.3kg，6m步速1.3m/s，患者存在下肢肌肉缺乏，要明确有无肌肉减少症还需结合肌肉质量测定情况。

（4）能量需求评估：根据拇指法则，结合患者性别、年龄、营养代谢状态等，计算出患者当前目标能量1800kcal，目标蛋白质90g，患者目前能量达标率为60%，蛋白质达标率为45%，未达到肿瘤患者每日所需的目标能量和推荐蛋白质摄入量，存在蛋白质、能量摄入不足。

表5-7-2　营养不良评估

评估项目	患者情况				得分
A.患者自评	A1（3分） 1个月下降4%；2周内 有下降	A2（1分） 正常饮食，但比 正常情况少	A3（4分） 没有食欲；吃一会儿 就饱了	A4（1分） 与平常相比稍差， 但尚能正常活动	9
B.疾病状态	恶性肿瘤，69岁				2
C.代谢应激					
D.肌肉消耗	肌肉轻度消耗				1
总分					12

3.三级诊断——综合评价

（1）实验室检查（表5-7-3）：提示肝功能轻度受损、低蛋白血症、负氮平衡状态、严重低钠血症。

（2）人体成分分析：提示下肢肌肉缺乏，四肢骨骼肌质量（appendicular skeletal muscle index，ASMI）6.8kg/m^2，可诊断为肌肉减少症。

（3）影像学检查：2023年8月1日行全身^{18}F-FDG PET/CT检查提示患者肿瘤进展。

（4）心理痛苦温度计DT评分5分。

表5-7-3　实验室检查

项目	检验结果	结果判断
淋巴细胞	0.52×10^9/L	↓
红细胞	3.56×10^{12}/L	↓
血红蛋白	112g/L	↓

续表

项目	检验结果	结果判断
总蛋白	60.4g/L	↓
白蛋白	39.2g/L	↓
前白蛋白	239.1mg/L	
丙氨酸氨基转移酶	103U/L	↑
天冬氨酸氨基转移酶	83U/L	↑
尿素	3.07mmol/L	↓
肌酐	42μmol/L	↓
钠	112.2mmol/L	↓
氯	85.2mmol/L	↓

4.营养诊断　复杂性营养不良、肌肉减少症、低钠血症。

（二）营养治疗

经多学科营养支持团队（nutrition support team，NST）研究讨论后认为：①患者首先应积极纠正低钠血症，以改善患者相关症状；②患者存在重度营养不良，但胃肠功能尚可，首先考虑采用饮食＋ONS营养治疗方案。

1.低钠血症的处理　查询既往电解质情况后发现，患者自2023年8月开始反复发生低钠血症，但未予以重视。结合患者肿瘤类型（小细胞肺癌）及患者肿瘤进展的情况，排除其他引起低钠血症的原因后，考虑抗利尿激素分泌异常所致。具体处理方法：①限制患者每日液体摄入量不超过1000ml；②每日氯化钠的摄入量15～20g：输注浓氯化钠（0.9%氯化钠500ml＋10%氯化钠60ml），嘱进食偏咸的食物，如豆腐乳；③每日监测电解质，控制每日血钠升高速度不超过8mmol/L，防止渗透压性脱髓鞘；④同时收集24h尿，查尿钠，明确抗利尿激素分泌异常综合征。

2.营养支持方案　根据营养不良的五阶梯治疗，患者饮食量不能满足60%目标能量超过5d时，可采用口服营养补充。营养师对患者行营养教育，并予以个体化饮食＋ONS营养治疗方案，该方案能量约1800kcal，蛋白质约90g，具体方案见表5-7-4。

表5-7-4　个体化营养方案

时间段	食物
7：00～8：00	鸡蛋1个＋馒头1个（75g面粉）＋豆腐乳5g
9：30～10：30	肠内营养制剂TP40g＋乳清蛋白粉10g兑150ml温开水
12：00～13：00	主食50g＋瘦肉50g＋蔬菜150g＋植物油10ml＋盐3g
15：00～16：00	肠内营养制剂TP40g＋乳清蛋白粉10g兑150ml温开水
18：00～19：00	主食50g＋鱼肉75g＋蔬菜150g＋植物油10ml＋盐3g
20：30～21：30	肠内营养制剂（TP）40g＋乳清蛋白粉10g兑150ml温开水

3.运动疗法 低钠血症恢复至一定水平后（血钠＞130.0mmol/L），在营养治疗同时进行运动指导。中国恶性肿瘤患者运动治疗专家共识建议，指导患者在有氧运动基础上加抗阻运动，增加肌力、提高体力体能、增强免疫力。

4.居家营养及延续营养管理 在出院前，评估患者PG-SGA 7分，握力27.6kg。出院后继续饮食＋ONS营养治疗方案（表5-7-4），确保患者能量、蛋白双达标。监测电解质每周2次，监测体重每周2次，营养随访（电话、门诊）每周1次。

（三）疾病治疗

患者24h尿钠结果提示：24h尿量1000ml，尿钠180mmol（10.35gNaCl），结合临床明确诊断抗利尿激素分泌异常综合征。第4天，患者低钠血症纠正，腹胀、乏力症状改善，出院。患者出院后门诊复查血钠维持在130mmol/L以上，嘱患者每日液体摄入量仍不超过1500ml。等待下周期治疗。

三、诊疗效果

（一）症状评价

2023年9月25日开始进行营养干预后，患者低钠血症逐渐纠正，腹胀、乏力等症状改善，进食量增加。患者血钠变化见表5-7-5。

表5-7-5 患者血钠变化

日期	血钠检验结果	结果判断
入院第1天	112.2mmol/L	↓
入院第2天	120.3mmol/L	↓
入院第3天	128.0mmol/L	↓
入院第4天	139.1mmol/L	

（二）营养指标评价

出院时，患者低钠血症纠正，腹胀、乏力等症状改善，食欲较前有所恢复，PG-SGA分值由入院时的11分减至7分，显著下降。出院后1周电话随访，患者血钠维持在130mmol/L以上，体重增加1kg，患者和家属对营养治疗满意。

四、总结与反思

（一）病例成效

在多学科营养支持团队的协作下，患者临床症状得到改善，营养治疗方案得以实施，营养治疗效果显著。

（二）病例特点

小细胞肺癌是恶性程度极高的神经内分泌肿瘤，占所有肺癌的15%～20%，小细胞肺癌对初始的化疗或放疗大多敏感，但很快会出现耐药，后续治疗困难，预后差。晚期小细胞肺癌进展快，并发症多，且小细胞肺癌常采用含铂类的化疗方案，胃肠道不良反应较明显，营养状况往往受到这些症状的影响，营养不良发生率极高。

（三）病例反思

低钠血症在临床上非常常见，但不同病因所致的低钠血症临床治疗方案大相庭径。如患者在诊断抗利尿激素异常分泌综合征之前，临床上给予单纯补钠，治疗效果并不显著。患者的营养治疗需要医师、营养师和护士多方协作，从症状处理、营养方案制订、营养方案实施与质控等多方面入手才能得到良好的效果。

知 识 拓 展

抗利尿激素分泌异常综合征

抗利尿激素（arginine vasopressin，AVP）又称血管加压素，是由下丘脑合成后运输到垂体，再由垂体释放入血液的一种物质，能参与调节人体内的钠离子浓度和渗透压。抗利尿激素分泌异常综合征（syndrome of inappropriate secretion of antidiuretic hormone，SIADH）是由于体内的抗利尿激素分泌增多，或者其作用增强，使得患者体内钠离子浓度降低，而出现恶心、呕吐、胡言乱语、抽搐，甚至昏迷等一系列症状。50%～70%的SIADH来自于恶性肿瘤，其中小细胞肺癌合并SIADH最为常见。继发于SIADH的低钠血症会影响患者预后，缩短生存时间，是肿瘤不良预后的独立危险因素。纠正低钠血症可以避免并发症，减少住院次数，最终提高生活质量和生存质量。

SIADH的治疗包括对因治疗和对症治疗。对因治疗即抗肿瘤治疗，肿瘤控制后，低钠血症也会同时缓解。但在抗肿瘤治疗中，若大量补液（化疗期间），低钠血症往往加重。因此，一旦明确诊断SIADH也应立即进行合适的对症治疗，正确处理低钠血症。

第八节　一例卵巢癌术后膀胱阴道瘘重度营养不良伴电解质紊乱患者的营养管理

一、病史简介

（一）主诉

患者巴某，女，50岁。卵巢癌术后3个月复发再次手术后1个月，出现下腹部疼痛20余天入院。

（二）现病史

患者外院卵巢癌手术3个月复发，本次入院后在全身麻醉下行经腹肿瘤细胞减灭术

＋直肠前切术＋盆腔淋巴结切除术＋大网膜切除＋阑尾切除＋膈肌种植病灶切除＋膈肌修补术＋肝部分切除术＋腹腔热灌注置管术。术后行腹腔热灌注治疗3次，腹腔灌注化疗1次，静脉化疗1次。现患者因阴道流液增多、下腹部隐痛不适再次入院，诊断为术后膀胱阴道瘘。患者食欲较差，睡眠欠佳，体重下降明显，大便正常。

（三）既往史

2019年行右下肢静脉曲张手术。否认肝炎、冠心病、高血压及糖尿病史，无输血史。

（四）体格检查

体温36℃，脉搏98次/分，呼吸21次/分，血压95/70mmHg，NRS2002评分4分，心理痛苦温度计DT评分5分，身高168 cm，体重55 kg，BMI 19.5 kg/m^2。

（五）日常生活与饮食习惯

务农，肉类以牛肉为主。平素生活规律。

（六）疾病与营养认知

患者为藏族，与医务人员存在语言沟通障碍，靠女儿翻译；患方对疾病和营养相关知识了解较少。

（七）家庭及经济状况

育有4个子女，均已工作，家庭经济状况良好。

（八）疾病初步诊断

卵巢癌术后，膀胱阴道瘘。

二、诊疗经过

（一）营养三级诊断

1.一级诊断——营养筛查　护士在患者入院24h内采用NRS2002对患者进行营养风险筛查，该患者NRS2002评分4分（表5-8-1），有营养风险。

表5-8-1　营养风险筛查

评估项目	0分	1分	2分	3分	得分
疾病严重程度		恶性肿瘤			1分
营养状态受损			1周内进食量较从前减少 51%～75%	1个月内体重减少17.9%	3分
年龄	＜70岁				0分
总分					4分

2.二级诊断——营养评估

（1）膳食调查：采用24h膳食调查法记录营养摄入情况，根据进食情况计算膳食摄入量。经计算及分析，本例患者每日经口膳食摄入量约为300kcal，每日蛋白质摄入量约为14g，能量达标率为18%，蛋白质达标率为17%，未达到肿瘤患者每日所需的目标能量和推荐蛋白质摄入量，存在蛋白质、能量摄入不足。

（2）使用PG-SGA进行营养不良评估，患者评分为22分（表5-8-2），提示患者为重度营养不良，需急切改善患者症状和营养支持治疗。

表5-8-2 营养不良评估

评估项目	患者情况				得分
A.患者自评	A1（5分） 1个月内体重下降17.9%， 2周内体重下降	A2（2分） 进食流质	A3（9分） 恶心，不想吃， 疼痛，早饱， 便秘	A4（3分） 活动很少，一天多数 时间卧床或坐着	19
B.疾病状态 C.代谢应激	恶性肿瘤，阴道瘘				2
D.肌肉消耗	肌肉轻度消耗				1
总分					22

3.三级诊断——综合评价 ①体力体能评估：握力12.1kg，小腿围30.7cm，6m步速0.7m/s。②实验室检查结果提示肝功能异常和电解质紊乱，炎性指标C反应蛋白（CRP）值明显增高（表5-8-3）。CRP升高提示存在炎症反应；CRP > 10 mg/L，白蛋白 < 35 g/L，改良格拉斯哥预后评分为2分，提示预后不良，需要调节代谢和综合治疗。

表5-8-3 实验室检查

项目	检验结果	结果判断
血红蛋白（g/L）	92	↓
白蛋白（g/L）	30.9	↓
前白蛋白（mg/L）	37.2	↓
天冬氨酸氨基转移酶（U/L）	44	↑
C反应蛋白（mg/L）	187.62	↑
钾（mmol/L）	2.97	↓
钠（mmol/L）	129.2	↓
钙（mmol/L）	2.09	↓
磷（mmol/L）	0.59	↓

4.营养诊断 复杂性重度营养不良。

（二）营养治疗

1.营养会诊 考虑本例患者胃肠道功能正常，优先选择肠内营养。按照卵巢癌患者的营养治疗专家共识，能量需要量为30kcal/（kg·d），蛋白质需要量推荐1.5g/（kg·d）。该患者理想体重为108～105＝63kg，实际体重为55kg，低于理想体重，因此，该患者目标能量为55kg×30kcal/kg＝1650kcal/d，目标蛋白质为55kg×1.5g/d＝82.5g/d。会诊方案：①营养教育和饮食调整。了解24h内患者饮食摄入半流质，以稀饭为主，少量奶制品，估算能量每天约300 kcal，蛋白质约15g，明显低于目标需要量。营养宣教，告知患者家属营养支持对于患者康复的重要性，并告知优质蛋白质选择，怎样搭配每日三餐，如早餐：1个蒸蛋＋250ml纯牛奶＋婴儿米粉/糌粑/馒头/包子50g；中餐：主食100g＋瘦肉100g＋蔬菜2～3种；晚餐：同中餐。上、下午各150g水果，每天吃2种水果；蔬菜彩虹搭配，每天5种；坚果10g，如核桃、花生、杏仁等。入院的早期，患者少食多餐，每日吃4～6次，吃软食易消化的，如婴儿米粉、蒸蛋、抄手等；针对患者吃少量食物就饱的情况，给予口服多酶片每日3次，每次3片，帮助消化，减轻腹胀。夜间睡眠差，给予口服艾司唑仑对症处理。②口服营养补充（ONS）。因患者肝功能轻度异常，选择高中长链营养制剂200ml（200kcal）每日2次，在10：00和下午15：00加餐分次口服，21：00口服乳清蛋白10g。并告知患者家属口服ONS的注意事项，口服ONS耐受性良好，并嘱托患者家属督导患者出院后继续口服ONS 2周至数月。③部分肠外营养补充。为了保证营养充分供给和纠正电解质紊乱，在纠正电解质的同时选择脂肪乳氨基酸（17）葡萄糖（19%）注射液（1026ml）的同时搭配了具有抑制炎症反应的ω-3鱼油脂肪乳100ml、多种微量元素、脂溶性/水溶性维生素各1支，共提供热量900kcal和蛋白质34g。该肠外营养液渗透压高（1060mOsm/L），所以在输注途径上，根据《中国成人患者肠外肠内营养临床应用指南（2023版）》为患者常规置入了CVC导管。

2.运动康复 中国恶性肿瘤患者运动治疗专家共识建议，肿瘤患者每周3～5d进行150min中等强度或75min较大强度有氧运动，抗阻运动（如垫脚、双手举哑铃/矿泉水瓶/拉弹力带等）每周2～3d，涉及主要肌群（胸部、肩部、手臂、背部、腹部和腿部）至少1组，8～12次重复。住院期间鼓励患者进行有氧及抗阻运动，增加肌力，提高体力体能，增强免疫力。

3.居家营养指导 在出院前，营养师制订了"3＋3"居家营养计划（表5-8-4），即在正常三餐饮食的基础上添加3次口服营养制剂，满足能量蛋白质需求，确保患者能量、蛋白双达标。

表5-8-4 "3＋3"居家营养计划

时间段	食物
7：00～8：00	鸡蛋1个＋牛奶250ml＋主食50g（馒头、包子、糌粑等）
9：30～10：30	肠内营养制剂TP-MCT 200ml，水果100～150g
12：00～13：00	主食100g＋瘦肉50g＋蔬菜200g（2～3种）＋植物油10ml＋盐3g
15：00～16：00	肠内营养制剂TP-MCT 200ml，水果100～150g
18：00～19：00	主食100g＋瘦肉50g＋蔬菜200g（2种）＋植物油10ml＋盐3g
20：30～21：30	整蛋白全营养素10g＋乳清蛋白10g，一把坚果

4.延续营养管理　通过智慧营养管理平台跟踪患者出院后营养情况。患者二便正常、进食量增加至患病前85%，居家营养方案依从性好。

（三）疾病治疗

针对患者入院时，C反应蛋白值高，电解质紊乱，睡眠差等问题给予抗生素、补充电解质（口服氯化钾稀释液、复合磷酸氢钾稀释液）、安置导尿管、口服艾司唑仑等对症处理后，患者入院后第3天，睡眠情况明显改善，食欲也得到改善，精神面貌明显好转。患者第二次入院顺利进行静脉化疗，因异地原因，后续在当地医院继续化疗；膀胱阴道瘘计划于术后3个月行膀胱修补术。

三、诊疗效果

（一）症状评价

经过以上措施的实施，患者睡眠、腹胀情况明显改善，精神面貌恢复正常。

（二）营养指标

患者住院11d，出院时体重增长到60kg，增长5kg，C反应蛋白值下降至正常，PG-SGA分值由入院时的22分减至7分，显著下降。20d后，体重69kg，小腿腿围33.5cm，握力由12.1kg升至17.1kg。人体成分分析显示，体重、骨骼肌、体脂百分比均增加。检验指标血红蛋白、白蛋白、前白蛋白呈上升趋势，C反应蛋白值呈下降趋势（表5-8-5）。

表5-8-5　营养指标变化情况

项目	入院第1天	出院时	出院20d
血红蛋白（g/L）	92	93	108
白蛋白（g/L）	30.9	32.8	37.4
前白蛋白（mg/L）	37.2	178	186
天冬氨酸氨基转移酶（U/L）	44	39	26
C反应蛋白（mg/L）	187.62	5.11	1.89
钾（mmol/L）	2.97	3.89	3.51
钠（mmol/L）	129.2	137.8	139
钙（mmol/L）	2.09	2.3	2.25
磷（mmol/L）	0.59	0.79	1.03
镁（mmol/L）	0.81	0.72	0.78

四、总结与反思

（一）病例成效

交流障碍患者，患者家属深度介入，针对性个体化营养落地，可以有效改善患者的营养状况，从而增加抗肿瘤治疗的耐受性，提高患者的生活质量。

（二）病例总结与反思

85%的卵巢癌复发患者可能合并腹膜转移，常表现为腹痛、腹胀、食欲减退、恶心，影响营养摄入。有研究表明，对卵巢癌腹膜转移患者腹腔化疗期间的营养状况调查，结果发现，患者的静息能量消耗（restingenergyexpenditure，REE）、骨骼肌含量、上臂围、小腿围、内脏脂肪、血清蛋白、总蛋白均低于正常人群水平，而C反应蛋白值高于正常人群。本例患者卵巢癌治疗后未控，3个月后再次行手术，并接受了腹腔化疗和静脉化疗，是发生营养不良风险极高的患者。

全程营养管理对卵巢癌患者至关重要，结合不同文化背景的营养教育是营养治疗的基础。临床实践中，医护人员需要结合不同民族、信仰等背景，为患者及其家属进行针对性强的肿瘤营养教育，让患者及其家属认识到居家营养的重要性和必要性，从而提高依从性，保持定期监测体重，动态监测营养相关指标，定期到医院进行营养随访。此外，在临床实践中，患者住院时间有限，出院后的延续护理是院内营养支持的重要延伸。营养团队应加强对出院患者的营养随访，可使用互联网设备，做到医护双向、及时反馈。

规范化的全程营养管理有利于改善卵巢癌患者的营养指标，且营养管理的同时需做好心理护理、症状处理、运动指导，提升患者的身心健康水平，营养问题才能得到根本解决。

知 识 拓 展

磷

磷是人体内仅少于钙的矿物质，约占人体总重量的1%。85%的磷分布在骨骼里（与钙在一起形成晶体，硬化骨骼），14%在各种软组织，比如肌肉和内脏中，1%在血液和组织液里。磷与钙同时构成骨骼和牙齿的重要成分；参与构成细胞成分，调节细胞因子活性，参与能量代谢、氨基酸代谢及蛋白质和磷脂的形成；调节酸碱平衡和维持正常的渗透压。

磷稳态失调导致低磷血症在癌症患者中很常见，并可能导致严重的并发症并影响患者结局。营养状况、癌症类型和治疗等因素会影响低磷血症的发展。低磷血症可能是由磷酸盐尿性间叶肿瘤或副肿瘤现象引起的。低磷血症的临床表现取决于低磷血症的持续时间和严重程度，并影响多个器官系统。大部分有症状的患者血浆磷浓度＜1mg/dl（0.32mmol/L）。低磷血症的影响包括：①导致高尿钙。长期低磷血症可能导致佝偻病和骨软化症。②导致代谢性脑病、心肌收缩力下降、膈肌无力所致呼吸衰竭、近端肌病、吞咽困难和肠梗阻、横纹肌溶解、溶血倾向增加、吞噬作用和粒细胞趋化作用降低，以及血凝块回缩障碍和血小板减少。多项研究表明，低磷血症是住院患者的不良预后标志物，住院时间、死亡率和术后并发症增加。

许多情况下，治疗基础病因就足以缓解低磷血症。对于血清磷浓度＜2mg/dl（0.64mmol/L）的低磷血症患者，建议补充磷酸盐。方法如下：

（1）如果血清磷浓度＜1mg/dl（0.32mmol/L），采用静脉磷酸盐治疗。血清磷浓度超过1.5mg/dl（0.48mmol/L）时，改为口服磷酸盐。

（2）如果血清磷浓度为1～2mg/dl（0.32～0.64mmol/L），治疗方法取决于有无明显的低磷血症症状及低磷血症的严重程度。①若无症状，采用口服磷酸盐治疗。②若有症状且血清磷浓度为1～1.5mg/dl（0.32～0.48mmol/L），采用静脉磷酸盐治疗，并在血清磷浓度超过1.5mg/dl（0.48mmol/L）时，改为口服磷酸盐治疗。③若有症状且血清磷浓度为＞1.5～2mg/dl（0.48～0.64mmol/L），采用口服磷酸盐治疗。

（3）血清磷浓度≥2mg/dl（0.64mmol/L）时，停止补充磷酸盐，除非有长期治疗指征，如持续性尿磷消耗。

第九节　一例肥胖肺癌患者的营养管理

一、病史简介

（一）主诉

患者周某，男，40岁。咳嗽、气促2月余，胸腔积液查见癌细胞1d。

（二）现病史

患者入院后完善PET/CT及超声引导下右锁骨上淋巴结穿刺活检术，明确诊断为右肺下叶恶性肿瘤［腺癌cT2N3M1（胸膜）Ⅳa期］、恶性胸腔积液。患者为晚期驱动基因阴性的非鳞非小细胞肺癌，排除相关禁忌后，行免疫治疗联合化疗（卡瑞利珠单抗＋PC方案），同时给予右侧胸腔灌注化疗（卡铂）。治疗后出现Ⅰ度骨髓抑制（白细胞3.75×10⁹/L），继续给予第2周期免疫治疗联合化疗，同时行右侧胸腔灌注化疗（卡铂），RECIST 1.1疗效评估为SD。后患者诉活动后气促、乏力、心悸明显、食欲减退，收治入院。自发病以来，患者食欲较差，体重下降11kg，睡眠欠佳，大便干结，小便正常。

（三）既往史

高血压史7～8年，最高血压200/130mmHg，目前给予硝苯地平控释片、阿利沙坦酯降压治疗，外院诊断"高血压性肾病6年"，未服用特殊药物。无输血史，无药物、食物过敏史，无其他疾病史。

（四）体格检查

重度贫血貌，体温36.1℃，脉搏109次/分，呼吸20次/分，血压120/84mmHg，NRS2002评分3分，心理痛苦温度计DT评分1分，身高160cm，体重82kg，BMI 32.03kg/m²。

（五）日常生活与饮食习惯

患者吸烟10支/日，偶有少量饮酒；喜食辛辣油腻食物；平素生活不规律，活动量少。

（六）疾病与营养认知

患者平素饮食不规律，活动量少，目前食欲减退，进食少量流质饮食，对疾病和营养相关知识不太了解。

（七）家庭及经济状况

育有1子，尚在求学阶段，经济条件可，家庭支持系统良好。

（八）疾病初步诊断

右肺下叶腺癌Ⅳa期，恶性胸腔积液，高血压，高血压性肾病。

二、诊疗经过

（一）营养三级诊断

1.一级诊断——营养筛查　护士在患者入院24h内采用NRS2002对患者进行营养风险筛查，该患者NRS2002评分3分（表5-9-1），有营养风险。

表5-9-1　营养风险筛查

评估项目	0分	1分	2分	3分	得分
疾病严重程度		恶性肿瘤			1分
营养状态受损			1周的食物摄入量为正常食物需求量的70%		2分
年龄	＜70岁				0分
总分					3分

2.二级诊断——营养评估

（1）使用PG-SGA进行营养不良评估，患者评分为18分（表5-9-2），提示患者为重度营养不良，需急切改善患者症状和营养支持治疗。

表5-9-2　营养不良评估

评估项目	患者情况				得分
A.患者自评	A1（5分） 1个月体重下降9%；2周内有下降	A2（4分） 几乎吃不下什么	A3（6分） 没有食欲、恶心、便秘、早饱	A4（2分） 多数时候不想起床活动，但卧床或座椅时间不超过半天	17
B.疾病状态	恶性肿瘤				1
C.代谢应激					
D.肌肉消耗					
总分					18

（2）膳食调查：采用膳食历史法（diet history）：通过面谈被调查者，详细了解其过去一段时间内的膳食习惯、食物选择和准备方式等，以及饮食行为和偏好等信息，了解到患者未达到肿瘤患者每日所需的目标能量和推荐蛋白质摄入量，存在蛋白质、能量摄入不足。

（3）人体学测量：患者身高160cm，体重82kg，BMI 32.03kg/m^2，非利手上臂中点周径38cm，上臂肌肉周径41cm，三头肌皮褶厚度42mm，双小腿最大周径48cm。

（4）能量需求评估：根据Mifflin-St Jeor公式估算患者静息能量消耗约为1625kcal/d，基础能量消耗约为1724kcal/d，总能量消耗约为2090kcal/d。

3.三级诊断——综合评价

（1）病史采集：自发病以来，患者食欲较差，体重下降11kg，睡眠欠佳，大便干结，小便正常；生活质量核心量表QLQ-C30量表共30个条目，包括5个功能尺度（躯体功能86.67分、角色功能66.67分、认知功能100分、情绪功能75分、社会功能83.33分）、3个症状尺度（疲劳33.33分、疼痛0分、恶心呕吐0分）、6个单项测量项目（吞咽困难0分、食欲丧失66.67分、睡眠障碍33.33分、便秘33.33分、腹泻0分、经济困难0分）和1个患者自评项目（总健康状况50分）。各项原始得分需经线性公式转换成0～100的标化分，各功能维度得分越高，表面功能状态越好；症状量表及单项的得分越高，表明症状越明显，生活质量越差。

（2）体力体能评估：握力为24.4kg，小腿围为48cm。

（3）实验室检查：红细胞、血红蛋白、白蛋白降低、炎症因子、C反应蛋白、淋巴细胞绝对计数、尿素，肌酐、尿酸、胱抑素等升高（表5-9-3）。

表5-9-3 实验室检查

项目	检验结果	结果判断
白细胞	$10.48×10^9$/L	↑
中性粒细胞	$8.09×10^9$/L	↑
红细胞	$2.66×10^{12}$/L	↓
血红蛋白	88g/L	↓
白蛋白	33.3g/L	↓
白介素2受体	936U/ml	↑
白介素6	5.76pg/ml	↑
CD3$^+$总T淋巴细胞绝对计数	$386×10^6$/L	↓
CD8$^+$淋巴细胞绝对计数	$153×10^6$/L	↓
CD4$^+$淋巴细胞绝对计数	$222×10^6$/L	↓
尿酸	561.9μmol/L	↑
C反应蛋白	31.37mg/L	↑
三酰甘油	2.64mmol/L	↑
尿素	5.3 mmol/L	-
肌酐	127.90μmol/L	↑
尿酸	544.60μmol/L	↑
胱抑素	2.13mg/L	↑

（4）器械检查：人体成分分析：患者BMI为32.03kg/m²，而人体成分分析分值提示脂肪过量，蛋白质不足；影像学检查：右下肺内基底段恶性肿瘤伴右侧锁骨区、纵隔、双肺门、食管下段旁淋巴结转移。

4.营养诊断　复杂性营养不良，低蛋白血症，中度贫血，肥胖。

（二）营养治疗

1.“E-warm”模型启动　“E”为E（early）是指早期介入，W（whole）是指支持治疗应贯穿肿瘤治疗全过程，为患者提供身心全方位的呵护；A（assessment）指评价患者的状况、整体需求；R（revaluation）指动态评估，根据临床反馈持续改善干预策略；M（management）指肿瘤整合治疗的多学科会诊。通过成立整合治疗团队，对患者进行6个周期（每4周为1个周期）的整合治疗，每个周期都以问卷的形式调查评估患者的基本状况和生活质量。“E-warm”模型是余慧青教授团队提出的针对肿瘤患者的早期整合治疗模式，其创新之处就是将整合治疗贯穿于肿瘤治疗的全过程，该模式的干预方式就包括营养、疼痛、心理、运动等多学科全面干预，其中营养干预包括患者的营养评估、人体成分分析、饮食指导及调节、健康教育等。

（1）第一周期：经过多学科专家联合会诊，全面评估患者并为其制订了一系列全面的、个性化的治疗计划，肿瘤多学科团队为患者提供标准抗肿瘤治疗方案、疼痛规范化管理、心理干预，营养团队拟定阶段性营养治疗方案。患者目前食欲差、进食量少，胃肠道功能下降，营养团队制订了部分肠内营养加部分肠外营养方案。按照肺癌患者的营养治疗专家共识，有并发症的肿瘤患者：能量需要量可以选择25～30kcal/（kg·d），而蛋白质需要量推荐选择1.2～2.0g/（kg·d），按照理论体重计算该患者的目标能量为1425～1710kcal/（kg·d），目标蛋白质68.4～114g/（kg·d）。遵循“4321原则”。4个需要量：液体2200～2400ml/d，热量20～25kcal/kg，蛋白质0.8～1.2/（kg·d），微量营养素：水溶性维生素、脂溶性维生素、多种微量元素注射液、氯化钾注射液、浓氯化钠注射液。3个比例：糖/脂肪供能比1：1，热氮比150：1。两个选择：脂肪酸，中/长链脂肪乳；氨基酸，复方氨基酸注射液（18AA-Ⅱ）。一个原则：个体化。考虑到患者为慢性肾功能不全Ⅲ期，需要在肿瘤患者蛋白质需求量高和肾功能不全患者需要控制蛋白质摄入量中找到平衡点，故补充蛋白质时优先选择优质蛋白。但同时需要保证充足能量供应，以糖类和脂肪供能为主。将蛋白质的摄入量根据患者的肾功能情况进行调整，一般情况下，建议每天摄入的蛋白质量不超过0.8g/（kg·d），所以该患者的目标蛋白质为45.6g/d，选择高质量的蛋白质来源，如瘦肉、鱼类、蛋类和豆类等。另外还指导患者日常限制钠摄入，以控制血压和减轻肾脏负担，建议每天摄入的钠不超过2～3g，避免食用高盐食物，如咸菜、腌制品、方便面等。在专业营养师的指导下进行了饮食调整：给予患者肾病型肠内营养制剂30g/次，每日3次，40℃以下温水冲服（提供能量462kcal、蛋白质4.5g）。

（2）第二周期：评估患者营养风险筛查NRS2002评分3分，PG-SGA评分15分，患者食欲改善，进食量增加30%，胃肠道功能有所改善，对患者进行营养干预。教会患者及家属制作匀浆膳，肾病型营养制剂改为每天2次，增加2次乳清蛋白型营养制剂，提供能量556kcal、蛋白质26.5g。

（3）第三周期：评估患者营养风险筛查NRS2002评分3分，PG-SGA评分12分，患者食欲改善，进食量增加50%，胃肠道功能有所改善，对患者进行营养干预。考虑到患者血脂高、尿酸高，指导患者优化饮食结构，少食多餐，纠正饮食结构，增加膳食优质蛋白质的摄入，减少脂肪和嘌呤的摄入，并且指导制作方法，饮食宜清淡，避免重油重盐，少渣半流食。

（4）第四周期至第六周期：按照"E-warm"模型进行干预，专科护士每月评估患者的生活质量（FACT-L）、心理状态（HADS、PHQ-9）、癌性疼痛（NRS评分）、营养状况（PG-SGA评分）、咳嗽。专科护士与患者和治疗医师讨论各项评分的重要变化及相应的治疗方案。经过6个周期的治疗，再次评估患者，其饮食恢复正常，饮食习惯改变，精神可，睡眠好，大小便正常，继续行标准抗肿瘤治疗，之后每月进行1次治疗效果评价直到患者死亡。

2.运动疗法　在营养治疗的同时进行运动指导。中国恶性肿瘤患者运动治疗专家共识建议：指导患者在有氧运动基础上加抗阻运动，增加肌力，提高体力体能，增强免疫力。

3.居家营养管理计划　在出院前，再次向患者及其家属强调居家营养计划，并询问其掌握情况，根据患者需求制订详细的居家营养计划，采用少食多餐制。指导患者口服肠内营养制剂（用40℃以下的温水送服），居家营养计划内容（表5-9-4），确保患者能量、蛋白双达标。

表5-9-4　居家营养计划

时间段	食物
早餐	鸡蛋1个＋牛奶250ml＋麦片50g
加餐	口服肠内营养制剂30g＋水果200g
午餐	杂粮饭60g＋去皮鸡肉50g＋蔬菜200g＋橄榄油6g＋盐2.5g
加餐	口服肠内营养制剂30g
晚餐	红薯200g＋虾仁80g＋蔬菜150g＋玉米油6g＋盐2.5g
加餐	口服肠内营养制剂30g

4.基于"E-warm"模型的全程营养管理　通过智慧医院管理平台跟踪随访患者出院后营养情况。每周1次电话随访，内容为基于"E-warm"模型的整合治疗干预措施。了解到患者饮食习惯改变，精神可，睡眠好，大小便正常。

（三）疾病治疗

患者抗癌治疗后血常规监测结果提示血红蛋白下降明显，经肺癌MDT讨论后诊断为免疫检查点抑制剂相关性自身免疫性溶血性贫血（ICIs-AIHA）。患者病情稳定后经过综合评估，排除抗肿瘤禁忌，经过MDT讨论，于2023年2月10日开始给予恩度靶向血管联合NP方案（长春瑞滨＋顺铂）化疗，耐受良好。

三、诊疗效果

（一）症状评价

经过上述治疗，患者肥胖和营养得以控制，一般情况好转，经过评估重启抗肿瘤治疗，目前持续随访治疗中。

（二）营养指标评价

治疗过程中随访患者相关检验指标，经治疗后患者自觉精神、食欲较前好转，乏力较前改善，人体成分分析结果显示：脂肪由最初的36.6kg降至21.9kg，肌肉量由53.3kg降至48.5kg，体脂率由39.2%降至32.1%，BMI指数由35.6kg/m^{2}降至28.1kg/m^2。结合相关检验指标水平提示营养状况较前逐渐好转（图5-9-1）。

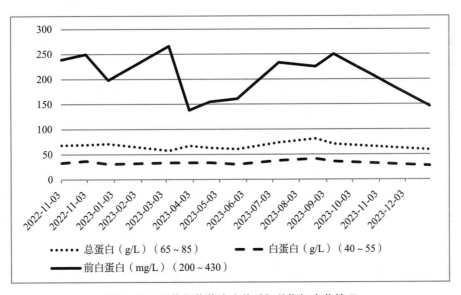

图5-9-1　规范化营养治疗前后相关指标变化情况

四、总结与反思

（一）病例成效

"E-warm"模型运用于肺癌患者效果显著，余慧青教授团队前期研究证实，对晚期非小细胞肺癌患者采用"E-warm"模型营养支持治疗可以提高患者的生活质量，延长患者的总生存期。

（二）病例创新

肿瘤肥胖患者营养不良本身是相悖的，但如何在营养干预中找到平衡点是营养治疗的难点，为了更好地对患者进行全程全面的营养管理，采用创新技术"E-warm"模型对患者进行早期干预。该模型是针对肿瘤患者的症状、疼痛、营养、生理及心理压力提供的多学科综合治疗，其目标是改善患者及其家庭的生活质量。近年来，大量研究表明，早期营养治疗能改善患者症状、改善其生活质量、减少无效抗癌治疗、显著降低医疗费用。同时，我国各地区患者的经济状况、文化及价值观存在较大差异。因此，迫切需要开发适合我国西部地区国情的肿瘤患者营养治疗模式，以减轻肿瘤患者的痛苦，提高患者生活质量，提高我国营养治疗整体水平。

（三）病例反思

1.肥胖患者获益于个体化调整糖脂功能比　肥胖的肺癌患者在糖和脂肪供能比方面需要特殊考虑以下几点。①糖代谢异常：肥胖患者常伴随着胰岛素抵抗和糖代谢异常，这可能导致血糖升高和胰岛素分泌异常。因此，在确定糖和脂肪供能比时，需要考虑患者的糖代谢情况，避免过多的糖分摄入。而该患者没有糖尿病，因此无须特殊限制糖类的摄入。②脂肪代谢紊乱：肥胖患者常伴随着脂肪代谢紊乱，包括脂肪堆积和脂肪酸氧化异常。这可能导致脂肪供能能力下降。因此，在确定糖和脂肪供能比时，需要考虑患者的脂肪代谢情况，适当调整脂肪摄入量。③肺癌特殊代谢需求：肺癌细胞具有高度活跃的代谢需求，常依赖于糖分解途径供能。因此，在确定糖和脂肪供能比时，需要考虑肺癌细胞的代谢需求，适当增加糖的摄入量。综上所述，肥胖的肺癌患者在糖和脂肪供能比方面需要根据糖代谢、脂肪代谢和肺癌细胞代谢需求等因素进行个体化的调整和考虑。

2.运动疗法有益于肥胖患者　有氧运动可以提高心肺功能，增强心血管系统的健康。肥胖肺癌患者可以选择适合自己的有氧运动，如快走、慢跑、游泳、骑自行车等。开始时可以从较轻松的运动强度开始，逐渐增加运动时间和强度。抗阻运动可以增强肌肉力量和骨密度，改善身体的代谢率。肥胖肺癌患者可以进行一些简单的肌肉锻炼，如举重（哑铃）、俯卧撑、深蹲等。可以选择使用自己的体重或较轻的负重进行锻炼，避免过度负荷。瑜伽和太极拳是一种温和的运动方式，可以帮助肥胖肺癌患者放松身心，提高身体的灵活性和平衡能力。另外健身操是一种结合有氧运动和肌肉锻炼的运动方式，可以提高心肺功能和肌肉力量。肥胖肺癌患者可以选择适合自己的健身操课程，注意选择低强度的课程，并根据自己的身体状况适当调整动作。在进行运动疗法时，肥胖肺癌患者还应该注意以下事项：①在开始运动之前，最好咨询医生或专业的运动指导师，了解自己的身体状况和适合的运动方式；②选择适合自己的运动强度和时间，避免过度劳累；③注意保持适当的水分摄入，避免脱水；④定期进行身体检查，及时调整运动计划；⑤如果出现不适或疼痛，应立即停止运动，并咨询医师的建议。运动疗法对于肥胖肺癌患者来说是一种有效的辅助治疗方法，可以改善身体状况，提高生活质量。但在进行运动之前，一定要咨询医师的建议，并根据自身情况选择适合的运动方式和强度。考虑到该患者活动后气促，前两个周期指导其先从简单的家务和散步开始，循序渐进。

3."E-warm"模型有利于改善肥胖患者的营养状况　基于"E-warm"模型的规范化全程营养管理有利于改善肥胖肺癌患者的营养状况。由于该案例比较少见，以往没有可以参考的护理营养方案，因此在护理过程中难度较大，护理措施和营养方案还有待完善，未来在这方面还需继续探索，且在长期的营养管理期间如何提高患者依从性也是一大难点，而"E-warm"模型做到了对肺癌患者的早期症状干预和诊疗过程的长期管理，在症状和营养管理的同时还对患者做了心理干预，改变患者和家属的思维，提升患者的身心健康水平，营养问题才能得到根本解决。此外，在临床实践中，患者住院期间的营养管理往往十分规范，但居家期间的营养依从性较差，如何利用智慧医院信息化平台对患者进行院外随访监督是我们亟待解决的问题。

"E-warm"模型通过定期的随访和干预让患者和家属感受到医护人员无微不至的关心，从而提升患者就医体验，提高患者依从性，保障患者的居家营养计划能够顺利实施。

⬤知⬤识⬤拓⬤展⬤

"E-warm"模型

近年来，大量研究表明，早期营养治疗能改善患者症状、改善其生活质量、减少无效抗癌治疗、显著降低医疗费用。基于"E-warm"模型的肿瘤创新综合诊疗技术是一种基于我国国情的早期跨学科整合治疗技术，其中，E（early）是指早期介入，W（whole）是指治疗应贯穿肿瘤治疗全过程，为患者提供身心全方位的呵护；A（assessment）指评价患者的状况、整体需求；R（revaluation）指动态评估，根据临床反馈持续改善干预策略；M（management）指肿瘤整合治疗的多学科会诊。团队前期研究证实，对晚期NSCLC患者采用E-warm模型整合支持治疗可提高患者的生活质量，改善患者心理和营养状况，延长患者的总生存期。

第十节 一例肺癌合并难治性癌痛患者的营养管理

一、病史简介

（一）主诉

患者左某，男，73岁。确诊肺癌19年余，发现左锁骨上肿物伴疼痛1月余。

（二）现病史

患者于19年前（2004年2月）因"咳嗽、咳痰，发现左肺阴影"于外院就诊，诊断为"原发性支气管肺癌左下叶周围型肺癌、纵隔淋巴结转移T1N3M0 ⅢA期"，于2004年3月7日、2004年3月25日行化疗2个周期。2006年于外院行伽马刀治疗。2018年4月患者因"腰痛1个月"就诊，诊断：左肺癌 cT4N3M1（右肺）Ⅳ期，于2018年5月10日行TP方案化疗1个周期，于2018年6月4日再次于外院行"左肺病灶伽马刀治疗"。2023年2月1日患者因"腰痛病活动受限10余天"就诊，行胸椎平扫MRI，诊断：胸12椎体病理性压缩骨折、重度骨质疏松。于2023年2月2日局部麻醉下行胸12椎体成形术。2023年3月患者无明显诱因发现左锁骨上肿物，伴疼痛。院外予以依托考昔60mg qd、盐酸吗啡缓释片180mg q12h镇痛治疗2周后，镇痛效果欠佳。为求进一步检查治疗，以"肺恶性肿瘤"收住入院。患者目前精神欠佳，体力下降，食欲减退，睡眠差，体重无明显变化，大便1次/4日，排尿正常。

（三）既往史

糖尿病史10年余，口服盐酸二甲双胍缓释片1g/d，否认"高血压"等病史。否认肝炎，结核等传染病史。

预防接种史不详。于2020年5月7日在全身麻醉下行"经腹腔镜直肠癌根治术＋乙状结肠造瘘术"。对磺胺类药物过敏。

（四）体格检查

体温36.5℃，脉搏80次/分，呼吸20次/分，血压145/90mmHg，NRS评分4分，NRS2002评分5分，VTE评分3分，身高162cm，体重55kg，BMI 20.96kg/m^2。

（五）日常生活与饮食习惯

无饮酒史，无吸烟史；饮食清淡；生活规律。

（六）疾病与营养认知

患者便秘、腹胀，进食量少，主要进食半流质饮食，目前以白米稀饭为主。

（七）家庭及经济状况

育1子1女，与配偶均已退休，有固定经济来源。

（八）疾病初步诊断

左肺癌Ⅳ期，糖尿病。

二、诊疗经过

（一）癌症疼痛治疗

患者入院合并癌症疼痛，NRS评分4分，暴发性疼痛≥3次/日，使用盐酸氢吗啡酮注射液初始背景量0.1mg/h持续皮下注射，经过3d的用药后疼痛评估，NRS疼痛评分2～3分，全天暴发性疼痛2～3次，遂第4天调整0.3mg/h持续皮下注射。患者疼痛得到控制，NRS疼痛评分2分，全天出现暴发性疼痛0～1次，患者依从性显著提高，但在治疗过程中发现患者出现阿片类药物相关性便秘合并营养不良。

（二）营养三级诊断

1. 一级诊断——营养筛查　护士在患者入院24h内采用NRS2002对患者进行营养风险筛查，该患者NRS2002评分5分（表5-10-1），有营养风险。

表5-10-1 营养风险筛查

评估项目	0分	1分	2分	3分	得分
疾病严重程度		恶性肿瘤			1分
营养状态受损		1周内进食量比以前减少45%		1个月内体重下降14%	3分
年龄		>70岁			1分
总分					5分

2.二级诊断——营养评估

（1）营养评估量表：使用PG-SGA进行营养不良评估，患者评分为18分（表5-10-2），提示患者为重度营养不良，需急切改善患者症状和营养治疗。

表5-10-2 营养不良评估

评估项目	患者情况				得分
A.患者自评	A1（5分） 1个月下降14%； 2周内有下降	A2（2分） 少量固体	A3（5分） 便秘、疼痛、早饱	A4（3分） 活动很少，一天多数时间卧床或坐着	15
B.疾病状态	恶性肿瘤，73岁				2
C.代谢应激					
D.肌肉消耗	多处部位肌肉轻度消耗				1
总分					18

（2）膳食调查：采用24h膳食调查法记录营养摄入情况，根据进食情况计算膳食摄入量。经计算及分析，本例患者每日经口膳食摄入量为900kcal，每日蛋白质摄入量为30g，食欲减退，优质蛋白类及蔬菜类膳食纤维摄入不足，肛门有自主排气，诉便秘，能量达标率为45%，蛋白质达标率为52%，未达到肿瘤患者每日所需的目标能量和推荐蛋白质摄入量，存在蛋白质、能量摄入不足。

（3）人体学测量：患者身高162cm，体重55kg，BMI 20.96kg/m^2。

（4）能量需求评估：根据Mifflin-St Jeor公式估算患者静息能量消耗约为1202kcal/d，基础能量消耗约为1140kcal/d，总能量消耗约为1368kcal/d。

3.三级诊断——综合评价

（1）病史采集：患者目前精神欠佳，体力下降，食欲减退，睡眠差，体重无明显变化，大便1次/4日，排尿正常；生活质量核心量表QLQ-C30量表共30个条目，包括5个功能尺度（躯体功能66.67分、角色功能33.33分、认知功能66.67分、情绪功能83.33分、社会功能0分）、3个症状尺度（疲劳33.33分、疼痛33.33分、恶心呕吐0分）、6个单项测量项目（呼吸困难0分、食欲丧失66.67分、睡眠障碍66.67分、便秘66.67分、腹泻0分、经济困难100分）和1个患者自评项目（总健康状况66.67分）。各项原始得分需经线性公式转换成0～100的标化分，各功能维度得分越高，表明功能状态越好；

症状量表及单项的得分越高，表明症状越明显，生活质量越差。

（2）体力体能评估：握力18.4kg，小腿围28cm。

（3）实验室检查：血淀粉酶及粪便检查未见异常；检验结果显示白细胞升高，蛋白量减少（表5-10-3）。

表5-10-3　实验室检查

项目	检验结果	结果判断
白细胞	$10.2 \times 10^9/L$	↑
中性粒细胞	$6.9 \times 10^9/L$	↑
红细胞	$3.52 \times 10^{12}/L$	↓
血红蛋白	106g/L	↓
总蛋白	60.3g/L	↓
白蛋白	36.0g/L	↓
前白蛋白	130.0mg/L	↓
C反应蛋白	60.4mg/L	↑

（4）器械检查：人体成分分析提示BMI为20.96kg/m²，脂肪过量，蛋白质不足。

4.营养诊断　复杂性营养不良，恶病质难治期，肌肉减少症，轻度贫血，免疫功能低下。

（三）营养治疗

1.营养治疗方案　该患者存在胃肠道功能，按肿瘤营养五阶梯治疗原则，予以膳食指导联合口服营养补充。①能量25～30kcal/（kg·d），蛋白质1.5～2.0g/（kg·d）；②糖脂比6：4；③代谢调节治疗：该患者便秘，予以乳酸菌代谢物质2.0g，tid，空腹或餐前口服，以调节肠道微生态。患者食欲减退、经口摄入不足，肿瘤营养多学科团队在国家注册营养师指导下予以全营素复合制剂（膳纤型）30g，qd，特殊医学用途配方食品2号30g，bid，全营素复合制剂（乳清蛋白型）30g，qd；全营素复合制剂（增肌型）15g，qd，不足部分由天然膳食或肠外营养补充。

2.运动疗法　在营养治疗同时进行运动指导。中国恶性肿瘤患者运动治疗专家共识建议，指导患者在有氧运动基础上加抗阻运动，增加肌力、提高体力体能、增强免疫力。

3.基于"E-warm"肿瘤创新综合诊疗技术的全程营养管理　通过智慧营养管理平台跟踪患者出院后营养情况：患者大便1～2次/日、进食量增加至生病前80%，居家营养方案依从性好。

（四）便秘治疗

1.药物治疗　应用乳果糖口服液，每日3次，每次10ml，并联合使用乳酸杆菌2.0g，每日3次，餐前服用。局部用药：开塞露。

2.饮食疗法　每日补充25～35g芹菜、苹果等含有丰富膳食纤维的饮食。避免进食辣椒、洋葱等辛辣、刺激且产气的食物。

3.养成良好的饮食习惯和生活习惯 每日饮水量保持1500～2000ml。双歧杆菌的增殖过程需要大量的水。另外，水溶性膳食纤维吸收的水分越多，润肠效果越好。保持充足的、规律的睡眠。在休息的时候，血液大量涌入肠胃，有利于肠胃蠕动。在身体可承受的情况下，餐后下床散步30min，每日2～3次。规律、适量的运动能增强双歧因子的疗效。养成起床后或早餐后排便的好习惯。

4.物理疗法 ①腹部环形按摩，仰卧于病床，用右手掌根部按摩腹部，按照右上腹—左上腹—右上腹方向边揉边推，每次持续10min，每天2～3次。②使用中医手部经络操、穴位按摩、穴位贴敷。

（五）疾病治疗

入院第8天，患者疼痛控制可，营养状况好转，大便每天1～2次，患者依从性提高。经肺癌MDT团队进行病情评估，建议行姑息性放化疗，患方商议后表示知晓病情及预后，要求选择EC方案化疗（依托泊苷＋卡铂），联合斯鲁利单抗免疫治疗。入院第12天，患者疼痛缓解，NRS评分2分，全天暴发性疼痛0～1次，PG-SGA评分7分，镇痛药物剂量维持，盐酸吗啡缓释片90mg，q12h居家镇痛及家庭肠内营养。

三、诊疗效果

（一）症状评价

患者疼痛得到缓解，大便次数由每4天1次，增加至每天1～2次；腹胀缓解，进食量增加，餐后2h血糖控制在6.3～11.0mmol/L。

（二）营养指标评价

出院时，患者体重增加0.2kg，PG-SGA分值由入院时的18分降至7分，显著下降。体重、骨骼肌、蛋白质呈上升趋势；白蛋白、血红蛋白上升，白细胞计数和C反应蛋白炎症指标则呈下降趋势（表5-10-4）。患者和家属对营养治疗满意。

表5-10-4 营养指标

项目	入院第1天	入院第5天	出院7d	出院20d
前白蛋白（mg/L）	130.0	134.0	167.0	217.0
白蛋白（g/L）	36.0	37.7	41.3	43.0
血红蛋白（g/L）	106.0	109.0	114.0	110.0
C反应蛋白（mg/L）	64.0	47.3	36.8	25.7

四、总结与反思

（一）病例成效

营养状况评分与患者的疼痛呈正相关，营养状况差的患者疼痛强度高，低体重以及营养状况较差的癌症患者对癌症药物治疗的疗效差。癌症疼痛的镇痛治疗及营养支持治疗贯穿整个治疗过程，采取肠内营养支持治疗、PCA早期快速镇痛治疗，保证后续抗肿瘤治疗的有效性和及时性。

（二）病例创新

营养和疼痛在肿瘤患者的治疗中存在一定的协同效应。患者营养状况良好可更好地缓解患者疼痛，患者亦或因为营养不良或不平衡而加剧疼痛。因此，采取合理、有效的措施来改善营养状况，可以更好地管理患者疼痛症状，提高生活质量。

（三）病例反思

营养不良与疼痛作为肿瘤患者最常见的症状，症状的控制是肿瘤患者特别是终末期患者治疗的重要组成部分，同时，也是患者治疗中最关键的部分。本案例通过规范精准镇痛及积极的营养支持治疗，提高了患者抗肿瘤治疗的耐受性，最终达到提升患者生活质量及延长生存期的治疗目的。

知 识 拓 展

"营养＋镇痛"双轨诊疗模式

癌痛与营养不良均是肿瘤患者常见的伴随症状，两者息息相关，疼痛刺激会从多个方面改变机体的营养代谢状态；而机体营养代谢状态亦会进一步对癌痛产生影响；NRS 2002评分与患者的疼痛强度呈正相关，营养状况差的患者疼痛强度更高。

癌痛可通过影响机体饮食的摄入，引起内分泌激素异常分泌，提高交感神经系的兴奋性，通过影响患者心理状态等多种方式影响全身营养代谢。另外，缓解癌痛的常用治疗药物主要有阿片类和非阿片类药物，这些药物的不良反应也会影响机体的营养代谢。例如，阿片类药物可以激动胃肠道的阿片类受体引起恶心、呕吐、便秘等消化道作用进而影响营养物质的摄入。非阿片类药物中的代表药物非甾体抗炎药物通过抑制前列环素，有引起胃肠道溃疡的风险，影响营养物质摄入及吸收。对于癌痛患者，肿瘤营养疗法需贯穿于肿瘤治疗全过程，融于其他治疗方法之中。

第十一节　一例多重癌双侧肠造口营养不良患者的营养管理

一、病史简介

（一）主诉

患者陈某，女，48岁。肿瘤术后、多疗程化疗、靶向治疗后，腹胀2周入院。

（二）现病史

患者2013年诊断为直肠中分化腺癌（T2N0M0），行腹腔镜下经腹会阴联合直肠根治性切除术、乙状结肠单口造瘘术，2022年5月在全身麻醉下行"卵巢间歇性肿瘤细胞减灭术＋盆腔粘连松解术"，术后行化疗＋靶向治疗，2023年4月因肠梗阻在全身麻醉下行肠粘连松解术＋小肠造瘘术。入院精神差、焦虑，贫血貌，腹部膨隆，腹围82cm，腹壁双侧肠造口有少量稀水便排出，双足凹陷性水肿，1个月内体重减少约5kg。

（三）既往史

2002年行乳腺癌根治性手术，2004年行开腹卵巢囊肿手术。否认肝炎、结核、高血压、糖尿病病史，无药物过敏史。

（四）体格检查

身高150cm，体重50kg，体温36.8℃，脉搏102次/分，呼吸20次/分，血压90/61mmHg，NRS评分3分（腹部胀痛），BMI 22.2kg/m²，心理痛苦温度计（DT）评分7分。

（五）日常生活与饮食习惯

小学教师，生活作息规律，无不良嗜好，不吸烟，不饮酒，饮食结构合理。

（六）疾病与营养认知

认为患病与基因有关，无营养误区，积极面对治疗。

（七）家庭及经济状况

育有1子，体健，家庭经济可。

（八）疾病初步诊断

直肠中分化腺癌，卵巢恶性肿瘤，乳腺癌术后。

二、诊疗经过

（一）营养三级诊断

1.一级诊断——营养筛查　护士在患者入院24h内采用NRS2002对患者进行营养风险筛查，该患者NRS2002评分4分（表5-11-1），有营养风险。

表5-11-1　营养风险筛查

评估项目	0分	1分	2分	3分	得分
疾病严重程度		恶性肿瘤			1分
营养状态受损				1个月内体重减少9% 1周的食物摄入量为正常食物需求量的20%	3分
年龄	＜70岁				0分
总分					4分

2.二级诊断——营养评估

（1）评估量表：使用PG-SGA进行营养不良评估，患者评分为21分（表5-11-2），提示患者为重度营养不良，需急切改善患者症状和营养支持治疗。

表5-11-2　营养不良评估

评估项目	患者情况				得分
A.患者自评	A1（4分） 1个月体重下降9%；2周 内体重有下降	A2（3分） 少量流食	A3（8分） 无食欲，口干，疼痛， 情绪低落	A4（3分） 活动很少，一天多 数时间卧床	18
B.疾病状态	恶性肿瘤				1
C.代谢应激					
D.肌肉消耗	多处部位肌肉中度消耗				2
总分					21

（2）膳食调查：经过24h膳食调查回顾，患者只能进食少量流食，能量摄入不足500kcal，蛋白质摄入不足20g，摄入能量比及蛋白达标率分别为30%、20%，未达到肿瘤患者每日所需的目标能量和推荐蛋白质摄入量，存在蛋白质、能量摄入不足。

（3）人体学测量：上臂围22cm，三头肌皮褶厚度12mm，腿围28cm，握力14.3kg，肌肉处于中度消耗状态。

（4）能量需求估算：根据拇指法则计算该患者能量消耗需求为50kg×（25～30）kcal/d=（1250～1500）kcal/d，蛋白需求为50kg×（1.2～2.0）g/d=（60～100）g/d，通过膳食调查显示该患者未达到肿瘤患者每日所需的目标能量和推荐蛋白质摄入量，存在蛋白质、能量摄入不足，提示患者为重度营养不良，急需改善患者不适症状和营养不良情况。

3.三级诊断——综合评价

（1）人体成分分析：BMI 22.2kg/m²，腹围82cm，细胞外水分41.9%，（细胞外水分比率正常值36%～39%）提示水肿，且骨骼肌只有15.2%，体脂百分比为37.8%，提示患者肌肉消耗增加。

（2）实验室检查：中度贫血、低蛋白血症及肝功能异常、C反应蛋白升高（表5-11-3）。

表5-11-3　实验室检查

项目	检验结果	结果判断
淋巴细胞	0.81×10⁹/L	↓
红细胞	2.84×10¹²/L	↓
血红蛋白	85g/L	↓
白蛋白	34.7g/L	↓
前白蛋白	131.2mg/L	↓

项目	检验结果	结果判断
铁	6.82μmol/L	↓
谷氨基转移酶	48U/L	↑
天冬氨酸氨基转移酶	59U/L	↑
C反应蛋白	42.58mg/L	↑

（3）影像学检查：胸腔积液及腹水。

（4）生活质量评估：患者双侧肠造口，进食减少，体重下降，KPS评分60分，生活生存质量下降。

（5）心理调查：患者心理痛苦温度计评分7分。

4.营养诊断　复杂性重度营养不良。

（二）营养治疗

营养支持小组（nutrition support team，NST）经过多学科团队（MDT）会诊制定治疗方案：抗肿瘤治疗＋营养治疗＋症状处理。

由于腹壁双造口，消化吸收障碍，加上感染、进食减少及原发肿瘤的影响，患者发生重度营养不良，营养治疗选择"321"整合管理模式，"3"为个体化营养教育、口服营养补充（ONS）以及部分肠外营养（PPN），"2"为中药隔山消、"三明治面包法（运用馒头或面包为载体蘸取浓稠的肠内营养制剂）"，"1"是指运动疗法。

患者基本情况较差，前期服用口服营养制剂后，仍未达到目标营养量，为保持患者的营养供给，为其选择PEN＋PPN方案。为防止出现再喂养综合征给予以下方案。

1.第一阶段　设定其起始给予能量为10～15kcal/（kg·d）。婴儿米粉20g/次，乳清蛋白粉10g/次，每日5次提供能量约600kcal，蛋白质约50g。

2.第二阶段　逐渐过渡为25～30kcal/（kg·d），蛋白质目标需要量以1.2～2.0g/（kg·d）计算，则目标能量为1250～1500kcal，目标蛋白质为60～100g。具体的营养方案（表5-11-4）。

表5-11-4　患者肠内营养具体方案

营养时间	营养素	能量（kcal）	蛋白质（g）
07：30～08：00	鸡蛋1个＋杂粮20g（玉米、土豆、红薯等）	130	12
09：30～10：00	营养制剂1袋＋面包（馒头）50g	300	12
12：30～13：00	软烂主食25g＋肉类50g＋蔬菜200g	180	12
15：00～16：00	营养制剂1袋＋面包（馒头）50g	300	12
18：00～18：30	软烂主食25g＋肉类50g＋蔬菜200g	180	12
21：00～21：30	营养制剂1袋＋面包（馒头）50g＋隔山消5g	300	12

续表

营养时间	营养素	能量（kcal）	蛋白质（g）
加餐：水果200～350g		100	1
一定按照计划落实好营养至少达到70%及以上		1490	73
如果有不消化、不想吃等情况在三餐前口服多酶片3片			

PPN方案选择中长链脂肪乳氨基酸葡萄糖注射液（625ml），同时添加脂溶性维生素、水溶性维生素各1支，10%氯化钠20ml、10%氯化钾20ml。

中医师指导患者每日使用5g隔山消研磨为粉末，温水送服以消积行气、缓解脘腹胀痛；营养师指导患者使用"三明治面包法"进行口服营养补充，以固体食物（如、面包、馒头等）为媒介延长营养制剂停留时间以增加食物利用率；医师胸腔穿刺置管引流胸腔积液。患者心理痛苦温度计评分7分，心理治疗师会诊后，了解患者对卵巢癌和短肠综合征的相关并发症认识，评估患者的焦虑点，评估患者家庭成员对患者的支持和照顾能力，引入典型案例，缓解患者焦虑，提高患者依从性，进而提升患者的舒适度，根据患者的具体情况，制订相应的心理护理计划。

根据国内外研究成果，癌症患者在适度进行运动后，其体内炎症反应指标、生活质量及癌因性疲劳都能得到显著的改善。综合考虑指南相关指导意见和患者个体差异需求，建议患者每天进行至少60min的有氧运动，如散步和快走，以及每天5组、每组20～30次的四肢抗阻力运动。

（三）疾病治疗

在患者营养状况得到改善后，患者最终完成白蛋白紫杉醇0.1g ivgtt d1＋顺铂30mg ivgtt d1，qW抗肿瘤治疗。

三、诊疗效果

实验室检查提示患者存在中度贫血、低蛋白血症、轻度肝功能受损及炎症指标升高。人体成分分析提示患者细胞外水分过多，去脂体重31.1kg，体脂百分比37.8%，PG-SGA评估患者为重度营养不良。NST团队迅速实施"321"整合管理模式，患者在两周内体重、食欲、精神状态等方面明显改善，住院22d后出院。7d后再次入院时体重下降5kg，究其原因是胸腔积液、腹水减少导致体重下降，人体成分分析提示患者情况好转，细胞外水分恢复正常，去脂体重31.2kg，体脂百分比30.7%，实验室检查基本正常，于3d后出院。出院25d后因化疗再次入院，患者体重稳定，握力和腿围改善，测量握力19.4kg、腿围31cm，NRS2002评分1分，PG-SGA分值5分，人体成分结果示患者体型由虚弱型转变健康型，去脂体重35.1kg，体脂百分比22.1%，实验室检查基本正常，入院2d后出院。出院当天，对患者及其家属进行强化营养健康宣教，添加患者微信并借助智慧平台进行患者管理和提供实时营养建议；同时，告知患者严格填写疾病日记，便于方案调整和症状管理。

该患者运用"321整合管理模式"后，腹胀缓解，进食量增加。营养指标方面，

NRS2002评分由4分降至1分，PG-SGA分值由入院时的21分减至5分。而腹围未继续增加，腿围、握力均有上升。人体成分分析示体重、骨骼肌呈上升趋势；白蛋白、前白蛋白也有所上升。炎症指标则呈下降趋势，C反应蛋白下降（表5-11-5）。患者和家属对营养治疗均表示满意。

表5-11-5　营养指标对比

项目	首次入院时	营养管理后	结果判断
腿围	28cm	31cm	↑
握力	14.3kg	19.4kg	↑
骨骼肌	15.2kg	19.5kg	↑
去脂体重	31.1kg	35.1kg	↑
白蛋白	31.7g/L	36.7g/L	↑
前白蛋白	131.2mg/L	348.2mg/L	↑
C反应蛋白	42.58mg/L	1.21mg/L	↓

四、总结与反思

卵巢癌患者发生营养不良的概率较高，伴随肠造口的短肠患者则更甚。多学科团队的合作是规范肿瘤患者营养疾病二元诊疗的有力保障。使用智能平台实现对肿瘤患者规范化全程管理有利于改善其营养状况，提高生活质量，延长生存期。对于肠造瘘合并重度营养不良的此类患者，"321"整合管理模式可作为此类患者营养管理的范例。

知 识 拓 展

隔山消

苗药隔山消为萝藦科植物耳叶牛皮消的干燥块根，主要分布在贵州、湖南、云南、四川、广西等苗族聚居地区，其主要活性成分为白首乌二苯酮、C-21甾体苷类、苯乙酮类等，其中白首乌二苯酮等部分提取物能够升高胃动素和胃泌素水平，降低血管活性肽水平，而C-21甾体苷类能够诱导肿瘤细胞凋亡、下调周期蛋白的表达、促使肿瘤组织坏死，具有抗肿瘤、保肝及改善胃肠道等作用。

参考文献

陈健鑫，舒建昌，朱永建，等. 经皮内镜下胃、空肠造瘘术在肠内营养之外的临床应用研究进展［J］. 胃肠病学和肝病学杂志，2018，27（7）：817-820.

陈敏，沈玲. 癌症患者营养教育实施策略及效果评价的研究进展［J］. 中华护理教育，2020，17（8）：756-760.

陈燕飞，温晓雪，温瑞芳，等. 化疗相关性恶心呕吐非药物干预的证据总结［J］. 中国护理管理，2022，22（8）：1216-1220.

崔久嵬，李薇，许红霞，等. 肿瘤恶液质临床诊断与治疗指南（2020版）[J]. 中国肿瘤床，2021，48（8）：379-385.

费娟，管水萍，季尹霞. 子午流注择时穴位贴敷与联合微针针刺对防治化疗所致胃肠道反应的疗效比较 [J]. 中国老年学杂志，2022，42（12）：2916-2918.

国家卫生健康委员会.《护理分级标准》等2项推荐性卫生行业标准 [J]. 上海护理，2023，23（10）：28.

国文文，张可睿，周天，等. 中药穴位贴敷治疗化疗相关性呕吐的组方规律分析 [J]. 现代中西医结合杂志，2021，30（36）：4039-4043.

何静婷，喻姣花，杨晓霞，等.《成人患者经皮内镜胃造瘘及空肠造瘘护理管理的临床实践指南》解读 [J]. 中国实用护理杂志，2019，35（24）：1841-1845.

李涛，李宝生，吕家华，等. 食管癌患者营养治疗指南 [J]. 肿瘤代谢与营养电子杂志，2020，7（1）：32-42.

李依倪，廖想，宋健. 经皮内镜下胃造瘘术护理及感染因素的分析 [J]. 中华消化病与影像杂志（电子版），2018，8（6）：275-276.

乔悦，段培蓓，李菊云，等. 成人化疗患者恶心呕吐非药物管理的证据总结 [J]. 护士进修杂志，2022，37（21）：1921-1928.

石汉平. 营养治疗的疗效评价 [J]. 肿瘤代谢与营养电子杂志，2017，4（4）：364-370.

徐红霞，封凤，胥喆，等. 1例上腔静脉置换患者经上肢PICC置管的护理 [J]. 中华护理杂志，2020，55（1）：127-130.

余姜璇，单雪琪，王俊杰，等. 老年肌少症患者营养管理的最佳证据总结 [J]. 中华护理杂志，2022，57（18）：2261-2268.

张敬，唐玲，郭红，等. 芳香疗法缓解癌症患者化疗相关性恶心呕吐的最佳证据总结 [J]. 中国实用护理杂志，2022，38（15）：1129-1135.

赵红梅，肖暖，毕亮亮，等. 食管裂孔疝经鼻腔肠管鼻饲后倾倒综合征一例 [J]. 中华老年医学杂志，2019，38（8）：939-941.

郑红颖，胡嘉乐，董柏君，等. 医患共享决策评估工具的研究进展 [J]. 中华护理杂志，2018，53（5）：622-625.

中国抗癌协会肿瘤营养专业委员会，中华医学会放射肿瘤治疗学分会，中国医师协会放射肿瘤治疗医师分会. 肿瘤放射治疗患者营养治疗指南（2022年）[J]. 肿瘤代谢与营养电子杂志，2023，10（2）：199-207.

中国抗癌协会肿瘤营养专业委员会. 肿瘤相关性肌肉减少症临床诊断与治疗指南 [J]. 肿瘤代谢与营养电子杂志，2022，9（1）：24-34.

中国抗癌协会肿瘤支持治疗专业委员会. 延迟性恶心呕吐防治中国专家共识（2022年版）[J]. 临床肿瘤学杂志，2023，28（5）：442-458.

中华医学会肠外肠内营养学分会. 鱼油脂肪乳剂临床应用中国专家共识（2022版）[J]. 中华消化外科杂志，2022，21（10）：1313-1325.

中华医学会肠外肠内营养学分会. 中国成人患者肠外肠内营养临床应用指南（2023版）[J]. 中华医学杂志，2023，103（13）：946-974.

中华医学会肠外肠内营养学分会护理学组. 肠外营养安全输注专家共识 [J]. 中华护理杂志，2022，57（12）：1421-1426.

中华医学会消化内镜学分会老年内镜协作组，北京医学会消化内镜学分会. 老年人经皮内镜下胃造瘘术中国专家共识（2022版）[J]. 中华消化内镜杂志，2023，40（2）：85-93.

Anderson LJ, Lee J, Mallen MC, et al. Evaluation of physical function and its association with body composition，quality of life and biomarkers in cancer cachexia patients［J］. Clin Nutr，2020，40（3）：978-986.

Chen M，Yu H，Yang L，et al. Combined early palliative care for non-small-cell lung cancer patients：a randomized controlled trial in Chongqing，China［J］. Front Oncol，2023，13：1184961.

ChenL-K，WooJ，Assantachai P，et al. Asian working group for sarcopenia：2019 consensus update on sarcopenia diagnosis and treatment［J］. Journal of the American Medical Directors Association，2020，21（3）：300-307.

Del Fabbro E. Combination therapy in cachexia［J］. Ann Palliat Med，2019，8（1）：59-66.

Gharahdaghi N，Rudrappa S，Brook MS，et al. Testosterone therapy induces molecular programming augmenting physiological adaptations to resistance exercise in older men［J］. J Cachexia Sarcopenia Muscle，2019，10（6）：1276-1294.

Hong S，ParkB，NohH，et al. Herbal medicine for dumping syndrome：a systematic review and meta-analysis［J］. Integrative CancerTherapies，2019.

Infusion Nurses Society. Infusion therapy standards of practice［J］. J Infus Nurs，2021，80（1s）：80-82.

Leaf RK，Ferreri C，Rangachari D，et al. Clinical and laboratory features of autoimmune hemolytic anemia associated with immune checkpoint inhibitors［J］. Am J Hematol，2019，94（5）：563-574.

Naito T. Emerging treatment options for cancer-associated cachexia：a literature review［J］. Ther Clin Risk Manag，2019，15：1253.

Narimatsu H，Yaguchi YT. The role of diet and nutrition in cancer：prevention，treatment，and survival［J］. Nutrients，2022，14（16）：3329.

Palmer BF，Clegg DJ. Hyponatremia in the cancer patient［J］. Journal of Onco Nephrology，2017，1（2）：87-94.

Pih GY，Na HK，Ahn JY，et al. Risk factors for complications and mortality of percutaneous endoscopic gastrostomy insertion［J］. BMCGastroenterol，2018，18（1）：101.

ScarpelliniE. ArtsJ. Karamanolis G. et al. International consensus on the diagnosis and management of dumping syndrome［J］. Nat Rev Endocrinol，2020，16（8）：448-466.

Vavricka RS，Greuter T. Gastroparesis and dumping syndrome：current concepts and management［J］. Journal of Clinical Medicine，2019，8（8）：1127-1127.

Vizhi K，Rao HB，Venu RP. Percutaneous endoscopic gastrostomy site infections-Incidence and nisk factors［J］. Indian J Gastroenterol，2018，37（2）：103-107.